国际经典头颈外科学译著

原书第2版

Head and Neck Cancer
Management and Reconstruction

头颈部癌
治疗与外科修复

原 著 [美] Eric M. Genden

主 译 张 彬

附高清视频

中国科学技术出版社
·北京·

图书在版编目（CIP）数据

头颈部癌：治疗与外科修复：原书第 2 版 /（美）埃里克·M. 根登 (Eric M. Genden) 原著；张彬主译 .
— 北京：中国科学技术出版社，2021.1

书名原文：Head and Neck Cancer: Management and Reconstruction

ISBN 978-7-5046-8901-6

Ⅰ . ①头… Ⅱ . ①埃… ②张… Ⅲ . ①头颈部肿瘤 Ⅳ . ① R739.91

中国版本图书馆 CIP 数据核字 (2020) 第 217958 号

著作权合同登记号：01-2020-6464

策划编辑	丁亚红　焦健姿
责任编辑	丁亚红
装帧设计	佳木水轩
责任印制	李晓霖

出　　版	中国科学技术出版社
发　　行	中国科学技术出版社有限公司发行部
地　　址	北京市海淀区中关村南大街 16 号
邮　　编	100081
发行电话	010-62173865
传　　真	010-62179148
网　　址	http://www.cspbooks.com.cn

开　　本	889mm×1194mm　1/16
字　　数	730 千字
印　　张	28.5
版　　次	2021 年 1 月第 1 版
印　　次	2021 年 1 月第 1 次印刷
印　　刷	天津翔远印刷有限公司
书　　号	ISBN 978-7-5046-8901-6 / R·2644
定　　价	298.00 元

（凡购买本社图书，如有缺页、倒页、脱页者，本社发行部负责调换）

主　译　张　彬

副主译　安常明　王天笑

译校者　（以姓氏笔画为序）

于　灏　于文斌　万汉锋　马　骁　王　健　王天笑

王军轶　王佳鑫　王朝阳　毛雄辉　任贤灵　刘　阳

刘定荣　刘骄杨　安常明　孙荣昊　李　超　何雨沁

汪　旭　宋韬韬　张　明　张　彬　张亚冰　张溪微

苗素生　易　亮　金正雄　金立超　周　波　周雨秋

郑　磊　郑王虎　赵　丹　赵　婷　胡镜宙　夏莉莉

倪　松　徐国辉　黄　鹤　盛健峰　彭小伟　蒋振华

智迎辉　税春燕　鄢丹桂　蔡永聪　魏　炜

内容提要

　　本书引进自世界知名的 Thieme 出版社，是一部新颖、独特、全面的头颈部癌治疗与修复著作。全新第 2 版不仅对头颈部常见肿瘤（如口腔、咽部、颅底、面部、鼻腔及鼻窦、颌骨、甲状腺、喉、下咽及皮肤肿瘤）的治疗方式进行了全面介绍，还对肿瘤手术切除后的缺损修复及重建方法进行了详尽描述，系统性阐释了头颈部癌的治疗及修复。本书为国际众多权威专家的经验汇总，不仅包含各位专家在肿瘤治疗及外科重建方面的一些个人经验和心得体会，还提供了合理化治疗方法和重建策略，内容系统、图文并茂，对头颈癌的诊疗策略及修复重建方面有很强的指导作用，适合广大头颈外科及肿瘤科相关医师阅读参考。

补充说明：本书参考文献及配套视频已更新至网络，读者可通过扫描右侧二维码，关注出版社"焦点医学"官方微信，后台回复"头颈部癌"，即可获取。

原著者名单

原　著

Eric M. Genden, MD, MHA, FACS
Isidore Friesner Professor and Chairman
Department of Otolaryngology–Head and Neck Surgery
The Icahn School of Medicine at Mount Sinai
New York, New York

参编者

Virginie Achim, MD
Assistant Professor
Department of Otolaryngology–Head and Neck Surgery
University of Illinois Chicago
Chicago, Illinois

Jamal Ahmed, MD
Department of Otolaryngology–Head and Neck Surgery
University of Miami-Jackson Memorial Hospital
Miami, Florida

Soly Baredes, MD, FACS
Professor and Chair
Department of Otolaryngology–Head and Neck Surgery
Rutgers New Jersey Medical School
Newark, New Jersey

Rodrigo Bayon, MD, FACS
Associate Professor
Department of Otolaryngology–Head and Neck Surgery
University of Iowa Hospitals and Clinics
Iowa City, Iowa

Jonathan M. Bernstein, MD, MBChB, FRCS
Consultant Head and Neck & Thyroid Surgeon
The Royal Marsden and Imperial College Healthcare
London, England, United Kingdom

David Z. Cai, MD
Department of Otolaryngology–Head and Neck Surgery
Tulane University School of Medicine
New Orleans, Louisiana

Steven B. Cannady, MD
Associate Professor of Otorhinolaryngology
Director of Microvascular Surgery and Education
University of Pennsylvania Perelman School of Medicine
Philadelphia, Pennsylvania

Raymond L. Chai, MD, FACS
Assistant Professor
Department of Otolaryngology–Head and Neck Surgery
Icahn School of Medicine at Mount Sinai
New York, New York

Edward I. Chang, MD, FACS
Associate Professor
Department of Plastic Surgery
University of Texas M.D. Anderson Cancer Center
Houston, Texas

Francisco J. Civantos, MD, FACS
Virginia M. Horner Professor of Otolaryngology
Co-Director, Division of Head and Neck Surgery
Director, Head and Neck Fellowship
Department of Otolaryngology
University of Miami/Sylvester Cancer Center
Miami, Florida

Daniel Clayburgh, MD, PhD, FACS
Assistant Professor
Department of Otolaryngology–Head and Neck Surgery
Oregon Health and Science University
Portland, Oregon

Andrew M. Coughlin, MD, FACS
Assistant Professor, Creighton University Department of Surgery
Assistant Clinical Professor, Portsmouth Naval Academy Department of Otolaryngology
Head and Neck Surgical Oncology and Reconstructive Surgery
Nebraska Methodist Hospital Estabrook Cancer Center
Omaha, Nebraska

Deepa Danan, MD, MBA
Assistant Professor
Department of Otolaryngology–Head and Neck Surgery
University of Florida
Gainesville, Florida

John R. de Almeida, MD, MSc, FRCSC
Assistant Professor
Department of Otolaryngology Head and Neck Surgery
Princess Margaret Cancer Center/University Health Network
University of Toronto
Toronto, Ontario, Canada

Anthony G. Del Signore, MD, PharmD
Assistant Professor
Department of Otolaryngology–Head and Neck Surgery
Icahn School of Medicine at Mount Sinai
New York, New York

William S. Duke, MD, FACS
Department of Otolaryngology–Head and Neck Surgery
MultiCare Health System
Tacoma, Washington

Umamaheswar Duvvuri, MD, PhD
Assistant Professor of Otolaryngology
Medical Director, Pittsburgh CREATES
Program Director, Advanced Training Fellowship Program in Head & Neck Oncology
Director of Robotic Surgery, Division of Head and Neck Surgery
University of Pittsburgh Medical Center
Pittsburgh, Pennsylvania

Jean Anderson Eloy, MD, FACS
Professor and Vice Chairman
Department of Otolaryngology–Head and Neck Surgery
Director, Rhinology and Sinus Surgery
Director, Otolaryngology Research
Co-Director, Endoscopic Skull Base Surgery Program
Director, Rhinology, Sinus, and Endoscopic Skull Base Surgery Fellowship Program
Professor of Neurological Surgery
Professor of Ophthalmology and Visual Science
Neurological Institute of New Jersey
Rutgers New Jersey Medical School
Newark, New Jersey

Nicole M. Fowler, MD, FACS
Assistant Professor
Department of Otolaryngology–Head and Neck Surgery
University Hospitals Cleveland Medical Center
Cleveland, Ohio

Neal D. Futran, MD, DMD
Professor and Chair

Director of Head and Neck Surgery
Department of Otolaryngology–Head and Neck Surgery
University of Washington
Seattle, Washington

Eric M. Genden, MD, MHA, FACS
Isidore Friesner Professor and Chairman
Department of Otolaryngology–Head and Neck Surgery
The Icahn School of Medicine at Mount Sinai
New York, New York

Tamer A. Ghanem, MD, PhD
Director of Head and Neck Oncology & Microvascular Surgery Division
Otolaryngology Head and Neck Surgery Department
Henry Ford Medical Group
Detroit, Michigan

Meredith Giuliani, MBBS, MEd, FRCPC
Radiation Oncologist, Radiation Medicine Program
Princess Margaret Cancer Centre
Assistant Professor
Department of Radiation Oncology
University of Toronto
Toronto, Ontario, Canada

David P. Goldstein, MD, MSc, FRCSC, FACS
Associate Professor
Department of Otolaryngology–Head and Neck Surgery
University of Toronto
Departments of Otolaryngology–Head and Neck Surgery and Surgical Oncology
Princess Margaret Cancer Centre
Toronto, Ontario, Canada

Satish Govindaraj, MD, FACS
Associate Professor
Director of Rhinology
Department of Otolaryngology–Head and Neck Surgery
Icahn School of Medicine at Mount Sinai
New York, New York

Evan M. Graboyes, MD
Assistant Professor
Department of Otolaryngology–Head and Neck Surgery
Cancer Control Program, Hollings Cancer Center
Medical University of South Carolina
Charleston, South Carolina

Ross W. Green, MD
Department of Otolaryngology–Head and Neck Surgery
The Icahn School of Medicine at Mount Sinai
New York, New York

Erin R. S. Hamersley, DO
LCDR, MC, USN
Department of Otolaryngology–Head and Neck Surgery
Naval Hospital Jacksonville
Jacksonville, Florida
[the views expressed in this book are those of the author and do not necessarily reflect the official policy or position of the Department of the Navy, Department of Defense, nor the U.S. Government]

Matthew M. Hanasono, MD, FACS
Professor and Fellowship Program Director
Department of Plastic Surgery
University of Texas M.D. Anderson Cancer Center
Houston, Texas

Aaron R. Hansen, MBBS, FRACP
Department of Medicine
University of Toronto
Division of Medical Oncology
Princess Margaret Cancer Centre
Toronto, Ontario, Canada

Alfred Marc C. Iloreta Jr., MD
Assistant Professor
Department of Otolaryngology–Head and Neck Surgery
Icahn School of Medicine at Mount Sinai
New York, New York

Stephen Y. Kang, MD, FACS
Assistant Professor
Co-Director, Head and Neck Fellowship
Associate Residency Program Director
Department of Otolaryngology–Head and Neck Surgery
The Ohio State University
Columbus, Ohio

Seth Kay, MD
Department of Otolaryngology–Head and Neck Surgery
Augusta University Medical Center
Augusta, Georgia

Merrill S. Kies, MD
University of Texas M.D. Anderson Cancer Center Physician Network
Houston, Texas

Suat Kilic, BA
Head & Neck Institute
Cleveland Clinic
Cleveland, Ohio

Daniel I. Kwon, MD
Assistant Professor
Department of Otolaryngology–Head and Neck Surgery
Loma Linda University Medical Center
Loma Linda, California

Alexander Langerman, MD, SM, FACS
Associate Professor of Otolaryngology
Director of Surgical Analytics Lab
Core Faculty of the Center for Biomedical Ethics and Society
Vanderbilt University Medical Center
Nashville, Tennessee

Krystle A. Lang Kuhs, PhD, MPH
Assistant Professor of Medicine
Vanderbilt University Medical Center
Nashville, Tennessee

Jason M. Leibowitz, MD, FACS
Assistant Professor
University of Miami Miller School of Medicine
Miami, Florida

Shawn Li, MD
Assistant Professor
Department of Otolaryngology–Head and Neck Surgery
University Hospitals Cleveland Medical Center
Cleveland, Ohio

Derrick T. Lin, MD, FACS
Chief, Division of Head and Neck Oncology, MEE
Clinical Surgical Director, Center for Head and Neck Cancers, MGH
Co-Director, Cranial Base Center, MEE/MGH
Daniel Miller Associate Professor of Otolaryngology
Harvard Medical School
Boston, Massachusetts

Robert H. Lindau, MD, FACS
Head andNeck Surgical Oncology and Reconstructive Surgery
Nebraska Methodist Hospital Estabrook Cancer Center
Assistant Professor, Creighton University Department of Surgery
Assistant Clinical Professor, Portsmouth Naval Academy Department of Otolaryngology
Omaha, Nebraska

James K. Liu, MD, FACS, FAANS
Professor of Neurological Surgery
Director, Cerebrovascular/Skull Base & Pituitary Surgery
Co-Director, Endoscopic Skull Base Surgery Program
Departments of Neurological Surgery and Otolaryngology–Head and Neck Surgery
Rutgers Neurological Institute of New Jersey
Rutgers University-New Jersey Medical School
RWJ Barnabas Health
Newark, New Jersey

Matthew Mifsud, MD
Assistant Professor
Department of Otolaryngology–Head and Neck Surgery

Division of Head and Neck Oncology
University of South Florida Morsani College of Medicine
Tampa, Florida

Brett A. Miles, MD, DDS, FACS
Associate Professor
Co-Chief, Division of Head and Neck Oncology
Fellowship Director, Head and Neck Oncologic and Microvascular Reconstructive Surgery
Department of Otolaryngology–Head and Neck Surgery
Icahn School of Medicine at Mount Sinai
New York, New York

Brian A. Moore, MD, FACS
Director, Ochsner Cancer Institute
Chair, Otorhinolaryngology & Communication Sciences
Ochsner Health System
New Orleans, Louisiana

Sami P. Moubayed, MD, FRCSC
Assistant Professor of Surgery (Otolaryngology)
University of Montreal
Montreal, Quebec, Canada

Moustafa W. Mourad, MD
Chief of Head & Neck and Microvascular Surgery
James J. Peters VA Medical Center
Bronx, New York

Ashley M. Nassiri, MD, MBA
Department of Otolaryngology–Head and Neck Surgery
Vanderbilt University Medical Center
Nashville, Tennessee

Brian Nussenbaum, MD, MHCM
Executive Director
American Board of Otolaryngology–Head and Neck Surgery
Houston, Texas

Matthew O. Old, MD, FACS
Associate Professor
Head and Neck Division Director
Medical Director, Head and Neck Service Line
The James Cancer Hospital and Solove Research Institute
Wexner Medical Center at The Ohio State University
Department of Otolaryngology–Head and Neck Surgery
Columbus, Ohio

Nitin A. Pagedar, MD, MPH, FACS
Associate Professor
Department of Otolaryngology–Head and Neck Surgery
University of Iowa
Iowa City, Iowa

Michael J. Persky, MD
Assistant Professor
Director of Head & Neck Robotic Surgery
Department of Otolaryngology–Head and Neck Surgery
New York University School of Medicine
New York, New York

Dana K. Petersen, MD, DDS
Department of Head and Neck Surgery
University of Nebraska Medical Center
Omaha, Nebraska

Michael J. Pfisterer, MD
Sutter Healthcare
Fairfield, California

Rod P. Rezaee, MD, FACS
Director, Microvascular Head and Neck Reconstructive Surgery
University Hospitals Cleveland Medical Center/Seidman Cancer Center
Division Chief, University Hospitals Ahuja Medical Center
Associate Professor
Department of Otolaryngology–Head and Neck Surgery
Case Western Reserve University School of Medicine
Cleveland, Ohio

Scott A. Roof, MD
Department of Otolaryngology–Head and Neck Surgery
The Icahn School of Medicine at Mount Sinai
New York, New York

Peter M. Som, MD, FACR, FRSM
Professor of Radiology, Otolaryngology, and Radiation Oncology
Chief of Head and Neck Imaging
The Icahn School of Medicine at Mount Sinai
New York, New York

Andrew P. Stein, MD
Department of Otolaryngology–Head and Neck Surgery
University Hospitals Cleveland Medical Center
Cleveland, Ohio

Peter F. Svider, MD
Department of Otolaryngology–Head and Neck Surgery
Wayne State University School of Medicine
Detroit, Michigan

Akina Tamaki, MD
Department of Otolaryngology–Head and Neck Surgery
University Hospitals Cleveland Medical Center
Cleveland, Ohio

Theodoros N. Teknos, MD
President and Scientific Director, Seidman Cancer Center
Jane and Lee Seidman Chair of Cancer Innovation
University Hospitals Cleveland Medical Center
Cleveland, Ohio

Marita S. Teng, MD
Associate Professor and Residency Program Director
Vice Chair of Academic Affairs
Department of Otolaryngology–Head and Neck Surgery
Icahn School of Medicine at Mount Sinai
New York, New York

David J. Terris, MD, FACS, FACE
Regents Professor of Otolaryngology and Endocrinology
Surgical Director, Thyroid and Parathyroid Center
Augusta University
Augusta, Georgia

Giovana Thomas, MD, FACS
Associate Professor
Department of Otolaryngology
University of Miami Miller School of Medicine
Miami, Florida

Jason E. Thuener, MD
Assistant Professor
Head and Neck Oncology/Microvascular Reconstruction
Department of Otolaryngology–Head and Neck Surgery
University Hospitals Cleveland Medical Center ENT Institute
Cleveland, Ohio

Tjoson Tjoa, MD
Assistant Clinical Professor
Head and Neck Surgical Oncology
Microvascular Reconstruction
Department of Otolaryngology
University of California at Irvine
Irvine, California

Raymond K. Tsang, MS, MBChB, FRCSEd (ORL), FHKCORL, FHKAM(ORL)
Clinical Associate Professor
Department of Surgery
University of Hong Kong
Queen Mary Hospital
Hong Kong, China

Zaahir Turfe, MD
Otolaryngology Head and Neck Surgery Department
Henry Ford Medical Group
Detroit, Michigan

Alejandro Vázquez, MD
Sinus Institute of Rhode Island
East Providence, Rhode Island

Mark K. Wax, MD, FACS, FRCS(C)
Professor of Otolaryngology and Oral Maxillofacial Surgery
Program Director for Otolaryngology
Director of Microvascular Reconstruction
Oregon Health and Science University
Portland, Oregon

Randal S. Weber, MD, FACS
Chief Patient Experience Officer
Professor
Department of Head and Neck Surgery
University of Texas M.D. Anderson Cancer Center
Houston, Texas

Savannah G. Weedman, MD, DDS
Director of Microvascular Surgery
Center for OMFS, Head & Neck Institute
Banner University Medical Center
Associate Program Director
OMFS Residency
University of Arizona College of Medicine–Phoenix
Phoenix, Arizona

William I.Wei, MS, FRCS, FRCSE, FRACS (Hon), FACS(Hon),
FHKAM(ORL Surg)
Head, Department of Surgery
Director, Li Shu Pui ENT Head and Neck Surgery Centre
Hong Kong Sanatorium & Hospital
Hong Kong, China

Han Zhang, MD, FRCSC
Assistant Professor
Division of Otolaryngology–Head and Neck Surgery
McMaster University
Hamilton, Ontario, Canada

Zhong Zheng, MD
Department of Otolaryngology–Head and Neck Surgery
New York Eye and Ear Infirmary of Mount Sinai
New York, New York

译者前言

近二十年来，医学科学发展迅速，头颈部癌的治疗取得了重大进步，以多学科合作为基础的全新治疗手段已在国内外医院广泛开展，免疫靶向治疗、内镜微创手术、经口机器人手术、数字化外科技术等已成为当今头颈部癌治疗的热点。因此，迫切需要一部专门针对现代头颈部癌诊治与修复的著作，对相关内容进行梳理及更新。

Head and Neck Cancer: Management and Reconstruction 由美国纽约西奈山医院 Eric M. Genden 教授联合多位国际知名头颈部癌专家联合编写，目前已更新至第 2 版。Eric M. Genden 教授是该医院耳鼻咽喉 - 头颈外科主任，也是神经外科和免疫学教授，在头颈部肿瘤的治疗和修复方面具有很高的国际声誉。本书对头颈部常见肿瘤（如口腔、咽部、颅底、面部、鼻腔及鼻窦、颌骨、甲状腺、喉、下咽及皮肤肿瘤）的治疗方式进行了全面介绍，并对肿瘤手术切除后的缺损修复及重建方法进行了详尽描述，系统性阐释了头颈部癌的治疗及修复。著者将精美的图片与详尽的内容进行了有机结合，并在章末设置了临床病例介绍，帮助读者针对前面涉及内容进行实战分析，进一步提高了阅读的趣味性和实用性。同时，本书还对头颈部癌的新旧认知进行了对比，并对目前头颈部癌治疗过程中的新技术和新方法进行了详细展示，基本上涵盖了当代头颈部癌治疗及修复的各项新进展，是近年来头颈部癌诊治著作中不可多得的精品。

在翻译过程中，我们发现原版编撰存在少许错漏，故而增加了"译者注"并进行了适量修改，以确保内容的准确性，读者可酌情引用。

本书由国内多家知名肿瘤医院头颈部癌专家共同翻译，在翻译过程中恰逢 COVID-19 大流行，各位译者在家隔离期间全身心投入顺利完成了本书的翻译工作，这使得本书的翻译和出版颇具特殊历史意义，同时也体现出头颈外科同仁的集体智慧，在此向每位参与此书编译的专家致以由衷的感谢！

北京大学肿瘤医院头颈肿瘤外科主任
主任医师、教授、博士研究生导师

　　本书不仅为读者提供了头颈部癌的治疗策略，还介绍了术后缺损重建的相关进展。目前，大部分头颈部癌方面的著作要么介绍肿瘤的治疗方法，要么介绍外科修复，而 *Head and Neck Cancer: Management and Reconstruction* 尝试将这两方面的内容合二为一，并对此前出版的两本书（*Reconstruction of the Head and Neck: A Defect-Oriented Approach* 和 *Head and Neck Cancer: An Evidence-Based Team Approach*）进行了合并及更新。本书由多位国际知名专家按照解剖部位分别撰写，涵盖了口腔、咽、喉、皮肤等多种头颈部癌。以疾病部位为基础的内容，其后续都会设有相应的缺损修复内容作为补充，包括肿瘤的治疗策略、重建原则和功能康复。书中精心挑选的插图和照片使一些难以用文字表述的概念变得形象化，为读者展示了头颈部复杂部位的解剖学要点及外科手术技巧。书中各章包含了各位著者在肿瘤治疗及外科重建方面的一些个人经验和心得体会，同时还提供了合理化治疗方法和重建策略。许多章末还提供了一些临床病例研究，以强调治疗的意义和目前的争论点。

　　本书旨在为外科执业医生、培训医生和相关医护人员提供全面的临床参考。本书并非一部百科全书，而是侧重于头颈部癌治疗及手术重建的临床实际应用指导书。书中各章均包含多个独立设置的"临床要点"，着重强调了相关要点及注意事项。本书包含丰富表格及肿瘤分期图示，以便读者理解并尽快抓住重点。*Head and Neck Cancer: Management and Reconstruction* 是一部将广博内容精简提炼的实用参考书。

视频列表

 视频 8-1 左前臂桡侧皮瓣修复经口机器人右侧扁桃体术后缺损

 视频 12-1 经口机器人手术治疗左侧扁桃体癌

 视频 12-2 舌根部腺样囊性癌手术

 视频 20-1 内镜下切除前颅底部腺癌

 视频 20-2 术后鼻内镜检查

 视频 20-3 鼻内镜下切除前颅底鼻腔鼻窦黏膜黑色素瘤

 视频 20-4 内镜下切除前颅底嗅神经母细胞瘤

 视频 21-1 颅底缺损重建的方法推荐
- 游离黏膜移植用于蝶鞍覆建
- 垂体切除术后鼻中隔瓣重建术
- 使用张力筋膜和鼻中隔瓣进行分层修复高流量脑脊液漏
- 内镜辅助下颅骨筋膜瓣修复颅前窝缺损

 视频 30-1 头颈癌的挽救性手术

 致 谢

　　在过去四十多年中，头颈肿瘤学和头颈外科修复领域都取得了巨大进步。没有该领域先驱者的成就和指引，患者就难以得到充分救治。本书对那些在该领域做出贡献的先驱者及参与头颈肿瘤诊疗工作的年轻学者们表示感谢，这些年轻学者是头颈外科未来的中坚力量。同时还要感谢 Thieme 出版社在医学教育方面表现出来的真诚与奉献精神。

目　录

第1章　舌体癌和口底癌
Carcinoma of the Oral Tongue and Floor of Mouth

Evan M. Graboyes　Brian Nussenbaum　**著**

黄　鹤　**译**

胡镜宙　**校**

一、概述

舌体癌和口底癌的治疗模式以手术为主，并根据病理特征加以术后治疗。头颈外科医师在其中起着中心作用，但要获取最佳疗效，就需要耳鼻喉科医师、放疗科医师、肿瘤内科医师、放射科医师、病理科医师、语音语言病理学治疗师、颌面修复科医师、听力治疗师和营养师组成的多学科团队进行治疗。本章节讨论舌体癌和口底癌的流行病学特点、相关解剖、致病因素、临床表现、诊断评估、治疗、肿瘤学结局和预后。本篇的结尾提供了两个临床病例以帮助阐明核心要点。

二、流行病学

发病率

舌体和口底是口腔鳞状细胞癌（oral cavity squamous cell carcinoma, OCSCC）最常见的患病部位，分别占 OCSCC 的 37%～53% 和 17%～25%[1-3]。舌体癌和所有 OCSCC 的发病率在美国呈下降趋势[4]。这类疾病的患者通常以中老年白人男性居多[2]。有部分舌癌患者是 40 岁以下的白人女性，且无传统意义的危险因素[1]。年轻白人女性的舌体癌发病率一直在稳定增长，而其分子基础或原因尚未为人所知[4]。

> **临床要点**：年轻白人女性的舌体癌发病率一直在稳定增长，增长的原因尚未为人所知。

三、舌体和口底的解剖

（一）神经血管与肌肉解剖

了解舌的神经血管与肌肉解剖对于肿瘤治疗十分重要。舌的主要动脉血供来自舌动脉。舌动脉起源于颈外动脉，可能是一个独立分支或与面动脉共干（舌面干），走行于舌骨舌肌深部，分支形成舌深动脉、舌背动脉和舌下动脉。舌腹、舌侧、舌背由舌下静脉、舌深静脉、舌背静脉引流至颈内静脉。舌下神经伴行静脉（舌下静脉）回流舌尖部血液，沿舌骨舌肌外侧靠近舌下神经走行。除腭舌肌由迷走神经支配外，其他舌肌均由舌下神经支配。舌下神经走行于颈外动脉外侧，在舌骨舌肌表面、下颌舌骨肌深面与其伴行静脉伴行，支配舌肌。舌神经（源自三叉神经的下颌神经）传导舌的一般感觉，同时携带鼓索（源自面神经）的味觉纤维。舌神经从外向内钩绕下颌下腺导管（Wharton 导管）向舌走行（图 1-1）。舌包含了 4 种舌内肌和 4 种舌外肌。舌内肌（舌上纵肌、舌下纵肌、舌横肌、舌垂直肌）不与骨相连，收缩时改变舌的形态。舌外肌（颏舌肌、

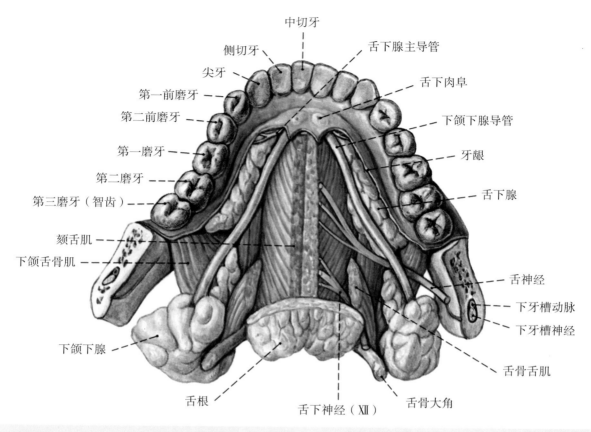

▲ 图 1-1　舌神经（源自三叉神经的下颌神经）传导舌的一般感觉，同时携带鼓索（源自面神经）的味觉纤维。舌神经从外向内钩绕下颌下腺导管（**Wharton** 导管）向舌走行

舌骨舌肌、茎突舌肌、腭舌肌）收缩移动舌在口腔中的位置。

口底由黏膜覆盖，位于下颌舌骨肌和舌骨舌肌之上。下颌舌骨肌由下牙槽神经（来自下颌神经）发出的通往下颌舌骨肌的神经分支支配。舌神经传导该区域一般感觉。舌下腺位于口底外侧，下颌下腺导管乳头位于口底前中份舌系带的两侧。

（二）淋巴引流

舌体与口底的初级淋巴引流区是颏下淋巴结（ⅠA 区）、面周淋巴结（血管前淋巴结、血管后淋巴结）、二腹肌下淋巴结（又称腺周淋巴结）（ⅠB 区），以及颈二腹肌淋巴结（ⅡA 区）[5]（图 1-2）。舌体前部主要向 ⅠA 区引流，而舌侧主要向 ⅠB 区和 ⅡA 区引流。在没有近端转移的情况

下，舌体肿瘤是否可能向颈内淋巴结跳跃转移，目前存在争议。Byers 等认为，16% 的舌体鳞状细胞癌患者的局部转移表现为仅Ⅲ区、Ⅳ区淋巴结的转移[6]（图 1-3）。然而，随访研究表明，Ⅳ区淋巴结并非初级淋巴引流区，舌体鳞状细胞癌在没有近端转移的情况下不向Ⅳ区淋巴结转移[7]。与舌根肿瘤不同，舌体肿瘤向对侧颈部转移的风险较小，除非肿瘤位置达到中线[8]。口底淋巴主要向颏下、下颌下淋巴结引流，向双侧引流的可能性较高。

临床要点：舌体前部主要向 ⅠA 区引流，而舌侧主要向 ⅠB 区和 ⅡA 区引流。

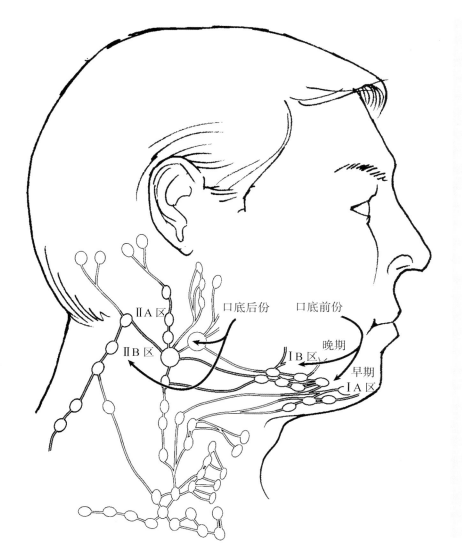

ⅡA 区　　口底后份　　口底前份

ⅡB 区　　　　　　晚期

ⅠB 区

早期
ⅠA 区

四、病理学

超过 90% 的舌体和口底恶性疾病都是鳞状细胞癌或者其亚型（如梭形细胞癌、疣状癌、基底细胞样鳞状细胞癌、腺鳞癌等）。发生于口腔的梭形细胞癌最常位于舌和口底[3]。与传统的口腔鳞状细胞癌相比，梭形细胞癌的疾病特异生存率明显较低[3]。尽管存在争议，这些肿瘤被认为对放射线相对耐受[9]。疣状癌是一种最常出现在口腔的低级别鳞状细胞癌亚型，其体格检查特点为突起的乳头状外观，局部转移风险较低[10]（图 1-4）。曾经疣状癌被认为能耐受放射线，这一点如今存在争议[11]。其他非鳞状细胞癌的恶性病变组织学分类包括小唾液腺肿瘤（黏液表皮样癌、腺样囊性癌等）、淋巴瘤、肉瘤（平滑肌肉瘤、横纹肌肉瘤等）及黏膜恶性黑色素瘤。

五、危险因素、病因学

（一）烟草和酒精

绝大多数舌体和口底肿瘤与酒精和烟草滥用有关[12]。其风险与烟草和酒精的摄入量、摄入频率均成比例相关，且同时使用烟草和酒精会产生协同作用[8]。口底对于烟草和酒精十分敏感，这可能是由于口底唾液池对致癌物质的聚集作

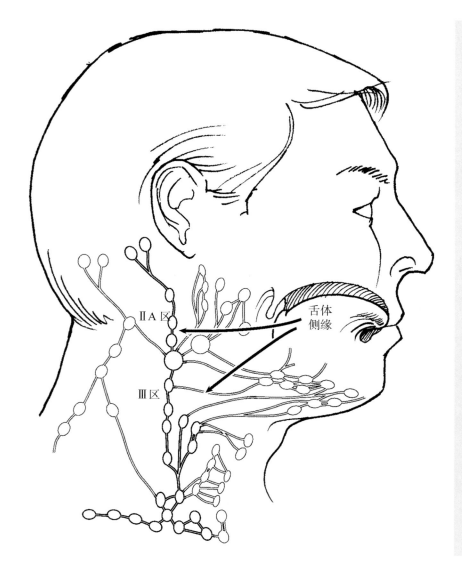

用[13]。虽然烟草和酒精的摄入与舌体、口底的鳞状细胞癌相关，近来，口腔鳞状细胞癌患者摄入烟草和酒精的频率和总量都有所下降[2]。

> 临床要点：口底对于烟草和酒精十分敏感，这可能是由于口底唾液池对致癌物质的聚集作用。

（二）牙齿造成的慢性创伤

尖锐的牙齿和粗糙的边缘造成的慢性创伤与舌体癌风险升高相关，尤其是对于舌体侧缘[13]（图 1-5）。义齿的慢性摩擦作用和口底鳞状细胞

癌的联系也曾被报道[13]。牙齿造成的创伤与肿瘤形成之间的因果关系尚未确定，但根据猜测可能是通过慢性炎症产生致癌作用[13]。

> 临床要点：酒精和烟草使用是口腔癌最常见的原因，而尖锐牙齿和粗糙边缘造成的慢性损伤也与舌体癌风险升高相关，尤其是对于舌体侧缘的肿瘤而言。

（三）口腔扁平苔藓

口腔扁平苔藓是一种 T 细胞介导、影响口腔黏膜的自身免疫疾病，增加舌体和口底癌的风险

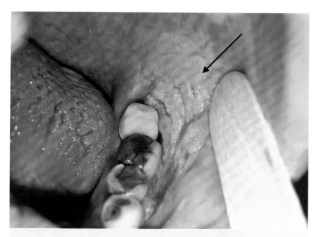

▲ 图 1-4 疣状癌是一种低级别鳞状细胞癌亚型，常位于口腔

体检发现其特点是突起的乳头状外观（箭）

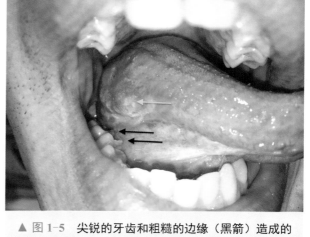

▲ 图 1-5 尖锐的牙齿和粗糙的边缘（黑箭）造成的慢性创伤与舌体癌风险升高相关，尤其是对于舌体侧缘（绿箭）

（图 1-6 ）。口腔扁平苔藓被认为有 0.4%～5% 的概率恶变为口腔鳞状细胞癌，但具体的概率尚存争议，因为很多口腔扁平苔藓病变被认为是具有苔藓样外观的异常增生（口腔苔藓样病变），临床和（或）病理上误诊为口腔扁平苔藓[14]。口腔扁平苔藓的亚型包括网状型（最为常见）、糜烂型、萎缩型、斑状型、疱型，其中糜烂型和萎缩型被认为恶变风险最高[14]。口腔扁平苔藓检查中的典型表现是蕾丝状白色条纹（Wickham 纹）。对于无吸烟、饮酒习惯的反复复发口腔鳞癌的患

者，患有口腔扁平苔藓的情况并不常见[15]。

（四）增殖性疣状白斑

增殖性疣状白斑是一种具有高度恶变风险（可高达 64% ）的口腔白斑病变[16]。增殖性疣状白斑常见于女性、非吸烟者，最常发生在舌体、牙龈及颊黏膜[16, 17]。增殖性疣状白斑在临床检查中表现为散发的疣状白色斑块并演进为外生型红斑性病变（图 1-7）。增殖性疣状白斑的治疗通常需要手术，复发率超过 70%[16]。

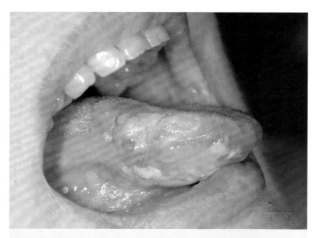

▲ 图 1-6 口腔扁平苔藓是一种 T 细胞介导的、影响口腔黏膜的自身免疫疾病，会增加舌体和口底癌的风险

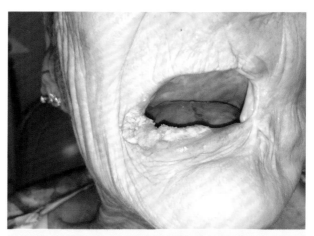

▲ 图 1-7 增殖性疣状白斑病变的典型表现：疣状、板块样外观

（五）Fanconi 贫血

Fanconi 贫血是一种常染色体 DNA 隐性遗传病，其众多临床表现包括罹患舌体和口底鳞状细胞癌的风险明显增高[18]。Fanconi 贫血的患者罹患头颈肿瘤的风险提高了大约 500 倍，而其中舌体是最常见的发病部位[18]。Fanconi 贫血相关头颈鳞状细胞癌患者的中位年龄是 31 岁，男女性别比为 1 : 2。对于在 40 岁以下、没有常见危险因素的口腔鳞状细胞癌患者，应该考虑如 Fanconi 贫血这类的肿瘤综合征[18]。

六、分期

舌体和口底鳞状细胞癌根据美国癌症联合委员会（AJCC）口腔肿瘤的原发肿瘤、淋巴结、远处转移（TNM）分期标准进行分期[19]。2010 年第七版分期标准见表 1–1 和表 1–2[19]。

2017 年颁布、2018 年生效的分期标准见表 1–3 和表 1–4[20]。相较第七版 AJCC 分期标准，第八版标准中口腔癌部分的主要变化包括：①使用浸润深度确定 T 分期；②不再把舌外肌浸润定为 T_{4a} 分期的标准；③在 N 分期中纳入淋巴结外侵犯情况作为标准[20]。

七、临床表现

（一）病史

舌体和口底鳞状细胞癌患者常有早期症状，故 T 分期较早。66%～78% 的舌体鳞状细胞癌患者[21, 22] 和 65%～77% 的口底鳞状细胞癌患者[23, 24] 处于临床 cT_1～T_2 分期。常见的症状包括口腔疼痛、难以愈合的溃疡、出血、吞咽困难、吞咽疼痛、口臭、味觉障碍、唇部和颏部感觉异常、体重减轻、颈部肿物等。耳痛是重要的症状，提示神经周围侵犯或深部肌肉浸润。

检测体重减轻和营养不良的状况至关重要，

表 1–1 第七版（2010 年）美国癌症联合委员会（AJCC）口腔肿瘤的原发肿瘤、淋巴结、远处转移（TNM）分期标准

原发肿瘤（T）	
T_x	原发肿瘤不能评估
T_0	原发灶隐匿
Tis	原位癌
T_1	肿瘤最大直径≤ 2cm
T_2	肿瘤最大直径> 2cm，≤ 4cm
T_3	肿瘤最大直径> 4cm
T_{4a}	中度局部晚期的疾病 a 肿瘤侵犯邻近结构［如穿破骨皮质（上颌骨或下颌骨），侵入深部舌外肌（颏舌肌、舌骨舌肌、腭舌肌和茎突舌肌）、上颌窦、面部皮肤］
T_{4b}	重度局部晚期的疾病 肿瘤侵犯咀嚼肌间隙、翼板或颅底和（或）包绕颈内动脉

引自 Edge SB, Boyd DR, Compton CC, et al, eds. AJCC Cancer Staging Manual. 7th ed. New York, NY: Springer; 2010
a. 牙龈原发肿瘤仅对骨或牙槽突表面侵蚀，不归纳为 T_4

表 1–2 第七版（2010 年）美国癌症联合委员会（AJCC）口腔肿瘤的原发肿瘤、淋巴结、远处转移（TNM）分期标准

区域性淋巴结（N）	
N_x	不能评估有无区域性淋巴转移
N_0	无区域性淋巴结转移
N_1	同侧单个淋巴结转移，最大直径≤ 3cm
N_{2a}	同侧单个淋巴结转移，直径> 3cm 且≤ 6cm
N_{2b}	同侧多个淋巴结转移，其中最大直径≤ 6cm
N_{2c}	双侧或对侧淋巴结转移，其中最大直径≤ 6cm
N_3	转移淋巴结最大直径> 6cm

引自 Edge SB, Boyd DR, Compton CC, et al, eds. AJCC Cancer Staging Manual. 7th ed. New York, NY: Springer; 2010

可以由此确定是否要在治疗前优先调整营养状况。美国国家综合癌症网络（NCCN）指南建议，对体重严重减轻（过去 1 个月内下降 5% 或过去 6 个月内下降 10%）的患者预防性插入胃管[25]。评估患者伴发症状和详细的个人史（包括烟草和

表 1–3　第八版（2017 年）美国癌症联合委员会（AJCC）口腔肿瘤的原发肿瘤、淋巴结、远处转移（TNM）分期标准

原发肿瘤（T）	
T_x	原发肿瘤不能评估
Tis	原位癌
T_1	肿瘤最大直径≤2cm，浸润深度≤5mm
T_2	肿瘤最大直径≤2cm，浸润深度＞5mm 且≤10mm；或肿瘤最大直径＞2cm，≤4cm，且浸润深度≤10mm
T_3	肿瘤最大直径＞4cm；或肿瘤浸润深度＞10mm
T_{4a}	重度局部晚期的疾病 [a] 肿瘤仅侵犯邻近结构（例如：穿破上颌骨或下颌骨的骨皮质，侵入上颌窦、面部皮肤）
T_{4b}	重度局部晚期的疾病 肿瘤侵犯咀嚼肌间隙、翼板或颅底和（或）包绕颈内动脉

引自 Amin MB, Edge SB, Green FL, et al, eds. AJCC Cancer Staging Manual. 8th ed. New York, NY: Springer; 2017
a. 牙龈原发肿瘤仅浅表地侵蚀骨或牙槽突，不归纳为 T_4

表 1–4　第八版（2017 年）美国癌症联合委员会（AJCC）口腔肿瘤的原发肿瘤、淋巴结、远处转移（TNM）分期标准

区域性淋巴结（N）	
N_x	不能评估有无区域性淋巴结转移
N_0	无区域性淋巴结转移
N_1	同侧单个淋巴结转移，最大直径≤3cm，且无淋巴结外侵犯
N_{2a}	同侧单个淋巴结转移，最大直径≤3cm，有淋巴结外侵犯；或同侧单个淋巴结转移，最大直径＞3cm 且≤6cm，无淋巴结外侵犯
N_{2b}	同侧多个淋巴结转移，其中最大直径≤6cm，无淋巴结外侵犯
N_{2c}	双侧或对侧淋巴结转移，其中最大直径≤6cm，无淋巴结外侵犯
N_{3a}	转移淋巴结最大直径＞6cm，无淋巴结外侵犯
N_{3b}	同侧单个淋巴结转移，最大直径＞3cm，有淋巴结外侵犯；或同侧、对侧或双侧多个淋巴结转移，有淋巴结外侵犯；或对侧单个大小不限的淋巴结转移，有淋巴结外侵犯

酒精摄入）是重要的环节。伴发症状可能对诊断的时机、治疗方案的选择及预后产生影响[26]。患者既往病史中引起免疫抑制的情况和用药需要格外重视，因为这类患者预后较差[27]。

> 临床要点：NCCN 指南建议，对体重严重减轻（过去 1 个月内下降 5% 或过去 6 个月内下降 10%）的患者预防性插入胃管。

（二）体格检查

体格检查的目的包括对肿瘤进行准确的分期和计划切除的范围。形态上，舌体和口底鳞状细胞癌常常表现为坏死的溃疡病变，可以是向内浸润（图 1–8）或向外生长（图 1–9）的。最常见的舌体鳞状细胞癌位置在舌体后外侧，其次是舌体前份和舌体中份[8]。舌体鳞状细胞癌可以向内发展越过中线到达对侧，向后发展达舌根部，向下发展达舌骨上肌群，或向前外发展达口底。对于口底鳞状细胞癌而言，肿瘤可以向邻近下颌骨发展，向后发展到达舌，或向深部发展，穿过口底间隙到达颈部的下颌下、舌下间隙。对于切除范围的规划而言，评估肿瘤相对于邻近结构的活动度是关键。对于舌的检查应该包含活动度评估，活动度变化提示肿瘤可能侵犯同侧舌下神经，特别是出现舌肌震颤、半舌萎缩的情况时。口底鳞状细胞癌侵犯舌外肌时也可能出现舌固定。肿瘤与中线的关系需要特别注意，借此确定是否需要进行对侧淋巴清扫。

对所有舌体和口底鳞状细胞癌患者都应该进行完整的头颈部检查（包括脑神经的检查）及牙列检查。应特别注意舌下神经、颏神经、下牙槽神经的检查，应采用磁共振影像（MRI）确定是否存在大神经的神经周围浸润[28]。检查患者牙列很重要，因为牙齿造成的慢性创伤可能是不吸烟患者的致癌因素[13]。通过牙列检查，医师可以准确规划术中是否需要出于肿瘤治疗目的的拔牙。此外，对于需要辅助放疗的局部进展期患者，提前计划拔牙可以防止出现不能及时开展术后治疗的

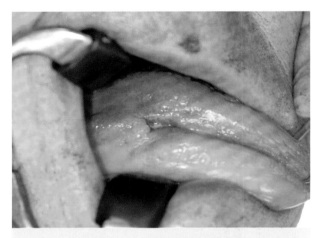

▲ 图 1-8　形态上，口腔鳞状细胞癌可表现为向内浸润的侵袭性溃疡病变

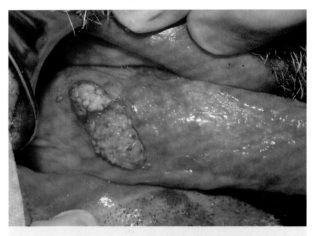

▲ 图 1-9　形态上，口腔鳞状细胞癌可表现为向外生长。这类病变通常侵袭性较弱

情况。医师应进行颈部触诊，确定是否存在颈部转移及其大小、位置和淋巴结活动度，以进行精确的区域转移情况临床分期。

> **临床要点：** 对有运动或感觉异常的患者，需要进行 MRI 检查以确定神经周围侵犯的情况。当出现神经周围的广泛侵犯时，MRI 可表现出神经的增强影像。

推荐对头颈部其他黏膜部位（包括口腔和上呼吸道的其他部位）进行检查，以确定是否存在同时出现第二原发肿瘤[25]。2%～3% 的舌体和口底鳞状细胞癌患者伴有同时出现的第二原发肿瘤[29]。对于舌体和口底鳞状细胞癌而言，吸烟患者同时出现第二原发肿瘤的风险高于非吸烟患者[30]。

八、诊断评估

（一）活检

若此前未进行活检，可门诊局麻或手术室条件下进行切取活检，获取组织样本进行组织病理学诊断。如果患者已经在外院进行过活检，则现就诊的医院应重新复阅其切片[31]。如果原发灶的门诊活检结果存疑且有证据表明存在区域转移，可以对颈部肿物进行超声引导下细针穿刺活检。

（二）影像学检查

超声、CT、MRI 和 PET/CT 等影像学手段在舌体和口底鳞状细胞癌的诊断评估中发挥辅助作用，可以根据肿瘤特征和医院实际情况决定是否采取全部或部分上述影像学检查[32]。NCCN 口腔鳞状细胞癌诊疗指南推荐根据原发灶和颈部情况采取增强 CT 和（或）增强 MRI 检查，对Ⅲ、Ⅳ期疾病的患者考虑采用 PET/CT 检查[25]。横截面成像可以帮助对肿瘤进行准确的临床分期，评估对邻近结构的侵犯、浸润情况，估测与中线的距离，确定神经周围浸润情况。对于局部进展期舌体和口底鳞状细胞癌，影像学检查可以显示下颌骨侵犯情况，下颌骨侵犯将患者临床分期提高至 cT_{4a}。横截面成像还能确定是否存在可疑淋巴结及其位置、大小和数量，以此进行准确的局部转移分期。大约 40% 的舌体鳞状细胞癌和 50% 口底鳞状细胞癌患者有局部转移的临床影像证据[8]。

（三）超声检查

超声检查可用于确定肿瘤厚度以及是否存在区域转移[33]。肿瘤表面到低回声阴影区最深处的距离即为肿瘤厚度。在肿瘤厚度 3～5mm 的患者中，96%～98% 的患者超声检查所提示的肿瘤厚度和病理检查得出的肿瘤厚度相关，超声检查可能比 MRI 更加精确[33]。

> 临床要点：在肿瘤厚度 3～5mm 的患者中，96%～98% 的患者超声检查所提示的肿瘤厚度和病理检查得出的肿瘤厚度相关，超声检查可能比 MRI 更加精确。

（四）计算机断层扫描（CT）

对比增强 CT 常被用于评估舌体和口底鳞状细胞癌。CT 扫描提示下颌骨侵犯的核心表现在于骨皮质侵蚀和下颌骨破坏。在检查下颌骨侵犯情况方面，相较 MRI，CT 检查特异度、阳性预测值更高，在一些研究中 CT 检查的阳性预测值达到 100%[32]（图 1-10）。但其敏感度和阴性预测值比 MRI 低[32]。CT 检查可用于虚拟手术规划，并以此为依据将实施下颌骨节段切除术的患者构建患者个体化预弯重建钛板。牙科银汞材料造成的条纹伪影可影响 CT 检查。解决该问题的方法之一是通过调整 CT 龙门的方向，以获取和金属材料所在平面平行的影像[32, 34]。

（五）磁共振成像（MRI）

钆增强 MRI 可以补充 CT 成像的信息[34]。一些医师倾向对舌体鳞状细胞癌采取 MRI 检查，因为 MRI 相较 CT 可以更好地评估舌肌纤维之间的浸润情况[32]。在确定下颌骨侵犯情况方面，MRI 较 CT 具有更高的敏感度，但特异性和阳性预测值较低[32]。MRI 阴性结果可以可靠地排除下颌骨侵犯，但单独应用 MRI 可能造成较高的假阳性率，即没有肿瘤侵犯的下颌骨可能在 MRI 影像中被误认为有肿瘤侵犯。MRI 检测

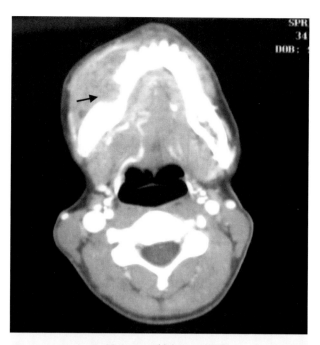

▲ 图 1-10　轴向 CT 扫描

这张轴向 CT 扫描影像显示下颌骨侵犯（箭）。CT 扫描对于检查骨皮质侵蚀和骨侵犯有较高敏感度

下颌骨侵犯时的假阳性率高是骨髓脂肪的化学位移伪影造成的[35]。评估舌体和口底鳞状细胞癌患者时，MRI 的另一潜在优势在于其能够更好地检测下牙槽神经、舌神经或下颌神经的神经周围浸润[32]。增强后脂肪抑制 T_1 影像显示被侵犯的神经增强影像[28, 32]。受影响的肌肉发生慢性去神经萎缩，因脂肪替代，在 T_1 和 T_2 加权相呈现低信号[28, 32]。术前确定大神经是否有神经周围侵犯至关重要，以此确定是否出现颅内侵犯（通常沿下颌神经进入卵圆孔），这种情况下局部病灶无法切除。

（六）正电子发射断层 – 计算机断层扫描组合系统（PET/CT）

对于舌体和口底鳞状细胞癌患者而言，PET/CT 可以被用于治疗前评估区域转移、远处转移和同时发生的第二原发肿瘤状况[36]。现行 NCCN 诊疗指南推荐对Ⅲ、Ⅳ期疾病的患者考虑采用 PET/CT 检查[25]。PET/CT 能够确定的远处转移

灶尺寸至少为 5mm × 5mm × 5mm[36]。对于在 CT 或 MRI 临床影像上分期为 N_0 的患者，PET/CT 在确定区域转移分期上的作用是较为有限的，根据选择性颈淋巴清扫术后病理结果，其灵敏度为 67%，特异度为 85%[37]。大多数学者同意 PET/CT 不能足够精准地指导临床分期为 cN_0 的颈部治疗决策[36]。PET/CT 对于检测远处转移和同时发生的第二原发肿瘤（最常出现于头颈其他部位、肺或食管）灵敏度高。PET/CT 作为确定是否有下颌骨侵犯的方法的表现曾被评估，较 CT 未表现出明显优势[37]。

> 临床要点：当用于对口腔肿瘤进行分期时，PET/CT 能够确定的远处转移灶的尺寸至少为 5mm × 5mm × 5mm。因此，对于在 CT 或 MRI 临床影像上分期为 N_0 的患者，PET/CT 在确定区域转移分期上的作用较为有限。

（七）病理

活检或治疗性手术切除提供的病理信息对于决定辅助治疗和预后至关重要[25]。原发灶标本提供的关键信息包括切缘状态、浸润深度、分级、神经周围侵犯情况、淋巴脉管间隙浸润和组织学亚型[38]。尽管"浸润深度"和"肿瘤厚度"常常交替使用，但实际上两者并非同义词[33]。浸润深度表示肿瘤向组织内生长至上皮表面以下的程度。在周围最近的正常黏膜基膜位置画一条水平线，从这条水平线到肿瘤最深处作垂直线，则垂直线的长度就是浸润深度[39]。另一方面，肿瘤厚度指的是整个肿瘤团块从肿瘤最表面至肿瘤最深处的距离[40]。当肿瘤呈现出没有覆盖上皮细胞的溃疡样时，浸润深度大于肿瘤厚度。当肿瘤因为过角化呈外生型时，浸润深度小于肿瘤厚度（图 1-11）。尽管实际测量情况较为混乱，了解肿瘤厚度和浸润深度的概念仍然很重要，因为这些因素会影响肿瘤区域转移[41-43]和局部区域复发[42, 44]的风险及生存率[38, 42, 45]。相较于肿瘤厚度，浸润深度被认为是更好的预后影响因素[39, 42]，

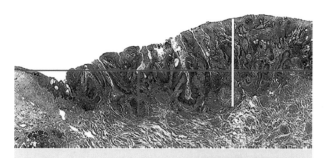

▲ 图 1-11 "浸润深度"和"肿瘤厚度"这两个名词常常交替使用，但这实际上是错误的。图中白条表示肿瘤最大厚度，在此处大于浸润深度（蓝条）

图片经过授权引自 Lydiatt WM, Patel SG, O'Sullivan B, et al. Head and neck cancers: major changes in the American Joint Committee on cancer eighth edition cancer staging manual. CA Cancer J Clin. 2017; 67（2）: 122–137

现在被纳入第八版 AJCC 口腔癌原发肿瘤（T）分期标准。

> 临床要点：浸润深度是最重要的预后影响因素之一，因为它影响肿瘤区域转移和局部区域复发的风险及生存率。浸润深度现在被纳入口腔癌原发肿瘤（T）分期标准。

Brandwein-Gensler 等提出了一种组织学风险评估模型，结合了神经周围侵犯、最差浸润模式、淋巴细胞宿主反应等因素[46]。最差浸润模式描述肿瘤与宿主交界处肿瘤向组织浸润的方式，表现出从较宽的推进性肿瘤前缘（预后较好）（图 1-12A）到浸润的肿瘤卫星岛（预后较差）（图 1-12B）等各种浸润模式。

（八）基因检测

对于舌体和口底鳞状细胞癌患者，基因检测并非常规适用，但对于年龄 < 40 岁且无危险因素的患者可以考虑进行 Fanconi 贫血的基因检测[47]。通过丝裂霉素或二环氧丁烷培养患者细胞，显示染色体脆性，以此诊断 Fanconi 贫血[47]。除了在生育规划方面有明显的益处，了解是否患有 Fanconi 贫血还能为辅助治疗决策提供信息，因

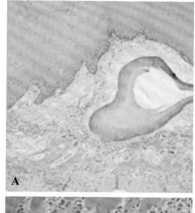

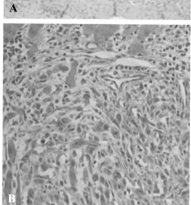

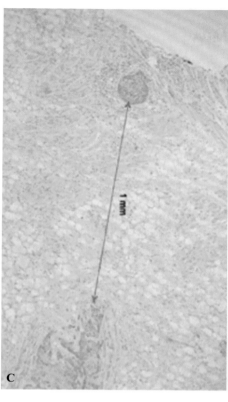

◀ 图 1-12　**A.** 肿瘤可能呈现出较宽的推进性肿瘤前缘，与较好的预后相关；**B.** 肿瘤可能呈现出浸润的肿瘤卫星岛，提示预后较差；**C.** 卫星岛距离肿瘤超过 1mm，是一种"最差浸润模式"，提示预后不良

为 Fanconi 贫血的患者对于放疗、化疗有较高的并发症发病率和死亡率。

九、治疗

舌体和口底鳞状细胞癌的治疗模式是以原发灶手术治疗为基础，辅以病理指导下的辅助治疗[25]。总体而言，Ⅰ～Ⅱ期肿瘤可以单纯通过外科手术治疗，Ⅲ～Ⅳ期肿瘤则需要联合使用多种形式的治疗，通常是外科手术治疗及术后放疗或放化疗。

（一）外科手术治疗

1. 原发肿瘤

原发肿瘤的治疗计划需确定手术入路、切除范围和修复重建方式。舌体和口底鳞状细胞癌手术常用的入路包括经口入路、唇及下颌骨切开入路（图 1-13）、下颌骨舌侧松解经颈部拉出入路（图 1-14）等。下颌骨舌侧松解经颈部拉出入路可以在避免切开下颌骨的情况下更轻松地暴露舌体后份。影响切除原发灶的手术入路的因素包括肿瘤特征（如肿瘤大小、位置）、患者的条件（如张口度、牙列及颈部的形态）及可能的修复重建需求（如游离皮瓣移植）。总体而言，T 分期较早的肿瘤可以通过经口入路切除，而局部进展期（T_3～T_4 期）肿瘤可能需要更大范围的切口入路。

当肿瘤黏附或侵犯下颌骨时，局部进展期的口底和舌体鳞状细胞癌可能需要下颌骨边缘或节段切除。下颌骨切除的范围由体格检查、影像学评估及术中情况决定[48]。对于之前未接受放疗的有牙列的患者而言，经验表明，应切除至比肿瘤浸润更深一层的位置。对于肿瘤黏附于下颌骨舌侧骨膜但无明显下颌骨侵犯的未接受放疗的有牙列患者而言，可以在仔细检查肿瘤覆盖的舌侧骨皮质的情况下行下颌骨边缘切除术。如果舌侧骨皮质大体正常，下颌骨边缘切除在肿瘤学上较安全[8, 49]（图 1-15）。当术前检查、影像学检查或

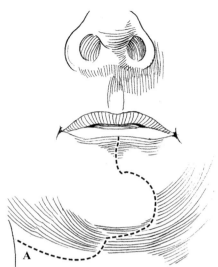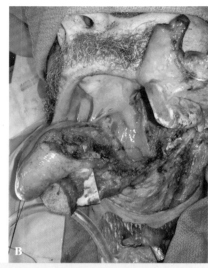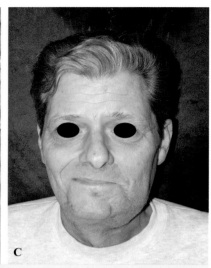

▲ 图 1-13　**A.** 唇切开切口，唇及下颌骨切开可以暴露口腔；**B.** 切口设计能够良好暴露口腔；**C.** 一些外科医师认为这种切口造成的瘢痕有限，对外观的影响可以接受

术中发现明显的下颌骨侵犯，推荐行下颌骨节段切除术[48]。NCCN 指南建议，在有骨髓腔侵犯的情况下行下颌骨节段切除[25]。多数学者都认为，对于接受过放疗的患者，若肿瘤接近下颌骨，则应该着重考虑行下颌骨节段切除[48, 50]（图 1–16）。最后，下颌骨边缘切除术需要保留至少 10mm 的下颌骨高度，预防病理性骨折[51]。对于下颌骨边缘切除术后预留下颌骨高度将＜ 10mm 的患者而言，推荐采用下颌骨节段切除术。

> 临床要点：对于接受过放疗且肿瘤接近下颌骨的患者，以及下颌骨边缘切除术后下颌骨高度将＜ 10mm 的患者，应该着重考虑行下颌骨节段切除。

　　大多数学者都意识到了舌体和口底鳞状细胞癌手术取得阴性切缘对于预后的重要意义[52-54]。然而对于手术边缘检查的实际操作，特别是应该从肿瘤标本还是手术切口获取边缘标本，仍存在争议[25, 55]。一项纳入 71 名口腔鳞状细胞癌患者（其中舌体及口底癌占 56%）的前瞻性随机试验对比了来自肿瘤标本和来自患者手术切口的

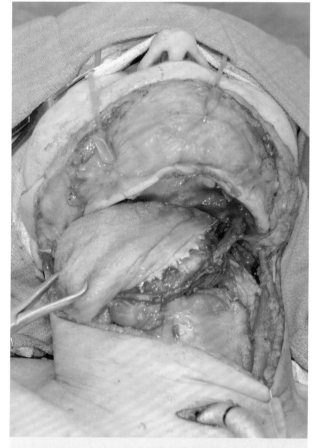

▲ 图 1-14　通过下颌骨舌侧松解经颈部拉出入路暴露舌体切除的术区

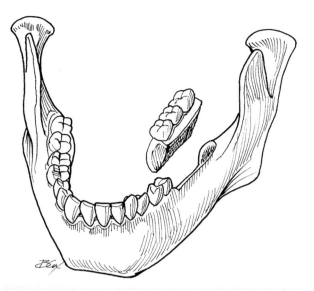

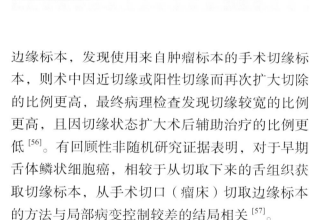

▲ 图 1-15　下颌骨边缘切除术
对选择恰当的患者，切除一段下颌骨骨皮质可以获得充足的切缘距离

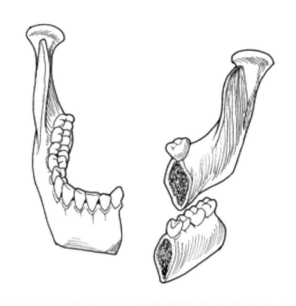

▲ 图 1-16　下颌骨节段切除术
肿瘤侵犯骨皮质并向下颌管浸润是下颌节段切除术的适应证

边缘标本，发现使用来自肿瘤标本的手术切缘标本，则术中因近切缘或阳性切缘而再次扩大切除的比例更高，最终病理检查发现切缘较宽的比例更高，且因切缘状态扩大术后辅助治疗的比例更低[56]。有回顾性非随机研究证据表明，对于早期舌体鳞状细胞癌，相较于从切取下来的舌组织获取切缘标本，从手术切口（瘤床）切取边缘标本的方法与局部病变控制较差的结局相关[57]。

关于舌体和口底鳞状细胞癌切缘检查的另一个问题是，显微镜下肿瘤切缘（microscopic tumor cut-through）（即在最初的手术切除过程中术中冰冻病理发现阳性切缘，再次扩大切除获得最终病理阴性切缘）对于预后和肿瘤控制是否存在显著影响。头颈外科医师对于这种情况是否能够真正代表获取了阴性切缘存在分歧[55]。一些小型的初级研究提示，口腔鳞状细胞癌患者的显微镜下肿瘤切缘与较差的局部控制和疾病特异生存率相关[58, 59]。近期的一项规模更大（纳入 547 名口腔鳞状细胞癌患者，其中 75% 是舌体或口底癌）的研究显示，多因素分析中显微镜下肿瘤切缘与较差的局部控制和疾病特异生存率相关。然而，当

患者淋巴结病理阴性时，显微镜下肿瘤切缘对预后的影响消失了[60]。因为在淋巴结阴性的患者中显微镜下肿瘤切缘与较差的临床结局无关，这项指标本身并不被作为辅助放疗或扩大治疗的依据[60]。

2. 区域转移灶

对于临床分期为 cN_0 患者的颈部的处理存在争议[40]。cN_0 患者可以进行观察随访、选择性颈淋巴清扫、前哨淋巴结活检或选择性颈部放疗[25]。总体而言，早期舌体和口底鳞状细胞癌有较高的概率发生区域微转移（文献报道发生率为 20%～50%）[40, 61]。

一些学者认为，应该根据原发灶浸润深度对 $cT_{1\sim2}N_0$ 舌体或口底鳞状细胞癌进行颈部处理[25, 41, 62, 63]。这一治疗方案的支持者推荐对浸润深度 ≥ 4mm 的 $T_{1\sim2}N_0$ 舌体或口底鳞状细胞癌的病例进行选择性颈淋巴清扫[25, 44, 62, 64, 65]。当病理提示浸润深度为 4～9mm 时，发生微转移的风险为 17%～44%[58, 62]。在一项前瞻性随机实验中，67 名 $T_{1\sim2}N_0$ 舌体或口底鳞状细胞癌患者颈部随机进行选择性颈淋巴清扫或观察随访，发现对于浸润深度 ≥ 4mm 的患者，进行选择性

颈淋巴清扫的无病生存期较长[44]。肿瘤浸润深度 < 2mm 的患者不需要进行选择性颈部处理，因为这种情况下发生区域转移的风险 < 5%[25, 66]。对于浸润深度在 2～4mm 的肿瘤，NCCN 指南建议，根据是否能进行可靠的随访、是否怀疑有转移及其他因素做出决策[25]。病理深度 ≤ 3mm 的肿瘤发生区域转移的风险为 6%～8%[63, 64, 67]。

> **临床要点：** 临床分期为 N_0 的患者的颈部处理方法包括观察随访、选择性颈淋巴清扫、前哨淋巴结活检或选择性颈部放疗。应考虑包括浸润深度在内的多方面因素。

其他一些学者倾向于对所有早期 cN_0 的舌体及口底鳞状细胞癌患者（不论肿瘤厚度如何）采取选择性颈部处理[67]。印度 2015 年发布了一项前瞻性随机对照试验，496 位单侧 $cT_{1\sim2}N_0$ 的口腔鳞状细胞癌患者（85% 为舌体癌，1% 为口底癌）被随机分组，进行选择性颈淋巴清扫或者观察随访（待发现淋巴结转移后进行治疗性颈淋巴清扫）。相比于一开始进行淋巴结随访观察的对照组，进行选择性颈淋巴清扫的患者有更高的 3 年总体生存率（80%，对照组为 68%）和无病生存率（70%，对照组为 46%）[67]。事后分析发现，对于肿瘤浸润深度 ≤ 3mm 的患者而言，选择性颈淋巴清扫并未呈现出对其生存有益[67]。一项更早的前瞻性随机对照试验中，相对观察随访，$cT_{1\sim2}N_0$ 患者能从选择性颈淋巴清扫中获益，但仅限于肿瘤深度 > 4mm 的患者。

cN_0 舌体或口底鳞状细胞癌患者颈部处理方式的第三种选择是进行前哨淋巴结活检[25, 68]。在一项多中心前瞻性试验中，140 位 $cT_{1\sim2}N_0$ 口腔鳞状细胞癌患者（68% 为舌体癌，19% 为口底癌）进行前哨淋巴结活检以及随后的同期择区颈淋巴清扫[68]。对于同期颈淋巴清扫后病理结果呈 pN_0 的患者，前哨淋巴结活检的阴性预测值为 96%。对于同期颈淋巴清扫后病理显示存在阳性淋巴结的患者，前哨淋巴结活检的真阳性率为 90%。前

哨淋巴结活检对于口底癌淋巴结转移情况的预测不及舌体癌精准。支持前哨淋巴结活检的学者认为，这种方法是一种比随访观察更为理想的控制肿瘤的手段，且相较于对所有患者进行选择性颈淋巴清扫，这种方法产生并发症的概率更低。

对于进行选择性颈淋巴清扫的 cN_0 患者而言，哪些颈淋巴结分区存在转移风险尚存争议，特别是对于舌体癌[5]。大多数学者认为，cN_0 患者ⅡB 区淋巴结发生转移的概率非常低，因此遗漏该区域淋巴结对于肿瘤控制而言是安全的[69, 70]，然而并非所有学者都认同这一观点[67]。一些学者基于肿瘤可能发生向Ⅳ区淋巴结跳跃转移的考量，认为应该清扫Ⅰ～Ⅳ区淋巴结[6, 71, 72]。然而，其他学者研究表明，cN_0 舌体鳞状细胞癌向Ⅳ区淋巴结转移的概率较低，且不处理Ⅳ区淋巴结并不增加区域转移的发生率[72, 73]。这些学者因此推荐对 cN_0 舌体和口底鳞状细胞癌清扫Ⅰ～Ⅲ区淋巴结[7, 44, 61, 72, 73]。对舌体或口底鳞状细胞癌进行的Ⅰ～Ⅲ区择区颈淋巴清扫应当包含颈内静脉肩胛舌骨肌淋巴结。现行 NCCN 指南建议，对于进行选择性颈淋巴清扫的临床检查淋巴结阴性的舌体或口底鳞状细胞患者，择区颈淋巴清扫应该至少包括Ⅰ～Ⅲ区淋巴结[25]。应根据原发灶位置决定是否处理对侧颈部，建议对距离中线 < 1cm 的肿瘤进行对侧颈部处理[25]。

> **临床要点：** 应根据原发灶位置决定是否处理对侧颈部，建议对距离中线 < 1cm 的肿瘤进行对侧颈部处理。

颈淋巴清扫时是否保留下颌下腺存在争议[5]。支持保留下颌下腺的学者指出，下颌下腺并不包含淋巴结[74]，而对非淋巴结构的保留是从根治性颈淋巴清扫向改良根治性颈淋巴清扫变化的标志，且口腔鳞状细胞癌直接向下颌下腺侵犯的情况罕见[75]。支持切除下颌下腺的学者认为，在保留腺体的情况下完全清扫下颌下腺周围的淋巴结在技术上较困难，在口底或舌体鳞状细胞癌手术

中保留下颌下腺可能提高局部复发率[76]。

有临床证据表明，存在颈部转移的患者通常进行治疗性颈淋巴清扫。根据病变范围确定清扫的淋巴结分区和非淋巴结构。NCCN 指南建议，对于 $cN_1 \sim N_2$ 的患者选择择区颈淋巴清扫或全颈淋巴清扫，对于 cN_3 的患者选择全颈淋巴清扫[25]。对于有临床证据表明存在颈部转移的患者，特别是当颈部转移涉及ⅡA 区淋巴结时，颈淋巴清扫应该包括ⅡB 区淋巴结[77]。

> 临床要点：对于有临床证据表明存在颈部转移的患者，特别是当颈部转移涉及ⅡA 区淋巴结时，颈淋巴清扫应该包括ⅡB 区淋巴结。

3. 辅助治疗

辅助治疗以病理检查中发现的不良特征为指导。NCCN 口腔鳞状细胞癌诊疗指南界定了以下提示需要辅助放疗的高风险指标，包括神经周围侵犯、淋巴脉管间隙浸润、原发灶病理分期为进展期（$pT_3 \sim T_4$）、病理发现区域转移证据（大于 N_1 的颈部转移灶或出现包膜外侵犯的任何颈部转移灶）[25]。虽然出现神经周围侵犯的口腔鳞状细胞癌患者预后较差，但当神经周围侵犯是唯一的辅助放疗指征时，辅助放疗是否能够减少复发的风险或改善生存率，仍未明确[78]。和其他部位头颈肿瘤一样，当出现包膜外侵犯或切缘阳性时，推荐进行辅助化疗[25]。

（二）原发灶的非手术治疗

舌体或口底鳞状细胞癌有非手术的治疗模式。支持非手术治疗的学者提供了另一种选择，以避免对 T_{4a} 期的肿瘤的大面积切除并重建，或者针对病灶无法切除、手术条件较差、患者不愿进行手术等情况[79-81]。

非手术治疗通常与较差的肿瘤学结局相关[82, 83]。一项针对Ⅲ～Ⅳ期口腔鳞状细胞癌患者的研究将诱导化疗后合并放化疗的治疗方案与以原发灶手术治疗为基础的治疗方案进行对比，结果显示与先进行手术治疗相比，诱导化疗后合并放化疗的治疗方案降低了总体生存率、疾病特异生存率及局部控制情况[83]。原发灶的非手术治疗和较高的晚期并发症（特别是下颌骨放射性骨坏死、软组织纤维化、吞咽困难、口干）发生率相关[82]。口腔根治性放疗的剂量有 18% 的概率导致临床症状明显的下颌骨放射性骨坏死[79, 80]。

> 临床要点：口腔癌推荐采取手术治疗，因为原发灶的非手术治疗与较高的晚期并发症发生率相关。

十、肿瘤学结局

（一）治疗失败

对于舌体和口底鳞状细胞癌，原发部位和颈部复发的概率相当，原发部位复发率为 14%～31%，颈部复发率为 15%～34%[20, 22, 84-86]。多数复发发生在最初 2 年内[20, 22, 86]。对于口底鳞状细胞癌，一些学者研究报道原发部位复发率是颈部复发率的 2 倍（分别是 41% 和 19%）[23]，而其他学者研究报道的原发部位和颈部复发率相近（分别是 22% 和 26%）[24]。口腔鳞状细胞癌 5 年内发生远处转移的概率约为 10%，大多转移至肺、骨、皮肤和肝[85, 86]。发生局部区域复发的患者发生远处转移的概率（21%）比未发生局部区域复发者（7%）高。

（二）生存率

不同回顾性研究队列所测算的生存率数据见表 1-5。舌体鳞状细胞癌 5 年总体生存率测算值为 42%～73%[20-22, 86-89]。早期（$T_{1\sim2}N_0$）舌体鳞状细胞癌的结局稍好，5 年生存率测算值为总体生存率 79%，疾病特异生存率 86%，无病生存率 70%[66]。口底鳞状细胞癌生存率的测算值与舌癌类似，总体生存率为 46%～65%，疾病特异生存率 56%～76%[23, 24, 29]。

表 1-5 舌体鳞状细胞癌生存率测算值

作 者	研究年份（年）	患者数	TNM 分期分布状况	5 年总体生存率	5 年疾病特异生存率	5 年无病生存率
Aksu[87]	1987—2000	80	5 个 pT_1，35 个 pT_2，17 个 pT_3，4 个 pT_4 30 个 pN_0，6 个 pN_1，25 个 pN_2	42%	45%	—
Goldstein[93]	1994—2004	259	122 个 pT_1，91 个 pT_2，27 个 pT_3pT_4， 111 个 pN_0，36 个 pN_1，49 个 pN_2	69%	71%	53%
Kokemueller[22]	1980—2009	341	150 个 pT_1，108 个 pT_2，31 个 pT_3，17 个 pT_4 205 个 pN_0，57 个 pN_1，46 个 pN_2，1 个 pN_3	51%	—	—
Kurokawa[88]	1985—1999	124	未见报道	—	—	67%
Mosleh-Shirazi[89]	1982—2007	102	14 个 pT_1，52 个 pT_2，29 个 pT_3，7 个 pT_4 53 个 pN_0，31 个 pN_1，14 个 pN_2，4 个 pN_3	73%	—	66%
Okuyemi[21]	1995—2005	166	62 个 pT_1，57 个 pT_2，22 个 pT_3，20 个 pT_4 68 个 pN_0，30 个 pN_1，50 个 pN_2，4 个 pN_3	58%	—	—
Sessions[86]	1957—1996	332	116 个 cT_1，128 个 cT_2，71 个 cT_3，17 个 cT_4	48%	57%	—

十一、预后因素

（一）美国癌症联合委员会（AJCC）原发肿瘤、淋巴结、远处转移（TNM）分期

AJCC 的 TNM 分期，特别是 N 分期，是舌体和口底鳞状细胞癌众多影响生存率的指标中一个独立的预后因素[20, 22, 23, 86, 89-91]。对于临床分期较早（$cT_{1-2}N_0$）的舌癌患者而言，是否发生颈部转移被认为是总体生存率、疾病特异生存率和无复发生存率最重要的预测因素，pN_0 患者 5 年疾病特异生存率为 85%，而当出现病理确认的颈部转移时，5 年疾病特异生存率降至 49%[66]。

临床要点：对于早期舌体癌患者而言，颈部转移的发生与总体生存率和无病生存率的下降显著相关。

（二）临床病理模型

许多学者意识到 AJCC 的 TNM 分期对于舌体和口底鳞状细胞癌预后的局限性[21, 92, 93]。因此，一些学者设计了结合其他临床数据的预后模型，力图改善舌体和口底鳞状细胞癌的生存率预测[21]。一项纳入 166 名舌体鳞状细胞癌患者的回顾性研究将一种结合了伴随疾病情况［通过《成人伴随疾病量表 -27》（Adult Comorbidity Evaluation-27，ACE-27）评估］的临床病理模型与 TNM 分期进行对比，确定了肿瘤尺寸、包膜外侵犯及淋巴脉管间隙浸润情况在预测生存率方面优于病理 TNM 分期[21]。

（三）组织学风险评分系统

Brandwein-Gensler 等所建议的组织学风险评分系统包含三个变量，即最差浸润模式、神经周围侵犯、淋巴细胞宿主反应[94]。这种评分系统

对于各种 T 分期和切缘状态的口腔鳞状细胞癌患者的局部控制和总体生存率都能起到预后评估作用[94]，能预测各种 T 分期且切缘阴性的患者的总体生存率[27]，并且与早期口腔鳞状细胞癌局部控制及疾病特异生存率相关[46]（表 1-6）。

（四）切缘状态

在多个有关舌体[22, 66, 86]和口底鳞状细胞癌[23]的研究中，阳性切缘和计算所得的生存率降低相关。另一方面，当把其他因素（如 Brandwein-Gensler 组织学风险评分系统）纳入考虑时，阳性切缘并不与更高的局部区域复发率或者更差的总体生存率相关[94]。

（五）肿瘤厚度和浸润深度

病理所得肿瘤厚度和浸润深度与 T 分期较早的舌体和口底鳞状细胞癌发生区域转移[41-43]、局部区域复发[38, 44]的风险及生存率[38, 42, 45]相关。

（六）神经周围侵犯

据报道，神经周围侵犯是显著影响口腔鳞状细胞癌[46, 95]和舌体鳞状细胞癌[38, 92]预后的一项独立因素，与区域转移、复发及生存率相关。

（七）免疫抑制

对于口腔鳞状细胞癌患者，免疫抑制状态是局部控制、总体生存率和疾病特异生存率的独立负面预后因素。

十二、结论

总而言之，详细的临床检查和诊断评估是成功控制舌体和口底鳞状细胞癌的关键。舌体和口底鳞状细胞癌的治疗目前仍以原发灶手术为主，辅以病理特征指导下的其他治疗。cN_0 患者的颈部处理方式尚存争议，但常以肿瘤厚度决定。$pT_{1\sim2}N_0$ 舌体和口底鳞状细胞癌患者肿瘤学结局较好，可以通过单一的方式治疗，而局部进展期患者需要多种疗法联合治疗。

十三、临床病例

（一）病例 1：舌体右侧缘 cT_1N_0 期鳞状细胞癌

1. 临床表现

66 岁女性，无吸烟史，既往有口腔白斑病史，因舌体新发疼痛病灶转诊来院。患者曾被作为鹅口疮进行治疗，无明显疗效。转诊前患者接受活检，活检结果显示病灶边缘鳞状细胞癌。检查发现，舌体右侧缘有一 2cm×2cm 白斑，未触及淋巴结肿大（图 1-17）。

2. 诊断检查

颈部 CT 发现先前活检造成的软组织缺损，未发现颈部转移灶。PET/CT 发现舌体右侧缘有一 FDG 浓聚灶，Ⅱ区淋巴结有数处缺乏解剖学相关性的轻微 FDG 摄取增加。该患者肿瘤为舌体右侧缘 cT_1N_0 期鳞状细胞癌。

表 1-6 口腔鳞状细胞癌组织学风险评分系统

组织学变量	风险评分分值		
	0	1	3
神经周围浸润	无	小神经	大神经
肿瘤边界淋巴细胞浸润	连续条带	大的团块	小块或者无浸润
肿瘤边界最差浸润模式	1、2、3	4	5

引自 Brandwein-Gensler M, Teixeira MS, Lewis CM, et al. Oral squamous cell carcinoma: histologic risk assessment, but not margin status, is strongly predictive of local disease-free and overall survival. Am J Surg Pathol 2005; 29（2）: 167-178

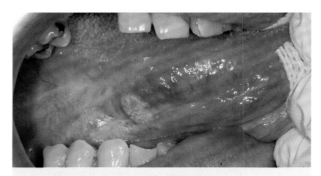

▲ 图 1-17　舌体右侧缘白斑

3. 可供选择的治疗方案

该例舌体右侧缘 cT_1N_0 期鳞状细胞癌可供选择的治疗方案有原发灶手术治疗辅以病理指导下的辅助治疗或原发灶放疗。原发灶的手术治疗将包括部分舌体切除以及通过二期愈合、一期缝合、脱细胞真皮移植或中厚皮片移植等手段的修复重建。颈部可选的处理方案包括观察随访、根据浸润深度行选择性颈淋巴清扫、无论浸润深度如何均进行选择性颈淋巴清扫或前哨淋巴结活检。将根据术后病理发现的不良指征进行附加的辅助放疗或放化疗。与患者讨论了非手术的放疗方案，包括其预期的肿瘤学结局和并发症。

4. 原发灶和颈部的治疗

仔细检查患者于外院进行病理检查的切片以确定诊断，并在头颈肿瘤多学科治疗小组会上讨论该病例。建议的治疗方案是原发灶手术治疗辅以病理指导下的辅助治疗。手术通过经口入路行部分舌体切除，一期缝合，待病理结果延期行颈部处理。最终病理示切缘阴性，浸润深度 2mm，无其他不良病理指征。治疗小组讨论是否行同侧颈淋巴清扫。考虑到发生微转移的风险小于10%，决定随访观察。原发灶没有提示需要进行辅助放疗的不良病理指征。

（二）病例 2：口底 $T_{4a}N_{2c}$ 鳞状细胞癌

1. 临床表现

72 岁女性患者，有吸烟史（每年 50 包）、糖尿病病史、脑卒中史（服用阿司匹林、氯吡格

雷治疗），为评估口底疼痛性溃疡转诊至头颈肿瘤多学科治疗门诊。患者提到疼痛最初发生于佩戴义齿时，现在因疼痛无法佩戴义齿。转诊前患者接受活检，活检结果显示鳞状细胞癌。检查发现，口底左前份有一外生肿物，向下牙槽（而非向中央舌体方向）浸润。患者下颌为无牙颌，上颌存留几颗牙齿。患者双侧颈部 I B 区淋巴结触及肿大。

2. 诊断检查

颈部 CT 发现口底肿物与下颌骨相连（图1-18），双侧 I B 区病理性淋巴结。PET/CT 示口底肿物 FDG 浓聚，双侧有增大的 FDG 浓聚下颌下淋巴结。未发现同时发生的第二原发肿瘤或远处转移。

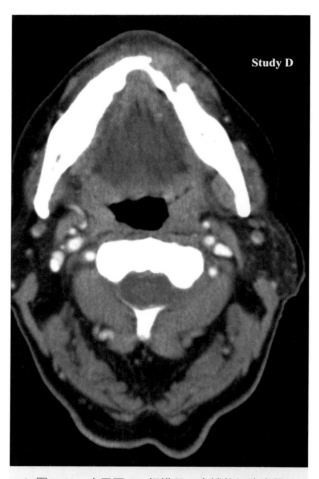

▲ 图 1-18　水平面 CT 扫描示口底鳞状细胞癌侵蚀了下颌骨

3. 可供选择的治疗方案

该例口底 $T_{4a}N_{2c}$ 鳞状细胞癌可供选择的治疗方案有原发灶手术治疗辅以病理指导下的辅助治疗或原发灶放化疗。因为 CT 扫描发现下颌骨骨皮质侵蚀，若采取手术治疗则需行下颌骨节段切除。颈部围裙状切口入路将为其合并下颌骨节段切除在内的原发灶切除手术，在尽可能减少并发症的情况下提供最好的暴露。

根据其区域转移状况，双侧Ⅰ～Ⅲ区颈淋巴清扫是合适的选择，如果术中发现更多可疑淋巴结则Ⅳ区一并清扫。针对该患者，可选的手术方案包含了合并下颌骨节段切除的原发灶切除、双侧颈淋巴清扫、气管切开以及下颌骨前份节段缺损游离骨肌皮瓣重建。根据患者年龄、体力状态及骨侵犯情况，该病例不适合非手术治疗。

4. 原发灶和颈部的治疗

仔细检查患者于外院进行病理检查的切片以确定诊断，并在头颈肿瘤多学科治疗小组会上讨论该病例。建议的治疗方案是原发灶手术治疗辅以病理指导下的辅助治疗。手术包括通过围裙切口颈部入路，切除范围包括口腔肿物切除和左前份下颌体至右侧颏旁的下颌骨节段切除的原发灶切除、双侧Ⅰ～Ⅲ区择区颈淋巴清扫、气管切开、游离左肩胛骨肌皮瓣修复重建。术后病理示不伴有神经周围侵犯或淋巴脉管间隙浸润，中等距离的软组织切缘伴高级别异常增生，并有两枚无包膜外侵犯的转移淋巴结。多学科治疗小组会上重新讨论该病例，建议对原发灶和双侧颈部进行 66Gy 的辅助放疗。

第 2 章　舌体与口底的修复重建
Reconstruction of the Oral Tongue and Floor of Mouth

Rodrigo Bayon　Nitin A. Pagedar　**著**

黄　鹤　**译**

胡镜宙　**校**

一、概述

舌体虽然在外观上显得比较简单，但其复杂的内部结构决定了其在言语和吞咽方面的重要作用。通过一系列肌肉的协调运动，舌能够改变外形以实现清晰的发音。舌还起到搅拌食物、将食团送入口咽部以帮助吞咽的重要作用。舌的特殊感觉能够感知味觉，帮助我们享受美食，同时防止摄入有害的食物。舌的部分或完全缺损将会对患者造成巨大的影响。因此，过去数十年内发展出多种舌重建的方式，以帮助恢复舌体的形态和功能。

早期的舌体重建仅局限于口腔内缺损创口的关闭，其结果常常是将剩余舌黏膜与周围组织相缝合。然而，当植皮的应用成为可能时，发生的痉挛常常导致舌的运动被限制于口底。可以想见，上述两种方法都可能对患者语言和经口进食的功能产生巨大影响。随着多种局部带蒂组织瓣的发明和应用，20 世纪 60—80 年代成为口腔修复重建的新时代。游离组织移植技术的发明及其在口腔修复重建中应用的不断改良则带来了更大的进步。

二、相关解剖

舌可以分为两个不同的部分，即舌体和舌根（舌根将在第 13 章讨论）。分隔这两部分的解剖边界是界沟。界沟是轮廓乳头后的一条 V 形线，界沟上有舌盲孔。舌的表面由复层扁平上皮覆盖，上皮中含有能够感受味觉的感觉器官。舌黏膜在舌背处最厚，随着向口底移行而变得薄而柔软。覆盖舌的黏膜还包括与咽后壁相对的舌扁桃体皱襞黏膜及正中的舌系带。舌系带的两侧是一对 Wharton 导管，引流下颌下腺和舌下腺分泌的唾液。

舌黏膜下方是由舌内肌和舌外肌组成的复杂结构。舌内肌起止于舌体内，包括舌上纵肌、舌下纵肌、舌横肌、舌垂直肌。舌内肌的运动使舌可以呈现出不同的形状，以利发音。舌外肌起于舌体之外的结构，包括颏舌肌、舌骨舌肌、茎突舌肌、腭舌肌。舌外肌的收缩使舌可以抬起、降低、伸出。除腭舌肌由迷走神经支配外，其余所有舌肌接受舌下神经支配。舌的一般感觉由舌神经支配，特殊感觉（味觉）由在颞下窝汇入舌神经的鼓索支配。舌的血供丰富，主要来源于双侧舌动脉。

口底对舌体的正常功能十分重要。位于口腔中央的舌体和下颌骨的牙龈之间的是薄而可活动的黏膜。当口底不完整时，舌的活动受限。口底的黏膜覆盖舌下腺和 Wharton 导管。舌神经走行于双侧口底黏膜下方。

三、舌体缺损的评估

缺损的重建依赖外科医师对于肿瘤造成缺损的解剖学评估。一些关键因素限制了修复重建手段。缺损的大小是最明显应当考虑的因素，缺损的表面积是一个需要纳入考虑的方面，而更需要深入考量的是缺损的体积。对于临床检查或影像学上发现的涉及舌外肌的肿瘤，即使切除的黏膜面积与不涉及舌外肌的情况相当，在切除具有重要功能意义的软组织的同时造成的三维空间上的缺损也会更大。如果需要清扫颈部淋巴结或者切除向舌外肌、口底、舌下腺或下颌舌骨肌等部位浸润的肿瘤时，舌（部分）切除术所造成的缺损可能贯通颈部的下颌下三角。总体而言，切除较少的组织能保留更多具有功能的剩余舌组织，此时修复重建应以最大限度恢复剩余舌组织的功能为目标，若切除组织较多乃至全舌切除，保留下来的具有功能的舌肌减少，则外科医师应更多考虑持久恢复舌的体积，尽可能恢复吞咽功能。对于涉及下颌骨的缺损所应考虑的其他问题较多，将在第 10 章讨论。

> **临床要点**：较小的舌体缺损能够保留具有功能的剩余舌组织。修复重建应该以最大化恢复剩余舌组织的功能为目标，尽可能保留运动、感觉等功能。

四、修复重建的目标和效果评估

修复重建的目标应该根据预期缺损的范围而定。有学者提出了一些分类系统用以对缺损及修复重建的结果进行描述、沟通和比较。最简单的分类方法将舌沿矢状面分为四等分[1]，并将同时切除下颌骨或舌根的情况纳入考量。

舌体和口底肿瘤造成的缺损的分类系统基于解剖学考量，为临床医师提供了一个进行对比的合理基础。然而，很少有数据可以表明任何一种分类系统能够预测修复重建效果或为外科医师

提供确切有效的指导。一些学者提出了不依赖任何分类系统的修复重建目标。Chepeha 等[2] 描述了半舌切除后舌缺损的理想修复重建结果，即当闭口时，舌的体积充满牙龈、牙齿、口底和腭之间的空间；修复重建后的舌可以伸长接触硬腭最前份，修复重建后的舌可以活动于口腔前庭并前伸过切牙；剩余舌体组织和修复重建的舌组织的感觉都被最大限度地保留（表 2-1）。这些目标可以帮助指导修复重建手术方式的选择。最近，Chepeha 等[3] 开始了复杂的研究，通过与患者所报告的功能结果对比，确认这些目标及其带来的技术是否有效。

> **临床要点**：尚无充分证据表明任何一种分类系统能够预测修复重建效果或为外科医师提供确切有效的指导。在应用分类系统时需要考虑这一点。

表 2-1　半舌切除后舌缺损的修复重建目标

当闭口时，舌的体积充满牙龈、牙齿、口底和腭之间的空间
修复重建后的舌可以伸长接触硬腭最前份
修复重建后的舌可以活动于口腔前庭并前伸过切牙
剩余舌体组织和修复重建的舌组织的感觉都被最大限度地保留

描述修复重建后功能结局的其他努力亦有报道。Lam 和 Samman[4] 对描述包括游离组织瓣、局部带蒂组织瓣及一期缝合等技术的 21 份报道进行系统回顾。作者确定了舌尖和口底的切除都可以预测语音清晰度的下降。术后放疗是进食障碍的主要预测因素。游离皮瓣移植时感觉神经吻合不能改善术后语音和吞咽功能，也没有明确的结论说明对于最终吞咽或语音功能而言的最佳修复重建方式是什么。因为标准不统一、样本数量较小，最重要的是缺乏描述特定种类修复重建任务及其最终结果的通用词汇，Meta 分析无法进行。

对于几种血管化皮瓣（包括许多常用的皮瓣）而言，感觉支配的修复重建是可能实现的。

一些因素限制了对于恢复感觉支配的尝试的研究，而这些因素同样也影响了对结果的其他方面的评估。Namin 和 Varvares 近期发表的一项系统回顾提供了对相关文献的总结[5]。感觉支配的修复重建与两点辨别感觉的改善和更低的压力感受阈值呈相关关系。Biglioli 等[6] 描述了神经化的前臂桡侧游离皮瓣中患者报告的语言和吞咽功能改善。据 Yu、Robb[7] 及 Yu[8] 报道，在进行股前外侧游离皮瓣修复重建的患者队列中，神经化的皮瓣术后吞咽评分更高，但术后语音评分与非神经化皮瓣相近。其他的一些研究纳入了多种对语音、咀嚼、吞咽等口腔功能的客观评价方法，但是对比神经化和非神经化的皮瓣并未发现神经化的皮瓣能带来明确的受益。

> **临床要点**：感觉支配的修复重建与两点辨别感觉的改善和更低的压力感受阈值相关。然而，对比神经化和非神经化的皮瓣并未发现神经化的皮瓣能带来明确的受益。

创面术后组织改变使得本就复杂的修复重建任务更加难以把握。所有伤口愈合的天然过程包括肌纤维向伤口生长，这种生长会反过来造成挛缩。线状瘢痕沿其长轴方向缩短，而呈面状的创口在二维方向上均匀缩短。体积较大的创伤所造成的挛缩会使周围可以活动的组织发生严重变形。血管化皮瓣的挛缩程度最小，而延期愈合导致的变形最为严重。非神经化的肌瓣会在 3~6 个月内发生萎缩。因此，游离肌皮瓣或者带蒂肌皮瓣不适用于恢复体积的缺损。相反，血管化的脂肪随时间的变化相对稳定，虽然有时候辅助治疗中也会发生体积的缩小[9]。这就是为什么多数外科医师对于需要恢复体积的修复重建首选筋膜皮瓣。当选择局部或游离组织瓣时，外科医师必须考虑供区可能发生的并发症。患者应接受仔细的评估，确保修复重建对功能和美观的影响达到最小。最后，术者自身和医疗系统的资源对于修复重建的决策也有影响，复杂的外科手术需要术者接受专门训练，并需要一系列围术期资源的支持。外科医师应充分理解患者接受治疗的医疗系统，以确保人群能够享受完善而公平的医疗护理。

五、修复重建的可选方案

（一）二期愈合

1. 患者选择

对于一些特定的缺损，让缺损部位自然形成肉芽组织可以是一种合适的选择。这种方法对于手术的投入是最小的。然而，相比于其他修复重建手段，这种方法术后完成上皮化的时间较长。较长的愈合时间可能导致具有不良病理特征的患者的辅助治疗（特别是放疗）不能及时开始。此外，二期愈合导致的伤口愈合过程中的挛缩是最大的，这种挛缩可能成为决定是否能达到修复重建的目标的关键因素。

在口腔，这种伤口愈合过程中的挛缩会导致舌的活动被限制于口底或者附着在牙龈附近。当缺损区域位于舌的前份至舌腹部表面时，这种情况尤为明显。因此，二期愈合多用于舌侧缘的较小病变。

2. 手术技术及相关考量

术区不需作特殊处理，待其自然愈合。需要注意的是，二期愈合可以被用作单个肿瘤造成的缺损的其中一部分的修复，而其剩余部分通过一期缝合或之后叙述的其他技术进行修复重建。

3. 围术期管理

应在术前告知患者创面愈合的预期过程。应督促患者在创面愈合期间通过氯己定漱口液保持精细化的口腔卫生。较大的创面形成肉芽组织期间，特别是当患者接受抗凝或抗血小板治疗时，可能会发生出血。

要点：①二期愈合适合一些特定的较小的肿瘤造成的舌体缺损；②二期愈合带来的创面挛缩影响最大；③二期愈合完全愈合的时间可能更长。

临床要点：二期愈合的最大限制在于瘢痕形成、挛缩无法控制，可能导致舌活动受限，不能实现最佳功能恢复。

（二）一期缝合

几乎没有资料能够明确多大的舌切除范围需要进行组织瓣移植修复重建。正如本篇之前章节所述，舌体的主要功能是吞咽期间辅助推进食团及言语和发音。根据尽可能恢复体积、防止活动受限的修复重建原则，无论是文献还是临床实践中，组织瓣移植都是较为常见的修复重建方式。McConnel 等[10]进行了一项多中心前瞻性试验，以评估一期缝合、肌皮瓣、游离组织瓣等修复重建方式对于言语和吞咽功能的影响。和组织瓣移植的修复重建方式相比，舌体切除少于30%，并进行一期缝合修复重建的患者能获得更好的语音清晰度和客观吞咽指标。提示对于仔细筛选的患者而言，一期缝合可以达到最佳功能（图2-1）。

1. 患者选择

挑选适合一期缝合的患者时，对患者进行仔细的体格检查和影像学检查是很重要的。最适合进行一期缝合的是舌缺损较小、没有明显向口底延伸的患者。若考虑一期缝合，舌的触诊应提示相对表浅、无明显向舌内肌或舌外肌浸润的病变。病变切除不会明显改变舌的体积的情况亦可使用。对于体格检查或影像学检查发现舌外肌或下颌下腺有所浸润的患者，颈清术后口腔与颈部会产生贯通，并不适合一期缝合，而是需要进行组织瓣移植修复重建。

2. 手术技术及相关考量

手术中可以灵活采用多种技术。对于可能产生血清肿或者血肿的无效腔，使用可吸收缝线深层缝合以关闭潜在腔隙。用可吸收缝线以单纯水平褥式缝合或连续缝合的方式对合黏膜边缘，尽可能使黏膜边缘外翻。当担心存在术后出血的可能时，切口的一小段可以保持向后开放，以利血液流出。

3. 围术期管理

根据手术的程度、包括到医院的距离在内的社会因素及围术期并发症的考量，患者可住院进行气道观察。患者术后进食应从流质饮食开始，根据耐受情况逐步过渡到正常饮食。

要点：①一期缝合对于局限于单一分布的缺损最为合适；②当单纯缝合创面可能造成缝合张力过大或舌活动受限时，可以结合应用一期缝合和二期愈合；③切口的一小段可以保持开放，以利渗出液或血液流出。

（三）自体皮片移植或者异体人造材料移植

皮片移植已经在头颈部缺损的修复重建中成功应用了数十年，成功率相对较高[11, 12]。这种方法提供了一块薄而柔软的组织以覆盖口腔创面。已知中厚皮片移植会造成明显的挛缩，因此当对舌和口底进行修复重建时应谨慎应用。修复重建技术的进步使外科医师可以更具选择性地使用这种手段。

最近，脱细胞真皮基质补片成为替代皮肤移植的一种常用的口腔内移植材料的选择。这是一种生物学性质稳定的材料，研究显示这种材料

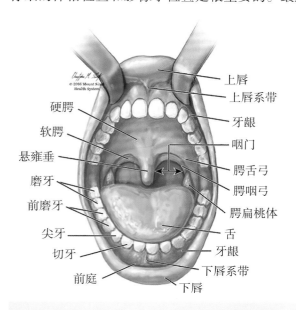

上唇
上唇系带
牙龈
咽门
腭舌弓
腭咽弓
腭扁桃体
舌
牙龈
下唇系带
下唇

硬腭
软腭
悬雍垂
磨牙
前磨牙
尖牙
切牙
前庭

▲ **图 2-1　舌侧缘的肿瘤可以通过一期缝合修复**
注意舌前伸过切牙的功能（译者注：图2-1可能有误，这是一张口腔正常解剖图而非舌癌手术缝合图）

具有与自体皮片移植相当的效果，且相较皮片移植，这种材料在避免供区并发症的同时，成本更为低廉。术前接受放疗的情况和脱细胞真皮基质的厚度都显示出对移植成功率的影响，应纳入考量[13]。

> **临床要点**：已知中厚皮片移植会造成明显的挛缩，因此，当对舌和口底进行修复重建时应谨慎应用。

1. 患者选择

通常情况下，皮片移植被用于一期缝合可能造成活动受限但又没必要进行组织瓣移植修复的情况，包括了创面的面积较大而缺损的体积相对较小的情况。皮片移植需要伤口受床血供充分从而为早期愈合提供营养。充分的止血对于防止血肿或者血清肿至关重要，血肿或血清肿将使皮片无法附着于创面。保持位置的固定不动也很重要，因为覆盖于不断活动的结构（如舌）的移植物完全愈合的机会较小。口腔皮片移植常常需要打包加压包扎以利愈合。最适合皮片移植的患者的缺损往往较薄，且肿瘤切除后缺损部位并不与颈部产生交通。

2. 手术技术及相关考量

中厚皮片移植最常见的供区为大腿，虽然包括腹部或上臂内侧在内的供区也有报道。皮片的厚度有很多种，但笔者所在医疗机构最常根据术者偏好使用 0.4～0.5mm 厚的皮片。对缺损面积的测量非常重要，但应考虑到未来的挛缩，做出相应的补偿矫正。

使用可吸收缝线将皮片固定于缺损处，并在此时修剪多余的边缘。笔者倾向使皮片呈"馅饼皮"（pie crust）状，通过多点合缝将其"钉"定于受床以促进皮片附着于创面。用三溴酚铋碘仿纱垫打包压迫缺损区域，并用跨过打包系紧的缝线固定。如果担心阻塞气道，应考虑行气管切开。

脱细胞真皮基质移植的手术方法和自体皮片移植类似。移植物厚度的选择和吸收愈合的情况相关，因此使用较薄的移植物以利于吸收愈合。脱细胞真皮基质移植时应同样注意避免活动，防止移植物脱离创面。

3. 围术期管理

打包敷料未拆除前患者应用抗生素 7 天左右。应采取流质饮食，直至拆除打包敷料，之后根据耐受情况逐步过渡到正常饮食。

中厚皮片供区术后覆盖敷料 10～14 天。如果发生明显渗出，可用额外的敷料加压创面，或者用细针抽吸出多余的血性渗出液。10～14 天后去除敷料，使创面干燥。

要点：①固定打包垫以防止皮片位移或与创面分离决定了皮片移植的成功；②直至打包敷料拆除前应持续预防性使用抗生素；③相关证据表明，相较于中厚皮片移植，脱细胞真皮基质移植效果更好、成本更低。

（四）局部组织瓣

在不适合一期缝合或皮片移植的复杂的口腔缺损的修复重建中，局部组织瓣已经应用了很长时间。过去，多种的局部皮肤瓣或者肌瓣的应用都曾被报道，但供区并发症明显，且手术常常不能一期完成[14]。最近 25 年内，随着面动脉系统的组织瓣受到特别关注，局部组织瓣的应用再次兴起。

（五）颏下瓣

1993 年 Martin 等[15] 第一次报道了颏下瓣在面部缺损修复重建中的应用，随后颏下瓣因其组织特点以及距离缺损部位较近等特性，迅速成为口腔内缺损的一种用途多样的修复手段。颏下瓣的应用基于面动脉的分支颏下动脉这一解剖结构。颏下动脉沿下颌舌骨肌走行，在接近或穿过二腹肌前腹时向皮肤发出分支。其引流静脉为颏下静脉，常汇入面总静脉，进而汇入颈内静脉系统，但有时也汇入颈外静脉或颈前静脉。据报道，该动静脉支配区域皮岛尺寸约为

7cm×18cm，但所能应用的皮瓣的最大尺寸主要取决于患者个体解剖情况。

对于颏下瓣在口腔癌中的应用以及潜在ⅠA、ⅠB区转移的可能性尚存争议。然而，相关文献表明应用颏下瓣并不增加局部复发率[16]。

1. 患者选择

通常情况下，体格检查和影像学检查对于选择合适的修复重建方式是至关重要的。颏下瓣最常用于中等大小的口腔缺损的修复重建，包括半舌切除和口底缺损等。颏下皮肤足够松弛的患者最适合颏下瓣修复重建，这种情况下切取皮瓣后供区创面可以一期缝合而不导致切口张力过大。若需气管切开，则由于张力的作用有可能影响供瓣区的皮肤愈合，这一点需要予以考虑。发现Ⅰ区淋巴结转移是颏下瓣的禁忌证。因为需要复杂的修复重建的口腔癌发生隐匿性淋巴结转移的风险较高，对组织瓣需要进行仔细检查，确保颈部供区没有剩余的淋巴结，且没有淋巴结与组织瓣一起转移至口腔。此外，由于胡须会被转移到口腔内，颏下瓣在男性患者身上的应用更为复杂，这种情况可能给患者造成不适，并导致卫生问题（图2-2）。许多患者所需采取的放疗可以解决这个问题。如果不进行放疗，可以通过激光或其他手段对皮瓣脱毛。

> **临床要点**：对于颏下瓣在口腔癌中的应用以及潜在ⅠA、ⅠB区转移的可能性尚存争议。然而，相关文献表明应用颏下瓣并不增加局部复发率。

2. 手术技术和相关考量

制备组织瓣前应确定缺损的大小，在颏下区设计梭形组织瓣。应对供区进行提捏试验（pinch test）确定最大可切取的组织瓣宽度。所制备的组织瓣的长度通常应大于缺损的长度，以便在尽可能减小远期皮肤变形的情况下关闭创口。

颏下瓣的切口设计常与标准颈淋巴清扫术的切口一致，而在下颌骨下方向前弯曲（图2-3）。

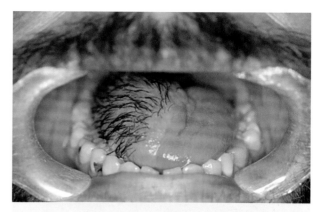

▲ 图 2-2　用于半舌切除后修复重建的颏下瓣愈合良好，出现胡须生长

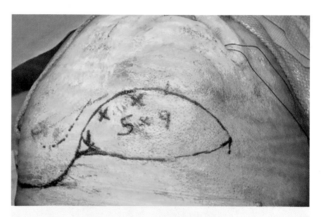

▲ 图 2-3　颏下瓣的设计
注意查找穿支的位置用"X"标记，并将切口设计于颏下皱襞前方

切口设计于颏下皱襞的前方，确保组织瓣区域包含了在二腹肌前腹附近发出的穿支。可以使用手持多普勒超声扫描设备寻找颏下动脉及其穿支。

掀起皮瓣上方切口至下颌骨，仔细寻找并保留面神经下颌缘支。切口继续深入至下颌内侧，仔细将二腹肌前腹从下颌骨松解，保留所有发现的穿支。血管蒂的制备应从找到面静脉的近端开始，面静脉从颈内或颈外静脉发出。应沿着静脉从近端向远端分离直至其从二腹肌前腹下方穿过。用同样的方法查找骨骼化颏下动脉。当血管蒂分离完成时，可以从蒂的远端至近端切取皮岛。从蒂的远端到近端切取至颈阔肌浅面或颈阔肌深面的层次，直至中线处。此时切取的层次可深达下颌舌骨肌。此时切取时须小心，将皮瓣从下颌舌骨肌表面分离开，要避免破坏颏下瓣远端的血供。颏下瓣有多种改进，如 Patel 等[17]所提出的，可根据病例实际情况考虑是否将下颌舌骨肌一同切取并入颏下瓣。

皮岛切取完毕后，应对血管蒂进行进一步的解剖，此时常常要去除面静脉属支，以利回流并确保从皮瓣上去除淋巴管和淋巴结（图 2-4）。此时皮瓣就可以穿入口腔并以合适的方式就位。

3. 围术期管理

患者术后应暂停经口进食 5～7 天，期间采取鼻饲。围术期应用抗生素 24～48h，并考虑应用糖皮质激素预防水肿。应通过颜色和肿胀程度对皮瓣进行观察评估，确保血供无障碍。和所有组织瓣修复重建手术一样，若出现动脉或静脉阻塞，则需二次手术以解除血管蒂的扭转或压迫。

要点：①推荐通过细致的术前影像学检查确定颏下区静脉引流情况；②发现Ⅰ区淋巴结转移是颏下瓣修复重建的禁忌证，当Ⅰ区淋巴结转移风险较高时，应谨慎应用颏下瓣；③所制备的皮瓣的大小取决于颏下区皮肤松弛度，可以通过提捏试验加以评估；④应小心分离血管蒂并保留穿支。

（六）面动脉黏膜肌瓣

Pribaz 等[18]于 1992 年报道了面动脉黏膜肌

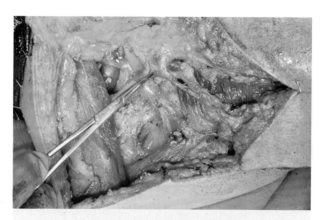

▲ 图 2-4 　颏下皮瓣的蒂的特写
注意将蒂仔细分离，去除淋巴组织

瓣。面动脉黏膜肌瓣是一种多用途的带蒂组织瓣，用于从腭裂到口底缺损的一系列缺损的修复重建。面动脉黏膜肌瓣薄而柔软，由黏膜、黏膜下组织以及一部分颊肌组成。这种组织瓣基于面动脉远端和黏膜下静脉丛的血管支配。面动脉走行深入颊肌，向表面口腔黏膜发出穿支。根据待修复重建的缺损的位置，面动脉黏膜肌瓣的基底部可位于上方或下方。面动脉黏膜肌瓣可宽达4cm，但口角和腮腺导管孔的位置以及能否满足缝合关创的要求都限制了其宽度。瓣的长度应视缺损情况而定，但最长 8～9cm。面动脉黏膜肌瓣通常跨过正常组织，须二期手术断蒂。

1. 患者选择

面动脉黏膜肌瓣最适合用于舌体侧缘、口底或牙龈的小的缺损。因为血管蒂会跨过下颌牙槽嵴到达口底或舌的缺损部位，应用这种组织瓣的患者的牙列情况是非常重要的考虑因素。有报道将岛状组织瓣向下转向颈部后，再从下颌骨内侧转回至口腔[19, 20]。颈淋巴清扫术后的患者仍可应用这种组织瓣，但必须确定颈清术中没有牺牲面动脉。必须向患者告知颊部形成瘢痕以及由此导致的张口受限的风险。

临床要点：面动脉黏膜肌瓣最适合用于舌体侧缘、口底或牙龈的小的缺损。因为血管蒂会跨过下颌牙槽嵴到达口底或舌的缺损部位，应用这种组织瓣的患者的牙列情况是非常重要的考虑因素。

2. 手术技术及相关考量

对于口底和舌的缺损，面动脉黏膜肌瓣的基底部应位于下方。使用手持多普勒超声扫描设备探测动脉走行路径，从磨牙后三角开始，向斜前方延伸至上颌前庭沟处。组织瓣切取时应穿过颊肌（图 2-5），查找并结扎面动脉远端。在略深于面动脉的层次从动脉远端向近端提拉起组织瓣，避免伤及面神经分支。上唇动脉需要结扎。将组织瓣转入缺损部位，用可吸收缝线固定。对于下

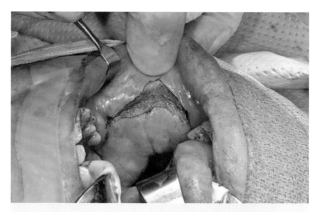

▲ 图 2-5　从颊肌深面分离面动脉黏膜颊肌瓣，如图所示。保留颊咽筋膜

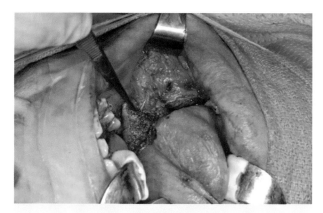

▲ 图 2-6　从前向后分离制备基底部位于后方的颊肌瓣，直至在翼下颌皱襞处发现颊血管进入颊肌

颌无牙的患者，可做一切口连接缺损处和供区，将皮瓣近端置于该切口处，以尽可能在一期手术完成治疗。对于有牙齿的患者，应佩戴开口器 3 周。然而，按照笔者实践经验，建议对有牙齿的患者选择其他的组织瓣进行修复重建。这种组织瓣的一种改进是使用颊动脉（面横动脉的分支，从后方供应颊肌）（图 2-6），据报道这种方法可以用于体积较小的舌后外侧的缺损[21]。供区常一期缝合关创，但使用颊脂垫可以在避免张力过大的情况下使关创更为容易。

3. 围术期管理

患者术后应暂停经口进食 5~7 天，期间采取鼻饲。围手术期应使用抗生素 24~48h，并考虑应用糖皮质激素预防水肿。应通过颜色和肿胀程度对皮瓣进行观察评估，确保无血供障碍。和所有组织瓣修复重建手术一样，若出现动脉或静脉阻塞，则需二次手术以解除血管蒂的扭转或压迫。

要点：①手持多普勒超声扫描是确定面动脉沿颊黏膜走行路线的有效手段；②应小心处理组织瓣，避免撕脱来自面动脉的细小穿支；③固定组织瓣时应注意避免缠绕、扭转组织瓣的基底部。

（七）游离组织瓣

局部组织瓣的发展极大地拓宽了修复重建外科医师的选择。然而，游离组织瓣毫无疑问是三维缺损修复重建最为高级的手段，尤其是当缺损涉及口腔内多个部位时。同时，在一些情况下，局部组织瓣可能因为之前的手术、放疗或患者自身解剖结构等原因无法被选用。在笔者所在医疗机构，前臂桡侧皮瓣和股前外侧皮瓣是最为常用的两种用于舌缺损修复重建的游离组织瓣，可以用于半舌切除术后或更大的舌缺损的修复重建。

（八）前臂桡侧游离皮瓣

前臂桡侧游离皮瓣的应用最早由杨果凡等[22]于 1981 年报道，Soutar 和 McGregor[23] 将其推广用于头颈部缺损的修复重建。前臂桡侧游离皮瓣的皮岛薄而柔软，血管蒂长，因此成为口腔缺损修复重建的重要手段。该皮瓣的位置距离头颈部较远，可以允许两组外科医师同时进行头颈部原发灶手术和皮瓣的制备，缩短了手术的时间。该皮瓣基于桡动脉及其伴行静脉和头静脉的血管支配。前臂深静脉和浅静脉之间有交通支，因此可以只吻合一支静脉[24]。前臂外侧皮神经可随皮瓣一同取下，制备神经化的皮瓣。

1. 患者选择

决定使用前臂桡侧游离皮瓣时，应综合考虑缺损和供区的实际情况。这种皮瓣可以提供较大且薄而柔软的皮岛，因此是一种舌和口底修复重建的理想组织瓣。然而，对于大多数患者而言，前臂皮肤相对较薄而脂肪较少，因此最适合用于不需要恢复太大的体积的缺损。当需要恢复较大的体积时，可以将额外的前臂脂肪组织一同纳入皮瓣的设计，并卷起置于皮瓣下，即所谓"河狸尾"（beaver tail）样改进[25]。舌全切或次全切造成的缺损很可能需要使用体积更大的组织瓣进行修复，如股前外侧皮瓣。

> **临床要点**：当需要恢复较大的体积时，可以将额外的前臂脂肪组织一同纳入皮瓣的设计，并卷起置于皮瓣下，即所谓"河狸尾"（beaver tail）样改进。

要成功地切取组织瓣并减小手部缺血的风险，了解前臂和手的血管解剖是十分重要的。桡动脉通常在肘窝下约 2cm 处从肱动脉发出，进入手形成掌深弓。尺动脉进入手形成掌浅弓，掌浅弓与掌深弓之间存在交通支。对于掌浅弓不完整且掌浅弓与掌深弓之间缺乏交通的患者，取下桡动脉可能造成拇指和示指严重的缺血。

常规使用 Allen 试验评估桡动脉阻塞的情况下手的血液灌注情况。笔者所在医疗机构会在术前测量桡动脉和尺动脉阻塞时拇指、示指和小拇指的远端血压，以此客观评估远端灌注情况。

2. 手术技巧和相关考量

对口腔缺损进行测量后，在桡动脉上设计皮岛。在涉及舌体和口底两个部位的缺损的病例上，可设计双叶皮瓣分别用于每个部位的修复重建，以保证可活动性（图 2-7 和图 2-8）[26]。Chepeha 等[2] 报道的一种基于模板的技术也常被应用（图 2-9 和图 2-10）。术中需要寻找辨别头静脉，理想的状况是头静脉也和皮岛相连。在止血带控制出血下，从皮瓣位置向上至肘窝做平缓的 S 形（lazy S）切口。接着开始做皮瓣的切口，从真皮下的层次切取皮下瓣。接下来开始沿着头静脉分离。从尺侧开始，在浅筋膜层次分离皮肤，直至桡侧腕屈肌肌腱暴露。在肌腱上分离组织，主要保留腱旁组织。接着从远端向近端切

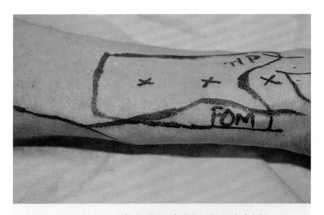

▲ 图 2-7　为半舌切除术设计双叶皮瓣

舌尖和口底对应的皮岛可以分别用于这两个部位的修复重建，改善其可活动性

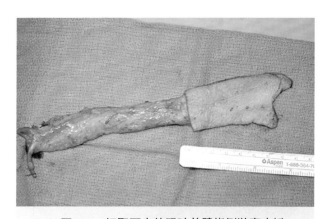

▲ 图 2-8　切取下来的双叶前臂桡侧游离皮瓣

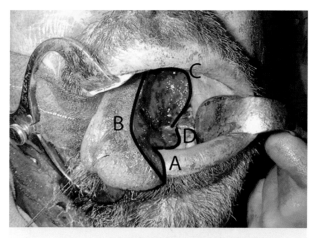

▲ 图 2-9　半舌切除修复重建的四边形模板

线段 A 对应缺损从口底前份向上到舌尖的距离。线段 B 对应缺损从舌尖沿舌背至缺损后方的距离。线段 C 对应缺损从舌背到口底侧方的横向距离。线段 D 对应缺损沿口底从后向前的距离

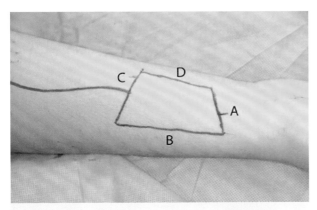

▲ 图 2-10　转移到右前臂供区的模板

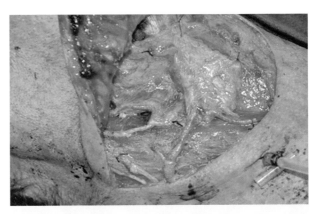

▲ 图 2-11　前臂桡侧皮瓣血管蒂微血管吻合的特写
动脉通过 8-0 尼龙缝线缝合。使用静脉 coupler 器吻合静脉。注意用缝线将血管蒂的脂肪组织固定于周围结构，以保持血管最佳的几何形态

开筋膜，将血管蒂汇入肌的分支结扎。在桡侧，寻找辨别头静脉，并将其与皮瓣一同翻起。桡神经浅支予以保留。一直分离浅筋膜直至肱桡肌肌腱。从远端到近端切开筋膜，结扎汇入肱桡肌的血管蒂分支。此时结扎远端血管蒂，从近端向远端翻起组织瓣。对于多数患者，静脉交通支可以轻松找到，由桡动脉伴行静脉延伸汇入头静脉系统。前臂外侧皮神经可在肘窝进入皮瓣的蒂的位置被发现。此时使皮瓣再次恢复灌注至少 15min，在最终断蒂前结扎。

皮瓣的血管蒂常从下颌骨正中或下颌舌骨肌后方穿入颈部。部分皮瓣以可吸收线水平褥式缝合固定，以达到不渗出液体的严密缝合。在颈部调整血管蒂的位置，避免弯曲、扭转或压迫。在显微镜或放大镜下用 8-0 或 9-0 缝线进行微血管吻合。笔者常使用 Coupler 血管吻合器进行静脉吻合（图 2-11）。

供区通过中厚皮片移植覆盖。切口的剩余部分关闭时需留置引流管。供区应打包加压或使用负压引流，手掌用夹板固定，保持手腕微伸、掌指关节弯曲。

3. 围术期管理

对所有接受复杂的头颈修复重建的患者应在围术期应用抗生素 24～48h，优先选择氨苄西林 - 舒巴坦。应对患者插鼻饲管，暂停经口进食至少 7 天。进行放疗后挽救手术的患者应暂停经

口进食至少 14d。手掌夹板及打包敷料在 5～7d 后取下。

要点：①建议在浅筋膜分离，因为这样做可减少供区并发症[27]；②筋膜皮肤瓣能较好耐受缺血，可以在血管吻合前对皮瓣的大部分进行固定，血管吻合后皮瓣的肿胀和出血会使缝合更加困难；③皮瓣后部的缝合固定最为高效，但缝合过程前期进行舌或口底前份的 1～2 针固定有助于舌的前伸并使后部的缝合固定更为容易；④若皮瓣较小，可以通过前臂掌侧皮肤的桡侧蒂旋转推进瓣关闭皮瓣供区[28]。

> **临床要点：** 将前臂桡侧皮瓣摆放至舌体缺损适合部位可能较为困难。为辅助皮瓣的摆放，可以在缺损后方固定数针后，再在舌或口底的前方固定数针。这种方法有助于舌的前伸，并且使后部的缝合更为容易。

（九）股前外侧游离皮瓣

股前外侧游离皮瓣最初由宋业光等[29] 报道，之后由魏福全等[30] 推广应用。股前外侧游离皮瓣是一种多功能的组织瓣，可制成筋膜皮瓣、肌皮瓣，可以根据需要设计尺寸，包括根据缺损情况增加体积。在西方，这种皮瓣常常含有大量脂

肪组织，对于舌部分切除术后的缺损而言可能体积过大。股前外侧皮瓣在舌全切或次全切术后缺损的修复重建中起到重要作用，本篇稍后会加以讨论。

股前外侧游离皮瓣的血管蒂较长，有一支动脉和两支伴行静脉，最经常发自旋股外侧动脉降支。股前外侧游离皮瓣的应用基于穿支血管，穿支血管走行通过股外侧肌、穿过阔筋膜最后到达皮肤。穿支血管的多种变异见于报道，使这种皮瓣的制备不如前臂桡侧游离皮瓣来得简单直接[31]。穿支可能起自旋股外侧动脉除降支外的其他分支。如果要使用股前外侧皮瓣，术者必须仔细分离穿过股外侧肌的细小肌皮穿支。供区发生并发症的概率较小，但有时由于细小血管破裂导致血清肿。

1. 患者选择

股前外侧游离皮瓣最适合用于需要增加体积的中到大型的舌体、口底缺损。和前臂桡侧游离皮瓣一样，股前外侧游离皮瓣可制成筋膜皮瓣用于修复表浅的缺损。对于许多患者而言，股前外侧游离皮瓣可能过厚，可以灵活去除部分皮下脂肪使之与缺损相适应。对于更大的三维缺损，股前外侧游离皮瓣可以结合股外侧肌，以填充口底软组织的缺损。股前外侧游离皮瓣制备时可以一同取下股外侧皮神经，形成神经化的皮瓣。这种皮瓣的禁忌证几乎没有。然而，有严重周围血管病病史的患者应避免使用这种皮瓣，因为这种患者身上旋股外侧动脉可能成为重要的侧支循环血管[32]。

修复重建的目标因患者是否留有具有功能的舌组织而异。正如前文所述，舌部分切除的修复重建需要注意维持舌的活动度，以利推进食团、清晰发音（图 2-12）。而舌全切的修复重建目标则需要改变观念，应主要注意恢复体积，以利形成恰当重建的舌与腭之间的接触，同时保证吞咽的安全（图 2-13）。对于术前功能状况不佳或肺功能较差的患者，应认真考虑行喉切除术，以避免出现危及生命的吸入性肺炎。

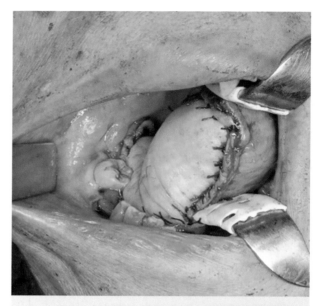

▲ 图 2-12　舌部分切除股前外侧游离皮瓣修复重建
设计皮瓣以利最佳的舌前伸功能，维持舌的活动度

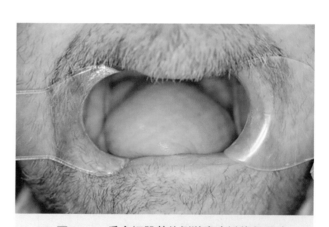

▲ 图 2-13　舌全切股前外侧游离皮瓣修复重建
使用皮瓣最大限度地恢复舌的体积，帮助形成重建的舌与腭之间的接触

2. 手术技术和相关考量

皮瓣的制备始于合适的皮岛位置设计。皮瓣位于髂前上棘和髌骨外上方的连线中心。可以使用手持多普勒超声扫描设备确定主穿支的位置，最常位于前述连线中点。其他穿支最常位于中点远端和近端约 5cm 的范围内[33]。仔细测量口腔缺损之后，在主穿支附近设计皮瓣，皮瓣应为椭圆形，以便于一期缝合。

此时开始做内侧切口，切口穿过阔筋膜，依照其倒 V 形肌纤维的羽状肌形态找到股直肌。接下来从股直肌表面分离筋膜，开始寻找穿支。少数情况下，可轻易在股直肌和股外侧肌之间的肌间隔找到肌间隔穿支。更常见的情况是仔细检查阔筋膜下区域，发现穿支从股外侧肌进入皮瓣。

从股直肌远端向近端仔细检查，不断分离覆盖穿支的组织直至到达血管蒂所在位置（图 2-14）。用同样的方法处理所发现的其他穿支。可在穿支周围保留一小块袖状肌组织，以便在分离时保护穿支（图 2-15）。在只有一支穿支的情况下，这块保留的肌组织可以起到在穿支发生扭转时提示术者的作用。此时可向近端追踪、分离血管蒂。如有可能，可寻找并保留走向股直肌的神经。向近端解剖血管蒂的界限是出现进入股直肌的分支（图 2-15），这条分支需要保留以防股直肌缺血坏死。这时可以开始做外侧切口，切口穿过阔筋膜，此时可确定是将皮瓣制备为筋膜皮瓣还是包括一部分股外侧肌的肌皮瓣。关闭创口前可留置 1～2 条引流管。当皮瓣宽度为 8～9cm 时可进行一期缝合关创，而需要更宽的皮瓣时可能需皮片移植关创。术后不需要限制运动和负重。

按前述固定前臂桡侧游离皮瓣的方法固定制备完毕的皮瓣，并进行微血管吻合。对比通常可以通过经口入路完成手术的部分舌切除术，舌全切术常常需要下颌骨切开入路。对于进行舌全切的患者，应认真考虑行喉悬吊术以保护气道并获得最佳的吞咽功能。

3. 围术期管理

对所有接受复杂的头颈修复重建的患者应在围术期应用抗生素 24～48h，优先选择氨苄西林 - 舒巴坦。应对患者插鼻饲管，暂停经口进食至少 7d。进行放疗后补救手术的患者应暂停经口进食至少 14d。

要点： ①应小心分离肌皮穿支。②在只有一支穿支和皮瓣一起取下的情况下，穿支周围保留一小块袖状肌组织可以在固定皮瓣时起到提示

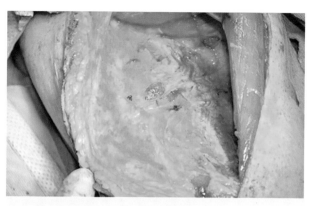

▲ 图 2-14　查找股前外侧皮瓣的肌皮穿支，并从阔筋膜至主血管蒂分离覆盖穿支的组织

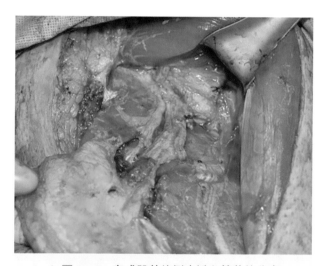

▲ 图 2-15　完成股前外侧皮瓣血管蒂的分离
在穿支周围保留一小块袖状肌组织，以便在分离时保护穿支并提示术者可能发生的穿支扭转。图中还展示了进入股直肌的血管分支，这是分离血管蒂的主要限制

术者穿支发生扭转的作用。③可以很大程度地修剪皮瓣使其变薄，以获得最佳的修复重建的体积。此外，还可以二期手术修整过厚的皮瓣使其变薄，即使在辅助治疗之后也可以进行这样的操作，且常在局麻下进行。④供区关创过程中不对合阔筋膜。可在筋膜上层松解皮肤，尽可能减小缝合的张力。

六、辅助手术治疗

舌癌术后的康复治疗从适当的修复重建手术

开始并可能还需要后续进行。修复重建外科医师应了解能使一些患者从中获益的几种辅助手段。

对于许多因上呼吸消化道癌症接受治疗的患者而言，语音病理咨询可能使他们从中获益。据报道，包括加强代偿力量和适应能力的个体化流程在内的语音治疗可以改善语音功能[34]。

有时因为剩余舌组织活动度差且体积不足，修复重建不能达到获得良好的舌接触腭的目标，此时可以通过改变腭的位置来改善功能。口腔修复科医师可以制作降低腭高度的赝复体，起到使腭的位置更接近舌的效果。由此可能改善语音功能（尤其是牙槽辅音和腭辅音的发音）及吞咽功能（特别是推进食团的能力）。一些证据表明降低腭的高度的赝复体能够改善语音和吞咽功能[35]。赝复体和语音治疗结合，可能进一步改善功能结局。

第3章 颊黏膜肿瘤
Carcinoma of the Buccal Mucosa

Jason E. Thuener　Akina Tamaki　Andrew P. Stein　Nicole M. Fowler **著**

周　波　易　亮 **译**

彭小伟 **校**

一、概述

相较于口腔其他部位的肿瘤，颊黏膜肿瘤在北美和西欧的发病率并不太高，占5%～10%[1]。而在其他地方，如印度、中国台湾、马来西亚等地，颊黏膜是口腔肿瘤发病率最高的部位之一，据报道占口腔肿瘤发病率的40%[1, 2, 3]。如此之高的发病率与当地人嚼食槟榔的习惯有很大关系。多数患者的发病年龄为50—70岁，男性居多。也有一些报道发现暴露在类似危险因素中的女性具有相同或更高的患病率[1]。鳞状细胞癌是颊黏膜肿瘤中最常见的恶性病理类型，也是本章讨论的重点，其他少见的病理类型，见后续章节。

二、相关解剖

口腔的定义为从唇红缘向后延续至软腭和硬腭的交界处，下界止于舌轮廓乳头前缘，共由8个解剖结构组成，包括口唇、颊黏膜、下牙槽嵴、上牙槽嵴、硬腭、舌前 2/3、口底和磨牙后三角区（图 3-1）。

颊黏膜区域是从唇红往后延伸，上下至牙槽嵴，后界延伸至翼突下颌缝。腮腺导管在上颌第二磨牙的位置，穿过颊肌肉和筋膜，开口于颊黏膜。颊肌位于黏膜深层，附着于翼突下颌缝后

方，前端与口轮匝肌融合，上下端分别附着于上下颌骨体，作用是协助颊黏膜紧贴牙齿，以协助食物的咀嚼过程。颊肌的运动支配神经是面神经的颊支。颊肌的深面则是颊脂垫和浅筋膜组织，而后则是面颊部皮肤层。图 3-2 示术中病损区域及邻近的解剖结构关系。

颊黏膜神经血管丰富，它由上颌动脉、舌动脉和面动脉的分支供血。颊黏膜的静脉回流通过翼丛形成稍大的静脉后最终汇入颈内静脉。淋巴

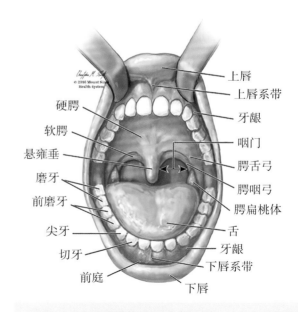

▲ 图 3-1　口腔的定义为从唇红缘向后延续至软腭和硬腭的交界处，下界止于舌轮廓乳头前缘，共由 8 个解剖结构组成，包括口唇、颊黏膜、下牙槽嵴、上牙槽嵴、硬腭、舌前 2/3、口底和磨牙后三角区

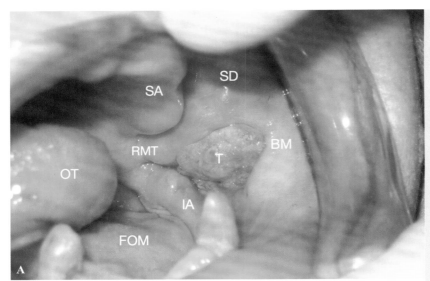

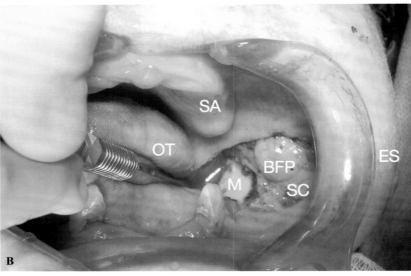

◀ 图 3-2　颊黏膜癌术前 A 和术后 B 照片

颊腔解剖关系：BFP. 颊脂垫；BM. 颊黏膜；ES. 皮肤；FOM. 口底；IA. 下牙窝；M. 下颌；OT. 舌；RMT. 磨牙后三角；SA. 上牙窝；SC. 皮下组织；SD. 腮腺导管；T. 肿瘤

引流在前方多经颏下和颌下淋巴结引流，后方则多经颈内静脉二腹肌淋巴结引流。颊黏膜的感觉来源于三叉神经的分支。

颊黏膜由非角化的复层鳞状上皮构成，而局部损伤和其他病理因素可导致角化。颊黏膜下方也存在很多微小的唾液腺。

三、肿瘤播散方式

头颈部鳞癌播散方式包括直接浸润、淋巴转移以及沿神经血管束侵犯。原发的颊黏膜肿瘤病损多位于牙槽嵴之间和磨牙后区之前的颊区域。

肿瘤进展时可以直接向下侵犯到下颌骨，向上侵犯到上颌骨和鼻窦，向后侵犯到磨牙后区，向外直至侵犯到皮肤（图 3-3）。当肿瘤发展到晚期时，有时很难判断原始病灶的确切位置。随着颊黏膜癌病情的发展，侵犯到口腔内其他结构时，邻近组织侵犯播散的可能性进一步加大，预后也越差。肿瘤可直接侵犯到咬肌间隙，这是一个淋巴组织丰富的区域。这一结果与区域的高转移率相关[4]。肿瘤也可直接向前侵犯到口底，或者沿着三叉神经血管通路直接侵犯下颌骨。向皮肤面进展可直接累及腮腺和（或）面神经。颈部淋巴转移通常首先累及 I 和 II 区（图 3-4）。

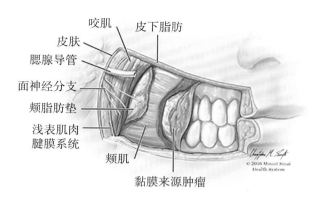

咬肌　皮下脂肪
皮肤
腮腺导管
面神经分支
颊脂肪垫
浅表肌肉
腱膜系统
颊肌
黏膜来源肿瘤

© 2016 Mount Sinai
Health System

▲ 图 3-3　随着病情进展，肿瘤可通过颊黏膜浸润侵犯咀嚼肌间隙，也可扩散到下颌，上至上颌窦和鼻窦，向后可达磨牙后三角，向外可达皮肤

四、病理

与头颈部其他部位的肿瘤相似，绝大多数颊黏膜癌病理类型为鳞状细胞癌，其他罕见的病理类型包括恶性小涎腺肿瘤、肉瘤、黏膜黑色素瘤和淋巴瘤。最常见的小涎腺肿瘤包括腺样囊性癌、黏液上皮癌和腺癌。

癌前病变和早期的鳞状上皮癌可表现为白斑、红斑或疣状增生（图 3-5）。口腔黏膜的持续性白斑应该及时切除，因其有 20% 以上的表现为不典型增生至早期的鳞状细胞癌。口腔的红斑更常见于原位癌或浸润性鳞状细胞癌，一旦发现也

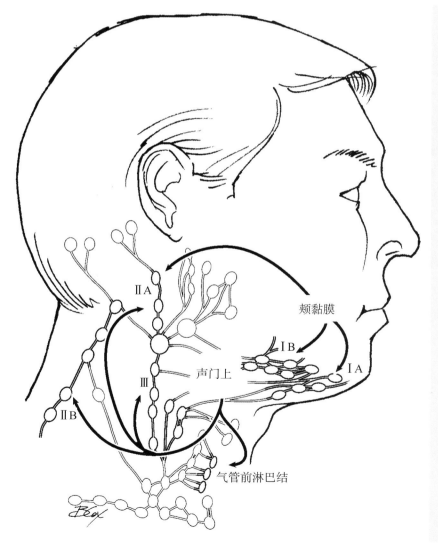

◀ 图 3-4　颊黏膜癌淋巴结转移通常最先累及 I～II 区，后可扩散到其他区域

II A

颊黏膜

I B

I A

III　声门上

II B

气管前淋巴结

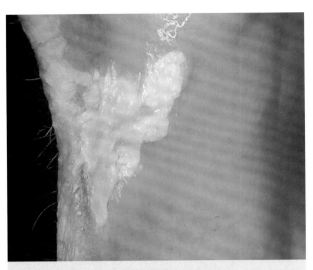

▲ 图 3-5　癌前病变和早期鳞癌可表现为白斑、红斑或疣状增生，此照片显示口腔白斑，增加恶变风险

应及时切除 [5]。

对于那些有高风险行为的患者，如咀嚼烟草和槟榔的患者，应当特别关注。经常食用槟榔的患者会出现口腔黏膜纤维化，严重影响口腔功能，并有潜在进展为口腔癌的风险。

疣状癌是口腔和喉的一种鳞状细胞癌，常见于口腔黏膜和牙龈 [6]。这种外生性的病损生长缓慢，具有微乳头状的结构。在组织学上，以具有明显的局限性生长边界为特征。虽然有些病例也报道了远处转移，但实际上可能是由于其中含有小的浸润性鳞状细胞癌成分被误诊所致。

五、病因学

（一）烟、酒

烟、酒是口腔癌发生的独立危险因素，和其他上呼吸消化道癌一样，也是可以预防的危险因素。一项研究报告显示，吸烟患者口腔癌风险增加了 3 倍，同时饮酒风险增加 10～15 倍 [7, 8]。据报道，与非吸烟者相比，使用无烟烟草的人，患口腔癌风险增加了 4 倍 [9]，相关风险也呈剂量依赖性。

（二）槟榔

食用槟榔由槟榔叶、槟榔子和熟石灰组成，它与烟草的组合称为"gutka"。据推测，全世界有将近 6 亿人食用某种形式的槟榔，主要分布在印度次大陆和亚洲 [10]。癌前病变，包括白斑、红斑和口腔黏膜纤维化，在槟榔嚼食者中很常见，也是这些地区口腔癌高发的原因。

六、分期

如上所述，口颊是口腔的一个亚单位，TNM 分期遵循美国癌症协会（AJCC）（表 3-1 和表 3-2）提出的唇和口腔鳞癌相同的分期规则。临床分期包括所有查体和影像学信息，病理分期则在术后病理切片分析之后方可进行。

七、临床表现

（一）病史

口腔黏膜病变的初始表现可能是极不稳定的。早期病变可表现为不愈合的溃疡，患者可主诉疼痛、出血、反复的黏膜损伤、经口进食减少、耳痛及体重减轻。随着疾病的进展，可主诉牙齿松动、疼痛、颌骨或面部麻木、面肌萎缩、皮肤改变或腮腺导管堵塞等。问诊时询问疾病相关危险因素是非常重要的，包括烟草、酒精、槟榔等。获取病史时需包含以往所有口腔病变的病史。此外，还应获得完整的既往史、并发症及用药史，因为这些将影响某些诊断和治疗决策。

（二）查体

应当对患者进行彻底的体格检查以确定原发病灶的范围和颈部淋巴结情况。在评估颊黏膜癌患者时，应当特别注意咬合异常、牙齿松动、腮腺导管累及、黏膜下扩张、面部麻木、面瘫、舌

表 3-1　口腔

原发肿瘤（T）	
T_x	原发肿瘤不能评估
T_0	原发灶隐匿
Tis	原位癌
T_1	肿瘤最大直径≤ 2cm
T_2	肿瘤最大直径> 2cm，≤ 4cm
T_3	肿瘤最大直径> 4cm
T_{4a}	中度局部晚期病变 a 肿瘤穿破骨皮质，侵犯下牙槽神经、口底，或面部皮肤（如颏或鼻），肿瘤侵犯邻近结构（如穿透骨皮质）至舌的深部（外侧）肌肉（颏舌肌、舌骨舌肌、腭舌肌和茎突舌肌）、上颌窦、面部皮肤
T_{4b}	重度局部晚期病变 肿瘤侵犯咀嚼肌间隙、翼板，或颅底和（或）包绕颈内动脉

注：前缘是唇红和黏膜交界处，后缘由软腭硬腭交界处上段形成，下端到轮廓乳头和扁桃体前缘。口腔内结构包括硬腭、颊黏膜、口底、舌前 2/3 和磨牙后三角区。
a. 单纯的牙龈和骨 / 牙槽表面的累及不足归为 T_4

表 3-2　口腔

区域性淋巴结（N）	
N_x	不能评估有无区域性淋巴结转移
N_0	无区域性淋巴结转移
N_1	同侧单个淋巴结转移，最大直径≤ 3cm
N_{2a}	同侧单个淋巴结转移，直径> 3cm 且≤ 6cm
N_{2b}	同侧多个淋巴结转移，其中最大直径≤ 6cm
N_{2c}	双侧或对侧淋巴结转移，其中最大直径≤ 6cm
N_3	转移淋巴结最大直径> 6cm

活动障碍和外部皮肤变化，邻近部位包括牙槽嵴、腭部、磨牙后三角、口底部及舌的受累情况。需要仔细检查下颌骨周围的颊部，以确定下颌骨周和骨体的受累证据。晚期病变可能接近中线，因可能影响到治疗计划，应当特别记录。颈部应当小心触诊，发现任何异常的淋巴结病变

（> 1.0cm 或者质地坚硬），重点是评估Ⅰ～Ⅲ区的淋巴结。使用直接或间接喉镜可以发现上呼吸消化道的同发病灶。

初诊阶段即开始考虑重建方法是很重要的，这取决于不同的医疗机构，如果手术是由不同的医疗团队完成的话，要了解外科医师的手术偏好。供瓣区的皮肤如颈部、胸部和肩部的皮肤松弛程度应当被评估。任何先前的颈部切口或瘢痕都应当注意。如果在手术区域置有心脏起搏器、输液港或者吻合分流术史等应当咨询相应的医疗负责部门，如果拟行股前外侧皮瓣或者腓骨皮瓣，应当行下肢的全面体格检查，包括足背动脉搏动应当被详细记录。

八、诊断和检查

诊断和检查会使医师对患者的疾病程度有很好的了解，然而张口困难和疼痛会对诊查带来困难，这时可考虑在麻醉下进行检查，以获得病理诊断，进而获知肿瘤的累及区域，并指导患者进行外科治疗。如果病变部位可及，应当在诊室进行活检以获取病理诊断。如果已行活检，应当复阅病理结果。

应当对颈部行增强高分辨 CT 扫描，以确认病变累及的范围和颈部淋巴结的情况。为了准确评估颊累及的范围，进行 CT 的操作指导是必要的，如叫患者屏气、做改良 Valsalva 动作，或者颊部鼓气使颊和牙龈分开以明确肿瘤累及范围等。颈部 CT 扫描通常采用 2.5mm 层间距，对于后颊部的病变，应当特别注意咬肌间隙以及通向颅底的神经血管束。晚期病灶患者应当仔细检查颅底附近。患者出现面部麻木、面瘫或怀疑脑神经受累时，除了 CT 外，可考虑 MRI 检查。图 3-6 示 1 例复发性颊腺癌患者上颌神经周围浸润（红箭），若只行 CT 检查可能被漏诊。下颌骨受侵可在 CT 上发现，其证据是原发灶附近的骨质侵犯、骨膜反应、病理性骨折或骨髓信号衰减[4]。

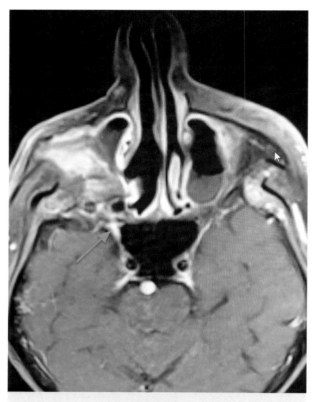

▲ 图 3-6　T_1 加权轴向增强 MRI 显示，复发性腺癌患者上颌神经受侵（红箭），原发灶来源于颊部的小唾液腺

九、治疗

（一）外科治疗

1. 原发灶

原发病灶的手术切除是颊黏膜癌的主要治疗方法，辅助治疗包括化疗和放疗（或联合放化疗）。辅助治疗用于 Ⅱ～Ⅳ 期或有危险因素的患者，也将在下文讨论。颅底受累、晚期脑神经受侵或颈动脉包绕可能会导致丧失手术机会，但这种病例并不常见。

术前准备时，应当进行麻醉评估，以明确插管方案。若患者有张口困难、下颌骨受累或病理性骨折，建议术前与麻醉师充分沟通，或在清醒状态下使用支气管纤维镜插管，或者行气管切开术。此外，若不需要行气管切开，要求经鼻腔插管可以使得在手术过程中气管导管不在手术区域范围内。

2. 经口术式

经口腔切除肿瘤可用于肿瘤较小的患者（T_1/T_2）原发灶位于靠前的颊黏膜癌。唇和颊可使用拉钩拉开后，直接切除原发灶，术中保持瘤体周边至少 5mm 的安全切缘。最常见的切缘不够的部位是基底深面的切缘，因此必须确保基底切缘足够。这可能需要切除部分脂肪，颊肌甚至部分皮肤，这将在后续内容中讨论。

3. 颊部皮瓣

使用唇中线裂开切口可使口颊腔充分暴露。这种术式适用于靠后的较小原发灶以及较晚期的患者。这种切口可有 3 种方式：①锯齿状的中线切口；②绕过下巴的新月形切口；③非锯齿状的中线切口（图 3-7），这种切口也可与颈部清扫的切口相延续，以达到更好的术区暴露。颊皮瓣切口的术式优点是暴露充分，同时又能更好地保留口腔功能。

4. 洞穿切口

晚期的颊黏膜癌患者累及颊全层，通常需要扩大切除累及的面部皮肤。在这种情况下，累及的皮肤至少需要 5mm 安全切缘。经颊洞穿切口可直接进入口腔，该切口可单独选用，也可与唇颊裂开的术式联合使用，如果累及了口角，洞穿切口可直接形成颊瓣式切口。

无论使用何种方式，腮腺导管必须要小心处理。如果病变部位远离腮腺导管，导管口可予保留。若导管开口位于切缘边缘，可行导管口移位重建术，若导管口在切除范围内，应当追踪导管，如果有足够的长度，仍然可行导管口重建术。如别无选择无法重建，则应当结扎导管，患者短期内会出现腮腺阻塞和纤维化，最后腮腺会停止唾液分泌。

5. 下颌骨边缘切除和下颌骨部分切除

对于下颌骨切除的范围仍然存在争议。节段性的下颌骨切除术（图 3-8A）导致下颌骨的区段缺损。而下颌骨的边缘切除则包括水平部分切除和矢状的部分切除[11]。以往学者们认为，淋

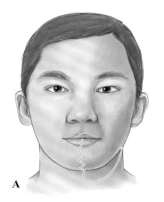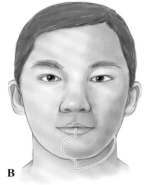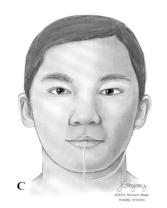

◀ 图 3-7　唇裂开切口 3 种方式

A. 交错的中线切口；B. 绕过下巴的新月形切口；C. 非交错的中线切口

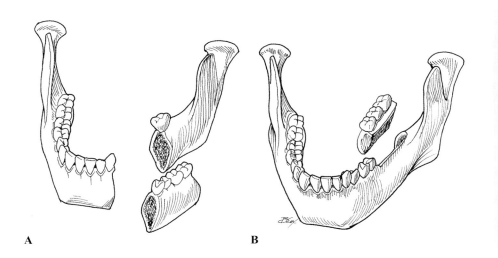

◀ 图 3-8　**A.** 下颌骨节段切除术，切断下颌骨一段，以清除骨髓腔内病灶；**B.** 下颌骨边缘切除术，切除部分皮质以达皮质边缘

巴引流通过骨膜和骨扩散是下颌骨受累的主要方式，就如同颈部淋巴结受累一样。因此原发灶靠近或者累及下颌骨的患者，建议行节段性切除 [12]。进一步的研究表明，肿瘤扩散到下颌骨的方式是通过直接浸润，而不是淋巴引流 [13, 14]。下颌骨的节段性切除会造成功能和容貌方面的严重损害，医师开始探索如何保留下颌骨和行下颌骨部分切除的术式。

关于哪些患者在不影响肿瘤治疗效果的前提下适合做下颌骨边缘切除术仍然存在争议（图 3-8B）。口腔癌中关于下颌骨的处理的研究大部分集中在靠近下颌骨的口底癌病例中。颊黏膜癌，包括下颌牙龈沟鳞状细胞癌也可与下颌骨有密切关系。许多研究表明，在特定患者中，下颌骨边缘切除和节段性切除肿瘤的局部控制率相当。虽然存在争议，对于晚期的骨累及的患者，

建议行下颌骨节段性切除。颊黏膜癌原发灶靠近下牙龈沟的患者，可以行水平的下颌骨部分切除。对于临床判断或者有 X 线表现的晚期患者，应当行下颌骨节段性切除。如果没有明确的临床或者 X 线证据表明下颌骨受累的，术中可根据冰冻切片检查，再评估是否行下颌骨节段切除或边缘性切除。对于先前有放疗史的患者，不推荐行下颌骨部分切除，因为与非放射治疗患者相比，放疗后下颌骨皮质浸润深度难以预测 [12]。同时还应当注意，在进行下颌骨边缘切除时，至少要保留 10mm 宽的下颌骨质，以减少骨折的风险 [15]。

6. 颈部的处理

颊黏膜癌的颈部淋巴结处理与其他口腔癌原则相似。淋巴结阳性时应当行同侧的改良根治性清扫（Ⅰ～Ⅳ区）。N0 患者对侧颈部一般不需要清扫 [16]。原发灶接近中线的晚期患者或者多发灶

患者，应当行对侧颈部清扫。

在晚期颊黏膜癌中，癌肿可直接浸润皮肤和面浅部淋巴结，因此 I 区淋巴结应当与原发灶整体切除。如果可能的话，应当尽量保存面神经的下颌缘支，术前应当详细评估下颌缘支功能，如果下颌缘支需要切除，术前应当与患者充分沟通。在口腔癌中，N_0 患者的治疗是较为复杂的。鉴于目前约有 10% 的患者可发生微转移[17, 18]，传统的术前影像学和临床评估可能会错过病理阳性的淋巴结。如果转移风险小于 20%，则可接受对 N_0 患者的颈部临床随诊观察而免于清扫。与其他口腔癌不一样，使颊黏膜癌微转移风险大于 20% 的危险因素的评估并不完善。Jing 等的研究表明，T_3/T_4 原发灶和 T_1/T_2 累及深度大于 5.17mm 的患者，颈部淋巴结转移风险增加[19]。晚期患者和早期的浸润深度超过 4mm 或以上的患者由于转移风险较高，应当行颈部淋巴结清扫术。

近年来关于口腔癌（包括颊部）的前哨淋巴结活检已有研究。但仍然没有改变我们对颈部淋巴结处理的标准。在前哨淋巴结活检过程中使用连续切片，可以捕捉到淋巴结微转移，而一般在常规非连续切片中易被忽略而不被发现[18]。

（二）放疗

对于可切除的口腔癌，外科切除是标准治疗。对于口腔黏膜病变未累及牙龈沟的小病灶 T_1 期患者，可采取单纯放疗。然而，患者将面临放射性骨坏死的风险和局部区域复发后可选治疗方式有限的问题。近距离放射治疗也是一种选择，对于不耐受手术的非龈颊沟累及的病例，局控率可达到 80%～90%，但治疗相关的不良反应也是较为常见的[20]。一般来说，放疗被用作术后的辅助治疗，适应证包括晚期 III～IV 期患者、切缘阳性、淋巴结转移（伴或不伴包膜外侵犯）、淋巴血管侵犯或神经侵犯。放射治疗通常采取单日分割剂量治疗，每周 5～6d。如果外科切缘是阴性的，通常不推荐使用超分割治疗方案。术后辅助治疗的剂量通常是 60～65Gy，疗程约 6 周。

（三）化疗

化疗可用作姑息治疗、诱导化疗和辅助治疗。在颊黏膜癌中，主要的治疗方式仍是手术和放疗。化疗通常被用作手术后放疗的辅助治疗。多项随机试验表明，与单纯放疗相比，放化疗同步治疗的患者能够提高生存率[21]。在 T_3/T_4 等晚期患者或者具有危险因素如淋巴结包膜外侵犯、阳性切缘等的外科治疗患者，推荐进行放化疗同步治疗[22]。

头颈部癌治疗中研究最多的化疗药物包括：铂类化合物、紫杉醇、氟尿嘧啶和甲氨蝶呤[21]。顺铂是首个被证实对头颈部癌有效的铂类药物，其机制是其可导致 DNA 交联，最终导致细胞死亡。含顺铂方案是头颈部鳞癌（包括颊黏膜癌）的标准方案[21]。已有多种联合化疗方案被研究，但大多数研究没有发现联合方案比单纯的顺铂有更好的生存率。目前也有一些针对头颈部鳞癌的分子靶向药物临床研究。西妥昔单抗是一种表皮生长因子受体单抗，研究表明其具有临床应用前景，但目前仍非标准方案[23]。

口腔癌的诱导化疗目前仍有争议。诱导化疗之后可进行放疗或者同时放化疗，被称为序贯疗法。最近一项研究口腔鳞癌的诱导化疗 Meta 分析显示，口腔鳞癌的生存率没有明显改善，但可减少局部复发[24]。

十、治疗的并发症

患者应当被告知与放射治疗相关的早期和晚期毒性作用。皮炎、黏膜炎和口腔干燥症是最常见的放疗早期并发症，一般在治疗的 2～3 周出现。在治疗过程中暴露于阳光和在皮肤上使用化学刺激物会加剧放射性皮炎。使用洗剂和软膏也会影响到放射剂量的分布。口腔癌治疗中，黏膜炎的发生也需要引起重视。黏膜表皮脱落会导致疼痛，患者的营养状态也需要严密监测。化疗也会导致黏膜炎，当与放疗同步时，严重性会进一步增加。口腔黏膜干燥是口腔病变的一个重要原因，因口腔黏膜与唾液腺组织关系密切，当唾液腺包括在放疗野中时，口干症可能是永久性的。最严重的晚期放疗并发症是下颌骨放射性骨坏死。这可导致慢性疼痛、病理性骨折、慢性骨髓炎。患者需要长期使用抗生素，甚至需要行下颌骨节段性切除和重建。图3-9示一位曾接受放疗的口腔癌患者，下颌骨放射性坏死的 CT 表现。

十一、治疗后生存率

治疗后规律随访对于颊黏膜癌患者是非常重要的，监测的项目包括局部复发情况、远处转移、二次原发、治疗后遗症及与治疗相关的

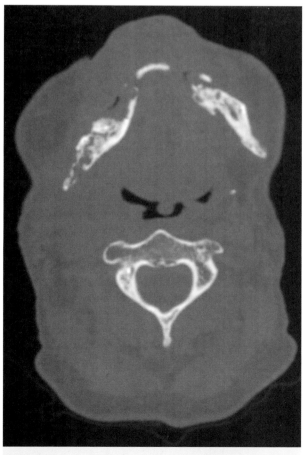

▲ 图3-9　有口腔癌病史的患者行放疗后 CT 平扫，提示放射性骨坏死表现，患者需行下颌骨节段性切除术

早期和晚期毒性作用。美国国立综合癌症网络（NCCN）发布了指南，对随访频率和治疗后随访流程作了相关指导。美国头颈协会（AHNS）最近发布了对这些指南的点评，一如既往地要求以多学科的方法综合考虑患者的具体情况[25]。特别是在没有明确指导方案的前提下，医疗机构的诊疗差异，也将会影响患者的术后生存率。语言疗法和营养支持在手术后放疗期间也起着重要作用。对每一个随诊的患者进行充分的体格检查是十分重要的，有些患者会在就诊前就发现复发。关注一些主诉症状，如持续的疼痛、耳痛、吞咽痛、体重减轻、新发溃疡或新发淋巴结肿大等。如果患者继续使用烟草或饮酒，则应该在每次随访中对戒烟和戒酒问题进行干预。对放疗后的牙科情况应当进行评估并建议进行正规的牙科检查。医师应该评估患者的抑郁程度并给予相关治疗。最好能在治疗后12周获得患者的基线影像学资料。就如其他肿瘤学科常使用的影像学监测，这一做法最适合于需要进行手术和辅助治疗的晚期颊黏膜癌患者。在无症状的患者中，早期病变可通过手术治疗，随访仅体格检查即可。对于有20年或以上吸烟史的50岁或50岁以上患者，建议常规进行胸部 X 线检查，接受放疗的患者应每6～12个月复查一次甲状腺激素。

十二、临床病例

（一）病例1：$T_{4a}N_{2b}M_0$ 右侧颊黏膜鳞癌

1. 病史和诊断

59岁女性，既往有高血压、焦虑和抑郁病史，有吸烟史（每年60包），初发为有几个月时长的右侧面部疼痛、肿胀和右耳部疼痛，并伴有右侧脸颊部渐进生长性包块。

体格检查时发现右侧颊黏膜病变，范围向前延伸到口角，浸润颊软组织并累及皮肤（图3-10）。颈部检查 Ⅰ 区发现肿大淋巴结。

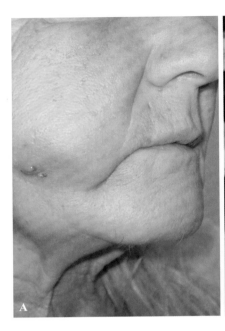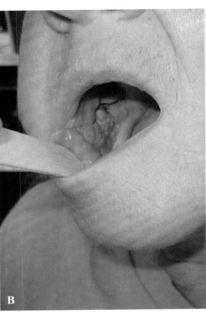

◀ 图 3-10 临床检查提示皮肤改变（A），口腔内病灶与受累皮肤相邻（B）

2. 术前检查和分期

颈部 CT 和 PET/CT 提示右侧颊部黏膜病变，肿块伴有 3～4 处坏死，右侧颈部淋巴结＞1cm 并考虑转移。患者此时的诊断考虑右侧颊黏膜癌，$T_{4a}N_{2b}M_0$。随后在全麻下进行了 3 种内镜检查，包括直接喉镜、支气管镜检查及食管镜检查，均未发现其他病灶。

3. 治疗方案

对于这种晚期的颊鳞癌患者，需要考虑综合治疗，包括选择手术切除和其后根据病理特征采取的辅助治疗，或者同时进行放化疗，如果使用化疗和放疗作为初始治疗，患者患上放射性骨坏死和黏膜严重纤维化的风险很高。由于颈部有可疑转移淋巴结，同侧颈部应当清扫。

4. 临床治疗和结果

对患者进行了肿瘤多学科会诊，并给出了手术治疗后辅助治疗的策略。

患者接受了包括颊部、口腔和面部皮肤组织的颊部肿块扩大切除手术，并行右下颌骨边缘切除，右颈部 Ⅰ～Ⅳ区淋巴结清扫（图 3-11）。前臂桡侧皮瓣修复重建缺损。最终的病理结果证实原发灶为 2.2cm 浸润性中分化鳞癌，并有淋巴转移，未发现神经浸润，Ⅰ区 5 枚淋巴结转移，

最大者直径 1.7cm。未发现结外侵犯。术后接受放疗，具体疗程为使用 9 野的调强 2.1Gy 分割剂量，共计 64Gy 的总剂量。术后接受了与放疗同步的化疗，治疗后行 PET/CT 未发现疾病进展证据。

（二）病例 2：$T_{4a}N_0M_0$ 左侧颊鳞癌

1. 病史和诊断

53 岁男性，有高血压病史，有 45 年的吸烟史，并有酗酒史。初始症状为左侧脸颊部疼痛数月，伴有体重减轻，左侧面部（V_3）麻痹，颊渗液。疼痛在张口和咀嚼时加重。

初始检查提示，左侧颊达颧骨水平较大肿物，测量后大小约为 10cm×10cm 范围，并有 4cm 厚度。肿块延伸到下颌骨前缘下方，内侧超过第一前磨牙牙龈，侧面累及到腮腺咬肌间隙。颈部检查淋巴结阴性。

2. 术前准备和分期

颈部 CT 检查提示，肿块为膨胀性并浸润性生长，破坏同侧下颌骨体，并大范围软组织受侵，见 CT 强化区（图 3-12）。肿瘤约 9cm×5.5cm，并颌下淋巴结增大，最大直径 18mm，颈部 Ⅰ 区多发增大淋巴结，最大直径 18mm。胸部 CT 未

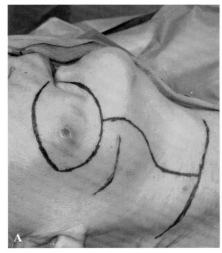
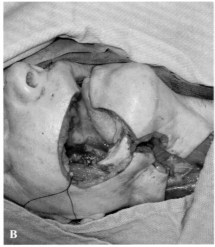

◀ 图 3-11 术中切口设计（**A**），和最终缺损（**B**）；经面入路治疗晚期颊黏膜癌，因未直接侵犯下颌骨皮质，进行了下颌骨边缘切除

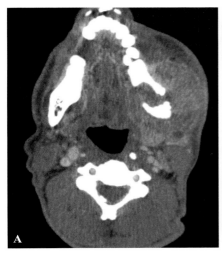
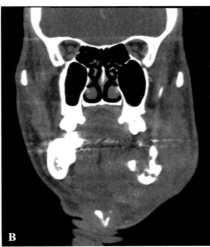

◀ 图 3-12 轴向（**A**）和冠状（**B**）增强 **CT** 提示颈部与晚期颊黏膜癌。除广泛的软组织侵犯外，下颌骨皮质侵犯，并累及皮肤

见转移。3 种内镜检查均未发现其他病灶。术前诊断分期为 $T_{4a}N_0M_0$ 左侧颊鳞癌。

3. 治疗方案

如前名患者一样，晚期颊黏膜癌的治疗是综合性的，患者先接受手术，然后进行术后辅助治疗，以减少局部复发风险，但是对于无法切除原发灶或者手术不耐受的患者，也可以先行放化疗。

对此名患者，由于有下颌骨病理性骨折的风险，即使要面临较大的术后功能障碍，也应优先选择手术治疗。对于广泛受累的患者，手术范围应包括切除所有累及的颊黏膜、下颌骨节段性切除加口底切除，并行游离皮瓣重建。可选的游离皮瓣包括腓骨瓣、肩胛瓣，或者前臂皮瓣，具体取决于下颌骨切除的范围大小。应当对 CT 上可疑转移的淋巴结进行处理，推荐至少进行左侧颈部 Ⅰ～Ⅲ区淋巴结清扫，若术中怀疑Ⅳ区有问题，可扩展到Ⅳ区清扫。

4. 临床治疗和结果

肿瘤多学科会诊后对患者制订了治疗策略，明确了手术方案和术后进行辅助治疗。进行了左侧颊黏膜癌根治（颊区、下颌骨、口底）加左侧颈部淋巴结清扫（Ⅰ A～Ⅳ区），左侧腮腺部分切除，术后进行游离腓骨皮瓣重建。图 3-13 患者术后病理结果为侵袭性中分化颊黏膜鳞癌，最大直径 5.5cm，厚度 4.5cm。有骨质侵犯，但未见血管淋巴或者神经浸润证据。颈部检出 40 枚淋巴结，均未见癌侵犯。患者病理分期为 $T_{4a}N_0M_0$，患者接受了术后放疗。

（三）病例 3：$T_1N_0M_0$ 右侧颊黏膜鳞癌

1. 病史和诊断

74 岁男性，既往有高血压、高血脂病史，既往有吸烟、饮酒史（约 30 年），右侧颊黏膜反复出现病损。1 年前颊黏膜病损曾行手术，术后病检为原位癌，随后原手术部位再次出现病损。

体格检查发现在右侧龈颊沟和磨牙后区结节，未见骨质受累证据，颈部淋巴结查体阴性。

2. 术前检查和分期

CT 检查未见颈部淋巴结累及证据，对于这种有活检手术切除病史及原发病灶较小的患者，CT 检查结果阴性较为常见。患者分期为 $T_1N_0M_0$ 颊黏膜鳞癌。3 种内镜检查未见其他病灶。

3. 治疗方案

早期颊黏膜癌患者的治疗方案推荐为手术治疗或进行放疗。这名患者外科处理病灶易及，首选手术而不是放疗。事实上外科手术可以比放疗取得更高的局部控制率。但有严重并发症的、不能耐受手术的，或者手术部位难及，不好外科处理的患者，可以进行单纯放射治疗。颈部检查阴性时，T_1 患者不需要颈部清扫或者放射治疗。

4. 临床治疗和结果

肿瘤多学科会诊给出治理方案为切缘阴性的外科切除（图 3-14）。最终的病理结果为肿瘤厚度 1.5mm，浸润性鳞癌，肿块最大直径小于 0.5mm，因此患者的最终分期为 $T_1N_0M_0$。患者为早期颊黏膜癌，病理结果未见神经及淋巴血管侵犯等危险因素，基于此，告知患者密切随诊。患者随诊 3 年未见明显口腔复发或新发病灶。

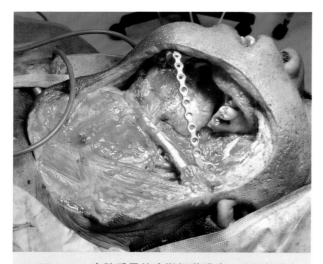

▲ 图 3-13 皮肤受累的晚期颊黏膜癌，经面部联合根治术中情况

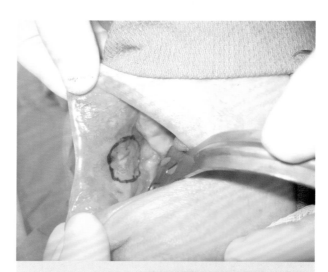

▲ 图 3-14 一例 T_1 右侧颊黏膜鳞癌术中照片，术前切缘设计

第 4 章　颊部缺损的重建
Reconstruction of Buccal Defects

Stephen Y. Kang　Theodoros N. Teknos　Matthew O. Old　**著**

周　波　易　亮　**译**

彭小伟　**校**

一、概述

口颊部缺损一般是由于颊黏膜原发恶性肿瘤或邻近部位恶性肿瘤侵犯颊黏膜引起。因为口颊在咀嚼、吞咽、言语等口腔功能中起关键作用，所以颊部重建最重要的目标就是恢复和保留口颊的这些重要功能。我们将在本篇介绍修复颊部缺损的一些方法并讨论何种修复方法最适合于颊部的缺损重建。

二、相关解剖

颊黏膜即由口腔被覆黏膜从口角部位向后延伸至翼下颌缝位置。它向上延伸至上牙槽骨边缘，向下延伸至下牙槽骨边缘。颊龈沟位于颊黏膜与牙龈黏膜的交界处，它为清除口腔分泌物提供了一个光滑的引流通道，因此保留颊龈沟的光滑平顺性对于颊缺损修复效果而言至关重要。由于颊部与周围组织结构的邻近关系，颊黏膜的重建也常常涉及邻近结构的重建，如扁桃体、上腭、上颌或下颌牙槽。

颊黏膜的外侧是颊肌，颊肌附着于翼下颌缝，向前延伸到口角。除附着于翼下颌缝外，颊肌还附着在上下颌骨牙槽骨的表面，这也可能是颊黏膜癌转移的重要途径。颊肌的神经由面神经颊支支配。颊肌也是参与咀嚼的关键肌肉，它在咀嚼时能保持食团处于适当的位置。颊肌旁边就是腮腺导管和面神经的颊支，腮腺导管的位置与面神经的颊支相近，腮腺导管大约在第二上磨牙水平面穿出颊肌和颊黏膜。颊脂垫也位于颊肌的表面或侧面，它被筋膜包裹，由面动脉、颞浅动脉和上颌动脉终末支供血（图 4-1）。

三、颊部缺损的评价

修复颊部缺损需要对以下组织结构进行严格评估。
- 颊黏膜。
- 颊肌和颊脂垫。
- 颊外侧皮肤。
- 磨牙后三角和下颌牙槽。
- 上颌牙槽。
- 扁桃体和软腭。
- 口角、上唇和下唇。

颊部缺损大致可分为以下几类。
- 仅颊黏膜。
- 颊黏膜、颊肌和颊部脂肪。
- 颊间隙及上颌骨下部或边缘。
- 颊间隙及部分下颌骨。
- 颊部洞穿缺损，仅软组织。
- 颊部洞穿缺损，包括软组织和骨组织。

任何颊部的缺损也可能伴随口角、上唇和

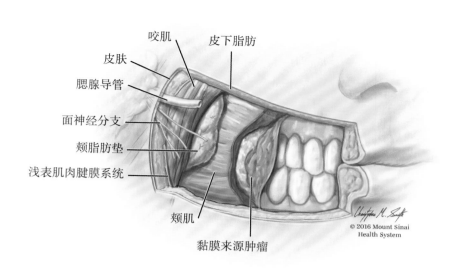

咬肌
皮下脂肪
皮肤
腮腺导管
面神经分支
颊脂肪垫
浅表肌肉腱膜系统
颊肌
黏膜来源肿瘤

© 2016 Mount Sinai
Health System

◀ 图 4-1　腮腺导管在第二上颌磨牙水平穿过颊部和颊黏膜，颊脂垫也在颊肌的表面或侧面

下唇的缺损。我们一般在口腔微微张开时测量颊黏膜缺损尺寸，最重要的是不能过大评估缺损范围，以免造成颊修复后无效腔形成而导致食物残渣滞留。如果颊部缺损超过颊龈沟，注意规划足够皮瓣尺寸以折叠重建颊龈沟，并根据实际需要，在皮瓣的上下端留取足够大小皮岛修复牙槽骨缺损。如果需要重建磨牙后三角、扁桃体或上腭，则需测量这些结构的大小面积，注意在皮瓣后部留足够大小的皮岛折叠 45° 来修复这些结构。

> 临床要点：在设计皮瓣时，最重要的是不要设计过大，以免形成无效腔，造成食物残渣和分泌物残留。但是，颊龈沟需要重建以引流分泌物以及防止口腔功能丧失。

四、重建目标

颊部重建的主要目标如下。

• 准确重建颊部间隙的体积以及颊黏膜的表面积，以维持口腔清除和防止分泌物和唾液滞留在颊间隙的功能。

• 保持颊龈沟的足够平滑性，使分泌物能顺着颊龈沟的前后流动[1]。

• 在颊部洞穿缺损中恢复面部轮廓以及与面部皮肤颜色一致。

• 通过含感觉神经的组织修复口角，保持下唇高度，最大限度修复口腔功能。

我们需要充分考虑受区缺损、重建的供区组织和皮瓣大小，口腔修复后最理想的状态是闭合口腔时口内空间紧密。口腔内不应留有过大的空隙，目的是使口腔闭合时舌和颊部重建软组织的黏膜表面能够紧密贴合[1]。另外供区的选择也是至关重要的，因为选择最适用于颊部缺损修复的组织才能实现颊部解剖和功能的完美重建。此外重建组织的体积必须准确评估，以适应受区软组织的缺损大小。如果颊部重建过程中颊间隙的空间大小没有把握准确，很可能会导致分泌物和食物滞留。换个说法，如果颊部缺损重建后颊间隙过大，会使颊龈沟过于宽大，也会导致口腔分泌物难以前后引流通畅，同时口腔闭合功能也会受影响。准确测量缺损的表面积也很关键，如果修复颊部的皮瓣过大以及过于松弛会导致无效腔形成，食物和分泌物也会容易残留；如果修复皮瓣表面积过小，则会导致修复后的颊黏膜张力过大，张口困难，牙关紧闭。

五、游离皮瓣修复方式

（一）前臂桡侧皮瓣

前臂桡侧皮瓣是修复口腔软组织缺损的主要方法（图 4-2）。这些缺损通常是由于原发颊部恶性肿瘤或者是磨牙后三角区恶性肿瘤延伸至颊黏膜引起的。另外前臂桡侧皮瓣也可用于修复上下颌牙槽、磨牙后三角、扁桃体和腭部（如有必要）

的缺损。虽然前臂桡侧皮瓣是修复大部分颊部缺损的最佳方法，但对于颊部洞穿性缺损，以及缺损涉及骨组织的少数病例来说，前臂桡侧皮瓣提供的组织量不够。

当使用前臂桡侧游离皮瓣时，要进行术前 Allen 试验以确保手术的安全性，我们取前臂皮瓣时喜欢使用止血带。术中我们需注意测量血管蒂的长度，以确保血管蒂足够长，能够从颊部受区延伸到侧颈。术中我们切开前臂一侧皮肤和皮

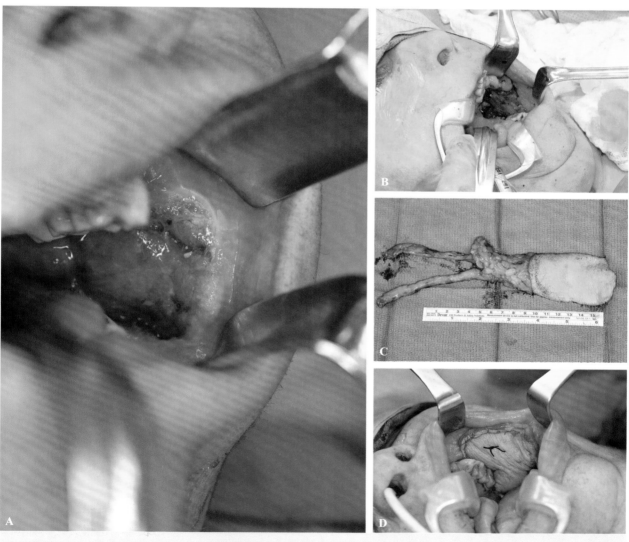

▲ 图 4-2　**A.** 左颊黏膜鳞癌（T_3N_0）患者行颊黏膜、颊肌和颊脂垫切除术，术中保留了颊部皮肤和皮下组织。**B.** 扩大切除肿瘤组织，但不包括唇。该缺损是通过前臂桡侧游离皮瓣修复，对于这个患者，前臂桡侧游离皮瓣修复颊部缺损的组织量是刚好足够的，既可以保持口腔内各个功能结构紧密接触，又不会使颊龈沟过大。如果需要额外的体积，前臂脂肪也可以一起制备填补组织缺损。**C.** 前臂桡侧皮瓣移植重建颊间隙、下颌牙槽和口底后部。**D.** 前臂桡侧皮瓣能提供柔软的组织，是修复颊部缺损的理想供区。但前臂桡侧的皮瓣会收缩，皮瓣的设计应充分考虑这点

下脂肪组织后，注意保护头静脉，将皮瓣从前臂桡侧掀起至肱桡肌内侧边缘，注意保留桡神经浅支，它一般位于肱桡肌腱外侧。随后将皮瓣从前臂尺侧解剖至桡侧腕屈肌外侧缘，然后在肱桡肌和桡腕屈肌之间解剖血管蒂，直至桡侧返动脉。伴行静脉可直接与皮瓣浅静脉系统相交通或者发出分支与浅静脉相交通，最后结扎远端桡动脉及桡动脉供应桡骨的深部分支后即完成皮瓣制备。另外，一个带血管蒂的皮下脂肪瓣也可以从前臂的脂肪中分离出来，可与皮瓣的近端连接成一体。如果受区需要更多体积的组织修复，它有助于增加前臂桡侧皮瓣的组织量。

> **临床要点**：前臂桡侧皮瓣是大多数颊部缺损最佳的供区选择，除了洞穿性颊部缺损。

（二）上臂外侧皮瓣

上臂外侧游离皮瓣是修复颊部缺损的另外一种方法 [2, 3]。上臂外侧游离皮瓣是桡侧副动脉后支供血的肌间隔皮瓣。与前臂桡侧皮瓣相似，上臂外侧皮瓣可重建颊黏膜、磨牙后三角、下颌和上颌牙槽、扁桃体和上腭部。因为它比前臂桡侧皮瓣厚，所以可以提供更多的组织重建颊间隙。上臂外侧皮瓣和前臂桡侧皮瓣可用于类似的缺损，包括颊黏膜、磨牙后三角、下颌 / 上颌牙槽、扁桃体和上腭等口腔黏膜缺损。与前臂桡侧皮瓣相比，上臂外侧皮瓣的血管蒂较短，供血动脉和伴行静脉直径均较小，因此对于颊侧重建，笔者更倾向于前臂桡侧皮瓣。可是如果患者希望避免在前臂远端进行皮片移植，则上臂外侧皮瓣就刚好可以满足要求，它可以通过衬衫袖子隐藏上臂供区瘢痕。另外，如果患者 Allen 试验结果不佳，不能安全地获取前臂桡侧皮瓣时，我们可以选择上臂外侧皮瓣（图 4-3）。关于如何切取上臂外侧皮瓣的技术要点，我们在第 19 章中有详细描述。

> **临床要点**：上臂外侧皮瓣比前臂桡侧皮瓣能

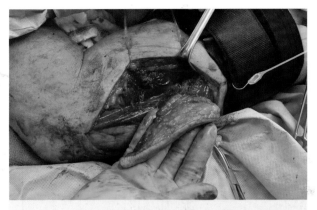

▲ 图 4-3　对于有严重外周血管疾病和 **Allen** 试验结果不佳的患者，可以考虑上臂外侧皮瓣。注意，上臂外侧皮瓣能提供大量的脂肪组织，增加了这个皮瓣的厚度，选择这个皮瓣时应该考虑到这点

> 提供更多的组织。因此，当需要更大体积的组织来重建颊间隙时，这是一个很好的选择。

（三）股前外侧皮瓣

股前外侧游离皮瓣（ALT）是颊部重建一个非常有用的供区，尤其适用于颊部洞穿性缺损。ALT 通常是一个肌穿支皮瓣，尽管 13% 是通过肌间隔穿支供应的 [4]。大多数情况下，皮瓣由旋股外侧动脉的降支供应，但也可由旋股外侧动脉的斜支或横支供应 [5]。由于 ALT 可以获得较大的皮瓣范围，因此我们可以通过折叠股前外侧皮瓣来重建内侧颊黏膜和外侧皮肤缺损。

对于颊部洞穿性缺损，皮瓣设计时可使 ALT 的远端在口内折叠修复颊黏膜，且皮瓣的大部分是嵌入到缺损的后缘。与大腿近端相比，大腿远端的脂肪层通常较薄。修复口内缺损时我们一般从后到前放置皮瓣。修复完口内缺损后折叠，折叠处去表皮带，修剪后置于颊缺损前缘，分别修复前端口腔内黏膜和外侧皮肤，剩下的 ALT 近端或上端皮瓣用于修复颊部皮肤缺损。注意修剪皮瓣大小以适应皮肤缺损。制备股前外侧皮瓣时，同时可以携带部分阔筋膜张肌，将口角悬吊在颧弓骨膜上。第 19 章详细描述了我们获取 ALT 的技巧。

（四）腓骨瓣

腓骨瓣是下颌骨节段性切除术后或者上颌骨下部切除术后最常用的复合组织缺损的修复方法[6]。这些缺损的典型特点是原发性肿瘤累及上颌或者下颌牙槽骨，并且有可能受累组织已超过颊龈沟侵犯到颊黏膜（图 4-4）。因此，当使用腓骨瓣时，骨瓣被用于重建下颌骨节段或上颌骨下部分缺损，皮岛被用于重建牙龈、颊龈沟及颊黏膜缺损。第 6 章和第 10 章分别讨论了面中部和下颌骨的重建方式。

腓骨瓣的标志是腓骨头和外踝。在这两点之间画一条线。肌间隔膜在这条线后 1cm，当沿着这条线向下移动时，隔筋膜轴会向后方移动。它的皮肤穿支通常位于小腿远端，皮瓣皮肤长轴一般设计在小腿中点和远端 1/3 连线上。我们可以用多普勒来定位穿支，皮肤前缘切口一般设计在腓骨长肌上，我们再依次切开皮肤、皮下脂肪和肌肉表面的筋膜，沿着筋膜下水平向后分离皮岛，皮肤穿支血管逐渐显现出来。然后从腓骨上分离出腓长肌和腓短肌，切开前肌间隔，当见到胫前血管时注意予以保护，随后将踇长伸肌从腓骨上剥离，切开骨间膜。注意后切口向下切至比目鱼肌筋膜，向后分开比目鱼肌，露出踇长屈肌，然后在腓骨下端在距离踝关节 6cm，上端距离腓骨头 6cm 处截断腓骨。穿支的血管蒂一般在胫后肌深面，解剖到胫后肌深面即可完成血管蒂的解剖，血管蒂在解剖时可携带部分踇长屈肌肌袖。

（五）肩胛皮瓣

肩胛皮瓣是以旋肩胛动脉为血管蒂的游离组织皮瓣。皮岛可设计在旋肩胛动脉（CSA）的横支（肩胛）或降支（肩胛旁）上。肩胛骨外侧缘

由 CSA 的分支供血，如果需要重建骨缺损，也可同时制作成骨瓣。对于颊部较大或者洞穿性缺损，该骨瓣可以用来重建下颌或中面部缺损[7]。该皮瓣能修复的典型缺损是下颌骨节段性切除伴颊洞穿性缺损（图 4-5 和图 4-6）。对于下颌骨的节段性缺损和广泛的软组织缺损可以用单一皮瓣修复，而不是采用腓骨瓣加其他软组织瓣的组合修复方式。肩胛皮瓣修复洞穿性缺损有很大的优势，同时肩胛下皮瓣系统也是修复组织缺损的万能皮瓣。该区域能够同时获取两个单独的骨瓣，分别是肩胛骨侧缘和肩胛角，它能为复杂骨缺损提供所需的骨组织，如上颌 - 下颌骨复合缺损。另外这个区域的皮瓣还具有一个独特的优势，它能提供有三个皮瓣，分布是肩胛、肩胛旁和背阔肌皮瓣。最后，虽然该皮瓣经常被忽视，但是它在重建颊部时皮瓣的颜色很好地匹配了脸颊颜色。在图 4-7 所示病例中，用肩胛皮瓣重建的颊部洞穿性缺损 2 年后，长期随访显示皮瓣颜色与面部皮肤颜色匹配良好。

笔者采用的是半侧卧位切取皮瓣，切取皮瓣时建议优先选择肩胛旁皮肤作为皮岛，但是在大的缺陷中，如洞穿性缺损，肩胛旁和肩胛皮肤可以一起制备，这样可以使肩胛旁皮肤修复洞穿性缺损的口外皮肤，而肩胛皮肤可以修复口腔内的缺陷。通过触诊我们可在大圆肌、小圆肌和肱三头肌长头之间触及一个三角形空间[8]，即三边孔，大约在肩胛外侧边缘的上 2/5。我们通常将皮瓣的皮岛以三角形空间为中心，在下方做 270° 切口，切开皮肤及皮下组织，再从下往上掀起皮岛。因为背阔肌延伸至肩胛骨下缘，据此可以区别背阔肌和大圆肌并解剖分离之。拉开这些肌肉能够暴露肩胛骨和胸背动脉的角支，从下往上解剖，能发现为皮肤提供血供的 CSA 降

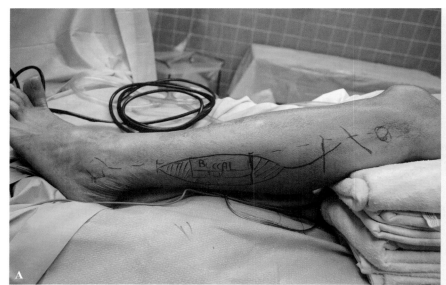

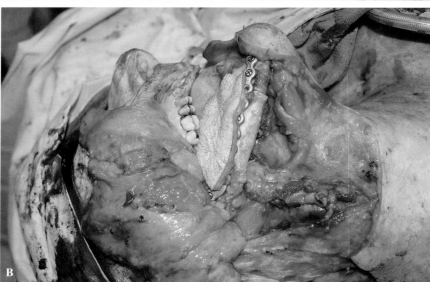

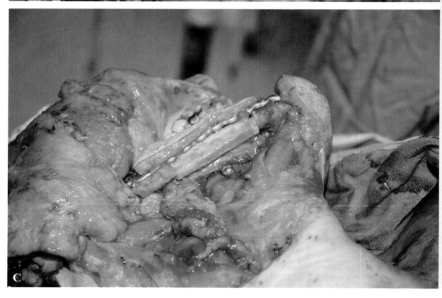

◀ 图 4-4　**A.** 右下颌牙龈鳞状细胞癌（$T_{4a}N_1$）患者，肿瘤侵犯了颊黏膜，手术切除了下颌骨、口底和颊部大部分组织，术中用腓骨瓣皮岛重建了口底、牙龈和颊部缺损；**B.** 腓骨提供了必要的骨组织，修复了下颌骨缺损，皮岛则完美修复了颊黏膜；**C.** 腓骨被固定到下颌骨缺损处，而血管蒂则放置在颈部并与颈部小血管吻合

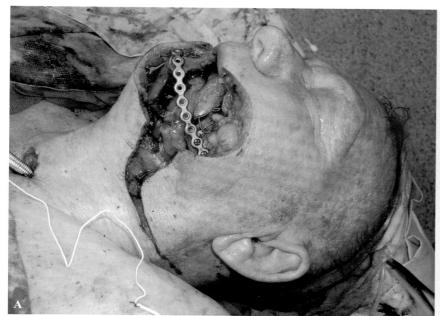

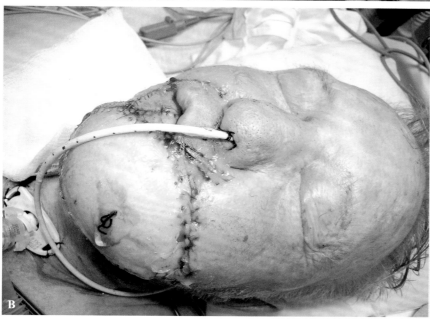

图 4-5　**A.** 下颌牙龈鳞状细胞癌（$T_{4a}N_1$）患者，需行颊部大部分切除、下颌骨切除、口底切除、50% 下唇及口角切除；**B.** 采用肩胛旁 / 肩胛游离组织瓣修复缺损，术中切取大块皮瓣以旋肩胛动脉的降支和横支为蒂，折叠后重建颊、牙龈、口底缺损，一侧部分肩胛骨塑形后固定在钛合金板上用来修复骨缺损，另外采用 **Estlander** 皮瓣修复下唇，最后在皮岛上切除一小块条状皮肤，折叠剩余的皮岛重建脸部和下巴

支和横支的皮肤穿支明显优于大圆肌的皮肤穿支。切开皮瓣切口后，向上牵拉小圆肌，向侧方牵拉肱三头肌长头，可以从肩胛骨外侧缘切下大圆肌，并将冈下肌从肩胛骨外侧缘上切下 3cm 左右，而肩胛骨的侧缘可以用摆锯切断，注意不要损伤肩关节，最后在腋窝内完成血管蒂的解剖。

六、局部皮瓣的选择

（一）颊脂垫瓣

颊脂垫瓣可修复颊黏膜浅表小缺损[9]。颊脂垫由面动脉、颞浅动脉和上颌动脉终末支供血。颊脂垫是一个界限分明的脂肪集中区，周围有位于颊肌表面和咬肌前的筋膜。颊脂垫的中心部分

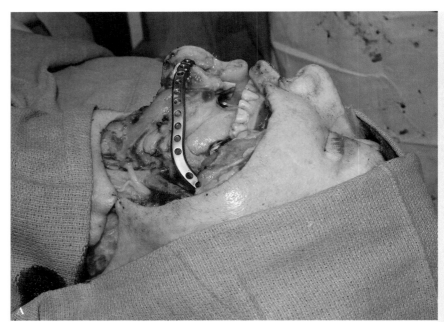

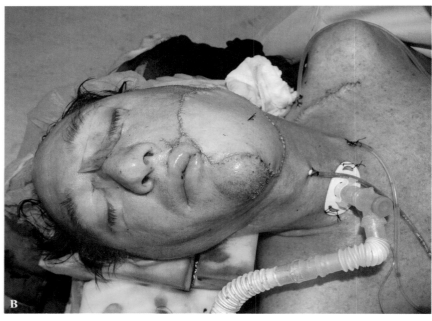

◀ 图 4-6 **A.** 患者为颊黏膜鳞状细胞癌（$T_{4a}N_1$），需要切除下颌骨、口底、颊全层；**B.** 肩胛旁 / 肩胛游离组织皮瓣重建颊、牙槽和口底缺损。一侧部分肩胛骨用于下颌骨重建。**Estlander** 皮瓣用来再造口角，并将剩余的皮岛修复颊外皮肤缺损

位于咬肌的前表面，上方延伸部在咬肌和颞肌之间，内侧可延伸至颞下窝，它也有部分组织向磨牙后三角延伸至腮腺导管下方。对于颊部重建手术来说，使用这个瓣时不需要额外的切口，因为颊部恶性肿瘤切除手术过程中有许多机会获取颊脂垫。颊脂垫在颊肌的浅表（外侧）可直接解剖并转移到缺损位置。然后可以在颊脂垫上覆盖一个中厚移植皮片并在皮片上用碘仿纱布打包缝合加压包扎。

> 临床要点：用颊脂垫重建颊部缺损的优点是不需要额外的切口来使用这个瓣，因为颊部恶性肿瘤切除手术过程中有许多机会获取颊脂垫。

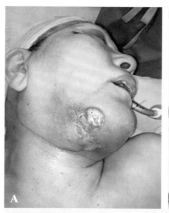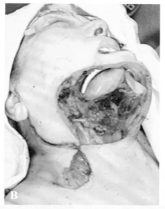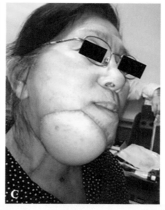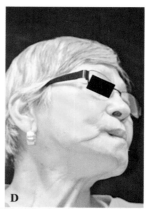

▲ 图 4-7　肩胛骨皮瓣重建颊部洞穿性缺损

A. 颊部肿瘤已穿透皮肤；B. 患者术后颊部缺损是复合组织缺损和洞穿性缺损；C. 用于修复重建的皮瓣体积和面积过大；
D. 肩胛骨皮瓣修复面颊缺损术后 2 年多，该皮瓣颜色与周围面部皮肤颜色匹配极好

（二）颏下岛状皮瓣

颏下岛状皮瓣是由面动脉颏下支供血的局部软组织瓣[10]。该皮瓣可用于修复口腔内颊部缺损和极少量的骨缺损，切取该皮瓣时注意小心保存颏下血管和皮肤穿支。考虑到大多数颊部缺损是由原发性颊黏膜癌和邻近口腔癌引起的，需要行Ⅰ区淋巴结清扫，通常导致无法常规使用该皮瓣进行颊部缺损重建。然而它可用于颈部血管条件不好，血液高凝状态或合并严重并发症患者。本书第 19 章详细介绍了笔者如何切取颏下岛状皮瓣的技术。

> 临床要点：由于大多数颊部缺损是由原发性颊黏膜癌和邻近口腔癌引起的，需要行Ⅰ区淋巴结清扫，通常导致无法常规使用该皮瓣进行颊部缺损重建。

（三）面动脉肌肉黏膜瓣和颊肌黏膜瓣

面动脉肌肉黏膜瓣是一种有选择性的修复口内小缺损的邻近皮瓣[11]。该皮瓣既可通过下方的面动脉供血，或者通过上方口角支和（或）眶下动脉的分支供血。同样，颊肌黏膜瓣也是一个通过颊动脉或面动脉供血的邻近皮瓣[12]。这些局部皮瓣一般被用来修复口腔内的小缺损，但由于皮瓣供区与颊黏膜和颊肌紧密相连，而大多数颊黏膜癌根治术切除了颊部大部分组织，使这些局部皮瓣的应用受限，因此它们适用于部分有选择性的颊部小缺损。

（四）Estlander 唇瓣和口角成形术

颊黏膜缺损常涉及口角和上下唇，需要我们仔细重建唇亚单位[11]。口腔功能对于患者至关重要，为了在同时涉及唇缺损条件下保存口腔功能，我们在同时进行唇再造，目标就是努力优化口轮匝功能的感觉组织，重建唇龈沟并保持下唇高度。另外下颌缘支和颏神经的保存是至关重要的，同侧这两支神经同时缺失会显著影响嘴唇的闭合功能。在口角和上唇或者下唇缺损的情况下，采用 Estlander 交叉唇瓣可以修复口角和 50% 上唇和下唇缺损。虽然可能导致口角变钝和小口畸形，但最大限度地优化重建口轮匝肌的感觉组织是至关重要的。而且在我们看来，这比仅仅在解剖结构上重建无感觉的唇及唇周结构更为重要。如果口角及相同大小面积的上下唇被同时切除后，我们可以小心地缝合上下唇切缘以重建完整的口角。在口轮匝肌连续性恢复后，剩余缺损可以采用游离组织瓣修复。

七、其他选择

（一）直接拉拢缝合

能直接拉拢缝合颊部缺损的病例较少，我们需要有选择性采用。通常，这些仅涉及黏膜的小缺陷（＜2cm），可以选择直接拉拢缝合，但是必须确保患者的张口不受影响并保留颊龈沟。

（二）皮片移植／黏膜移植

皮片移植和黏膜移植可以有选择性地进行。然而，皮片移植和黏膜移植无法恢复体积，因此只能考虑用在非常表浅的缺损以保持口腔黏膜完整。皮片及黏膜移植后期会明显地收缩，这对口腔功能有着显著的影响，会引起张口度减少，因此在颊部重建中很少应用。

> 临床要点：皮片移植无法提供体积，因此只能考虑用在非常表浅的缺损以保持口腔黏

膜完整。另外，皮片后期会发生不同程度的收缩，这会严重影响口腔的功能。

八、结论

颊部重建的最主要目标是对颊黏膜缺损进行精确的体积和表面积重建，以修复颊龈沟和保持面部轮廓，并在优先考虑恢复口腔功能的情况下努力修复唇和口角的感觉和结构。颊部位的重建通常也包括邻近组织结构的重建，如唇、牙龈或扁桃体，因此仔细和逐一评估缺陷部位和选择合适的皮瓣才能达到最佳修复效果。选择合适的供区不仅要考虑缺损的大小和位置，而且还要充分考虑患者的身体组织的特点。中厚皮片较全厚皮片挛缩严重，而全厚皮片较游离组织瓣挛缩重，这个关于植皮的基本原理也是我们重建颊部的一个重要指导原则。总结来说，目前颊部重建面临的艰巨挑战是如何有效地修复颊部缺损而不会引起张口受限，同时又不会因为皮瓣冗余而导致食物滞留。

第 5 章　上腭和上颌骨癌
Carcinoma of the Palate and Maxilla

Jamal Ahmed　Deepa Danan　Giovana Thomas　Jason M. Leibowitz　Francisco J. Civantos　著

周雨秋　税春燕　郑王虎　译
李　超　刘定荣　蒋振华　校

一、概述

涉及腭部和上颌骨的肿瘤主要为原发性口腔肿瘤,尽管这些肿瘤也可能来源于原发性上颌窦癌、广泛的口咽癌及眼眶、颞下窝或面部软组织肿瘤,但本章仅重点介绍涉及硬腭和上颌牙槽突的原发性口腔肿瘤的治疗策略。

二、流行病学

腭部和上颌牙槽嵴肿瘤并不常见。因此,关于这些亚区恶性肿瘤的数据有限。口腔肿瘤几乎占头颈部肿瘤的 50%[1],上牙槽嵴和硬腭肿瘤仅占口腔恶性肿瘤的 5%[2]。硬腭肿瘤的男女比例为 8 : 1[3]。

三、病因学

硬腭和上牙槽嵴的肿瘤可能起源于上皮(黏膜)、唾液腺、造血系统或间质[4]。与头颈部其他部位的肿瘤不同,硬腭的恶性肿瘤中只有约 2/3 是鳞状细胞癌(SCC)。有关该区域肿瘤的数据有限[5]。由于硬腭小唾液腺丰富,唾液腺恶性肿瘤,如腺样囊性癌(ACC)、腺癌和黏液表皮样癌占上颌肿瘤剩余的大部分(图 5-1)。其他病理类型包括黏膜黑色素瘤、卡波西肉瘤和淋巴瘤。

烟草和酒精是口腔鳞状细胞癌的主要致病因素[6-7]。吸烟或无烟烟草是主要的危险因素。无烟烟草中含有较高浓度的尼古丁[8-9],并在口腔内长期存在[7]。尼古丁虽然不是致癌物质,但具

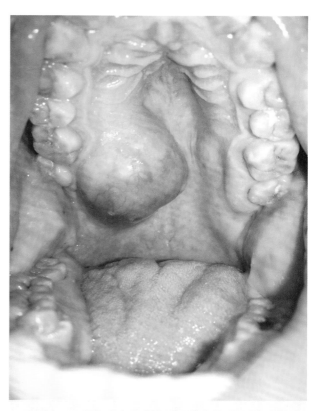

▲ 图 5-1　硬腭肿瘤,病理结果符合低度恶性肿瘤伴黏液样基质

有细胞毒性作用，在动物研究中已被证明能增强某些致癌物质在口腔癌发展中的作用[10-14]。烟草和酒精对致癌具有协同作用[7]，这可能是由于酒精引起口腔上皮细胞的通透性增加[13-15]，以及烟草制品与口腔黏膜的长期接触。反向吸烟（点燃的烟头被放置在口腔内）与硬腭癌显著相关[16]。在南亚国家，咀嚼槟榔的习惯与口腔癌密切相关，可能导致口腔内区域性癌变[17]。其他一些因素，如不合适的义齿造成的机械性刺激、不良的口腔卫生、漱口水已被认为是口腔鳞状细胞癌的发病原因[18, 19]，尽管这种关联并不确切。唾液腺来源的上颌窦肿瘤的病因尚不清楚，尚未证明吸烟和饮酒会增加此类恶性肿瘤的风险。

> **临床要点**：除酒精和烟草外，不良修复体引起的机械性刺激、不良的口腔卫生和漱口水也被认为是口腔鳞状细胞癌的病因。

四、相关解剖

腭将口腔与鼻腔分开。硬腭的前侧和外侧是上颌骨的牙槽嵴，后侧是软腭。肿瘤侵入硬腭会导致肿瘤侵犯到鼻腔或上颌窦。骨性硬腭由前部的上颌骨和后部的腭骨组成。

上颌骨为成对的骨骼，形成了面中份、上牙列和口腔顶部，由硬腭、上牙龈、前鼻腔的底部和侧壁以及眼眶的底部构成。颌骨通过一系列支柱为周围的面部骨骼提供结构支撑，这些支柱反过来决定了上颌骨的形状（图 5-2）。这些支柱由上颌骨的中央主体延伸出的 4 个部分组成，即额突、牙槽突、腭突和颧突。双侧上颌的牙槽突在轴向平面上形成一个拱形结构，提供了超强的结构强度。

上颌骨的额突在梨状孔的两侧向上方延伸，与额骨关节连接，形成一个支柱结构，提供垂直支撑并与颅面部骨骼牢固连接。在侧面，上颌窦的颧突与颧骨相连，形成一个轴向弓形结构，其

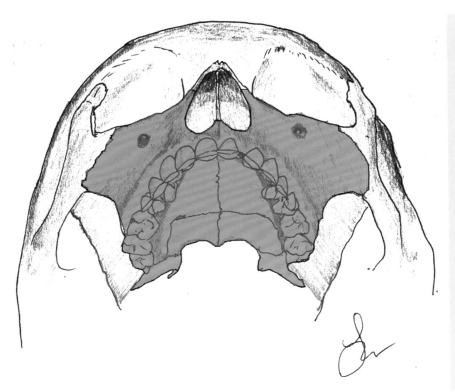

◀ 图 5-2　上颌骨为成对骨，形成面中份、上牙列和口腔顶部，由硬腭、上牙龈、前鼻腔的底部和侧壁及眼眶的底部构成

后方与颞骨的颧突相连接，构成另一个力学前后支柱。每侧上颌骨在后方都与腭骨相连接。上颌骨在口腔内延伸为腭，即在轴向平面中的一块平坦的骨架，在中线与其对侧融合，形成了前硬腭骨。此结构由口腔的凹顶和鼻腔的凸底部分组成。在前面，存在类似 Y 形融合线，其中两个骨性上颌骨架（继发腭）与前鼻突（原发腭）融合在一起。在切牙的后方可以看到一个凹陷（门齿孔），是鼻腭神经末梢支和腭降动脉的出口。

口腔顶部的其他主要骨质是腭骨。每个腭骨在冠状面上呈 L 形，较短的水平支与上颌骨后面的腭突相连。每个腭骨的垂直支的上侧都有一个凹口，其与蝶骨连接构成蝶腭孔。蝶腭孔连接内侧的鼻腔和外侧的翼腭窝，其内有蝶腭动脉通过。翼腭窝位于翼上颌裂的上内侧，翼上颌裂是上颌骨后壁和蝶骨的翼突之间的骨性间隙。垂直方向的翼上颌裂与水平方向的眶下裂为连续结构，其中眶下神经（V_2）从翼腭窝走行到眶底。上颌骨的后面（颞下）存在牙槽孔，使后上牙槽神经进入上牙列。侧面观，上颌骨后面下部有比较明显的圆形隆起，即上颌结节，与腭骨相连。

上牙槽嵴由上颌骨的牙槽突被覆黏膜组成，从外侧的龈颊沟延伸至内侧的硬腭交界处[20]。硬腭由厚厚的黏膜覆盖，使其紧密结合到骨膜下[21]。硬腭后段的黏膜下层含有小唾液腺。黏膜被角化的鳞状上皮分层覆盖。硬腭的血供来自腭大动脉和上牙槽动脉。腭大动脉及其伴行神经下降到翼腭管中，出腭大孔后为牙龈、黏膜及硬腭上腺体结构提供血供。硬腭静脉通过翼丛引流至颈内静脉[22]。

硬腭的神经由三叉神经上颌支的鼻腭神经和腭大神经的分支来支配。腭大神经下降穿过腭大孔分布在硬腭上，向前走行于硬腭的凹槽到达切牙位置，支配硬腭的牙龈、黏膜和腺体。翼腭神经节的副交感节后纤维也与该神经伴行供应腭黏液腺。鼻腭神经从切牙孔进入硬腭，支配硬腭的前部[18]。可以通过放射学检查发现肿瘤通过神经周围浸润扩散，有时可通过影像学上发现的腭孔扩大或腭管或圆孔的扩大来检测通过神经周围侵犯而扩散的肿瘤[21]。

在鼻窦腔内，上颌骨和腭骨构成了鼻腔的底壁和侧壁。上颌骨包含上颌窦，上颌窦的顶壁为上颌体眶面。上颌窦的顶部为眶下管，包含有从后到前延伸的眶下神经及血管束，并通过眶下孔从上颌骨的前面发出。上颌窦的内壁通过上颌窦的自然开口向鼻腔开放，并开口于半月裂孔。上颌窦内覆有纤毛状呼吸上皮，可将黏液推向位于窦后内侧壁上方的窦口。因此，任何功能性窦道开放手术都必须结合自然规律以防止黏液的倒流。

（一）扩散方式

位于后方的腭管连接腭和翼腭窝，上颌牙槽和腭部肿瘤可通过该解剖路径扩散到其他区域（图 5-3）。靠近前面的切牙孔内含鼻腭神经，其

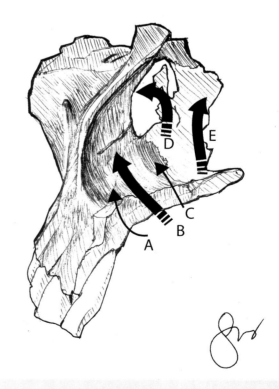

▲ 图 5-3 肿瘤扩散方式

A. 通过切牙孔；B. 经腭骨；C. 延伸至上颌窦；D. 经蝶腭孔；E. 经腭管；肿瘤也可能侵及邻近区域（未描述）

可能成为癌扩散的途径。眶下神经可以让癌细胞从面部软组织扩散到翼腭窝。翼腭窝向外经翼上颌裂通颞下窝。通过对骨组织和软组织的浸润，腭上颌肿瘤可累及眼眶、鼻腔、口咽、咀嚼肌间隙、面部软组织和颞下窝。

> **临床要点**：腭上颌肿瘤可通过已存在的解剖通道扩散。例如，眶下神经可使癌细胞从面部软组织扩散到翼腭窝。

（二）分期

腭上颌癌可以根据美国癌联合委员会（AJCC）口腔 SCC 分期方案分期。肿瘤和淋巴结状态用于唇、口腔肿瘤的分期。表 5-1 和表 5-2 是唇癌和口腔癌的 TNM 分期标准，改编自 2010AJCC 指南[23]。值得注意的是，AJCC 指南上一版的更新包括将 T_4 病变分为 T_{4a}（中等晚期局部疾病）和 T_{4b}（非常晚期局部疾病），从而将Ⅳ期分为Ⅳ A 期（中等晚期局部 / 区域性疾病），Ⅳ B 期（非常晚期的局部 / 区域性疾病）和Ⅳ C 期（远处转移）[24]，详见表 5-1 和表 5-2。

（三）预后因素

腭上颌癌患者的生存期取决于肿瘤局部侵犯程度、是否远处转移及癌的病理亚型。早期肿瘤无论是放射治疗还是手术治疗，其预后都较好。T_1 腭上颌鳞癌经手术治疗有 75% 的 5 年无病生存率，而对于 T_2 的患者，这一比例下降到 50%。Eskander 等回顾性分析 97 例晚期硬腭和上颌牙槽 SCC（临床 T_3 和 T_4 期）患者接受手术治疗的生存率，发现 3 年无病生存率为 70%。其中很大一部分患者（26%）被发现有隐匿性转移，如果没有得到充分的治疗，可能影响无病生存率和总体生存率。在纪念斯隆凯特琳癌症中心进行的一项跨越 21 年，中位随访时间 5 年的回顾性分析结果显示，硬腭和上牙槽肿瘤的区域控制失败率很高，患者预后也很差，尽管采取挽救措施效果仍不佳。这项回顾性研究包括 139 例连续中位随访近 5 年的患者。研究者指出其区域复发率较高。虽然很少有患者（8%）在初诊时显示出淋巴结转移的临床证据，但在临床淋巴结阴性（cN_0）的患者中，区域复发率仍高达 30%。38% 的患者

表 5-1　口腔鳞状细胞癌的分期

口腔
前缘位于皮肤和唇红缘的交界处，后缘的上部是软硬腭交界、下部是舌内轮状乳头、外侧为扁桃体前柱。口腔内的不同结构分别是唇、牙龈、硬腭、颊黏膜、口底、舌前 2/3 和磨牙后三角

原发性肿瘤（T）	
T_x	原发性肿瘤无法评估
T_0	没有原发性肿瘤的证据
Tis	原位癌
T_1	肿瘤最大径 ≤ 2cm
T_2	肿瘤最大径 > 2cm 但 ≤ 4cm
T_3	肿瘤最大径 > 4 cm
T_{4a}	中晚期 [a] 肿瘤穿破骨皮质，侵犯下牙槽神经，口底，或面部皮肤（如颏或鼻），肿瘤侵犯邻近结构（如穿透骨皮质）至舌的深部（外侧）肌肉（颏舌肌、舌骨舌肌、腭舌肌和茎突舌肌）、上颌窦、面部皮肤
T_{4b}	极晚期 肿瘤侵犯咀嚼肌间隙、翼板或颅底和（或）包绕颈内动脉

a. 单纯由牙龈原发性的骨 / 牙槽表面侵蚀不足以归为 T_4

表 5-2　根据 AJCC 口腔分期系统对腭上颌癌进行分期

口腔区域性淋巴结（N）	
N_x	不能评估有无区域性淋巴结转移
N_0	无区域性淋巴结转移
N_1	同侧单个淋巴结转移，最大直径 ≤ 3cm
N_{2a}	同侧单个淋巴结转移，直径 > 3cm 且 ≤ 6cm[a]
N_{2b}	同侧多个淋巴结转移，其中最大直径 ≤ 6cm
N_{2c}	双侧或对侧淋巴结转移，其中最大直径 ≤ 6cm
N_3	转移淋巴结最大直径 > 6cm

a. 中线淋巴结被认为是同侧淋巴结

在某个时候发生颈部转移，pT_2～pT_4 原发性肿瘤患者的区域复发风险最高。在 pT_4 原发性肿瘤患者中，38% 的患者出现颈部复发，53% 的患者在就诊或复发时出现颈部转移。由于这项研究的结果，作者建议，除了没有骨侵犯的局限性 T_1 肿瘤的患者外，其他分期患者应该行选择性颈淋巴结清扫。研究表明，淋巴结转移最常见于 I 区和 II 区，很少出现在 V 区。因此，他们推荐 I 区到 III 区的选择性颈清扫术[25]。Yang 等于 2015 年发表的另一项研究，报告了他们于 2003—2012 年在中国进行的回顾性研究的结果。参加研究的 62 名患者的 3 年和 5 年生存率分别为 66.6% 和 57.3%。20%～40% 的 T_2～T_4 期的上颌鳞状细胞癌患者伴有隐匿性淋巴结转移。由于这一发现，研究者建议对上颌牙龈和硬腭中的 T_2～T_4 期 SCC 进行选择性颈淋巴结清扫术。另外，他们认为术后放疗可以改善患者的预后并减少在第一前磨牙后侧的 SCC 复发风险[26]。

临床要点：由于隐匿性转移率较高，一些学者建议针对 T_2～T_4 的硬腭和上牙槽肿瘤进行选择性颈淋巴结清扫术。

（四）临床表现

腭上颌肿瘤的临床表现主要取决于组织病理学诊断。硬腭或上颌牙槽嵴的鳞状细胞癌往往

表现为疼痛、出血或溃疡。患者在早期可能没有任何症状。西方国家的平均发病年龄是在 70 岁。然而，在亚洲某些地区，发病的年龄可能要早十年[27]。患者可表现为牙齿松动或无牙患者义齿不合适。小涎腺肿瘤可表现为黏膜下病变而其黏膜表面光滑、外观表现完全正常。由于小涎腺分布在硬腭上，小涎腺肿瘤很少出现在中线或牙槽嵴上[28]。黏膜黑色素瘤最常见于硬腭和牙龈上，可能表现为光滑、色素沉着的病变。口腔恶性黑色素瘤通常发病于中年人群，并有较强的侵袭性[29]。卡波西肉瘤见于艾滋病患者，该类患者约 1/3 的卡波西肉瘤的病变位于口腔，最常见于硬腭，这些病变呈现紫罗兰色、红色或蓝色[30, 31]。它们也可能表现为黏膜下肿胀及表面红斑。坏死性唾液化生是由唾液腺组织梗死引起的溃疡性病变[32]。由此产生的溃疡是无痛的，病变浸润深度可能较深，其生物行为类似鳞状细胞癌。

临床要点：与典型表现为黏膜溃疡的鳞状细胞癌不同，小涎腺肿瘤可表现为黏膜下病变，覆盖黏膜光滑、正常。

（五）鉴别诊断

鳞状上皮黏膜、许多小涎腺和淋巴组织的存在导致硬腭上出现各种各样的良性和恶性病变。硬腭恶性肿瘤包括鳞癌、唾液腺恶性肿瘤、淋巴瘤、腺癌、黑色素瘤和肉瘤。间充质肿瘤，如纤维瘤、脂肪瘤、神经鞘瘤、神经纤维瘤、血管瘤和淋巴管瘤也可能出现在腭部[28]。具有特定危险因素和临床表现的患者应该高度怀疑 SCC，但应和其他肿瘤进行鉴别诊断，特别是在诊断不明确的情况下[33-35]。大量的病例报告提示，单一的上腭病变可具有多种疾病相互重叠的情况，一些良性诊断常会伴有恶性转化进程[36, 37]。此外，年轻患者也可能出现硬腭的恶性肿瘤[38-40]。涎腺恶性肿瘤包括腺样囊性癌（ACC）、黏液表皮样癌、多形性腺瘤癌变、肌上皮癌、多形性低度恶性腺癌、基底细胞腺癌和腺泡细胞癌[41]。ACC 占所

有腭部涎腺肿瘤中的 8%～15%[42]。ACC 具有神经侵袭的倾向，并可能引起患者的神经病理性疼痛[43-45]。实性亚型的 ACC、肿瘤神经周围浸润、高龄患者的预后极差[46-48]。ACC 通常不会通过淋巴管道扩散，大多数复发都以远处转移的形式出现，最常见的远处转移部位是肺[49]。

> 临床要点：ACCs 有神经周围浸润的倾向，可引起神经性疼痛。

（六）诊断和检查

应获取完整的病史资料，包括病变的详细演变过程及其临床表现。症状回顾应评估可能提示神经周围侵犯的症状（疼痛与感觉不对称，麻木感）。应重视可能导致牙龈或腭部病损的暴露因素，包括吸烟或无烟烟草制品、槟榔和其他癌症。原发性口腔鳞状细胞癌患者有较高风险出现上呼吸消化道或肺部的第二原发性鳞状细胞癌。

体检包括全面的头颈部检查。进行仔细的口腔检查以确定肿瘤的范围和所涉及的口腔亚单位，包括是否累及软腭、扁桃体窝、牙列或磨牙后三角区，以及肿瘤是否越过中线。仔细检查鼻腔和鼻咽部，观察肿瘤有无经腭骨或向后方扩散。应评估是否存在牙关紧闭，这可能表明咀嚼肌间隙受累。还应检查上呼吸消化道的第二原发性肿瘤。应该重视颈部肿大淋巴结的体检及评估，虽然临床上常发生隐匿性颈淋巴结转移[50-52]。腭上颌鳞状细胞癌的淋巴结多转移到颈部 Ⅰ、Ⅱ、Ⅲ区。

> 临床要点：牙关紧闭提示咀嚼肌间隙受累可能。

（七）影像学

应进行计算机对比断层扫描（CT）以确定肿瘤的大小、是否存在骨侵犯及是否有淋巴结病变。CT 扫描在观察骨质细节上具有优势，但是义齿可产生伪影导致相片模糊（图 5-4）。磁共振

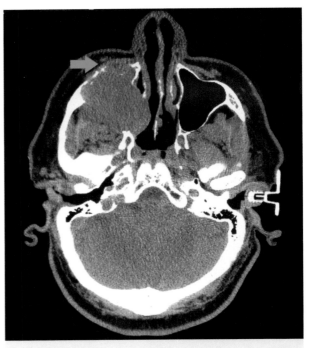

▲ 图 5-4　上颌骨的 CT 图像
上颌骨的 CT 提供了极好的骨骼分辨率。此图中骨侵蚀被识别出来（红箭），CT 扫描不能显示鼻窦内混浊物是肿瘤肿块还是分泌物残留所致，最好进行磁共振来分辨

成像（MRI）在观察软组织细节显示上更具优势。如果高度怀疑神经周围侵犯（如 ACC）、侵犯眼眶或颅内扩散，则应进行 MRI 对比扫描检查。磁共振成像提供了极好的软组织细节来确定肿瘤的范围和残留的分泌物（图 5-5）。正电子发射断层扫描（PET）可测量代谢活动增强的区域，也可用于描述原发性肿瘤、淋巴结转移或可能复发肿瘤的特性[53]。

> 临床要点：磁共振成像提供了极好的软组织细节，有助于区别肿瘤和残留分泌物之间的差异。

（八）活检

为了正确诊断和治疗，必须进行活检。必须在活检前完成影像学检查，以防止无意中对血管病变进行活检。小唾液腺肿瘤可能位于黏膜下，可能需要术中活检。外生肿块的活检通常可以在

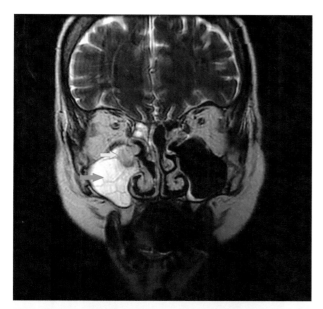

▲ 图 5-5　MRI 提供了极好的软组织细节，以确定肿瘤的范围（黄箭）和分泌物存留的范围（红箭）

床边或手术室进行，必须注意以正确的方式进行活检以确保诊断的准确性[54]。取样错误仍然是活检不准确的主要原因。也可以通过细针吸取细胞学检查[55]。

（九）治疗

硬腭癌或上颌牙槽癌患者的生存率与肿瘤类型、T 分期和颈淋巴结转移显著相关。硬腭癌和上牙槽癌的治疗目标是在首次治疗时尽可能治愈，并维持生活质量。此区域的肿瘤的主要治疗方式是手术切除，是否行术后放疗取决于肿瘤的类型和分期。由于鳞状细胞癌是腭上颌区最常见的肿瘤类型，我们在本节着重讨论这类肿瘤的治疗和预后。

对于早期的鳞状细胞癌，单独手术切除加或不加术后放疗均可达到治愈。为了达到理想的治疗结果，需要通过手术完整的切除肿瘤，同时确保足够的切缘。手术切除后的功能损伤，如咬合困难、咀嚼功能减退、过度鼻音和鼻漏是导致生活质量下降的主要原因。对于局部晚期上颌和上腭癌，强烈建议采用多种治疗方法，以提高患者

的生存率和生活质量，治疗方式包括放疗及术后的放疗或化疗。术后放射治疗的适应证包括根据 2007 年 AJCC 标准的 Ⅲ 或 Ⅳ 期疾病、存在神经周围浸润或淋巴浸润、肿瘤浸润较深或肿瘤靠近手术切缘。然而对于晚期肿瘤，肿瘤控制率和生存率仍不理想，局部控制率为 50%～60%，5 年疾病特异性生存率仅为 30%～50%[56]。

> 临床要点：鉴于局部晚期上颌和上腭癌局部和远处复发的风险很高，因此需要多学科治疗。

五、手术治疗

（一）原发性肿瘤切除途径及注意事项

根据肿瘤侵袭的程度，可以分为几种不同的骨切除。当早期肿瘤有牙槽黏膜浸润，没有骨浸润的证据时，建议采用黏膜骨膜切除[57]。鉴于肿瘤早期会扩展至牙间隙，首先推荐边缘切除，否则会因为肿瘤扩散的风险较高而难以达到阴性切缘。对于有骨膜侵犯和（或）紧贴下颌骨但没有骨吸收的放射学证据的肿瘤，也推荐上颌牙槽边缘切除（图 5-6）。对于存在骨吸收或肿瘤骨侵犯的晚期牙槽嵴肿瘤，骨整块切除是首选方法。切除的骨长度会因肿瘤大小而不同。骨切除术会造成上颌骨下段或部分切除术后缺损，这可能导致口腔和鼻腔 / 鼻腔周围相交通。针对晚期 T 分期病变需要最大限度行颌骨节段切除。上颌骨全切除术是指手术切除上颌骨的一侧，包括前颌骨、牙槽嵴和硬腭（图 5-7）。

布朗将手术切除分为四个垂直和水平部分，将两者结合起来可以作评分。第 1 类，无口腔上颌窦瘘的上颌骨切除术；第 2 类，低位上颌骨切除术（不包括眶底或眶内容物）；第 3 类，上颌高位切除术（涉及眶内容物）；第 4 类，根治性上颌骨切除术（包括眶内容物摘除术）。第 2～4 类通过添加字母 a、b 或 c 来补充。水平部或腭

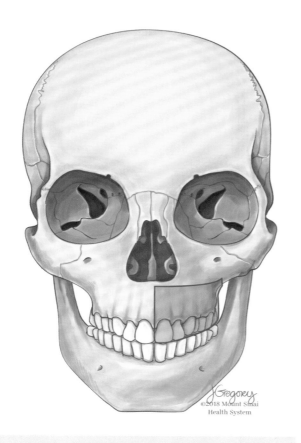

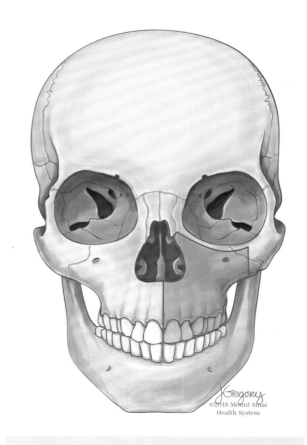

▲ 图 5-6 针对临床有骨膜浸润和（或）紧贴下颌骨，但没有骨吸收的放射学证据的肿瘤，也推荐上颌牙槽骨边缘切除术

▲ 图 5-7 晚期病变需要上颌骨全切除术，包括前颌骨、牙槽嵴和硬腭

部分为：a. 单侧牙槽骨上颌骨切除术；b. 双侧牙槽骨上颌骨切除术；c. 全牙槽骨上颌切除术[58]。

　　这些缺陷可导致腭部小或大的缺损，腭部功能不全可导致口鼻反流和过度鼻音。谨慎的做法是，在可行的情况下与口腔修复科医师协调患者的术后护理，以便在需要时迅速放置充填假体。一个有上颌骨切除术工作经验的修复师会协助术后拆除临时口腔打包敷料并放置充填牙托。

　　肿瘤的大小、位置和范围决定切除肿瘤的方式。对于神经周围受累的 ACC 或 SCC 患者，应考虑将受累的眶下神经或腭神经追踪至颅底水平以获得阴性切缘的可能性。也可以预期术后放射治疗协助消除肿瘤。

　　仅局限于口腔腭部的肿瘤可以通过口腔颌骨切除术切除。距离软组织边缘 1cm 以整块切除肿瘤，同时也需术中冰冻切片病理明确切缘。标本应标记清楚，以便在切缘为阳性的情况下进行进一步的切除。因肿瘤或邻近黏膜疾病而侵蚀的骨也应切除。在黏液表皮样癌的患者中，没有骨性侵蚀迹象的情况下不建议采取不必要的广泛骨切除术[59]。肿瘤扩大切除包括附近的牙龈和牙列，这会造成上颌窦瘘，因此需要充分做好术前准备工作。后方的肿瘤可通过腭孔向腭管及翼腭窝扩散。这个区域的骨性切除术会引起腭降动脉出血[60]。此外，刺激三叉神经可诱发心动过缓和低血压[61]。

> **临床要点**：腭部后方肿瘤可扩散至腭孔，经腭管到达翼腭窝。

对于累及上颌骨颧部的肿瘤，选择前入路手术方式对于上颌骨内侧或全切除术是必要的。经口入路可与唇下黏膜切口结合，掀起部分面中部，进入面中下部和梨状孔。面中部掀翻术也可以结合结膜下切口，以避免面部切口[62]。为了进入上中面和眶下管，可以使用面部切口，侧鼻切开术允许瘢痕遗留在鼻面和鼻唇沟并延伸到人中。唇部切开后唇红缘的对合对术后外观的正常至关重要。Weber–Fergusson 手术切口已经过多次修改，以扩大手术范围至眶下缘和眶底（图 5-8）。

如果肿瘤延伸到上颌窦或筛窦，或明显累及上颌骨的前、外侧或后壁，则可能需要进行上颌骨全切除。术前影像学，特别是 MRI，对手术方法的规划非常有用。

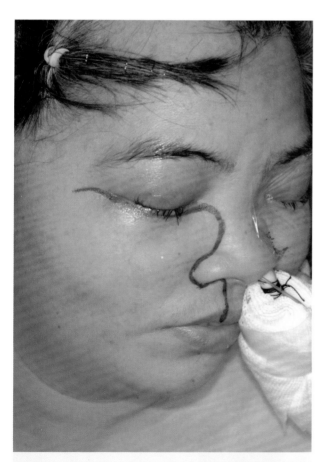

▲ 图 5-8　Weber–Fergusson 手术切口已经经过多次修改，以扩大手术范围至眶下缘和眶底

临床要点：应根据肿瘤的范围和手术方式确定上颌骨切除的面部切口。

上颌骨切除术也可作为治疗难治性或复发性疾病的一种补救措施。并发症包括出血、口鼻瘘、口上颌窦瘘、骨坏死、黏膜炎和张口困难。头颈部鳞癌患者也可能发展成继发性恶性肿瘤、复发性或难治性疾病或远处转移。

（二）颈部治疗

颈部 N_0 患者的治疗取决于原发病变的治疗和患者的一般情况。有三种主要的治疗策略，即选择性分期颈清扫、选择性颈部照射和密切观察。一般来说，当临床隐匿性转移的风险超过 15%～20% 时，口腔癌患者会进行选择性分期颈清扫[63]。硬腭和上颌牙槽肿瘤行选择性颈清扫术提示其转移率与其他口腔亚区的转移率相当（约 25%）。

临床上明显的淋巴结转移很少见[64]。针对 T_1 的硬腭和牙槽的鳞癌，可能不需要颈清扫。对于 T_2 期及以上的肿瘤，选择性颈淋巴结清扫术可能有一定的益处。针对 T_2 期肿瘤的观察和密切监测的研究表明，这种方法在特定的患者组中是可行的，但尚未证实其能使患者获益[65, 66]。这些癌症往往因治疗不足，颈部局部复发率增加[67-69]。颈部局部复发与预后较差有关，因此这些患者应强烈推荐行选择性颈清扫[70]。隐匿性转移的风险随着 T_3 期病变的增加而增加，在 T_4 分期中明显增加[71, 72]。对 T_3 和 T_4 期腭及上颌牙槽癌患者进行选择性颈清扫术，可提高无病生存率和总生存率[73-75]。

对于上腭癌和上颌癌行双侧选择性颈淋巴结清扫还是行同侧颈清扫的信息相对较少。硬腭和牙龈肿瘤有通向双侧咽后淋巴结的引流途径，也有包含 I B 和 II A 区淋巴结的引流途径[76]。在 Ramalingam 和 Ebenezer 的一项针对 24 例上颌区口腔鳞状细胞癌患者接受了手术和选择性的双侧颈清扫的研究中，发现只有一名患者在术后的病理检查中发现有双侧颈部转移（4.1%）[77]，尽管越过中线的晚期肿瘤可能有较高的双侧淋巴结扩散风险，但是还需要进一步的研究来评估双侧颈清扫术的益处。

> 临床要点：颈部局部复发与预后不良相关，因此晚期上颌癌患者应积极考虑选择性颈清扫。

（三）放射治疗

原发部位的术后放射治疗指征通常为 T_3 和 T_4 期原发癌、切缘阳性、肿瘤扩展至颊部、血管或神经周围浸润、淋巴结转移阳性，特别是淋巴结包膜外侵犯。当伤口开始愈合时，放射治疗可以在术后 3 周开始。此外，牙齿健康状况不佳的患者应尽早进行牙齿评估，以防止因所需的牙科治疗工作而延误放射治疗。上呼吸消化道肿瘤的术后放射治疗最好在术后 6 周开始，如果以最小的时间间隔来开始治疗，治疗效果似乎是最有效的。尚无前瞻性Ⅲ期临床试验比较首选手术与首选放疗对口腔癌治疗效果的差异。

> 临床要点：术后原发部位放射治疗的指征通常是 T_3 和 T_4 期原发癌、切缘阳性、肿瘤扩展至颊部、血管或神经周围浸润和（或）淋巴结转移阳性。

（四）化疗

化疗可以作为放射治疗的辅助手段。显微镜下切缘阳性和（或）包膜外侵犯（ECE）被认为是复发的高危因素。两项试验研究了在口腔癌术后放射治疗（PORT）中联用化疗的效果。Bernier 等学者的研究结果显示，在欧洲癌症研究和治疗组织（EORTC）试验的 22931 患者中，5 年内局部区域复发率减少 13%[78]；Cooper 等学者在放射治疗肿瘤组（RTOG）试验的 9501 名患者中，2 年内局部区域复发率减少 10%[79]。

> 临床要点：针对晚期疾病，在外照射治疗的基础上加上辅助化疗可以使 5 年内局部复发率降低 10%～13%。

（五）治疗后监测

患者应接受全面的头颈病史采集和体格检查，包括必要的镜检和纤维镜检查。治疗后第一年每 1～3 个月进行一次随访，第二年每 2～6 个月进行一次随访，第 3～5 年每 4～8 个月进行一次随访，5 年后每年进行一次随访。

建议在治疗后的 6 个月内对原发肿瘤和颈部进行治疗后的基线影像学检查，如果存在令人担忧或模棱两可的体征 / 症状、吸烟史或无法进行临床检查，则应进行影像学重新检查。对于有吸烟史的患者，应根据临床指示进行胸部影像学检查。对于接受颈部放射治疗的患者，应每 6～12 个月检查一次促甲状腺激素（TSH）。应根据需要与言语 / 听力和吞咽治疗师进行随访工作，并定期开展牙科评估，而且监测患者是否有抑郁症状。

六、临床病例

（一）病例 1

60 岁女性患者，有系统性红斑狼疮（SLE）和烟草滥用史（10 年吸烟史，5 年前戒烟），因右前上颌骨软组织肿块就诊。活检显示为 SCC，她接受了部分前上颌骨切除术并移植了皮肤。术后发现该患者存在持续性溃疡，活检为鳞状细胞癌残留，再次行手术切除至切缘阴性。在后续的 CT 影像学检查中，发现患者右侧鼻窦内有不规则的组织（图 5-9），PET 扫描显示该区域和颈部淋巴结中 $^{18}F-$ 脱氧葡萄糖（FDG）摄取较高，提示复发和区域性扩散。

治疗方法

该患者被确定为 $T_2N_2M_0$ 的Ⅳ期鳞状细胞癌，与病理科确认病理结果后，患者接受手术治疗，

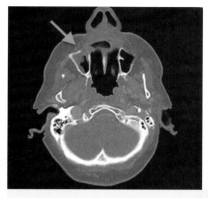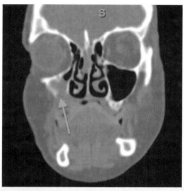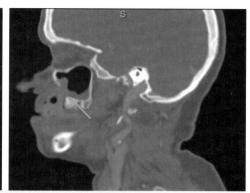

▲ 图 5-9　**CT** 扫描提示右侧上颌窦内不规则组织块，红箭标记肿瘤侵犯区域

进行双侧下颌骨下部切除术和双侧颈部 II A～IV 区的颈淋巴清扫术，在上颌骨切除术腔放置碘仿纱条支撑。术后手术切缘呈阴性，术后病理可见双侧淋巴结转移伴包膜外侵犯。患者术后恢复平稳后出院。术后安置了赝复体，并进行了放化疗。

在随访的 13 个月，发现有继发肺鳞状细胞癌，并接受放射治疗。手术后 18 个月，未发现局部复发或远处转移的证据。

（二）病例 2

55 岁男性患者曾遭受过外伤，偶然发现有硬腭病损，最初被认为是由于插管创伤。随访时，影像学显示硬腭后部肿块增强显像，无骨质破坏（图 5-10）。活检提示肿瘤呈鳞状细胞特征，未发现淋巴结转移。进一步的免疫组化染色显示 p63、

p40、CK5/6、CK7 阳性，RCA 阴性，确定为黏液表皮样癌。PET 扫描没有发现任何区域性或远处的摄取。

治疗方法

该患者最初分期为 $T_1N_0M_0$ I 期，对该患者进行了右上颌骨切除术，手术切缘阴性。在上颌骨切除术腔上放置碘仿纱条支撑。

第二天患者能流质饮食，顺利出院。最终病理证实为低级别多形性腺癌，无须进一步治疗。给患者安置了赝复体，并继续通过正畸医师进行后续调整。

（三）病例 3

80 岁，女性患者，不吸烟，诊断为左上颌骨鳞状细胞癌。患者最初症状为口腔疼痛，发现左

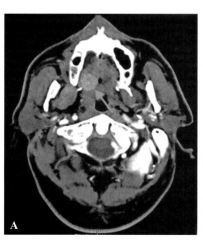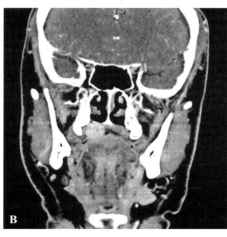

◀ 图 5-10　**影像学显示硬腭后部存在高信号肿块，无骨质破坏。红箭标记肿瘤肿块**

牙龈肿块。活检证实是高分化鳞状细胞癌。CT 扫描证实病灶侵犯左上颌窦壁（图 5-11）。

治疗方法

该患者分期为 $T_3N_0M_0$ Ⅲ 期，接受手术治疗切除。可见一外生性肿块，累及左牙槽嵴及龈颊沟和磨牙后三角上方的颊黏膜。该患者接受了左上颌骨切除和左颈ⅡA、Ⅲ 和Ⅳ区淋巴结清扫术，切除了肿瘤周围黏膜边缘的软组织，以达到手术切缘阴性。手术中移植一个中厚皮片覆盖在被切除的软组织缺损上，并放置碘仿纱条支撑。患者术后恢复平稳，入院后 2 天出院。最终病理显示手术切缘阴性，无神经周围或血管侵犯，无颈部淋巴结转移。患者无法进食流食，伴有轻

度张口困难（开口练习治疗），最后随访无复发现象。

七、结论

硬腭癌和牙槽嵴癌可通过手术联合 / 不联合术后辅助放疗取得满意的疗效。由于颈部局部复发率很高，甚至在 N_0 期患者中，除局部 T_1 期肿瘤无骨侵犯外，所有患者均推荐选择性颈清扫。T_3、T_4 期肿瘤、肿瘤扩展到颊部、切缘阳性、神经周围侵犯或多发淋巴结转移应采用辅助放射治疗，大多数患者治疗后可以获得满意的吞咽和言语的康复。

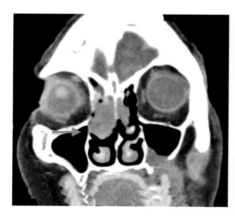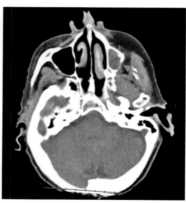

◀ 图 5-11　CT 扫描证实有一个病变侵蚀了左上颌窦壁。红箭标记肿瘤肿块

第6章 上腭和上颌骨的重建
Reconstruction of the Palate and Maxilla

Neal D. Futran **著**

汪　旭　蔡永聪　孙荣昊 **译**

李　超　盛健峰　任贤灵 **校**

一、概述

对肿瘤切除或严重创伤后面中部结构缺损进行重建具有重要的功能学和美学意义。软组织和（或）骨的不同程度缺损导致的唇、颊、眶周软组织的塌陷及腭部的功能丧失，都给重建外科医师带来了更高的挑战。此外，进食和语言功能也可能受损。常见的重建目标包括维持伤口的愈合，修复腭部以分离口腔和鼻腔，在摘除眼球、修复上颌骨及面部轮廓后，重建功能性牙齿的情况下支撑或填补眼眶（表6–1）[1, 2]。

表6–1　腭上颌重建手术的目的

伤口愈合
修复上腭以分离口腔和鼻腔
如有摘除眼球，应支撑眼眶或填补眼窝
填补上颌骨缺损
恢复面部轮廓
重建功能性齿列

放置上颌假体是一种传统可靠的充填上颌缺损的方法[3, 4]。假体能够使口腔/鼻腔恢复到隔离状态，两者的隔离是语言和吞咽功能所必需的基本因素。义齿有助于外观和咀嚼功能的恢复。与组织重建相比，假体充填手术的复杂度和手术时间更短。然而，假体康复有明显的缺点，患者可

能会因为一些原因而感到不满。语言和吞咽功能要用到上颌假体，并需要经常将上颌假体取出清洗以保持清洁卫生。操作上可能比较麻烦，在技术上也有困难，尤其是对老年人或只有单眼视力的人。由于义齿体积较大，残留牙列（质量和数量）不良，以及固位面不良或缺陷会导致渗漏和口鼻反流。虽然最初使用假体装置并不妨碍将来的组织重建，但从技术上来说，进行即刻重建比二次手术重建更容易。此外，即刻重建大的术后缺损，可以避免由于延迟重建期间面容毁损造成的心理和情绪上的巨大痛苦。

> **临床要点：**面中部假体修复有明显的缺点。面中部修复的目的是在不使用充填假体的情况下为患者恢复功能。

用各种血管蒂自体组织对这些缺损进行外科修复治疗可追溯到19世纪。von Langenbeck 在1862年描述了采用局部腭皮瓣修复小的缺损[5]，Gullane 和 Arena 在1977年再次进行了研究[6]，20世纪中叶开始使用鼻中隔、舌、脸颊、上唇、咽、鼻甲、前额和颈部等皮瓣修复较小的缺损[7]，这些技术大多数被20世纪60年代和70年代发展起来的带蒂肌皮瓣所取代[8, 9]。带蒂肌皮瓣通过提供血管化的体积大的组织来修复较大的缺损，但往往体积太大且柔韧性差。考虑到上颌骨

切除术后缺损的复杂解剖结构，这种重建方法并不理想。

到了 20 世纪 80 年代，微血管吻合技术的发展使游离组织移植成为可能，从而可以在不受局部带蒂肌皮瓣的位置和灵活性限制的情况下，使一期重建缺损的能力取得巨大突破。微血管吻合技术允许使用各种各样的供体组织类型，从而使外科医师能够为缺损订制重建的个体化皮瓣。软组织及骨的形状、体积和质量的各种细节均可纳入重建计划。已有报道各种游离组织皮瓣应用于重建上颌骨切除术后缺损，包括前臂桡侧皮瓣[10-13]、腹直肌肌皮瓣[14, 15]、腓骨皮瓣[16-19]、肩胛骨皮瓣[20-23]和髂嵴皮瓣[24, 25]。皮瓣的选择应由多种因素决定。面中部残余骨的数量、位置和质量，以及牙列和（或）承受义齿的牙槽弓在很大程度上决定了是否需要包含骨的皮瓣。

Coleman[26] 强调在处理面中部和眼眶缺损时功能性重建的重要性。理想情况下，在进行重建手术之前皮肤、软组织、黏膜和骨应与相应皮瓣的特征相匹配。血管蒂的长度，皮肤、肌肉和皮下脂肪的厚度，可用组织的体积、骨的耐用性和厚度以及供体部位的情况都是具体选择皮瓣的重要因素。

> 临床要点：面中部残余骨的数量、位置和质量，以及牙列和（或）承受义齿的牙槽弓在很大程度上决定了是否需要包含骨的皮瓣。

当只重建腭部的软组织时，如果有足够的牙齿和（或）固位面以提供稳定性，则传统义齿可以恢复咀嚼功能。然而，在许多情况下，单纯的软组织重建会导致上颌骨弓面较自然状态下更平坦，新牙槽骨轮廓变钝，龈颊沟和腭弓深度消失。这造成一个"蹦床"状表面，使重建的上颌骨功能差，无法保留义齿[9, 15]（图 6-1）。如果有足够的基础骨，骨种植体可能可以解决这个问题，但是用软组织重建较大的复合缺损，会牺牲

义齿修复的可能。上颌骨的游离软组织皮瓣重建应考虑针对那些留有足够的牙列咀嚼患者和（或）那些不希望进行更复杂的重建患者。

> 临床要点：软组织瓣可导致腭和新牙槽骨轮廓变钝，牙龈颊沟和腭弓深度丧失，导致义齿固位不良，影响口腔功能。

另外，骨重建可以部分保留三维骨嵴，在获得足够的骨量时，允许使用骨整合植入物获得功能性牙列[9, 18, 27, 28]（图 6-2）。目前还没有任何一种单一的重建技术可以实现上颌骨重建的所有目标。本章讨论恢复上腭和上颌骨形态和功能的方法和选择，以期最大限度地提高患者的生活质量。

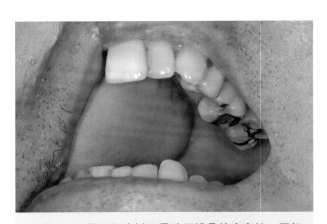

▲ 图 6-1 软组织皮瓣可导致牙槽骨轮廓变钝，牙龈颊沟及腭弓深度丧失。形成"蹦床"表面，重建的上颌功能很差，无法安放义齿

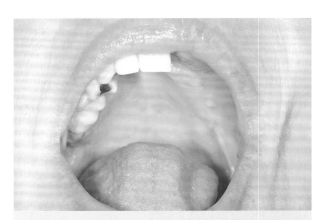

▲ 图 6-2 含骨游离皮瓣的重建可以部分保留三维骨嵴，允许骨整合种植体的放置

二、相关解剖

上颌骨作为颅底和咬合面之间具有支撑作用的结构，它能抵抗并吸收咀嚼力、锚定牙列、分离口腔和鼻腔、支撑头部和面部，并具类似肌肉组织的作用。

面中部的软组织由上颌骨支撑，上颌骨从美学方面为每个人提供了独特的面部外观，并成为个人的标志。由于肿瘤的不同形状和大小的影响，再加上复杂的手术解剖，广义的"上颌骨切除术"包含了从下方的舌到上方的前颅底为界的不同类型缺损，缺损范围可从一个小的口瘘或口鼻瘘到大的空腔。颧骨的颧骨隆凸为面部突出的关键，眼眶底板支撑着眼球，牙槽对牙列至关重要。如果这些区域切除后缺损则必须进行修复。上颌骨肿瘤很少局限于骨壁。因此，通常需要同时切除邻近组织的软硬腭、面中部和眼眶（图 6-3）。

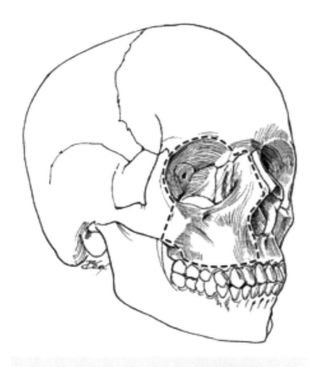

▲ 图 6-3　上颌骨切除后的缺损不仅仅局限于上颌骨的骨壁缺损。修复的时候还应同时修复软硬腭、面中部和眼眶的缺损

三、上颌骨缺损的评估及重建方案的选择

如前所述，在 20 世纪 80 年代，微血管技术的发展使游离组织皮瓣移植成为可能，从而可以在不受局部带蒂皮瓣的位置和灵活性限制的情况下，极大提高一期缺损重建的能力。这些技术允许使用多种供体组织类型，因此外科医师能够为缺损制订个体化皮瓣进行重建。软组织及骨的形状、体积和质量等各种细节均可纳入重建计划。皮瓣的选择应由多种因素决定。面中部残留骨的数量、位置和质量，以及齿列和（或）承载义齿的牙槽弓来决定是否需要带骨皮瓣。理想情况下，在进行重建手术之前皮肤、软组织、黏膜和骨应与相应皮瓣的特征相匹配。血管蒂的长度，皮肤、肌肉和皮下脂肪的厚薄，可用组织的体积、骨的耐用性和厚度以及供体部位的情况都是具体选择皮瓣的重要因素。具有足够骨储备以支持骨种植体的游离皮瓣可选择腓骨、髂嵴，有时也可选择肩胛骨。前臂桡侧游离皮瓣（RFFF）可能可以与骨成分一起取得，但是可用的骨的长度和宽度将其使用限制在不需要牙种植的前部小缺损。

> 临床要点：皮瓣的选择应由多种因素决定。面中部残留骨的数量、位置和质量，现存齿列和（或）承载义齿的牙槽弓。

四、上颌骨切除后缺损的分类

将各种可能的组织缺损简明扼要地分类，可能有助于集中讨论，缩小重建方案的选择范围，并比较术后结果。医学文献证明了这些解剖缺陷的复杂性，包含了几种分类方案[1-7]，但没有一种是普遍接受的。

在一个分类方案中，Brown 等[29, 30] 提出用独立的垂直和水平部分描述上颌骨切除术后的缺损。垂直方向（1～4 类）表示单侧缺损程度，重点是眼眶。在垂直方向 2～4 类中增加字母（a～c）来定义上颌骨切除术后水平方向的缺损，其中包括切除上腭和牙槽嵴的多少。因此，在这个系统中，10 种可能的命名可以描述出上颌骨切除的缺损。这种划分方法使得垂直部分会对美学效果影响较大，而水平部分则对功能影响更大。这种分类系统很好地融合了下方缺损（牙齿、咀嚼和咬合）和上方缺损（美学、鼻和眼眶支撑）。

另外，Cordeiro、Santamaria 和 Disa 描述了一个略有不同的四部分分类方案 [31, 32]，包括 1 型缺损（上颌骨部分切除术）包括 1～2 个壁的上颌骨，但不包括上腭。2 型缺损（上颌次全切除术）包括切除上颌弓、上腭、上颌骨前壁和侧壁，并保留眶底；类似 Brown 分类的 3 型缺损；（上颌全切除术）包括切除眶底在内的上颌骨的六个壁。在 3A 型缺损中保留了眼眶内容物，而在 3B 型中摘除了眼球。4 型缺损（眶上颌骨切除术），包括切除眶内容物和上颌的上方五个壁并保留上腭。这个分类系统能够评估表面面积 / 体积的需求、腭闭合的需要及眶重建的需要。他们开发了一种算法来确定重建每个特定缺陷的最优皮瓣。但这种分类方案的一个重大缺点是没有考虑牙科功能康复问题。

Triana 等 [15] 评价 61 例微血管游离组织瓣修复面中部缺损的效果。主要分型为上颌骨下方部分切除后缺损和上颌骨全切后缺损。前者按上腭缺损程度分亚组，后者按眼眶是否切除、颧弓和颧骨缺损程度分亚组。使用这种方法，对带骨游离组织进行移植的选择主要取决于腭和牙槽弓的缺失量以及剩余齿列的完整性。Brown[29, 30] 和 Cordeiro[31, 32] 随后提出软组织的问题。

另外一个有助于重建决策的方案是西奈山分类系统，它可以帮助进行重建的决策 [33]，它是根据缺陷在水平和垂直平面上的大小来确定的。其建立的标准是基于维持充填假体稳定的生物力学特性。没有一种分类方法可被普遍采用，但是外科医师可以在它们的指导下进行重建选择。一般来说，由于缺损涉及颧骨体和眶底，充填假体难

以达到相应效果。此外，由于失去牙齿的支撑作用，特别是在尖牙区和中线区域，临床决策倾向于利用自体组织进行重建。

> **临床要点**：一般来说，采用充填假体不能很好地处理颧骨体和眶底的缺损。

决定患者重建选择的具体因素，包括年龄、医疗条件、身体状态、手灵活性、积极性和家庭支持。肿瘤的生物学行为、切除肿瘤的可行性、切缘状态也决定了应该进行组织重建还是异体重建。重要的是要根据每个患者意愿结合重建外科医师和颌面修复医师综合意见来获得最佳结果 [34]。

> **临床要点**：当缺损累及尖牙区域并越过中线时，牙齿支撑作用受损，临床决策倾向于利用自体组织进行重建。

五、上腭缺损

涉及牙槽嵴、牙齿和周围黏膜的小缺损可用局部瓣覆盖，唇裂和腭裂文献中的许多技术也可运用于此 [35-37]。其中，腭岛状瓣就是一种多功能的可靠局部皮瓣，可覆盖 15cm² 的缺损 [6, 38]。该瓣以腭大血管为基础，可将其掀起并覆盖达 90% 的硬腭，并可在单一蒂的基础上旋转 180°。以下临床报道说明了重建的过程和长期的效果。

Marshall 等 [13] 报道了前臂桡侧皮瓣在重建腭中部深部缺损中的应用。在这 6 个病例中，证明了前臂桡侧皮瓣（RFFF）是理想的选择，因其可能具有在难以触及的面中部缺陷中进行轮廓化修复的能力。由于该皮瓣良好的柔韧性，还可以提供双重皮肤面，修复鼻底和腭缺损。同样，Genden 等 [27] 在 2003 年比较了 10 例应用 RFFF 进行上腭部重建的患者与应用充填假体修复缺损患者的满意度。两组患者均能恢复至饮食不受限，咀嚼和发音正常。两组人在外观、咀嚼和味觉方面的满意度得分相当，但在言语、舒适、便

利和社交方面，接受 RFFF 治疗的患者的满意度更高。

六、重建方案的选择

（一）上腭岛状瓣

有各种各样的颊黏膜瓣和腭瓣可修复这种缺损，而腭岛状瓣是修复单一上腭缺损的最佳选择。该瓣优点是柔韧性好，能轻松地旋转至缺损处，质薄能够显示出腭的轮廓，加上腭岛状瓣是一种黏膜骨膜瓣，能够提供一种良好的分隔，与邻近组织愈合稳固（图 6-4A 至 C），对于没有接受过放射治疗的小到中等大小的单一腭部缺损患者，腭岛状黏膜骨膜瓣是一种良好的初级重建选择。以单一腭大神经血管蒂为基础的供体组织可以旋转并安全地在硬腭上进行移位。与瓣相连的黏膜层是有效分离口腔和鼻腔的屏障。取腭岛状瓣可引起继发性缺损，会在 3～4 周内再黏膜化，但患者可以在术后 2～4d 开始经口进食（图 6-5）。

未过中线的上腭缺损可以很容易地用这种单一局部瓣修复。同样，需要切除上颌结节和同侧犬齿后牙列的腭后缺损也可以用腭岛状瓣重建。保留黏膜感觉有助于对食物的咀嚼和口腔传送，更重要的一点是腭岛状瓣覆盖这一缺损并不妨碍

组织支撑义齿的成功保留。

1. 手术技巧及注意事项

- 上腭岛状瓣的血供主要是腭大动脉和腭静脉，神经血管蒂在进入腭黏膜软组织前从腭孔穿出。

- 腭孔的后侧面由一根细的骨柱组成，可用直的骨凿将其折断，以使神经血管蒂从腭骨孔中释放出来，并在必要时提供更大的瓣旋转度。

- 设计瓣时，仔细对缺损进行评估是很重要的。瓣的尺寸设计应与缺损高度匹配，以防止冗余。当瓣旋转到位时长度会缩短 10%～30%，这一点十分重要。

- 在骨膜下平面掀起瓣，防止神经血管束损伤。瓣应由前向后提起，直至识别出腭孔。这样将提供最佳的长度和瓣的旋转。

- 瓣旋转到位时，应特别注意防止腭部血管蒂扭曲。

- 一旦旋转到缺损处，就可以用 2.0 缝线将瓣缝合到适当的位置。在某些情况下，可在硬腭的边缘钻小孔，以固定瓣的内侧部分。

2. 患者选择和围术期护理

供区几乎不需要护理。通常情况下，供区创面不需要敷料就能自行再生。患者可以开始进食 2 天的清流质饮食，再进行 2 天的浓汤饮食，然后进食 4 周软质饮食。应注意口腔卫生，一天

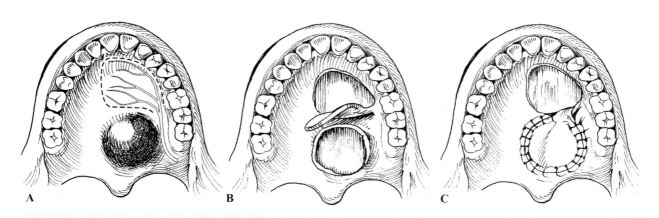

▲ 图 6-4　A. 腭部岛状瓣以腭大血管为基础；B. 腭部岛状瓣能够覆盖 15cm² 的缺损，并能覆盖 90% 的硬腭；C. 单蒂腭瓣可旋转 180°

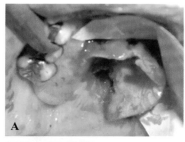
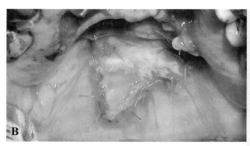

◀ 图 6-5　A. 32 岁的女性，因腭部低级别黏液表皮样癌切除上腭，以腭状岛状皮瓣重建缺损；B. 腭瓣置入缺损内并用可吸收缝线固定；C. 在愈合过程可放置腭充填假体来保护和修复供区；D. 术后 1 年，缺损愈合良好

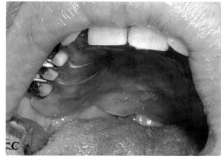
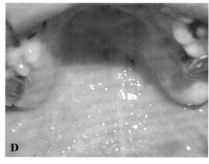

3 次和饭后用过氧化氢和水（50∶50）冲洗。疼痛控制通常不是大问题。供区的缺损通常不会引起疼痛，在 4～6 周的过程中，供区会重新上皮化。

腭侧岛状瓣的禁忌证少。但是，它不能用于小于 5 岁的患者和有放射治疗史的患者。5 岁以下的儿童腭部生长可能受到干扰。放射治疗的患者可能无法再生上皮，少数情况下还可能继发骨坏死。

> **临床要点：** 颌面修复医师可以制作一个简单的假体覆盖供区，在愈合过程中提高患者的舒适度。

（二）前臂桡侧游离皮瓣（RFFF）

RFFF 是涉及少量牙槽的广泛硬腭缺损的理想选择。当缺损太大不能用腭岛状瓣修复重建或有腭岛状瓣重建禁忌时应予以考虑。前臂桡侧皮瓣薄而柔韧，因此它符合天然腭的自然轮廓，同时硬度足够提供一个稳固的口鼻分隔。通常情况下，患者对重建的持久性感到满意。功能上，患者可以正常进食和说话，前臂桡侧皮瓣也不会影响义齿的固位或稳定性（图 6-6）。

对于寻求替代赝复体的患者，筋膜皮肤 RFFF 为重建大的腭部缺损提供了理想的供体组织来源。RFFF 的设计使皮面用于重新覆盖口腔上腭表面，同时皮岛旁另设的筋膜面可折叠提供鼻衬。血管蒂可通过下颌骨浅部或深部的皮下通道与面部血管进行吻合。我们的经验认为，这种重建方法是可靠且有效的，能够实现口腔和鼻腔的永久分离。对于无禁忌证的患者，这种腭部缺损修复的方法已成为我们的首选。

虽然使用充填假体可以成功地处理较大的腭部缺损，但需要保持口鼻卫生会带来很多不便，另外，饮食和交流时需要依靠假体，这些情况会降低患者的生活质量。用局部腭瓣、颏下岛状皮瓣或筋膜皮肤 RFFF 重建这些缺损的软组织，可为患者提供一期重建，从而不使用充填假体，也不会影响支撑表面义齿。

> **临床要点：** 前臂桡侧皮瓣菲薄柔韧，符合腭的自然轮廓，且足够坚硬，能可靠的分隔口鼻腔。

1. 手术技巧及注意事项

一旦评估好切缘并且确定缺损大小，应立刻准备用于微血管吻合的受区（译者注：原文

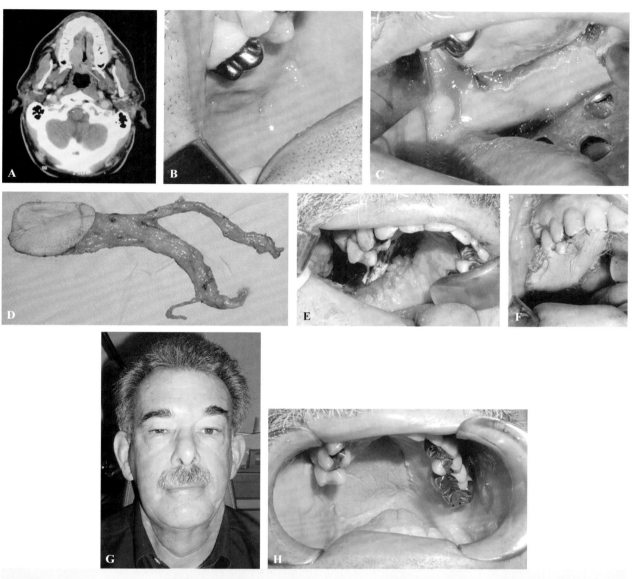

▲ 图 6-6　**A.** 63 岁男性，上颌骨透明细胞癌（红箭）轴位 **CT**；**B.** 口腔内肿瘤黏膜的外观；**C.** 缺损边界口腔内视图；**D.** 前臂桡侧皮瓣；**E.** 上颌骨缺损口内视图；**F.** 皮瓣嵌入口内视图；**G.** 术后 2 年面部前视图；**H.** 术后 2 年口内视图

供区 donor 可能有误，以后同）血管，同时建立从腭部缺损到受区血管的皮下通道。受区血管常为颈横动静脉或面动静脉，应进行解剖出来备用。

(1) 尽管优选皮瓣血管蒂位于下颌骨内侧，但是有时可以位于下颌骨外侧。这种情况下，应识别并保护下颌缘支，将血管蒂从神经深方通过可减少神经损伤的可能性。

(2) 如果血管蒂过长，面部血管可能不能提供理想的摆放形状。血管蒂的冗余可能导致扭结和血栓形成，因此甲状腺上动脉和颈外静脉或颈横系统可能是更好的选择。这些部位允许血管蒂直线移动，降低了扭结和血栓形成的可能性。

(3) 受区血管分离并创建皮下通道后，可以设计 RFFF 皮瓣。理想情况下应该使用模板进行设计，以便让皮瓣与缺损紧密匹配。多余的皮肤会影响最终的效果。皮面可用来修复上腭，与皮相对的筋膜可作为鼻底的衬里。

（4）在将皮瓣与腭部缺损缝合之前，应将皮瓣血管蒂减薄并修整多余脂肪，使血管蒂能够顺利通过皮下通道。将血管蒂穿过皮下通道后，放置在受区血管附近。

（5）前臂皮瓣可用 2.0 缝线缝合入腭部缺损，缝合后，随即完成血管吻合。

（6）在颈部的显微血管吻合处放置一根引流管。

2. 患者选择和围术期护理

手术后先通过鼻胃饲管进行肠内营养 5d，之后开始流质饮食 2d，浓汤饮食 2d，再进行软质饮食 2d 后开始正常饮食。如果担心术后重建腭部的压力过高，可以在术后立即放置鼻咽通气道（nasal trumpet）。应限制患者擤鼻涕，鼓励张开嘴打喷嚏，以防术后两周缝线过度紧张。

术后早期可能会出现流血、流涕和鼻塞。但 8 周内鼻底会上皮化，鼻内肿胀可消退。因此，患者鼻腔通气会得到改善。在治疗过程中，提倡鼻腔每天用盐水冲洗 8～10 次，以保持卫生和促进康复。

> 临床要点：该皮瓣应具有足够长度的蒂以达颈部血管，无须静脉移植。下颌骨冠状突切除术可以避免皮瓣血管在翼腭窝处受到的可能挤压。

（三）上颌骨下部切除术

当上颌骨缺损扩大到出现口腔上颌窦瘘或口鼻瘘时，封闭口腔变得至关重要。即便使用软组织重建进行口腔封闭也可以改善功能，包括改善口腔卫生、增加对不合适赝复体的耐受性、减少充填假体的尺寸和重量以及使口鼻永久分离。当有较大的缺损或者放疗后需要更健康的软组织的时候，带血管蒂的颞肌瓣可以发挥作用[39]，颞肌瓣可以穿过进行前后截骨的颧弓并切断喙突上附着而进入口腔，但是进入口腔的范围是有限的。

更可靠的前臂桡侧游离组织移植为修复这些缺损提供了更理想的选择。Futran 和 Villaret[40] 用前臂桡侧皮瓣修复了一系列前部弓形缺损，这些缺损需要薄而柔软的小组织。4 名患者均采用桡骨移植修复牙弓。虽然部分桡骨的骨量难以承受种植牙，但这些患者能使用传统义齿维持正常的饮食。此外，患者的语言功能接近正常，在没有上唇回缩的情况下，其美学效果可以接受。

Futran[16] 等学者报道了 27 名患者使用腓骨游离皮瓣修复缺损，包括不适合使用传统假体的腭部修复病例。本组包括 12 例单侧颌骨下份切除术、8 例双侧颌骨下份切除术和 7 例上颌骨全切除术伴眼眶保留术。选择这个皮瓣的主要决定因素是腭部缺损的大小。在颌面部修复专家确定没有足够的维持假体的平面时，选择腓骨瓣是因为它能够提供种植牙，又因血管蒂长避免了静脉桥接可能。除了 1 例外其余所有皮瓣均存活，并且有 4 例通过局部伤口护理成功治愈了伤口并发症。18 名患者进行了种植牙植入。颌骨下份切除术术后患者的美容效果由外科医师、患者和患者的伴侣一起评定，结果均为优良。通过电话全部患者都能清晰的交流。14 名患者能正常饮食，其余 13 名患者能流质饮食。Granick 等在利用游离的肩胛骨骨皮瓣进行修复，也获得了令人满意的效果[20]。

七、更多重建选择

（一）前臂桡侧皮瓣

前臂桡侧皮瓣能提供有限的皮质骨和柔韧的皮肤。虽然骨种植不适用于颌骨的重建，但它非常适合面积较小的牙槽骨腭部缺损，虽然此类情况临床上很少见，但有时一个孤立的前腭缺损可能会让重建外科医师为难。使用前臂桡侧骨皮瓣对前腭弓进行骨重建常可以为义齿提供必要的组织或种植支撑。

1. 手术技术及注意事项

（1）采用船型设计的带血管的皮岛可以包含多达 30% 的桡骨。

(2) 可以通过一系列的截骨术成形，这些截骨术可以用微型钢板或 25 号钢丝固定。

2. 患者选择与围术期护理

针对上颌前部超过腭部一半的缺损通常需要大量的骨性移植物，可以使用肩胛骨尖部骨质。然而，对于面积不足一半的腭表面的缺损需要较少的骨质修复，前臂桡侧骨皮供区是修复该缺损的理想选择，尽管桡骨不太适合用于种植牙，但骨移植可用于增强桡骨骨性结构以维持牙的种植。

围术期护理最重要的方面是在愈合过程中保持植骨的稳定性。我们让患者保持 4 周的流质饮食，以促进移植骨的愈合。

（二）腓骨游离皮瓣

适合保留眼眶边缘（可以支撑眼眶和眼眦）情况（图 6-7）。重建的重点应放在重建骨性牙槽上。任何带血管蒂的游离骨皮瓣都可以用来重建

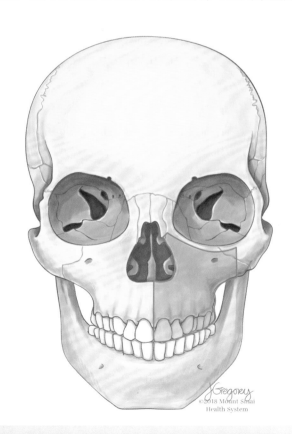

▲ 图 6-7　保留眶缘的半侧上颌骨切除缺损，保留了眼眶边缘的功能和面部外观

修复这个缺损，但是垂直部分的缺损显得不是那么重要。腓骨游离皮瓣是具有理想血管蒂长度的骨皮瓣，但其无法提供上颌骨表面修复所需的骨质。可以通过垂直向的髂骨块、肩胛骨或钛网与腓骨相互结合的方式来重建。

1. 手术技术及注意事项

(1) 半侧上颌骨切除术后缺损的最佳供体取决于垂直缺损的范围。在保留眶缘和颧骨的缺损中，可以使用腓骨、髂骨或肩胛骨作为供体。因为腓骨供体可以使两组手术同时开展，血管蒂也较长，所以是一个很好的选择。

(2) 腓骨应该从上颌骨切除术缺损的对侧腿上进行切取，使皮岛能够用来新腭的重建。

(3) 模板有助于皮瓣的设计和确定截骨的位置。

(4) 以标准的方式制取腓骨，其椭圆形皮肤组织量足够重建口腔腭部。

(5) 制取后，可以完成截骨并去除多余的骨质。

(6) 血管蒂长度可以通过解剖血管蒂和邻近的骨膜来延长。

(7) 移植骨可以固定在残余的内侧上颌骨和残余颧骨的游离缘。

(8) 皮岛应转位到腭部缺损处，以恢复口腔腭部。剩余的皮片可以向上翻转，重建鼻侧壁黏膜缺损。

(9) 在有明显垂直缺损的病例中，薇乔网可以用来桥接颌骨下份缺损和眶下缘之间的缺损。

(10) 在切除鼻泪管的情况下，重要的是进行泪囊鼻腔造口术（DCR），要么用 5.0 铬缝线使泪囊袋化，要么放置 6 周硅橡胶泪道支架。考虑手术时通常旷置泪囊，所以我们更倾向选择前一种手术方式。

2. 患者选择与围术期护理

重建后，我们将硅胶管口咽通气道放置在重建侧的鼻前庭。这有助于支持鼻气道和促进愈合。在非放射治疗的患者中，我们在第 5 天开始流质饮食，而且在 6 周内限制患者在手术侧咀嚼。在接受放射治疗的患者中，我们通常根据组织情

况将流质饮食推迟到第 7～10 天。

> 临床要点：必须注意血管蒂穿过通道进入颈部的空间位置，必须有足够的空间防止血管打折或扭曲而导致的皮瓣坏死。

八、保留眼眶的上颌骨全切除术

除了修复口腔功能的重要任务外，重建下眼眶壁和颧骨也至关重要。如果没有足够的眼眶支撑，可能导致眼球内陷、眼球下陷和复视。因此，与切除眼眶内容物相比，这个缺陷的重建任务在技术上更具挑战性。

最初，需要软组织的体积来重新填充以恢复面中部轮廓。Shestak[41] 等使用背阔肌皮瓣来填充腭部并实现了美学上令人满意的面部和脸颊软组织的重建效果。腹壁和股前外侧皮瓣具有相似的皮瓣属性和相似的术后效果[14, 15]。包含筋膜或皮肤的移植可以减少不可预测的无神经肌肉瓣的萎缩（30%～70%）。然而，这些软组织重建并不包含眼眶、颧骨和牙槽骨这类上颌骨骨骼的修复。

Cordeiro 及其合作者利用该项技术对 46 名患者进行了面中部重建[42]。46 名患者中有 43 名患者能自由进食或软性饮食。只有 15 名患者有可用的假体，但作者认为假体并非帮助咀嚼功能的必要条件。Futran 还成功地使用颅骨移植联合腹直肌或背阔肌肌皮瓣修复了 8 例颧骨和眶底缺损（图 6-8）。

带血管的骨皮瓣比无血管化的骨移植具有更好的抗感染能力，并能更好地保持骨容量。对于保留眼眶的上颌骨全切除缺损，肩胛下皮瓣系统虽然技术上更为复杂，但可能在皮瓣重建方面具有最大的通用性[21, 22]。用肩胛外侧（由旋肩胛动脉供血）代替下牙槽弓，用肩胛下角（由胸背动脉角支供血）代替眶底和眶缘，非常适合于这种重建。胸背动脉供应背阔肌，可部分或全部获取以满足广泛的软组织重建需要。此外，两个皮岛中的每一个皮岛都可以独立旋转。在 Triana[15] 等

的系列研究中，10 名患者使用了基于血管肩胛下系统的各种皮瓣来重建上颌骨切除术后的缺损。其中 4 名患者可以使用骨种植体进行牙齿和（或）眼眶修复。

Miles 和 Gilbert 提出了关于肩胛下角骨肌皮瓣修复上颌骨切除术后缺损的一个重大创新[23]，这种皮瓣的形状允许水平方向修复腭部或垂直方向重建眶颧部缺损（图 6-9A 和 B），附着的肌肉填充上腭。与传统肩胛骨皮瓣相比，其拥有更长的血管蒂，以减少静脉移植的可能。

肩胛骨可能并不总是适用于骨种植体。肩胛下系统的另一个缺点包括无法在手术根治肿瘤的同时获取软组织皮瓣，难以将骨定向重建眼眶、颧部和牙槽，以及相对较短的血管蒂长度。

与颌骨下份切除术中的应用类似，多个病例研究都描述了腓骨瓣，它具有优良的骨储备和柔软的皮岛，可用于口腔内和（或）皮肤修复重建[16-18]。Futran 等[2] 描述了血管化腓骨皮瓣在 7 例上颌骨全切除和眼眶保存患者中的应用。可以获得上下骨支撑的作用，但由于面中部较为平坦，患者的外形美观尚可。相反，1 例腓骨瓣失败的患者最后使用了赝复体，其外形效果反而不佳。几乎所有这组患者都放置或计划放置骨种植体，腓骨的植骨量比肩胛骨更具可靠性，提示腓骨比肩胛骨更适合这种缺损，尽管肩胛骨修复在面容外形上具有诸多的优势。

髂骨游离皮瓣为腭部和上颌骨重建提供了良好的骨源。Brown[24] 应用该皮瓣修复重建 3 名患者，皮瓣功能良好。单块骨质可以修复牙槽骨、颧突和眶下缘。上颌骨使用这种皮瓣修复重建的缺点是其潜在的体积过大、骨和血管蒂长度相关的软组织活动受限及供区并发症。Genden 等[25] 用这种皮瓣修复了 6 例腭上颌的广泛缺损，获得了完整的口牙修复重建。

（一）股前外侧、腹直肌或背阔肌游离皮瓣

1. 手术技术及注意事项

(1) 皮瓣的选择基于外科医师的偏好和患者

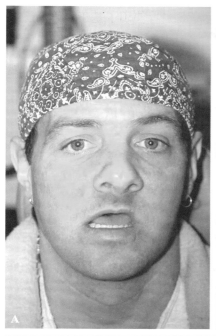

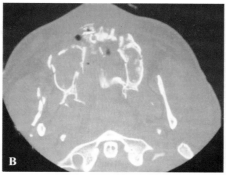

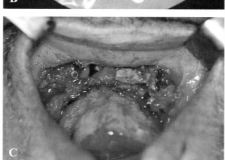

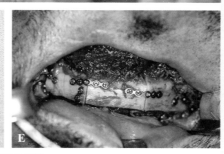

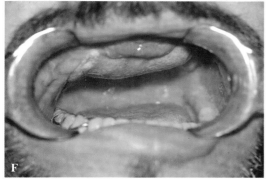

◀ 图 6-8　A. 一位 32 岁男性，在严重的中面部外伤后 8 个月后，因抗生素治疗无效而出现骨髓炎和骨坏死，需要上颌骨切除；B. 轴位 CT 显示面中骨缺失；C. 口内缺损伴暴露的上颌骨和肉芽组织；D. 腓骨游离皮瓣形成颌骨下份和牙槽；E. 腓骨嵌入；F. 术后 3 个月观察口内结果

体质，但都有要满足缺损修复目的（图 6-10）。

（2）股前外侧皮瓣有较少的潜在并发症，最容易两组手术同时开展。

（3）以标准的方式制备皮瓣，使用有效的缝合线将软组织悬吊固定在上颌腔中。

（4）每一个皮瓣都有一个足够长的血管蒂到

达颈部而不需要静脉桥接。

（5）为了改善眶颧部轮廓和支撑，可以使用颅骨移植和（或）钛网，然后用皮瓣包绕覆盖。

2. 患者选择与围术期护理

标准的伤口和皮瓣护理。术后第 5 天开始口服营养液。皮瓣供区以标准的方式护理。

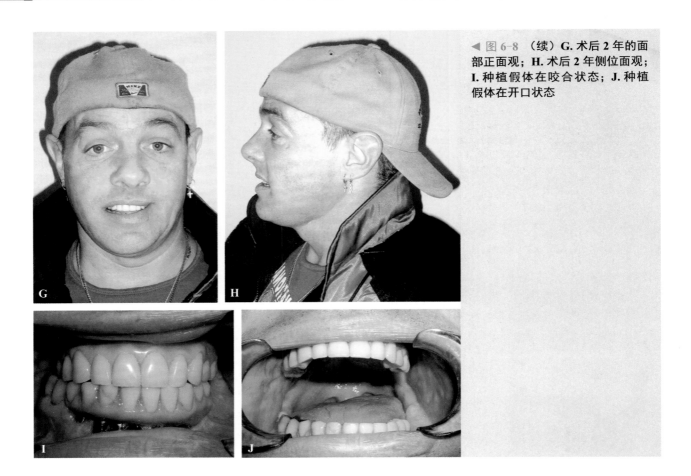

◀ 图 6-8 （续）G. 术后 2 年的面部正面观；H. 术后 2 年侧位面观；I. 种植假体在咬合状态；J. 种植假体在开口状态

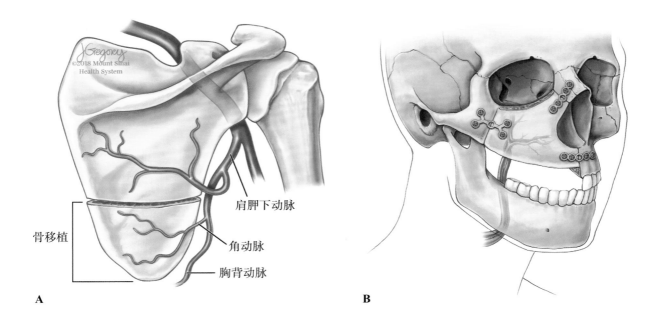

骨移植

肩胛下动脉

角动脉

胸背动脉

A

B

▲ 图 6-9　A. 肩胛骨尖可提供由角动脉滋养的血管化移植骨，这个移植物可以用来重建上颌骨；B. 移植骨可以垂直或水平放置。在这个图中，移植物被垂直放置以重建缺损的垂直部分

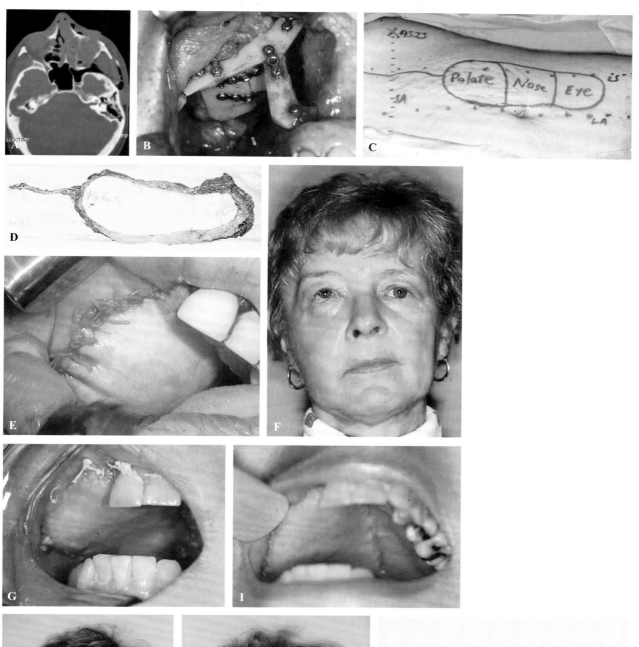

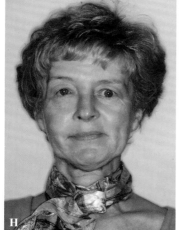

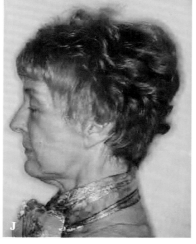

▲ 图 6-10 **A.** 57 岁女性上颌窦内侧壁黏膜黑色素瘤的 CT 表现；**B.** 颅骨移植用于重建上颌骨缺损的眶底和颧骨；**C.** 腹直肌游离皮瓣的设计，将被分成三个部分：腭、鼻、眼；**D.** 腹直肌游离皮瓣；**E.** 颅骨移植物周围的软组织；**F.** 术后 3 周前视；**G.** 术后 3 周的口内观；**H.** 术后 18 个月的正面观；**I.** 术后 18 个月的口内观；**J.** 术后 18 个月的侧面观

临床要点：上颌骨残端可钻孔，直接固定皮瓣的深部，以保持组织位置。由于这些皮瓣会有一定程度的萎缩，因此缺损的过矫率应高达 30%。

（二）腓骨游离皮瓣

见上文。

（三）髂骨肌骨瓣

1. 手术技术及注意事项

(1) 皮瓣以标准的方式制取。

(2) 一般情况下，只有腹内斜肌用于覆盖腭部，没有皮岛。

(3) 选择与血管吻合同侧的髋部，使得骨的固定方向正确，软组织的扭转最小。

(4) 制作上颌骨缺损模板，置于髂骨上便于获得理想的外形。

(5) 用小型钢板将髂骨嵴固定到残留的上颌骨上，需要仔细关闭供区，通常用网片重建腹壁以防止疝的形成。

(6) 肌肉可以在口腔内黏膜化，不需要皮肤移植。

2. 患者选择与围术期护理

(1) 标准的伤口和皮瓣护理。

(2) 术后第 5 天开始流质饮食。

(3) 供区以标准的方式管理。

临床要点：必须小心皮瓣蒂穿过通道进入颈部的位置，必须有足够的空间防止血管打折或扭曲，从而导致瓣坏死。此瓣的血管蒂较短，外科医师必须为静脉桥接做好准备。

（四）肩胛骨游离皮瓣

肩胛骨皮瓣是重建上颌骨切除缺损的一种选择，根据缺陷的范围和位置，可以使用多种术式。肩胛骨下角或肩胛骨外侧缘可以垂直放置，以处理牙槽缺损和上颌骨垂直部分缺损。在通常

情况下，与供区相关的皮岛组织量较厚，不太适合重新塑形腭部。因此，小圆肌可以被制取并用于重塑腭部缺损。由于小圆肌没有上皮细胞，它依赖于邻近的黏膜使腭黏膜化，这个过程通常需要 6～8 周才能完成。曾接受过放疗的患者口腔的黏膜化过程并不稳定可靠（图 6-11 至图 6-14）。

1. 手术技术及注意事项

(1) 肩胛骨供区为修复上颌骨切除术后的垂直骨缺损提供了一个很好的骨替代源。皮瓣应与小圆肌或皮岛一起切取，以使重塑腭部（图 6-15 至图 6-18）。

(2) 静脉吻合可能需要静脉桥接，动脉蒂则可以采用胸背动脉逆流方法来延长。

(3) 截取肩胛骨时，应向内侧延伸截骨以获得足够的骨量，重建垂直缺损。

(4) 制备后应进行截骨调整，以匹配鼻孔和眶缘。

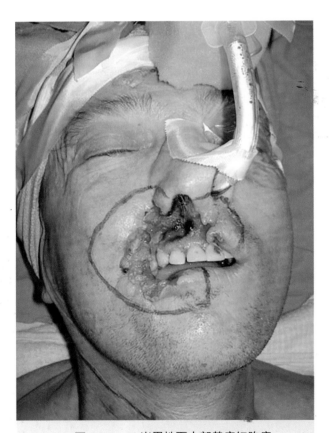

▲ 图 6-11　**64 岁男性面中部基底细胞癌**

（5）上颌内侧缺损游离缘、鼻缺损游离缘、颧骨外侧游离缘进行三点固定。

（6）小圆肌或皮岛可转位进入口腔，重塑腭部和鼻侧壁。

2. 患者选择与围术期护理

肩胛骨为眶缘切除的半上颌骨缺损提供了良好的骨源。这个皮瓣设计的难点在于皮瓣的厚度，根据患者的体质，皮岛可能太厚，无法进行

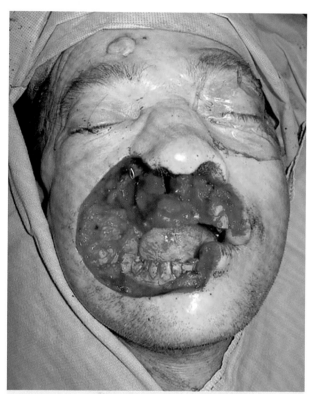

▲ 图 6-12　手术缺损包括上颌骨、颊黏膜、上下唇

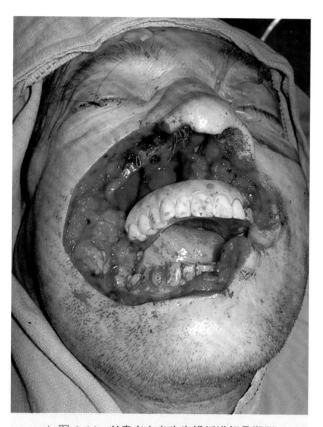

▲ 图 6-14　以患者上义齿为模板进行骨塑形

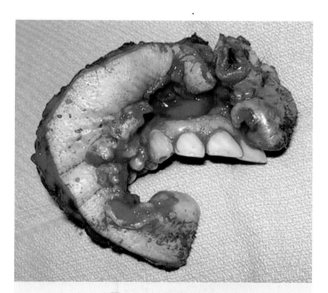

▲ 图 6-13　手术切除标本

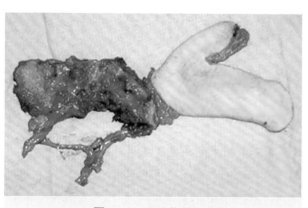

▲ 图 6-15　肩胛骨骨肌皮瓣

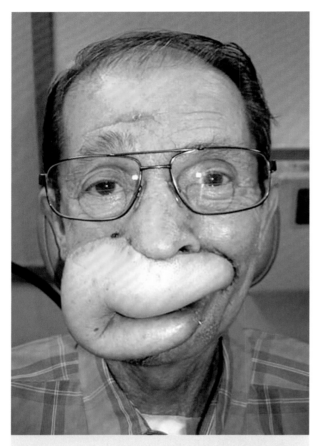

▲ 图 6-16　术后 6 周，观察放射治疗前的外貌

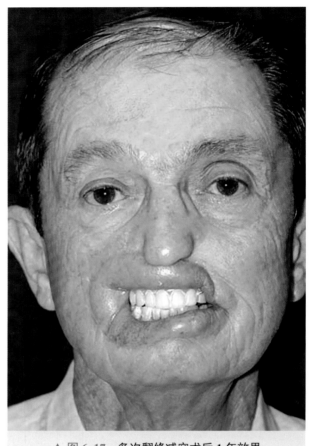

▲ 图 6-17　多次翻修减容术后 1 年效果

合适的腭部重塑。在这种情况下，我们建议使用类似于髂嵴供体部位使用内斜肌的方法采用小圆肌。虽然肩胛骨的供区不能同时开展两组手术，但我们发现这个供区是上颌骨切除伴眶缘切除的理想供区选择。

（五）肩胛下角游离皮瓣

1. 手术技术及注意事项

(1) 以标准的方式制备皮瓣。

(2) 患者需要处于侧卧位，否则很难同时开展两组手术。

(3) 比标准肩胛骨瓣两手术组有更多的空间。

(4) 通常该皮瓣不带有皮岛，周围的肌肉则用于填充软组织缺损并重塑上腭。

(5) 皮肤移植并不是必须，因为肌肉会在口腔内黏膜化。

(6) 通常情况下只能恢复水平或垂直部分的骨缺损。

(7) 用小型钢板将肩胛骨固定到残留的上颌骨上。

(8) 必须仔细关闭供区，但残余肌肉不需要固定在残余肩胛骨上。

2. 围术期处理

标准的伤口和皮瓣护理。术后第 5 天开始口服营养液，以标准的方式护理供区。

（六）带腹内斜肌的髂骨游离瓣

1. 手术技术及注意事项

详见图 6-19 至图 6-25。

(1) 以标准的方式制取游离瓣。

(2) 臀部下方放置一个小毛巾卷，以突出髂骨嵴。

(3) 使用与缺损同侧的髋部来定位血管，骨

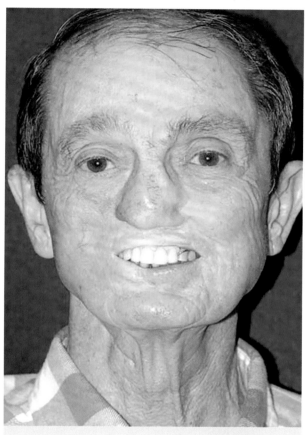

▲ 图 6-18　进一步组织轮廓修复调整术后 2 年的外形

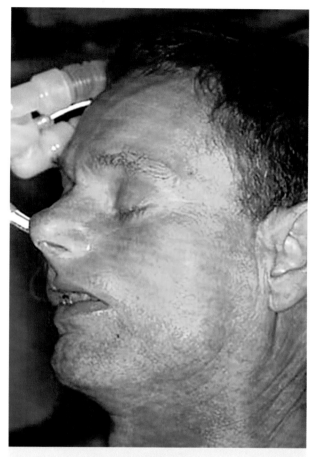

▲ 图 6-19　一位 59 岁男性患者，15 个月前因鳞状细胞癌接受左上颌切除术及术后放射治疗。对上颌修复假体不满意，选择髂骨嵴游离皮瓣修复

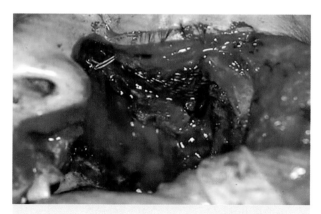

▲ 图 6-20　前述的 Weber-Ferguson 切口翻开显示上颌缺损，眶底使用钛网重建，并对其进行了修改调整以支撑眼眶后部

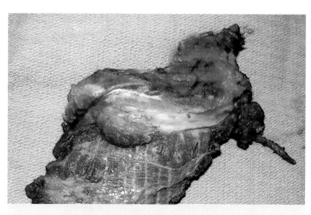

▲ 图 6-21　带腹内斜肌的髂骨骨肌皮瓣

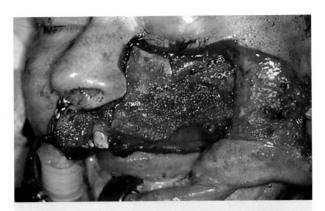

▲ 图 6-22　采用外科锯修剪和调整髂骨来重建左上颌骨

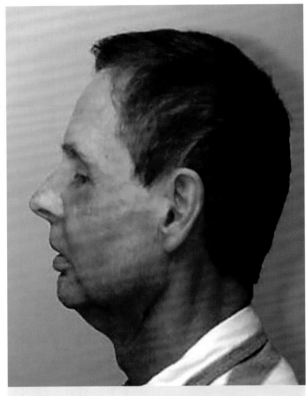

▲ 图 6-24　术后 6 个月外形的侧面观

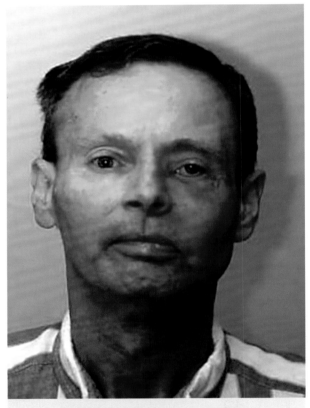

▲ 图 6-23　术后 6 个月的正面观效果

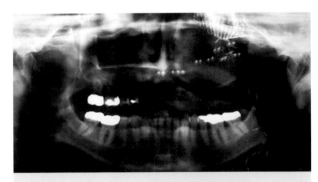

▲ 图 6-25　术后 6 个月全景 X 线片

肌瓣不带皮岛，携带腹内斜肌用来重塑腭部。

（4）不需要植皮，因为肌肉会在口腔内黏膜化。

（5）制作上颌骨缺损模板，在髂骨上比对以制取形态和大小合适的骨质。

（6）用小型钢板将肩胛骨固定到残留的上颌骨上。

（7）仔细关闭供区部位是重建腹部各层的必要条件。

（8）术中使用疝网来减少疝形成的风险。

2. 围术期处理

标准的伤口和皮瓣护理，术后第 5 天开始口服营养液，以标准的方式进行供区的术后管理。患者需要在辅助工具（助行器、拐杖）的帮助下行走 4～6 周。

临床要点：由于髂骨瓣血管蒂较短，50%以上的病例需要静脉移植，外科医师应做好静脉移植的准备。

（七）眶内容物摘除的上颌骨全切除术

当肿瘤切除范围从舌背侧延伸至眶上缘时，重建的选择取决于残留的牙列数量。如果保留足够的牙齿和牙槽弓，则可以使用假体。假体的使用范围涵盖了从口腔到眼眶的整个缺陷，随着时间的推移，面颊会萎缩，贴合性变差，并且会出现无眨眼、无表情的漠视现象。Cordeiro[31, 32] 小组提出的一个更好的修复方法是用一个假体和一个巨大的肌皮瓣（如腹直肌）来修复上腭和牙槽弓，以填充包括眼眶在内的面中部缺损。这一复杂的重建使得 46% 的患者获得了良好的美容效果，77% 的患者语言正常或接近正常，54% 的患者能够进食软食。为了获得眶下和颧骨区域以及牙槽弓的足够骨体积，可以使用上述任何一种骨质，但必须制取足够的软组织来填塞和（或）边缘修复眶部缺损，与颅内有交通的情况下，颅底也必须密封。

Chepeha[10] 等概述了 19 例眼眶缺损患者的眼眶修复方法。使用前臂骨皮瓣修复涉及眶内容物摘除和小于 30% 眶周骨缺损患者。相比之下，只有眼眶内容物摘除的患者使用了前臂筋膜皮瓣进行重建。最后，对于根治性眶内容物摘除同时切除外部皮肤和颧骨支撑的病例，作者使用了肩胛骨骨皮瓣，在随访 4 个月以上的 16 名患者中，有 10 例面部轮廓轻微或无畸形，8 例经常外出参加社会活动，9 例术前有工作的患者中有 5 例

已复工。研究者认为自体组织重建眼眶具有一定的优势，包括耐久性更长、缺损最小、避免了补片或假体可能产生的意外移位，将他人的注意力引向另一侧正常有功能的眼而不是静态的眼部假体。此外，当眼睑和眼轮匝肌未切除时，可将眼睑缝合在一起，从而使肤色匹配，并保留包括眨眼反射在内的面部表情。

九、结论

目前重建手段可靠可预测，能够满足上颌重建的基本功能和美学目标。此外，联合使用显微血管游离组织移植、局部皮瓣和（或）颌面部假体可能比单一方法的效果更为理想。与仅用假体修复相比，对使用组织重建患者的严格评估已经证明了这项手术的价值 [2, 27, 30, 34]。现有技术需要解决的局限性问题包括需要修复鼻窦腔、用黏膜而不是皮肤来替代黏膜，以及更精确地复制面中部骨以及其软组织覆盖物和附着牙列的复杂结构。在多种类型的缺损中种植体作为不可或缺的一部分，可以最大限度地保留多种类型的颌面假体，特别是能够满足长期的功能需要。很明显，在所有病例中没有单一的组织瓣或技术能够有效地重建面中部缺损。应根据每个特定缺损的骨质和软组织需要、残留组织的义齿支撑能力和可选用的赝复体来选择重建方法。为了获得长期的功能性和美学上的满意效果，面中份重建需要精心的计划，需要在根治性切除、修复重建、牙种植和放疗等多个专业之间进行多学科合作。无论何时，技术的复杂性应该始终与患者的期望目标以及缺损的具体情况相匹配。

第7章 咽侧壁癌及软腭癌的治疗

Management of Carcinoma of the Lateral Pharynx and Soft Palate

Ashley M. Nassiri　Krystle A. Lang Kuhs　Alexander Langerman　**著**

苗素生　**译**

毛雄辉　**校**

一、咽侧壁

（一）概述

近年来，咽侧壁癌发病率的上升已经成为一个重要的公共健康问题。随着与人乳头状瘤病毒（HPV）相关的口咽癌病例的增加，促使人们更加重视该病的发展过程以及开展可以改善预后和降低发病率的治疗技术。本章将讨论该病的流行病史、对患者的护理建议以及该领域的发展现状和未来展望。

（二）病因学及危险因素

口咽部 90%～95% 以上的肿瘤是鳞状细胞癌（SCC），其余为小涎腺肿瘤、恶性黑色素瘤、肉瘤、淋巴瘤、浆细胞瘤和其他罕见肿瘤[1]。咽侧壁 SCC 的病因可分为两大类，第一类是 HPV 相关型，第二类是 HPV 无关型。在发现 HPV 相关型之前，咽侧壁癌特别是扁桃体癌的发生与吸烟和饮酒的关系最为密切。这些危险因素是独立的、剂量依赖并且相互协同的，类似于其他上呼吸消化道癌症[2, 3]。重度吸烟者（定义为每天吸入超过 30g 烟草，约 30 支），罹患口咽癌的风险是正常人的 15 倍，重度酗酒者（定义为每天摄入超过 160g 乙醇，约 10 杯），会使患口咽癌的风险增加 70 倍[4]。当在同一患者中发现这些危险因素时，这些因素会具有多重协同作用[5]。减少或停止吸烟和（或）饮酒会使这些因素的致病风险随着时间的推移而降低。Marron 等发现，戒烟 4 年后，头颈癌的患病风险降低了 30%，戒烟 20 年才能达到非吸烟患病风险水平[6]。同样，戒酒达 20 年后患病风险才会降低达到从不饮酒的患病风险水平。因此，头颈癌的专家必须抓住任何机会来鼓励具有这些危险因素的患者及早戒烟和戒酒。

> **临床要点**：重度吸烟者（约 30 支 / 天）患口咽癌的风险是正常人的 15 倍，而重度酗酒者（约 10 杯 / 天）患口咽癌的风险是正常人的 70 倍。

虽然在欧洲和美洲很少见与咀嚼槟榔（槟榔、烟草和槟榔叶的混合物）相关的口咽癌，但在亚洲并不少见[7]。咀嚼槟榔会使头颈癌的患病风险增加 7～8 倍。

在过去的数十年里，HPV 作为一种 DNA 病毒，在头颈癌，主要是口咽鳞癌的发生发展中发挥着越来越大的作用[8]。HPV 在口咽鳞癌中的致病作用已在多个研究中得到了充分的证实[9-12]。HPV 通过产生 E6 和 E7 致癌蛋白并发挥效应，引发鳞状细胞向恶性转化[13]。可引起癌变的高危 HPV 基因型包括 16、18、31 和 33。HPV16 是与

HPV 相关的 SCC 最密切的病毒类型，约 90% 的 HPV 相关肿瘤与之有关[14]。

口腔部位感染 HPV 是 HPV 相关口咽癌发生发展的最重要危险因素。感染高危 HPV 亚型（HPV16）的患者罹患口咽癌的风险增加了 14 倍以上[15]。口腔部位感染 HPV 的危险因素包括年龄的增长、男性、性伴侣数量的增加以及每日吸烟数量的增加[16-18]。

尽管医师在教导患者以及诊断 HPV 相关疾病的方面发挥着重要作用，但研究表明当讨论涉及有关性方面的危险因素时，对医师和患者来说都是相对困难的[19, 20]。作为医师，规范诊疗和强调积极的预后是教导和预防患者产生自责和内疚感的关键[21]。患者的常见问题包括罹患和传播 HPV 相关癌症的机制[22]。患者应该被告知 HPV 感染被认为是一种性传播疾病，但传播途径还包括诸如唇吻之类的行为，并且可能在明确诊断之前已经感染了多年甚至数十年。与 HPV 相关的口咽癌患者也应该被告知，尽管 HPV 是通过性活动传播的，但与普通人群相比，伴侣的口腔 HPV 感染率并未增加[23]。

> 临床要点：在面对新确诊的 HPV 相关疾病的患者时，重点是要强调良好的预后，这是防止患者产生自责或内疚感的关键。

（三）流行病学

传统意义上，咽侧壁癌诊断年龄最常见是在 70—80 岁，然而，最近与 HPV 相关的疾病已经改变了这种流行病学的趋势。由 HPV 感染引起的口咽癌特别是扁桃体 SCC，其发病率在发达国家的许多地区中迅速上升[24-30]。自 20 世纪 80 年代末以来，美国被认为是这一流行病的中心区域，与 HPV 相关的口咽癌发病率增加了 200% 以上[30]。相反，在同一时间段内，与 HPV 无关的口咽癌的发病率下降了 50%[31]。据目前估计，在美国诊断出的所有口咽癌中，HPV 感染所占比例超过 75%。

> 临床要点：据目前估计，在美国诊断出的所有口咽癌中，HPV 感染所占比例超过 75%。

这种流行病主要发生在 60 岁以下的男性身上，美国成年男性与女性的发病率分别为每 10 万人中平均 7.3 和 2.2 人患病[32]。一项关于美国人口中（14—69 岁）口腔 HPV 感染的全国性大型研究发现，男性的口腔 HPV 感染率明显高于女性（分别为约 10% 和约 4%），1.6% 的美国男性口腔有高风险 HPV16 感染，而女性只有 0.3%。口腔 HPV 感染率在年龄上呈双峰分布，30—34 岁为第一高峰，60—64 岁为第二高峰。

据预测，与 HPV 相关的口咽癌的发病率可能在未来十年中继续增加[33]。尽管自 21 世纪中期以来，高效的预防性 HPV 疫苗已经向公众提供，但预计到 2060 年，在第一批接受 HPV 疫苗的人群到达中年之前，HPV 疫苗不会减缓 HPV 相关口咽癌患病率的快速增长。同样，尽管有高效的疫苗，但美国国内的疫苗接种率较低，HPV 相关的口咽癌在未来可能仍然是一个重要的问题[34]。

> 临床要点：口腔 HPV 感染率在年龄上呈双峰分布，30—34 岁为第一高峰，60—64 岁为第二高峰。

二、咽侧区解剖

咽侧区主要包括位于口咽后外侧的腭扁桃体区（图 7-1）。扁桃体是卵圆形的淋巴结构，包裹在扁桃体窝内的纤维鞘内。扁桃体前、后分别以腭舌肌和腭咽肌为界。扁桃体窝的上缘与软腭相连，下缘形成舌腭沟，侧缘与磨牙后区、舌根和咽上缩肌相连。颊咽筋膜位于咽上缩肌的侧面和深处，此筋膜平面是阻止癌症扩散的重要屏障。

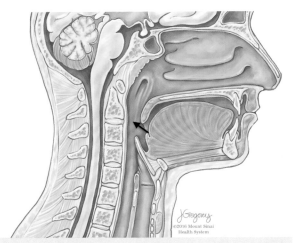

▲ 图 7-1　咽侧区相关解剖结构图
咽侧区主要包括位于口咽后外侧的腭扁桃体区（黑箭）

该区域的血液供应由 4 条扁桃体动脉的分支提供，包括咽升动脉、腭升动脉、舌背动脉、腭降动脉。扁桃体周围静脉丛将扁桃体的静脉引流到舌静脉和咽静脉，最后到达颈内静脉。舌咽神经和腭小神经的扁桃体分支分布于腭扁桃体和咽侧部。扁桃体由淋巴组织构成，淋巴组织的隐窝内有特殊的上皮细胞[35]。有人认为扁桃体特殊的隐窝结构与 HPV 引起扁桃体细胞恶性转化有关，但确切的机制尚不清楚[36]。

（一）病理学

口咽部 90%～95% 以上的肿瘤为鳞状细胞癌（SCC），其余为小涎腺肿瘤、恶性黑色素瘤、肉瘤、淋巴瘤、浆细胞瘤和其他罕见肿瘤[37]。鉴于与 HPV 感染相关的人口数量迅速增长，我们将把讨论的重点放在这些肿瘤的病理学评估上。考虑到与 HPV 相关的口咽癌在病因、临床表现和预后上与 HPV 无关的口咽癌不同，所以建议对所有切除的口咽 SCC 进行常规 HPV 检测[38]。重要的是，组织学评估必须有能力从可以驱动致癌过程的生物学相关的 HPV 感染中鉴别出暂时性的（与生物学无关的）HPV 感染[39]。

目前认为，肿瘤中检测出 HPV 癌蛋白 E6 和 E7 的表达是 HPV 感染并存在转录活性（临床相关）的最佳证据，这可能是肿瘤发展的驱动因素。因此，在实验室中检测到高危 HPV E6/E7 的信使 RNA（mRNA）的表达被认为是金标准，也是测量其他 HPV 检测手段的敏感度和特异性的方法。然而，这种方法在技术上很难实现，其应用也主要局限于有目的性的研究。

> 临床要点：目前认为，肿瘤中检测出 HPV 癌蛋白 E6 和 E7 的表达是 HPV 感染并存在转录活性的最佳证据。检测到高危 HPV E6/E7 的信使 RNA（mRNA）的表达被认为是鉴定 HPV 与癌症相关的金标准。

在临床中，常用的检测肿瘤 HPV 状态的方法有 HPV-DNA 检测、p16^{INK4a} 免疫组织化学（p16 IHC）和 HPV 原位杂交（HPV-ISH）（表 7-1）。聚合酶链反应（PCR）检测 HPV-DNA 是一种高敏感度（100%）的 HPV 相关肿瘤检测方法[40]。它能够检测出极微量的 HPV DNA，所以这种方法也很容易受到病毒的污染，并且缺乏足够的特异性（90%）。p16 IHC 已成为一种流行的检测方法，因为 p16 是活动性 HPV 感染的替代性标志物，并可以在肿瘤标本中直接显示，p16 是一种内源性肿瘤抑制蛋白，随高危 HPV E7 癌蛋白的表达而过表达。而 p16 IHC 作为一种独立的检测方法，具有较高的敏感性（97%），但特异性不高（72%）[41]。HPV ISH 是另一种在肿瘤组织切片中常用的检测方法[42]。HPV-ISH 通过利用标记过的 DNA 探针与 HPV 特异性 DNA 序列进行杂交，使 HPV-DNA 在肿瘤细胞内直接显示。与 p16 IHC 相比，HPV-ISH 敏感性较低（93%），而特异性较高（92%）[43]。利用 p16 IHC 的高敏感性和 HPV-ISH 的高特异性，两者联合检测是判断肿瘤 HPV 状态的临床首选方法。与金标准采用的方法相比，p16 IHC 和 HPV-ISH 联合检测的灵敏度为 91%，特异性为 94%[44]（图 7-2）。

表 7-1　人乳头瘤病毒相关癌的检测方法

检　测	敏感性	特异性	局限性
PCR	100%	90%	病毒污染
p16 IHC	97%	72%	特异性低
HPV-ISH*	93%	92%	敏感性略低

HPV. 人乳头状瘤病毒；IHC. 免疫组化；PCR. 聚合酶链反应
*. 译者注：原文可能有误，此处原为 IHC HPV

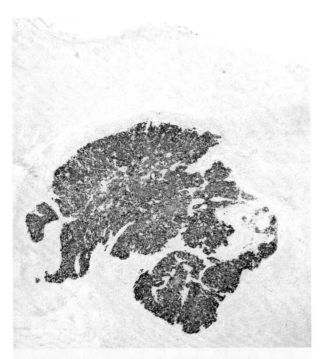

▲ 图 7-2　对 HPV 阳性扁桃体癌中 p16 的免疫组织化学检测（放大 ×20）

临床要点：高灵敏度 p16 IHC 检测方法与高特异性的 HPV-ISH 检测方法联合应用是判断肿瘤 HPV 状态的首选方法，其敏感性为 91%，特异性为 94%。

（二）咽侧壁癌的临床表现

咽侧壁 SCC 最常见临床表现为扁桃体区的溃疡性肿块、饱满隆起或黏膜不规则的红斑样改变 [45]（图 7-3）。

虽然与 HPV 相关和 HPV 无关的 SCC 可发生在同一解剖区域，但最初的表现并不相同。HPV

相关肿瘤患者即使是很小的原发性肿瘤也会发生区域转移，最常以颈部肿块为首发症状（51%）[43]。HPV 无关肿瘤患者首发症状则更容易表现为咽喉痛（53%）、吞咽困难（41%）或吞咽疼痛（24%）。其他不常见的症状包括后牙龈肿块所引起的异物感和牙齿不适感 [46]。由于肿瘤的生长向周围解剖结构扩散及转移倾向，有 81%～85% 的患者就诊时处于病变晚期（Ⅲ 或 Ⅳ 期）[47-49]。对于无症状的颈部肿块且"原发位置不明"的病例，诊断可能会被延误，所以需要进行充分的辅助检查，包括影像学检查、手术室麻醉下的检查，及多次定位活检，甚至切除舌根或整个扁桃体以确定诊断 [50, 51]。

临床要点：与烟酒相关的，通常伴有咽痛症状的口咽癌患者不同，HPV 相关肿瘤患者通常以颈部肿块为首发症状。

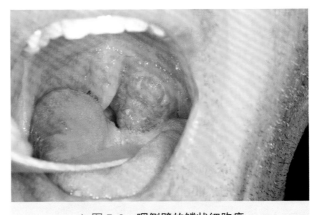

▲ 图 7-3　咽侧壁的鳞状细胞癌
这些病变通常表现为扁桃体区域的不规则肿块、肿胀或黏膜不规则的红斑样改变

体格检查首先要对口咽部活动度以及扁桃体窝和磨牙后三角区的肿块或黏膜的变化进行视诊。扁桃体触诊可能表现为固定，这可能说明肿瘤已经穿透咽缩肌，因此无法彻底有效地切除以达到阴性手术切缘。张口困难则表示已经侵犯了深部的翼状肌。舌根触诊有助于判断舌下侵犯的范围。咽部后外侧的视诊和触诊可显示异位的咽后颈动脉，这对手术的计划很重要，因为这被认为是扁桃体根治性切除术的禁忌证。鼻咽镜可用于评估距会厌谷、会厌和下咽的距离。应进行颈部的综合检查来评估颈部有无转移。

> **临床要点**：由于 HPV 相关肿瘤患者常伴有局部转移，且原发肿瘤通常很小，因此可能需要进行彻底的评估以确定原发肿瘤。

咽侧壁癌的扩散方式

(1) 局部：扁桃体窝的周围解剖结构使具侵袭性的疾病具有多个潜在的扩散方向。肿瘤扩散到邻近的结构包括软腭、磨牙后三角区、舌根和咽后壁。晚期疾病的侧向扩散会侵犯翼突、咽旁间隙和颅底，引起功能和神经系统症状。

(2) 淋巴结病变：由于大多数患者已处于晚期，淋巴结转移是常见的临床表现。转移可能发生在同侧 Ⅱ～Ⅳ 区淋巴结，其中 Ⅱ A 区最常见[52]（图 7-4）。包括 Ⅰ 和 Ⅴ 区在内的转移与同侧或对侧多区域的淋巴结转移有关。对侧颈部转移与 T_3～T_4 期病变、原发病灶靠近中线以及同侧多区域淋巴结转移有关。在对扁桃体癌常规进行 HPV 检测之前，一项研究发现具有这些肿瘤特征以及同侧多区域存在阳性淋巴结的患者，对侧隐匿性

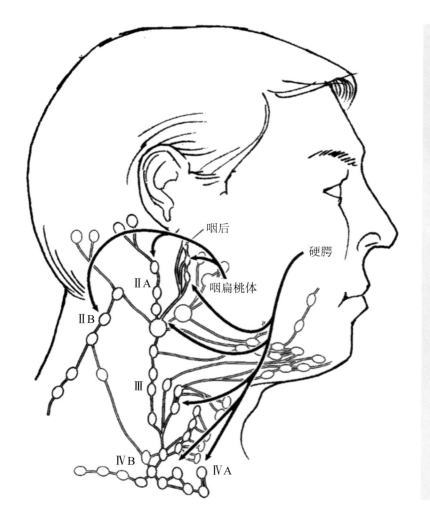

◀ 图 7-4 **扁桃体和上腭的淋巴引流**
扁桃体的淋巴引流至 Ⅱ 区，上腭的淋巴引流至 Ⅱ 区、Ⅲ 区和Ⅳ 区

咽后

硬腭

Ⅱ A

咽扁桃体

Ⅱ B

Ⅲ

Ⅳ B

Ⅳ A

淋巴结转移率超过 20%。对咽后淋巴结转移的评估也很重要，它与原发肿瘤侵犯咽后壁、N 分期为Ⅲ或Ⅳ期以及对侧存在转移淋巴结有关。

（三）咽侧壁癌的诊断和相关检查

利用鼻咽镜对头部和颈部进行全面检查后，其他的检查还应该包括头部和颈部的 CT 扫描或 MRI 成像。影像学检查应特别注意原发肿瘤的周围扩散情况，以及与中线结构的距离、在咽旁筋膜深部对咽缩肌的侵犯、咽后淋巴结的转移及出现咽后颈动脉的情况。国家癌症综合网络（NCCN）指南建议，对诊断为口咽癌的所有患者进行胸部影像学检查（CT 或 X 线摄片）。正电子发射断层扫描（PET/CT）可以显示是否存在广泛转移或其他原发癌（图 7-5）[53]。

对于颈部存在原发灶不明的肿块或可疑颈部转移的患者，可采用细针穿刺活检（FNA）来确定诊断。应避免进行粗针活检，而切除活检应被保留并用于诊断不明确的病例。如果进行切除活检，为了避免该颈部区域需要进行二次手术，切检范围还应包括周围的淋巴组织，以确保肿块的完全切除。FNA 活检组织可用于 HPV 检测，如果 HPV 状态未知，则应将部分标本送检以明确 HPV 状态[54]。

> **临床要点**：对于颈部存在原发灶不明的肿块或可疑颈部转移的患者，可采用细针穿刺活检来确定诊断。应避免进行粗针活检，而切除活检应被保留用于诊断不确定的病例。

HPV 检测也应在原发病灶上进行，虽然一些较大或外生性肿瘤可以在检查室进行活检，但一般都在手术室中进行，同时进行全面的触诊以确定分期。对于有酗酒、吸烟史或有其他症状的患者，可考虑采用整套的内镜检查（喉镜检查、支气管镜检查和食管镜检查）来评估并发的呼吸消化道原发性病变。由于口咽癌患者在手术和（或）非手术治疗前后可能有功能的损害，因此在治疗前、治疗期间或治疗后，要根据吞咽困难、误吸和营养不良的症状或体征，对营养状态和言语 / 吞咽功能进行评估。在进行放射治疗之前，应进行完整的牙科评估。对于考虑手术治疗的有其他并发症的患者，建议进行麻醉前评估。

（四）影响咽侧壁癌预后的因素

HPV 阳性是影响口咽癌患者生存预后的最重要因素。与 HPV 相关肿瘤的患者生存机会大大增加，例如 HPV 相关的患者 3 年总生存率为 80%，而与 HPV 无关的患者为 57%[55]。尽管预后较好，但 10%～25% 的 HPV 相关口咽癌患者在治疗结束 3 年后，肿瘤会发生进展。最近，HPV 阳性已被证明也是进展期疾病的重要预后因素，HPV 相关的口咽癌患者在疾病进展后的 2 年总生存率为 55%，而 HPV 无关的患者为 28%[56]。

转移淋巴结分期高是预后不良的因素之一。对 156 例经放化疗的 HPV 相关口咽癌患者的前瞻性研究显示，N_1、N_2 和 N_3 期淋巴病变患者的 3 年特异性生存率分别为 100%、59% 和 74%[57]。在治疗前即存在咽后淋巴结转移的患者中，颈部

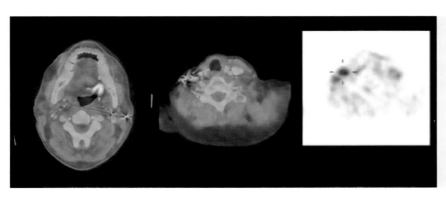

◀ 图 7-5　**PET/CT** 提供了原发肿瘤、局部和远处转移或癌旁转移的重要信息。这张 **PET** 图像显示左侧口咽部肿瘤伴对侧颈部转移

淋巴结的复发率和远处转移率明显增高，而总生存率和疾病特异生存率均较低[58, 59]。一项对 208 例口咽 SCC 患者的回顾性研究表明，咽后淋巴结转移的患者 5 年的局部复发率更高（与无咽后淋巴结受累比较分别是 45% 和 10%）[60]。

数十年来，已有文献报道了淋巴结的结外侵犯（ENE）对预后的重要性。然而，最近的研究表明，ENE 的状态只对与 HPV 无关的肿瘤有特异性，ENE 阳性对 HPV 相关的肿瘤的生存率没有显著影响[115-119]。美国癌症联合委员会（AJCC）最新的分期系统已将这些病理结果纳入口咽癌的预后评估中。

> **临床要点**：尽管预后较好，但 10%～25% 的 HPV 相关口咽癌患者在治疗结束 3 年后，肿瘤仍会发生进展。淋巴结融合和多发转移淋巴结与疾病发生进展相一致。

分期

咽侧壁癌的预后分期从属于口咽癌的预后分期。历史上，AJCC 使用基于解剖学危险因素的 TNM 分期系统对口咽癌进行分期[61]。传统上，大多数口咽癌与吸烟和饮酒有关，这使得已经统一的解剖学分期更加可靠。然而，与处于同一 AJCC 分期的、HPV 无关的患者相比，HPV 相关的患者有更高的生存率。Horne 等基于 AJCC 分期比较了 HPV 无关和 HPV 相关患者的 4 年生存率，对于 HPV 无关患者，肿瘤分期为 I、II、III、IV 期的生存率分别为 61.8%、56.3%、61.1% 和 55.8%，而 HPV 相关患者的生存率分别为 90.1%、96.1%、87% 和 80.1%[62]。Ang 等根据总体死亡风险定义了三个组别，包括 HPV 相关的非吸烟者（低风险）、HPV 相关的吸烟者（中风险）和 HPV 无关者（高风险，除外 T_2～T_3 非吸烟者，他们属中风险组）[63]。结果发现，虽然 HPV 相关肿瘤有良好的预后，但如果伴随吸烟就会使整体的生存率降低[64, 65]。此外，新近的研究已经提出了 ENE 在淋巴结转移分期中的重要性。最新

的癌症分期系统考虑到这一点，并建立了两个独立的分期系统，一个用于 HPV 无关疾病，另一个用于 HPV 相关疾病（表 7–2 至表 7–7）。

一些研究提出了将影响预后的其他危险因素作为替代的分期系统：HPV 相关状态、年龄较大、非原发于扁桃体、并发疾病及经济状况[66, 67]。O'Sullivan 等最近在不考虑非解剖学危险因素的情况下，通过重新排列 TNM 分期，建立一个更准确的预测 HPV 相关口咽癌的分期系统[68]。重要的是，该分期系统重新定义了淋巴结分期，以解释与 N_0～N_2 期疾病（生存率超过 80%）相比，N_3 期疾病（生存率 59%）的 5 年总生存率显著下降的原因。在第 8 版癌症分期手册中，AJCC 改用了新的 HPV 相关口咽癌的分期系统。

（五）治疗

1. 单一模式治疗 T_1～T_2、N_0～N_1 咽侧壁癌及软腭癌

早期口咽癌，包括 T_0～T_1，N_0～N_1 期肿瘤，可以用单一模式的治疗方法进行治疗。根据 NCCN 指南，手术切除或放射治疗（RT）均可以安全进行[69]。对于 T_2、N_1 期肿瘤，目前推荐采用化疗和 RT 联合，但是，目前正在探究单纯手术，特别是微创手术的有效性[70-73]。对于接受手术切除的患者，要根据不良的病理特征来指导辅助治疗：对于有神经侵犯或淋巴导管浸润和（或）N_2 期或更严重病变的患者进行术后放化疗，对于切缘阳性和（或）淋巴结结外侵犯的患者进行术后化疗。对于接受放疗后的患者，如果通过影像学或其他检查发现残留病灶，必须进行挽救性手术治疗。

关于手术方面（手术入路见下述），临床检查和影像学检查可以指导颈部的手术治疗。颈部检查有阳性结果则需要进行手术治疗，手术范围包括同侧 II 至 IV 区颈淋巴结清扫[74]。临床检查还应该包括咽后淋巴结，如果发现阳性结果应进行手术治疗。

表 7-2　AJCC 口咽癌的分期（T 分期）：口咽

原发性肿瘤（T）	
T_x	原发性肿瘤无法评估
T_0	没有原发性肿瘤的证据
Tis	原位癌
T_1	肿瘤最大直径≤ 2cm
T_2	肿瘤最大直径＞2cm 但不超过 4cm
T_3	肿瘤最大直径＞4cm 或扩展到会厌舌面
T_{4a}	中晚期局部病变 [a]
	肿瘤侵犯喉部、舌深部 / 附属肌肉、翼内板、硬腭或下颌骨 [a]
T_{4b}	非常晚期的局部病变
	肿瘤侵犯翼外肌、翼板、鼻咽外侧、颅底或颈内动脉

注：口咽包括舌根、软腭和悬雍垂、扁桃体前后柱、扁桃体窝、咽扁桃体、咽侧壁和咽后壁
a. 来自舌根和会厌谷的原发肿瘤黏膜扩展到会厌舌面但不包含喉的侵犯

表 7-3　AJCC 口咽癌分期（分期）：口咽

分　期			
0 期	Tis	N_0	M_0
Ⅰ期	T_1	N_0	M_0
Ⅱ期	T_2	N_0	M_0
Ⅲ期	T_3	N_0	M_0
	T_1	N_1	M_0
	T_2	N_1	M_0
	T_3	N_1	M_0
ⅣA 期	T_{4a}	N_0	M_0
	T_{4a}	N_1	M_0
	T_1	N_2	M_0
	T_2	N_2	M_0
	T_3	N_2	M_0
	T_{4a}	N_2	M_0
ⅣB 期	任何 T	N_3	M_0
	T_{4b}	任何 N	M_0
ⅣC 期	任何 T	任何 N	M_1

表 7-4　AJCC 口咽癌分期（区域淋巴结分期）：口咽

区域淋巴结（N）	
N_x	区域淋巴结无法确定
N_0	无区域淋巴结转移
N_1	同侧单个转移淋巴结，最大直径≤ 3cm
N_2	同侧单个转移淋巴结最大直径＞3cm 但不超过 6cm
	或同侧多个淋巴结最大直径均未超过 6cm
	或双侧或对侧转移淋巴结，最大直径均未超过 6cm
N_{2a}	同侧单个转移淋巴结最大直径＞3cm 但不超过 6cm
N_{2b}	同侧多个淋巴结最大直径均未超过 6cm
N_{2c}	双侧或对侧转移淋巴结，最大直径均未超过 6cm
N_3	转移淋巴结最大直径超过 6cm

表 7-5　AJCC 口咽癌分期（按 T 和 N 的状态进行临床分组）：按 T 和 N 状态进行临床分期

N	T_1	T_2	T_3	T_{4a}	T_{4b}
N_0	Ⅰ	Ⅱ	Ⅲ	ⅣA	ⅣB
N_1	Ⅲ	Ⅲ	Ⅲ	ⅣA	ⅣB
N_2	ⅣA	ⅣA	ⅣA	ⅣA	ⅣB
N_3	ⅣB	ⅣB	ⅣB	ⅣB	ⅣB

注：来自舌根和会厌谷的原发肿瘤黏膜扩展到会厌舌面但不包含喉的侵犯

表 7-6　手术治疗咽侧壁癌和软腭癌的目标

完整切除肿瘤且切缘阴性
保持颈部和咽部之间不互通
覆盖和保护颈动脉
确切止血

表 7-7　治疗后复查计划

年	频率
1	1～3 个月
2	2～4 个月
3	4～8 个月
4	4～8 个月
5	4～8 个月
＞5	12 个月

在临床上颈部检查阴性的患者中，对 Ⅱ～Ⅳ区进行选择性颈淋巴结清扫术（END）通常被认为是一种标准的治疗手段，但目前这种观点依旧存在争议。一项回顾性研究显示，进行 END 的患者的总生存率、无病生存率以及特异性生存率在统计学上无显著差异[75]。两项回顾性研究显示，进行 END 与选择观察的患者相比，区域控制率得到改善，但无病生存率相似[76, 77]。为了研究临床颈部检查阴性的患者进行 END 的益处，相关学者已经进行了一系列随机对照试验，但结果仍存在争议。

2.T₃～T₄、N₀～N₃ 期咽侧壁癌及软腭癌的综合治疗

对于更晚期的病变，NCCN 指南建议采用多模式治疗，包括化疗、手术切除后 RT 或诱导化疗后 RT[78]。手术切除可能需要更多的入路，并且颈部可能需要更大范围的清扫。双侧颈部临床检查阳性及原发病灶靠近或跨越中线时，必须行双侧颈淋巴结清扫术[79, 80]。对于同侧颈部存在多个阳性淋巴结和（或）原发肿瘤较大（T₃～T₄）的患者，由于对侧隐匿性转移的发生率较高，应考虑行双侧颈淋巴结清扫术[81]。选择性咽后淋巴结清扫术并不常见，但对于有咽后壁侵犯、淋巴结分期较晚、对侧淋巴结转移或同侧多区域淋巴结转移的患者，可考虑行咽后淋巴结清扫术[82]。

3.HPV 相关疾病的降阶治疗

研究表明，与 HPV 无关的 SCCs 相比，无论治疗方式如何，HPV 相关的 SCCs 具有更高的治愈率、更低的复发率和更高的总生存率[83-87]。因此，一些人建议对 HPV 相关疾病的患者降低治疗的强度，以减少与治疗相关的并发症和发病率，同时保证相似的肿瘤学结果。在这个过程中，对患者的选择是至关重要的，需要对 HPV 相关的状态进行精准的检测。可以通过减少放射剂量、微创手术（经口手术，见下文）和使用低剂量化疗药物来实现降低治疗的强度[88]。这些拟议的治疗方案正在几个临床试验中进行测试。HPV 相关疾病的降阶治疗在减少治疗导致的短期和长期并发症方面发挥着重要作用，然而，对患者的选择在治疗效果和肿瘤学结果中起着重要作用。

（六）外科技术

口咽部的解剖特点允许多种手术入路进行肿瘤切除，然而不管手术过程如何，在这个区域有一些手术原则：①完全切除并留有适当的切缘；②保持颈部、咽部、经口手术以及重建过程的无菌状态；③对颈内动脉的覆盖和保护；④对血管丰富区域的确切止血（表 7-6）。

足够的切缘通常被认为至少 5mm 或更多，但这只是一般性的指导原则，切缘的评估必须考虑肿瘤的分级和行为（"表浅"与"浸润"）及边缘的解剖位置[89, 90]。对于早期扁桃体癌来说，很容易在软腭和舌上获得超过 5mm 的切缘，而构成深部边界的咽缩肌和颊咽筋膜在解剖学上很薄（2～3mm）[91]。通过仔细地解剖学定位和对边缘的评估，可以认为肿瘤在咽侧壁没有穿透颊咽筋膜的情况下的狭窄切缘也是足够的。此外，肿瘤切缘的检测技术可能会有一定的作用，术中利用显微成像处理切缘以及在切除后对切缘再次处理有助于在切缘足够的前提下充分切除病灶。HPV 对最小安全切缘的影响尚未确定[92]。

> **临床要点**：足够的切缘通常被认为至少 5mm 或更多，但这只是一般性的指导原则。在软腭上很容易获得超过 5mm 的切缘，但是，对于扁桃体癌来说，构成深部边界的咽缩肌和颊咽筋膜在解剖学上很薄，可以提供的最大切缘只有 2～3mm。

1. 经口腔入路

目前已经开展了多种经口方法来切除咽侧壁的肿物，包括使用电刀、激光和经口机器人手术。总的来说，微创手术切除的发展趋势已经得到了广泛的支持[93]。鉴于其独特的优势与劣势，每种方式都在口咽的肿瘤切除中发挥着特殊的作用。

2. 经口腔入路口咽侧壁的手术

Huet 于 1951 年首次记录了经口切除浸润性扁桃体 SCC 的方式。从那时起，电切方法就被应用于多种口咽癌手术中[94]。Holsinger 所描述的手术过程如下[95]。通过触诊初步确定同侧颊肌和咽上缩肌之间的间隙。下一步，从该间隙切开并向下延伸到口底后方，向上延伸至上腭。扁桃体被牵拉向后内侧，确定作为手术深度边界的咽上缩肌平面。在椎前筋膜的后方进行解剖，可以辨认出颈内动脉。一些外科医师更倾向于在经口切除术前完成颈清扫，这样可以确定颈动脉的位置并给予保护。在手术过程中对扁桃体标本的持续牵拉是非常重要的，因为这样可以显示解剖平面并将其与颈动脉完整分离。

接下来手术将根据原发肿瘤的延伸和扩散方向而有所改变。软腭、硬腭、舌根和咽后壁的切除可与此手术方式相结合。一般来说，处理扁桃体的前后柱时，先横断上缘，再横断下缘。接下来，找出并切断茎突咽肌和茎突舌肌。最后，下缘与先前形成的咽后切口相连。如果软腭大部分仍保持完整，缺损就可以旷置自愈而不需要重建。

最常见的手术并发症是腭咽闭合不全（VPI），如鼻咽反流和鼻音过重。这些症状可以通过使用闭孔器进行治疗，也可以在首次手术时采用咽后皮瓣或游离组织进行重建来预防。出血虽然很少见，但也是这种手术的并发症之一。手术过程中必须小心，以避免损伤附近的血管，包括颈总动脉。由于这项手术方式利用咽旁间隙作为解剖平面，肿瘤对该间隙的侵犯是一个主要的限制因素，侵犯可以表现为肿物固定于咽侧壁、张口困难或下颌骨侵犯[96]。

3. 经口激光显微手术

经口激光显微手术（TLM）目的是在并发症发生率较低的前提下完成保守性的口咽肿瘤切除。TLM 是在显微镜下使用喉镜或拉钩来暴露口咽的情况下进行的。首先用 CO_2 激光对肿瘤近端横断估计肿瘤的浸润深度。然后，从原发部位按几个区段切除肿瘤。确定每个切缘的方向，然后进行术中冰冻病理。切缘阳性所在的部位将继续切除直至切缘阴性。这种方法的目标是更精确地切除肿瘤，同时保留周围正常的解剖结构，并最大限度地降低并发症的发病率[97]。

利用这种方法很少出现严重的手术并发症，然而，术后出血可能是致命的[98]。Wilkie 等发现，在颈淋巴结清扫过程中结扎颈外动脉（在经口手术之前完成）会大大降低术后大出血的发生率[99]。

4. 经口机器人手术

与 TLM 一样，经口机器人手术（TOR）也是微创肿瘤切除术的一种可以选择的方法。在这种方法中，外科医师使用机械手臂，使以前经口无法到达的区域可视化。TORS 作为一种微创手术方法，已经越来越广泛地应用于口咽肿块的切除[100]。与 TLM 一样，TOR 的并发症主要是出血。

5. 经颈部入路

经颈部入路可以处理咽后淋巴结和向下延伸至舌根的肿瘤[101]。首先，进行适当范围的颈淋巴结清扫术。在这个层次进行颈淋巴结清扫时应注意浅层的面神经下颌缘支、舌下神经、副神经和深部的迷走神经[102]。当沿着大血管进行解剖时，不能对舌下神经和迷走神经进行单独分离，因为它们共用同一纤维束，分离会导致两条神经出现永久性损伤。

为了到达肿瘤部位，需要在下颌骨的深部扩展出一个平面，辅助性经口入路有助于这个平面的建立，并通过颈部"传递"口咽的组织结构。这样可以更好地暴露和解剖向深部侵犯舌根的肿瘤，这是单纯经口入路很难做到的（图 7-6）。然而，因为经口入路能够暴露的范围可能无法到达肿瘤的边缘，所以这种操作方式不适用于严重侵犯舌腭沟外侧的肿瘤。对于颈部经过放疗的患者，通过经颈部入路在颈动脉和咽部之间形成一个平面，可以起到保护颈动脉的作用。

6. 下颌骨翻转入路

下颌骨正中切开并向舌旁扩展的入路（下颌

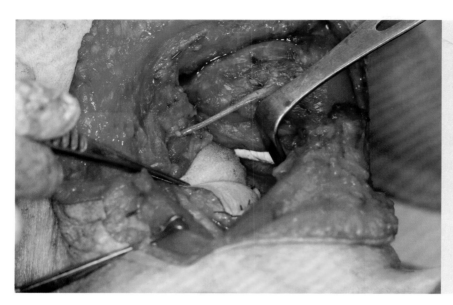

◀ 图 7-6　经颈部入路至咽部
在这张照片中，肿瘤已经被切除，正在用皮瓣修复缺损。这种方法可提供较好的可视化操作条件

骨翻转）因其改善了对口咽肿瘤的暴露效果而首先得到推广[103]。随着经口和经颈入路可视化手术技术的提高，下颌骨翻转入路由于其相关并发症的发生率较高而不受欢迎。但是，这种方法在咽部需要较大操作空间的特殊情况下可能是有益处的，特别是有解剖结构异常或治疗后改变而限制经口入路的患者（如下颌骨狭窄、张口困难）。

首先，在翻转之前，应完成合理的颈清扫。同侧从乳突到颏下切开，然后在中线处切开下唇。下唇可以采用锯齿形状切开，这样可以最大限度地减少下唇的挛缩，并在视觉上形成不连续的切口（图 7-7）。一些作者描述了沿颏部侧面的自然皱褶的切口，但这可能导致颏部肌肉发生去神经萎缩。接下来，掀起下颌骨的骨膜，使其与下颌骨分离。对下颌骨的预处理和（或）阶梯式断端的精确对合可以在手术结束前进行。口底黏膜的切口从前中线延伸到肿瘤一侧的侧面和后方。然后使切口非瘤侧回缩，包含舌在内，这样就可以接近咽侧壁的病变。肿瘤切除后，缝合并封闭口底，利用钛板连接下颌骨[104]。

这种方法虽然能很好地暴露口咽部肿瘤，但也有一些缺点。对于有牙齿的患者，下颌骨的裂开会使附近的牙齿脱落，在这种情况下，重要的是评估牙齿的结构，以确定下颌骨裂开最合适的位置（间隙较大的牙齿之间或无牙区）。在下颌骨切开术中发生畸形愈合、咬合错位、钢板暴露和延迟愈合的风险更高。最后，唇部的感染有可能导致瘢痕形成而影响美观性。一项研究认为可通过一种改良下颌骨切开术来解决这个问题，该术式不需要唇裂开，但暴露的范围较小[105]。

7. 气管切开术适应证

根据切除部位和范围的不同，可能需要一个开放的气道来避免经口插管，以便更有利于处理肿瘤，以及术后的气道保护。肿瘤切除术后的气道不通畅可能是由于术后水肿或误吸所致。在这两种情况下，气管切开术有助于在恢复期保证气道的安全。

（七）并发症的治疗

术后出血和吞咽困难的风险很大程度上取决于切除的范围和手术的方法。虽然威胁生命的颈动脉出血情况是比较罕见的，但肿瘤切除时的切缘靠近动脉会使颈动脉出血的风险增加。如果有颈动脉暴露和（或）需要术后放疗，应考虑利用皮瓣覆盖动脉。长期吞咽困难以及对鼻饲管的需求与舌根切除的范围密切相关。在 $T_1 \sim T_2$ 期咽侧壁癌切除术后，很少会在短时间出现吞咽困难的症状。患者应该由语言和吞咽方面的医师来评估

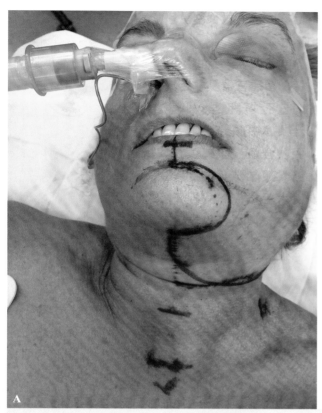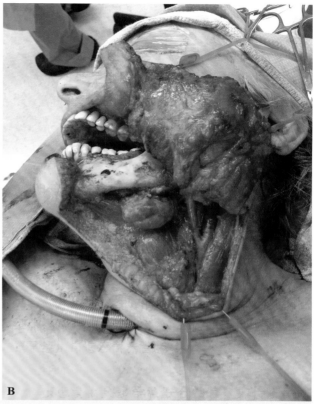

▲ 图 7-7　**A.** 沿着颏部外侧皱褶的切口具有美观性，但可能导致颏部肌肉发生去神经萎缩；**B.** 下颌骨正中切开入路为进入口咽部提供了良好的途径

吞咽困难和康复的程度。治疗包括鼻饲管置入或胃造瘘，以便长期营养。营养师可以调整鼻饲的营养摄入来促进术后愈合。双侧扁桃体癌根治性切除术所致的大面积腭缺损可引起 VPI。请参阅本章软腭标题下的并发症章节，详细了解 VPI 和重建方案。

（八）治疗后的复查

治疗后的复查是为了监测患者的康复情况和复发情况。每次复查时，应进行头部和颈部的全面检查和鼻咽内镜检查（如有必要）。NCCN 指南建议，$T_3 \sim T_4$ 或 $N_2 \sim N_3$ 期肿瘤治疗后 6 个月内对原发肿瘤部位和颈部（如果治疗）进行基线成像。由于多模式治疗越来越普遍，应考虑应用肝、肾和甲状腺功能的检测指标来评估化疗和放疗的并发症情况。如果病史有可疑，应定期进行

胸部成像检测。根据 2016 版 NCCN 指南制订的术后复查计划，示例见表 7-7。

三、软腭

（一）概述

一般来说，单发的软腭肿瘤并不常见，约占头颈部恶性肿瘤的 2%，口咽部恶性肿瘤的 15%[106, 107]。其中，80% 为 SCC，其余 20% 为小涎腺肿瘤、淋巴瘤、黑色素瘤和其他非鳞状细胞癌。因为软腭和咽侧壁都属于口咽的一部分，所以通常被一起研究，软腭癌治疗的不少方面与咽侧壁癌相同，如分期和治疗的方式，然而，由于软腭在语言和吞咽功能中发挥着至关重要的作用，因此在肿瘤治疗中必须认识到腭部的重建对

生活质量的长期影响。在这些肿瘤的治疗中，多学科的共同参与尤其重要，包括与语言和吞咽方面、颌面牙科修复及营养学的相关医师在内。

（二）病因及危险因素

除了 HPV 暴露因素外，软腭肿瘤还与烟草和酒精的摄入有关，与腭扁桃体癌不同，软腭 SCC 通常与 HPV 无关[108]。报道显示，与 HPV 相关的软腭 SCC 所占比例为 16%～38%[109-112]，这可能与 HPV 相关的扁桃体癌累及软腭深处有关。其他危险因素包括口腔卫生较差及机械性刺激（如不合适的义齿）。

（三）解剖

软腭是将口腔和口咽与鼻咽相分隔开且居于中线的软组织结构。它构成了口咽顶部和鼻咽底部，前方与硬腭相连，后方与扁桃体柱的上部相连，悬雍垂位于软腭的后方。软腭由五块肌肉组成，即腭帆张肌、腭舌肌、腭咽肌、腭帆提肌和悬雍垂肌。该区域的血液供应由腭小动脉和腭升动脉提供。迷走神经咽丛支配软腭部除腭帆张肌以外的肌肉，腭帆张肌由三叉神经下颌支支配。

重要的是，软腭是腭咽弓的前缘，它作为括约肌可以防止食物或液体在咀嚼时进入鼻咽。腭咽弓的其余部分由咽侧壁和咽后壁组成。腭咽弓在言语和发声中也起着重要的作用。腭咽弓正常行使功能的过程中软腭也起着重要作用，这一点将在本节中讨论。

> 临床要点：重要的是，软腭是腭咽弓的前缘，它作为括约肌可以防止食物或液体在咀嚼时进入鼻咽。

（四）软腭癌的临床表现

软腭 SCC 最常见表现为溃疡性肿块、饱满隆起或黏膜不规则红斑样改变[112]。与咽侧壁癌相似，HPV 相关肿瘤的患者最常以颈部肿块为首发症状，而 HPV 无关肿瘤的患者则以局部疼痛或异物感为首发症状（图 7-8）。颈部存在无症状肿块并且原发肿瘤部位不确定时，软腭的鼻咽面可能是病灶隐藏的部位，应进行内镜检查。

转移方式

(1) 局部：原发性软腭肿瘤多发于口咽面，而非鼻咽面，肿瘤可沿软组织表面向舌根和扁桃体柱进行扩散。此外，癌细胞可以沿着腭神经表面扩散至颅内。

(2) 淋巴结病变：20%～45% 的患者在初次就诊时即发现颈部转移[113]。由于软腭居于人体中线，所以双侧颈部转移很常见。双侧颈部淋巴转移以 Ⅱ～Ⅲ 区最常见，但咽后淋巴结也可出现转移（图 7-9）。

> 临床要点：由于软腭属于居中结构，所以双侧颈部转移很常见。因此，对双侧颈部进行清扫是很有必要的。

（五）预后因素

软腭癌的预后受解剖因素的影响。肿瘤深度 > 3mm 会使淋巴结转移的风险增加，因此预后较差[114]。此外，肿瘤扩展到舌根、跨过中线或腭弓，意味着病变范围更广，生存率更低。

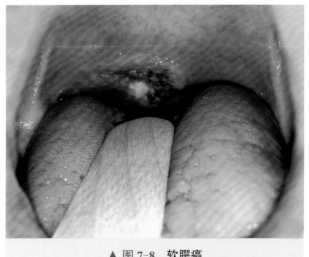

▲ 图 7-8 软腭癌
软腭癌的临床表现

Management of Carcinoma of the Lateral Pharynx and Soft Palate

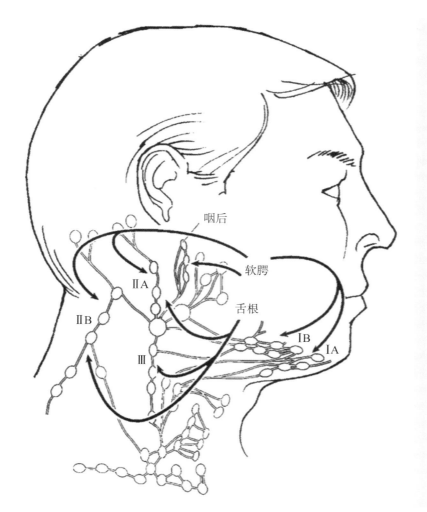

◀ 图 7-9　软腭的淋巴引流
软腭淋巴向前引流至 Ⅰ A 和 Ⅰ B 区，向后引流至 Ⅱ A 和 Ⅱ B

分期

软腭癌属于口咽癌的一类，请参考 AJCC 指南表 7-2 至表 7-7。

（六）软腭癌的治疗

NCCN 指南中口咽癌的治疗方法中包括软腭癌（参见咽侧壁癌治疗的部分）。在选择手术治疗或放射治疗时，肿瘤的范围和治疗后的吞咽功能是考虑的主要因素。由于过去缺乏完善的重建技术，放射治疗一直是首选的治疗方式。然而，随着重建和修复技术的发展，利用手术切除软腭肿瘤变得越来越普遍。

体外照射、近距离放疗或两者联合已被有效地应用于软腭癌的治疗。在进展期肿瘤的治疗中为了降低远期并发症，对放射强度的调节以及局部放疗可能会发挥一些作用。无论是否接受化疗，早期放疗的一个主要缺点是治疗中会使腭部形成瘢痕，这会使腭的功能受到影响。口干症以及黏膜脆弱会使口咽很难保持密闭的状态。化疗药物如顺铂和氟尿嘧啶可用于晚期肿瘤的多学科治疗，但化疗药物的加入会使毒副作用增强并造成功能损害。对言语和吞咽困难方面的后续治疗对患者的康复和长期生活质量起着至关重要的作用。

> **临床要点**：早期对软腭癌进行放疗的一个主要缺点是治疗中会使腭部形成瘢痕。这会使腭的功能受到影响并且难以通过治疗来修复。

（七）外科技术

切除软腭病变最常用的方法是利用电切或 CO_2 激光。由于软腭是一种弯曲型的结构，因此要特别注意切除时应保持与表面垂直。没有明显改变软组织解剖结构的小且表浅的缺损可以通过旷置自愈或一期手术关闭创区。腭部的假体是另一种修复选择。对于范围更大的缺损，文献中描述了几种使用局部组织或游离皮瓣的重建方法，详见第 8 章。

（八）并发症

最重要的是，软腭解剖结构的改变可能导致 VPI。软腭的大面积切除会导致腭咽括约肌闭合不全，食物或液体可能会在吞咽时进入鼻咽。软腭面积的减小也会改变腭咽在言语时的活动功能，导致鼻音过重和发音错误。非手术治疗包括使用闭合器或提腭假体（图 7-10）。对于单侧腭功能不全的患者，主要使一侧腭咽闭合，同时在对侧保留鼻咽通道，可构成合理的鼻气道，维持腭咽的闭合能力（图 7-11）。对于较大缺损的外科治疗意见，是通过增加腭的长度或增加腭帆提肌的紧张度来改善腭咽闭合功能。咽部皮瓣的描述最早出现于 1875 年，如今，一种以上颌为基础的咽部皮瓣被用于修复有侧壁功能缺陷的软腭缺损。另外，括约肌成形术可以减小腭咽间隙的大小。总之，重建像软腭这种具有活动功能的软组织是极具挑战性的，也是选择手术切除肿瘤的一个主要限制因素。

四、临床病例

（一）病例 1：扁桃体癌伴咽后淋巴结

1. 临床表现

61 岁男性，有 35 年吸烟史，出现左侧喉咙疼痛 3 个月，渐重。

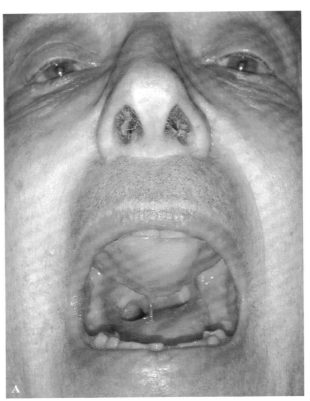

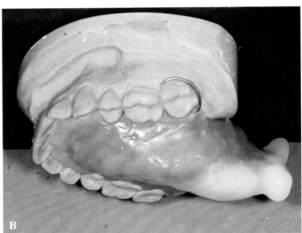

▲ 图 7-10　**A.** 闭合器或提腭假体。假体为舌和硬腭之间的接触提供条件；**B.** 假体是根据患者的解剖结构而订制的

2. 体格检查

患者的左侧扁桃体有一直径 3.5cm 的溃疡性病变，病变累及至扁桃体柱（图 7-3）。扁桃体触之不活动，固定于咽侧壁上。体检发现颈部 Ⅱ 区异常淋巴结。

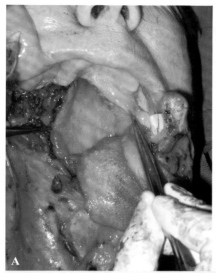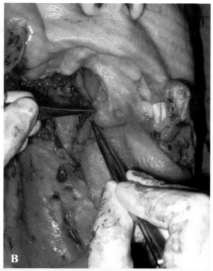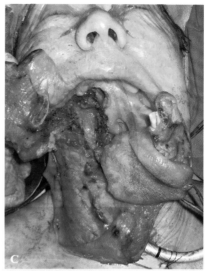

▲ 图 7-11　腭咽成形术

该手术可用于减小腭部缺损，并尽量减少因腭部广泛缺损时可能出现的漏气。A. 移动剩余的咽侧壁组织；B. 然后对该组织进行近似评估，以判断能否使咽腔闭合；C. 用可吸收缝合线对游离的断端进行缝合

3. 诊断和检查

对颈部和胸部进行 PET/CT 扫描（图 7-12），显示左扁桃体区有一直径 3.7cm 的肿物，侵犯咽缩肌。同时，影像学也显示同侧颈部淋巴结受累，包括三个 Ⅱ 区和Ⅲ区淋巴结和一个咽后区淋巴结；淋巴结直径均 < 25mm。胸部 CT 未显示与肺结节有关的任何征象。在组织活检和全上消化道内镜检查前，会对患者进行术前麻醉评估。扁桃体病变的活检显示中分化且与 HPV 无关的 SCC，而全上消化道内镜检查没有发现其他恶性肿瘤。

4. 治疗方案

患者表现为与 HPV 无关的 T_2N_{2b} 期扁桃体癌。体格检查和影像学检查提示咽缩肌侵犯较深，是手术切除的禁忌证。此外，患者有同侧颈部和咽后区的多发性淋巴结转移，增加了对侧出现转移的风险。在这种情况下，应考虑对对侧颈部的治疗。对本病的治疗可选用同步放化疗，或放疗后诱导化疗。治疗方法：对右扁桃体、双侧颈部和咽后区淋巴结进行同步化疗、放疗。采用高剂量顺铂的化疗方案联合 70Gy 剂量的放疗，调节放射剂量来减少对腮腺的辐射。经 PET/CT 扫描，

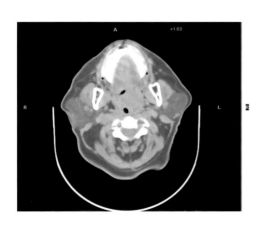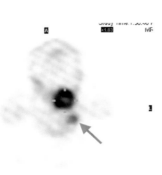

◀ 图 7-12　颈部 PET/CT 扫描显示左扁桃体区有一直径 3.7cm 的肿物，并侵犯咽缩肌。也可见同侧咽后区淋巴结（红箭）

患者对治疗反应良好，无残留病变。

5. 小结

肿瘤侵犯至咽缩肌是手术切除的相对禁忌证。由于病变比较广泛，患者在术后需要进行化疗，所以通常首选一期化疗。由于多发淋巴结转移与对侧颈部出现转移的风险增加相关，因此考虑对对侧颈部进行治疗是非常重要的。

（二）病例 2：HPV 和降阶治疗

1. 临床表现

48 岁的非吸烟患者，因右侧扁桃体出血就诊于外院耳鼻喉科。进行单纯扁桃体切除术后显示存在 0.4mm 大小且 p16+ 的 SCC 病灶，侵犯深度距扁桃体边缘不到 1mm。未发现周围神经或淋巴管侵犯。

2. 体格检查

右侧扁桃体表面存在愈合性结痂。扁桃体前、后柱完好，黏膜无异常，舌根和腭部黏膜亦无异常。颈部未见异常。

3. 诊断和检查

术后在外院进行的 PET/CT 扫描显示一个位于 Ⅲ 区，9mm 大小的淋巴结，对显像剂的摄取不确定。随后，对扁桃体进行的 MRI 检查证明深部组织无异常。

4. 治疗方案

此患者患有与 HPV 相关的 T_1 期扁桃体癌，已被切除，切缘阴性，但与肿瘤较近。切缘与肿瘤或深部的颊咽筋膜距离至少 5mm 才足够。从影像学上来看，患者有可疑的 N_1 期病变。在这名患者中，手术或非手术方法均可采用。由于该患者患有 HPV 相关疾病，因此在确定临床治疗方案时，可考虑降阶治疗。

5. 对原发病灶的治疗

由于切缘距原发病灶较近而治疗不充分。因此，此患者必须进行口咽侧壁的二次切除术或者化疗。对此患者，我们选择进行口咽侧壁全切除术，以确保肿瘤没有残留，并保证咽缩肌和颊咽筋膜的切缘安全。

6. 颈部的治疗

颈部可以选择手术或化疗。因为这是一个较小且单侧的肿瘤，没有分期高的颈部或咽部淋巴结转移的证据，所以治疗应该是针对单侧颈部的。由于该患者的原发病灶已经接受了手术治疗，因此仅需进行单侧选择性颈部淋巴结清扫术，术后发现一个 Ⅲ 区转移淋巴结，内部存在 2mm 大小且 p16+ 的 SCC，无包膜外侵犯。最终分期为 T_1N_1 期。未进行辅助治疗，患者开始进行定期的影像学扫描和其他检查复查。

7. 小结

体积较小且与 HPV 相关的扁桃体癌可以选择手术和非手术治疗。根据目前的依据，对于肿瘤体积较大或同侧颈部多区存在转移淋巴结的患者，应对病灶同侧颈部进行治疗，对侧颈部不予以处理。切缘与肿瘤的距离，或肿瘤距离周围正常组织的平面，如至颊咽筋膜的距离至少 5mm 才足够。手术后的辅助治疗仅适用于切缘距肿瘤较近或切缘阳性、周围神经或淋巴导管侵犯、N_2 期或更严重的颈部转移和（或）结外侵犯。

（三）病例 3：软腭癌的双颈部淋巴结清扫

1. 临床表现

62 岁女性，有中度饮酒史和吸烟史。经牙医发现其左侧软腭部病变。她从未感到不适，也从未发现此肿物。否认存在吞咽困难和咽部疼痛。

2. 体格检查

口咽的软腭外侧有 1cm 大小的溃疡性肿物，病变累及扁桃体内上方。触诊显示软腭活动尚可。

3. 诊断和检查

CT 扫描显示左侧软腭有一直径 12mm 的病变，与周围组织界限清晰，右颈 Ⅲ 区有一直径 11mm 的淋巴结。全上消化道内镜检查没有发现其他恶性肿瘤，对肿物进行活检显示分化良好且 HPV 无关的 SCC。

4. 治疗方案

此患者患有与 HPV 无关的 T_1N_1 期软腭 SCC。

治疗选择包括必需的 RT，同期放化疗（CRT）或手术切除。由于病变累及软腭这种中线结构，因此治疗需包括对双侧颈部的治疗。

5. 对原发病灶的治疗

边缘距原发肿瘤 5mm，切缘的最终病理结果为阴性，但发现有淋巴管的侵犯。一期重建主要将咽腔封闭，保留右侧鼻咽通道。

6. 颈部的治疗

对双颈 Ⅱ 区～Ⅳ 区进行淋巴结清扫。病理证实右颈存在 3 个阳性淋巴结（Ⅱ区和Ⅲ区），无包膜外侵犯。最终分期为 T_1N_{2b} 期。此患者因高分期颈部淋巴结转移接受了术后放疗。

7. 小结

软腭的手术切除受重建方式的限制，对于体积较小，侵犯深度较浅的病变，有足够的组织可为腭功能重建提供条件。对于软腭这样的中线结构，需要对双侧颈部进行治疗。对于切缘阳性、高分期颈部淋巴结转移及不良病理特征，如周围神经和淋巴导管侵犯及包膜外侵犯的患者，建议进行辅助治疗。

五、结论

1. 目前 AJCC 对 HPV 相关性口咽癌诊断和治疗的分期系统缺乏准确度，可能需要进一步探索。

2. 对患者进行有关 HPV 相关疾病的教育至关重要，有一些文章讨论了运用一些技巧来解决患者所提出的问题是非常重要的。

3. 在 HPV 相关癌症的时代，平衡有效治疗和并发症发生率已变得非常重要，因为这样可以改善整体预后并获得更好的治疗效果。目前正在进行的临床试验可以检测口咽癌的降阶治疗效果。

4. 原发性软腭病变的治疗取决于远期的功能性，软腭的手术切除则受制于对缺损重建的能力。

5. 对于软腭以及所有接近中线的肿瘤，应考虑对双侧颈部进行治疗。对于存在颈部多区和（或）咽后区存在高分期转移淋巴结的患者，应考虑对对侧颈部进行治疗。

第 8 章　咽侧壁及软腭的重建
Reconstruction of the Lateral Pharynx and Soft Palate

Steven B. Cannady　著

毛雄辉　译

苗素生　校

一、概述

口咽部的重建是头颈部最复杂、最具挑战性的工作。有效的吞咽功能、防止鼻反流及腭咽关闭不全（VPI）是功能修复的最重要目标。口咽部结构较为精细，在吞咽过程中口咽产生的推力与舌产生的推力相互补充，成功地将食物团绕过喉部送入颈段食管。说话和进食时，软腭向上运动使鼻咽部关闭，软腭功能的重要性一直被忽略，直到软腭缺损且重建并不能完全恢复其功能而产生鼻部问题时才被重视。此外，咽侧壁将咽旁间隙与颈鞘分隔开，并且覆盖颈鞘，同时协助肌肉收缩来帮助关闭咽腔。

近 10 年里，经口机器人手术（TORS）和经口激光对咽侧壁和软腭的手术治疗逐渐兴起[1, 2]。这迫使重建外科医师制订新的策略来满足接受这些手术患者的重建需求。以前，通过在下颌骨正中和侧方劈开，充分暴露术区进行重建。尽管存在挑战，但开放手术允许从内到外依次关闭术区和下颌骨（图 8-1 和图 8-2）。

新的经口手术入路和传统入路相比不仅减少了副损伤而且使手术更便捷，但同时限制了重建时的视野。随着微创手术发展，修复重建医师也积极应对挑战，创新了修复方式。因此，咽侧和软腭的微创重建领域最近才发展起来，并提出了新的理论和方法。事实上，人们认识到，一些缺

损最好通过自愈，根据创面大小，组织量缺损多少及患者的自身条件，我们灵活应用邻近皮瓣覆盖（如面动脉肌黏膜瓣、颊脂垫皮瓣、腭部岛状

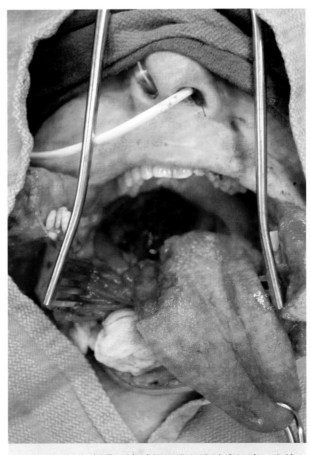

▲ 图 8-1　下颌骨正中劈开手术入路肿瘤切除，这种入路容易暴露咽后壁及舌根部

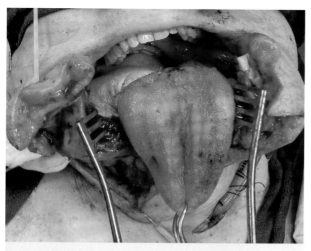

▲ 图 8-2　用 ALT 游离皮瓣重建

皮瓣）；局部皮瓣（颏下岛状皮瓣、锁骨上皮瓣、颞顶筋膜皮瓣）覆盖，以及其他最好利用游离组织（前臂桡侧皮瓣、尺侧皮瓣、股前外侧皮瓣）转移重建[3, 4]。

> 临床要点：新的经口腔手术入路和传统入路相比不仅减少副损伤而且使手术更便捷，但同时限制了重建的视野。

咽侧部和软腭的成功重建标准很难确定。咽部的重建始于成功将口咽与颈部组织和动脉隔离开。然而，其他的更复杂的定义包括术后生活质量，有无腭咽关闭不全及高质量的发音。吞咽与最佳生活质量相关，这些结构在解剖学上接近颈动脉，对生存至关重要，对功能也很重要[5]。如第 7 章所述，缺损的产生很大程度上取决于切除范围。本章的重点是讲述成功重建咽与软腭结构和功能的策略。

二、相关解剖

（一）解剖学整体方面

咽侧壁表面是黏膜，深层为收缩肌组织。扁桃体位于扁桃体窝，扁桃体窝在咽上缩肌表面。

扁桃体深处是咽颅底筋膜，其后是肌肉层。颊咽筋膜层位于肌肉深处，然后是咽旁间隙。对这个空间的解剖的完整回顾超出了本章的范围和相关性，然而，这个空间包含颈动脉鞘和它的重要内容。咽侧部肿瘤切除手术将颈鞘暴露，如果重建失败，咽瘘和颈动脉破裂的风险会显著增加。

腭是多层结构，鼻咽面和口咽面有黏膜覆盖，软腭肌肉结构的中间层有神经和血管。肌肉与咽的上外侧和扁桃体弓密切相关。软腭可以抬高闭合鼻咽部，并在言语中产生腭辅音。

（二）肌肉和神经血管解剖

软腭由五对肌肉组成，即腭帆张肌、腭舌肌、腭咽肌、腭帆提肌和悬雍垂肌。

腭帆张肌起自蝶骨翼状内侧板和咽鼓管，在内侧板和肌肉之间形成肌腱，绕过翼突钩编入腭腱膜。它由下颌神经（V_3）的一个分支翼内肌神经支配，其他肌肉由自迷走神经和舌咽神经形成的咽丛支配。肌肉收缩向上牵拉软腭至咽后部，封阻咽后部[6]。

腭舌肌起自腭腱膜，向下延伸形成舌腭弓或扁桃体窝的前柱。腭舌肌由咽部神经丛支配。主要功能是上提舌后部，与两侧咽及腭形成完整的环形结构[6]。

腭咽肌外形类似于腭舌肌，构成了咽扁桃体窝的后柱。腭咽肌被腭帆提肌分为两部分，并于中线汇合，向下与茎突咽肌一起止于甲状软骨的后缘。腭咽肌受咽部神经丛支配，其作用是上提咽，以防食物进入鼻咽[6]。

腭帆提肌起自颞骨岩部和咽鼓管内侧壁。其将腭咽肌分成两部分，以交错的纤维止于腭中线。吞咽时，咽神经丛使肌肉收缩，上提软腭，是腭的主要上提肌。

悬雍垂肌位于悬雍垂内，收缩可使悬雍垂变短或变宽，吞咽时帮助封闭鼻咽。悬雍垂肌受咽部神经丛支配。悬雍垂可辅助某些语言的发音，也可产生少量唾液维持咽部湿润。悬雍垂通常被认为是辅助发音器官。

三、咽部与腭部缺陷的评估和重建的选择

最理想的情况是，手术切除范围、术后的缺损都和术前计划相一致。术者通过影像检查准确预测是否会造成贯通性缺损，以及颈动脉是否会在处理咽后部的过程中暴露[2]。此外，术前内镜检查和体格检查应预估软腭缺损的程度。虽然罕见切除范围超过术前评估范围，仍建议在预期切除的基础上制订重建计划，做好应急预案。绝大多数情况下，需术前制订使用邻近、局部带蒂或者游离组织瓣的修复计划，避免在术中因缺损变大而被迫更改修复方式。

> **临床要点**：建议在预期切除的基础上制订重建计划，做好应急预案。在缺损程度不清楚的情况下，应准备邻近、局部带蒂以及游离组织瓣等多种方案。

考虑到该区域重要的功能和解剖学特点，最适合患者的重建方案不仅仅基于肿瘤的大小。如果预期术中会暴露颈动脉，即使扁桃体的 T_1 肿瘤，也可能需要使用游离皮瓣，而大的 T_2 肿瘤可能是外生性的，不需要暴露深部结构或造成腭部缺损。同时，即使腭部较小也几乎需要重建，以防止腭部缺损或残留部分功能不足造成腭咽关闭不全。Genden 和他的同事创造了一种基于解剖部位和血管模式的重建法则[3, 4]。大部分手术利用该原则，术前预测重建所需的皮瓣大小和血管，这两个因素也是决定修复方式的关键。

唯一无法完全预测的因素是术中的创区是否会涉及颈部。肿瘤的大小和深度是关系到颈部暴露的重要因素，颈清扫的时机也是一个影响因素。如果造成颈部的贯通，重建就是必要的。

> **临床要点**：在大多数情况下，缺损的程度是可以预测的。唯一无法完全预测的是颈部是否会贯通。较大较深的肿瘤，需要同期行颈清扫术，颈部贯通的概率会增大。

基于 Genden 的算法和分类系统，Almeida 等通过 MD Andersen 吞咽困难指数表（MDMDADI）和咽腭功能不全生活质量表（VPQOL）调查评估了手术后的功能。术后缺损类型大部分为 II 类（49%），其次是 I 类、IV 类和 III 类（分别为 34%、14% 和 3%）。根据缺损类型采用不同重建方式，术后发现在四个类型之间未观察到生活质量得分的显著差异，说明修复方式决定了患者术后的生活质量。游离皮瓣最适用于 III 和 IV 类缺损修复（分别占该类病例的 67% 和 46%）。对年龄、性别、分类、肿瘤大小（以 2cm 为界）、缺损大小（以 8cm 为界）和辅助治疗进行单因素和多因素分析，结果表明，在平均 6 个月的随访期内，只有术后接受外照射治疗的患者 MDADI 评分会降低[3, 4]。

四、咽侧和软腭缺陷的分类

Genden 和他的同事将经口机器人术后咽侧和软腭缺损分为四种类型（表 8-1）。I 类和 II 类定义为无口咽和颈部相通、颈动脉无暴露和软腭缺损小于 50%。I 类只涉及一个解剖亚区，而 II 类则涉及一个以上。III 类和 IV 类具有以上三个主要特征之一，IV 类涉及一个以上解剖亚区。放射性暴露史并不作为分类参考依据，但却是决策过程中的重要因素。其他作者和外科医师认为软腭缺损达 50% 是一个很高的数字，可以作为修复时采用邻近瓣还是局部带蒂或游离皮瓣修复的临界点。这一分类中还缺少对切除肿瘤的体积评估。如对体积较大或较深的肿瘤进行大范围切除，残留的咽旁组织体积不足，无法利用咽部的邻近瓣修复。在某些情况下，缺损部分重建组织的体积要比原来的大，这样有利于将食物团推到感觉功能正常的健侧。在作者所在的机构，软腭的缺损

表 8-1　经口机器人手术咽侧及软腭缺损类型

类　型	手术亚区	颈动脉暴露	口咽和颈部是否贯通	软腭缺损 50%
I	1	否	否	<
II	>1	否	否	<
III	1	是	或是	或>
IV	>1	是	或是	或>

引自 de Almeida JR, Genden EM. Robotic assisted reconstruction of the oropharynx. Curr Opin Otolaryngol Head Neck Surg 2012; 20: 237-245

注：III型和IV型术中暴露颈动脉，术中口咽和颈部可能贯通，软腭缺损或大于 50%

超过 1/3，适用局部带蒂瓣修复，在某些情况下还可以用于游离组织皮瓣修复。因此，能够处理体积较大的肿瘤、合并放疗史，并考虑修复 1/3 以上的腭缺损，是 TORS 重建领域不断发展的标志。

（一）I 类和 II 类缺损

I 类缺损未与颈部贯通，没有暴露颈动脉，软腭缺损少于 50%，并且仅包括一个解剖亚区，即咽侧和上腭亚区仅造成咽或上腭缺损。次要的考虑因素，如患者舌大小和上腭位置等解剖结构，也可能在选择重建方案中起重要作用（图 8-3）。

II 类缺损除涉及两个解剖亚区以外和 I 类缺损是一样的。II 类缺损病变同时涉及咽侧和上腭，切除后形成一个大的功能单位缺失，正常情况下上腭和咽侧联合运动可以关闭鼻咽部并且合力将食团向下推送（图 8-4）。

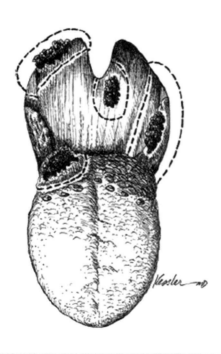

▲ 图 8-3　描述 I 类缺损的 4 种类型，病变位于 4 个不同亚区。I 类缺损不包括其他不利因素：颈动脉的暴露、口咽和颈部贯通、上腭缺损＞50%

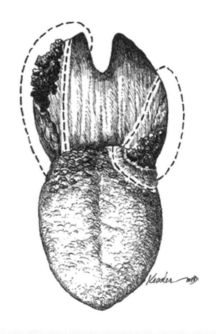

▲ 图 8-4　描述 II 类缺损的两种类型
图片左侧显示累及软腭和扁桃体的病变，右侧显示的是累及扁桃体和舌根部的病变。II 类缺损也不包括其他不利因素

（二）Ⅲ类和Ⅳ类缺损

Ⅲ类和Ⅳ类缺损包括至少一项不利因素：口咽和颈部相通、颈动脉暴露、软腭缺损＞ 50%（图 8-5）。Ⅲ类和Ⅳ类缺损的区别在于Ⅳ类缺损涉及一个以上解剖亚区（图 8-6）。

五、重建的选择

旷置自愈

不做重建是最好的选择，无论选择哪种重建方式我们都要意识到这一点很重要（表 8-2）。经口扁桃体切除术的自然愈合，为不选择瓣修复进行咽部手术的策略提供了信心。

1. 患者选择

在Ⅰ类或Ⅱ类缺损病例中，即使切除咽缩肌，创区通常也能充分愈合，黏膜感觉良好。病变越靠近咽侧，越有可能在不重建的情况下也获

得良好的功能，作者倾向于在上腭缺损达到 1/3 时进行重建。

> 临床要点：病变越靠近咽侧，越有可能在不重建的情况下也获得良好的功能。

2. 手术技术和注意事项

病变切除后，仔细检查创区，看是否有和颈部相贯通的迹象。如果同时进行颈清扫，可以检查颈部，以确定是否存在与颈部贯通的通道。在扁桃体床应仔细检查是否能发现颈动脉暴露。如果不存在咽颈部的贯通或颈动脉暴露，伤口旷置，自然愈合。

3. 围术期的管理

如果发现患者咽颈瘘形成的临床证据，在可耐受的情况下，进软饮食。

4. 要点

(1) 旷置自愈多用于Ⅰ类缺损，主要是咽侧部的缺损。

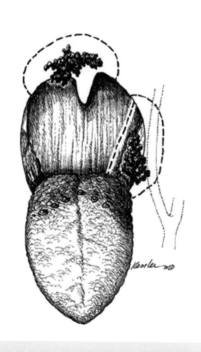

▲ 图 8-5　描述Ⅲ类缺损的两种类型
左侧的病变显示软腭病变，并且切除后上腭缺损＞ 50%。图右侧显示扁桃体或者咽侧壁的病变，切除后会暴露颈动脉，或者造成颈部与咽部贯通

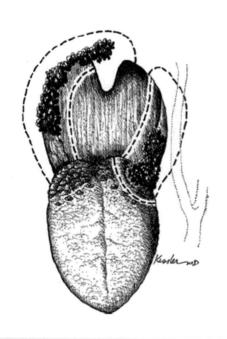

▲ 图 8-6　描述Ⅳ类缺损的两种类型
左侧显示上腭病变累及两个亚区（扁桃体和上腭），并且切除后上腭缺损＞ 50%。右侧显示扁桃体和舌根部的病变，切除后会暴露颈动脉，或者造成颈部与咽部贯通

表 8-2　咽侧壁及上腭术后缺损的修复方式

重建方式	缺损类型	优　点	缺　点
旷置自愈	Ⅰ类，部分Ⅱ类	创伤小	愈合时间长，易形成放射性溃疡
咽后壁瓣或上腭岛状瓣	Ⅰ类，部分Ⅱ类	局部便利，创伤小	组织薄，组织量有限
FAMM 瓣	Ⅰ类，部分Ⅱ类	局部便利，创伤小	组织薄，组织量有限
颊脂垫瓣	Ⅰ类，部分Ⅱ类	局部便利，创伤小	组织薄，组织量有限
TPF 瓣	Ⅰ类和Ⅱ类	区域性，组织量大	额外的切口，面神经损伤
颏部岛状瓣	Ⅰ～Ⅳ类	皮岛大，局部便利	远端静脉回流差
局部肌肉组织瓣	Ⅰ类和Ⅱ类	作为关闭创腔辅助填充	通常无法关闭整个创区
前臂桡侧和尺侧皮瓣	Ⅰ～Ⅳ类	柔软，皮岛较大	游离皮瓣有失败的风险
股前外侧皮瓣	Ⅰ～Ⅳ类	同时具备皮肤，筋膜和肌肉	皮瓣较厚，插入时不易塑形

FAMM. 面动脉肌黏膜；TPF. 颞顶筋膜

(2) 切除两个亚区，缺损较大、颈动脉暴露或咽颈部有贯通都需要进行重建。

六、邻近瓣用于腭咽成形

（一）咽后壁瓣和腭部岛状瓣

de Almeida 等总结了他们经口手术重建的经验，并证明大多数需要重建缺损源于上腭和扁桃体。其中 39% 使用推进瓣（咽后瓣），还有 25% 的使用其他局部推进瓣。局部推进瓣可来自咽后壁（可附加辅助的松弛切口），或来自上腭，多采用腭部岛状瓣。该类患者缺损包括Ⅰ～Ⅳ类缺损，并且缺陷类型在预测 MDADI 吞咽不良方面并不显著 [3, 4]。

1. 患者选择

咽后壁瓣可有效治疗各种病理类型的咽腭关闭不全患者。该修复适合上腭或咽部上方的Ⅰ类和Ⅱ类缺损的患者。当软腭缺损向前延伸至邻接硬腭时，咽后壁瓣过长将导致血液供应受限，这时应选择腭部岛状瓣。作者通常根据前方和后方切除的程度作为选择的基础——当向前切除超过上腭 2/3 时，将使用腭部岛状瓣。

2. 手术技术和注意事项

咽后壁瓣的蒂部可以位于上方或下方。由于良好的可牵拉性，蒂部在上方的咽后壁瓣是软腭重建的首选。切开黏膜和咽后壁肌肉制备瓣，将瓣旋转至缺损处，并用可吸收缝线固定。供区可也旷置或拉拢缝合咽部括约肌，再造一个完整不间断的肌肉环。不需要在肌肉表面再覆盖黏膜，因为黏膜在存活的瓣中会很快再生。可能发生创面裂开，软腭缺损较大时尤其容易发生（＞33%）。咽后壁瓣特别适合修复较小缺损，尤其是侧方，前方和缺损不超过 1/3 的软腭缺损。放疗后的患者伤口愈合不良和裂开的风险较高，因此应注意避免瓣过度伸展或受压 [7, 8]（图 8-7）。

> 临床要点：放疗后的患者伤口愈合不良和裂开的风险较高，因此应注意避免瓣过度伸展或受压。

上腭岛状瓣是一种非常实用的组织瓣，以较大的腭部血管为蒂进行旋转。大部分腭瓣以单侧血管为蒂旋转，用于重建扁桃体上方大面积的缺损和软腭缺损。在上颌骨后方沿磨牙的内侧切开，向下切透黏膜和骨膜。用剥离子从骨面剥离

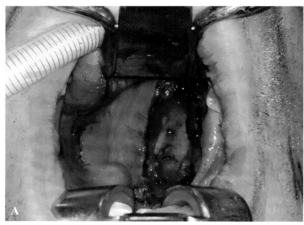

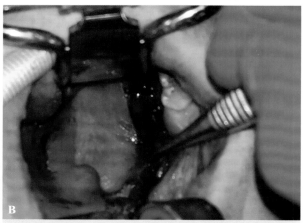

▲ 图 8-7　A. 经口机器人（TORS）扁桃体和软腭切除术后，用咽后壁瓣修复关闭部分的咽部缺损；B. 将咽后壁瓣旋转至缺损处，并缝合到剩余软腭的鼻侧黏膜上，以减小鼻咽开口并防止 VPI

黏膜和骨膜。对侧血管蒂保留在剩余的黏膜和腭部，而同侧蒂在可视下被逐步分离。松解血管蒂周围的骨膜以增加血管的旋转弧度。然后可以将瓣转移到软腭或扁桃体上方的缺损处。较厚的黏膜和骨膜为缺损处提供了多层次结构。

3. 围术期的管理

在手术后的头几天至几周内，利用缝线的强度使缝合口闭合。因此，应该用改良饮食（通常是软饮食直至复诊前）来保护切口。作者通常以类似扁桃体切除术后的建议来限制患者说话和活动。这些改变的目的是为减轻缝合线上的张力。通常，患者的不适感自然地限制其口腔运动，但仍然要强调限制活动重要性。

4. 要点

(1) 咽后壁瓣和腭部岛状瓣都可以用来重建 Ⅰ 类缺损。

(2) 通过进行咽成形术或腭咽成形术，可以用局部组织充分重建一些涉及区域较少的 Ⅱ 类缺损。

(3) 当使用邻近瓣修复时，重要的是要彻底掀起和旋转组织以使张力最小化。

(4) 咽成形术的目标是缩小通向鼻咽部开口，并利用保留的上腭肌肉来使之功能接近正常。

（二）面动脉肌黏膜（FAMM）瓣

FAMM 瓣是一种可旋转的轴型肌黏膜瓣，包括颊黏膜、颊肌和面动脉。该瓣最适用于中低度的口底或舌侧缺损，但也可用于口腔上颌窦瘘、口咽缺损和唇缺损等。它通常有可靠的血液供应，而瓣远端的供血取决于所需要的瓣长度[8]。

1. 患者选择

FAMM 的蒂部上下均可；如果选择下方蒂，血管在磨牙后三角附近进入瓣，并向腮腺导管延伸。当用于咽重建或腭部重建时，如有需要任何一个瓣都可以达到腭中线。该瓣提供了很好的长度，但由于腮腺导管的位置使其宽度受限。宽且薄的上腭局部较厚的缺损非常适合 FAMM 瓣重建。放疗后的患者有静脉危象风险，瓣静脉回流通过静脉丛而不是面静脉。对于需要避免外部瘢痕、少毛组织且术野相同（如消融手术）的患者，应考虑 FAMM 瓣。理想的是中小型且薄的组织缺损，如口底或局限的舌切除术或咽切除术。

> 临床要点：FAMM 瓣提供了很好的长度，但由于腮腺导管的位置使其宽度受限。

Ayad 等已经在系统性回顾中对该瓣的使用进行了分类并列出完整的使用方法清单。此外，Bonawitz 和 Duvvuri 还总结了用机器人辅助制备 FAMM 瓣技术，应用于咽部重建[9]。在他们有限的系列研究中，FAMM 瓣可提供足够的旋转和组织储备，以解决最大 5cm 的软腭缺损，有时可使用双侧 FAMM 瓣重建接近全软腭缺损。此外，在首次重建导致 VPI 或鼻反流后，该瓣可用于软腭的再次重建。它可以提供额外的重建材料，可以充分增强之前的重建效果，改善这些困扰患者的症状。

不建议使用带有弥散性不典型增生的 FAMM 瓣，因为旋转瓣可能会给重建区域带来异常组织。一些研究表明，术前放疗会导致更高的瓣坏死率，但该类研究较少，而且还可能是由于面部动脉异常和放射导致瓣坏死。如果想使用该瓣，对于放疗后的患者可以使用动脉多普勒进行评估[8]。

> **临床要点**：黏膜弥散性不典型增生或放疗后的患者不建议使用 FAMM 瓣。

2. 手术技术和注意事项

下方蒂的 FAMM 瓣从使用侧延伸至第三磨牙的位置被牵出。该瓣由黏膜、颊肌、伴行静脉丛的面动脉构成。下方蒂的 FAMM 瓣按照面动脉顺流的方向从远端向近端抬高。为了保证静脉回流通畅，蒂部宽度至少 2cm。肌黏膜瓣位于距口角 1cm 的后方，并根据腮腺导管开口界定瓣的后缘。可以利用血管多普勒在第二、三磨牙间，沿唇龈沟向上追踪面动脉。瓣越靠近远端，血液供应就越差，导致远端坏死的发生率约为 10%。可以通过从远端向近端逐渐切取并抬高瓣来识别面动脉，或者在瓣近端直接识别，在此过程中可以直视下进一步调整瓣的大小。然后将瓣在磨牙后三角区向上朝软腭或咽外侧旋转。为避免咬伤瓣的基底，部分医师建议患者术后佩戴几天牙垫。初次手术 3 周后可以将瓣断开。部分学者提出对瓣设计进行修改达到 I 期修复。供区宽度在 3cm 以下的可以直接拉拢缝合，为预防术后挛缩，供区可以用颊脂垫进行修复。

上方蒂的 FAMM 瓣制备与下方蒂的步骤相似。反之，瓣的基部转换为上唇龈沟。这两种瓣

的供区部位的大小和重建均相同。Ayad 等指出，67% 使用此瓣的患者术后需行 II 期断蒂手术。

FAMM 瓣已经经过多次的改良，但这些改良目前仍不能应用于咽部的重建。

3. 围术期的管理

FAMM 瓣的术后处理旨在降低并发症的发生率。报道的并发症发生率为 12.8%，主要包括坏死（瓣部分坏死 12.2%，完全坏死 2.9%）、静脉淤血（5.6%）、血肿、伤口裂开和感染。与任何黏膜手术一样，缝合部位存在感染或瘘形成的风险。只能尽量做到仔细关闭切口。术后进软饮食，避免咀嚼时咬伤血管蒂，以及降低缝合线处的意外损伤。许多外科医师选择在术后一周内保持禁食状态，并使用胃管进行营养支持，以及在术后的几天到几周内让患者佩戴牙垫。是否使用抗生素依据手术切除的部分决定。Ayad 等研究发现，进行二次重建的病例与初次重建并发症发生率相比（37.5% vs 20%），以及 T3 或 T4 分期与 T1 或 T2 分期比较并发症发生率高（44% 和 18%）[9, 10]。

4. 要点

(1) 对于咽侧部和软腭的中小缺损是理想的选择。

(2) 具有上或下血管蒂的优势。

(3) 可用双侧 FAMM 瓣来补充组织体积，防止 VPI。

(4) 术后注意预防患者咬伤瓣蒂。

（三）颊脂垫瓣

颊脂垫于 1727 年被描述，并在 1977 年由 Egyedi 对其描述进行了改进并将其作为修复口腔上颌窦瘘的瓣[10]。适应证已扩大到包括上下颌骨骨面暴露修复以及口腔和口咽部黏膜或黏膜肌肉缺损修复。Rassekh 等（在海报展示中）报道了颊脂垫瓣在 TORS 修复软腭缺损修复等中小型缺损中取得良好的效果。I 类和 II 类缺损可能适合这种类型的重建，通常结合 Gehanno 咽成形术封闭咽后壁以保留软腭。颊脂垫瓣血供通常来源于

颞深动脉和上颌动脉的分支、颞浅动脉的面横分支和面动脉的分支。颊脂垫包括 3～4 个脂肪叶，形成长轴向供血，修复后可在 3～4 周黏膜化[11]。

1. 患者选择

颊脂垫瓣适合咽侧及腭部中小缺损修复。颊脂垫在高张力下较为脆弱，不适用于较大的贯通性缺损。通常Ⅰ类和Ⅱ类缺损可使用该瓣修复，笔者更喜欢在软腭缺损不超过 1/3 的情况下使用。如果患者术后出现张口困难，据报道有可能由该瓣引起。

> 临床要点：尽管颊脂垫瓣血供良好，但是由于颊脂垫在高张力下较为脆弱，不适用于较大的贯通性缺损修复。

2. 手术技术和注意事项

颊脂垫瓣制备比较简单，不需要扩大切口。通常在该区域中，因切除咽侧造成的缺损，允许瓣解剖和旋转。切开掀起磨牙后三角上方的向上延伸至上颌骨黏膜。该瓣位于颊肌深部，需要从肌肉间仔细分离。一旦切开肌肉，脂肪就会膨出到解剖区域。由于筋膜包绕脂肪瓣，钝性解剖将颊脂垫脂肪叶从颊间隙中剥出。这时我们就能看到近端血管蒂，必须注意不要损伤瓣的动静脉轴。然后就可以自由旋转瓣以覆盖软腭缺损的侧咽。用可吸收薇乔缝合线或铬制缝线将瓣沿周围缝合固定到黏膜（图 8-8）[11]。

3. 围术期的管理

术后短期内患者一般不能正常饮食。如果没有和颈部贯通，术后可以进软食或流食。理想情况下，在瓣黏膜化之前，不要进食固体食物，有些患者因自觉不适或需营养支持时需要留置鼻饲管。使用牙垫可以避免损伤血管蒂。术后告诫患者不可过度张口以免造成瓣从缝合部位脱落。但是在瓣完全愈合后，应鼓励患者最大范围张口训练，以防止上述张口困难。部分患者可以被观察到出现小的伤口裂开，瓣黏膜化过程中会填补闭合这些缺损。

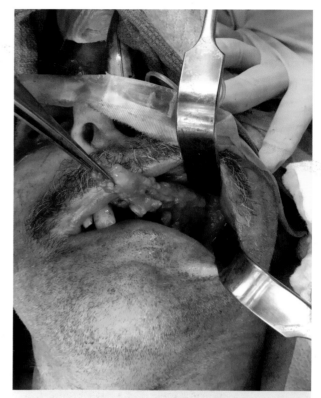

▲ 图 8-8 制备左侧颊脂垫瓣
注意可用组织的长度和体积可以延伸到腭中线或更多

> 临床要点：移植的瓣重新黏膜化后，再进食固体食物，有的患者需留置鼻饲管直至伤口愈合。

4. 要点

(1) 适合Ⅰ类和Ⅱ类的咽侧及软腭缺损修复。

(2) 通常与软腭和咽后壁的成形术中结合使用。

(3) 带蒂的轴型瓣可到达对侧扁桃体上方。

(4) 可观察到轻微的裂开，可自行愈合。

(5) 在愈合前使用牙垫，进软食。

七、局部带蒂瓣

（一）颞顶筋膜瓣

颞顶筋膜瓣（TPF）是用于治疗头颈部多种

局部区域缺损的有效的旋转瓣。这是一个轴型瓣，由筋膜及可能包含顶部头皮组织组成。制备时在发际线内切开，术后瘢痕隐蔽。较薄的组织瓣，可以衬在需要软组织覆盖的耳朵、头皮、前额或咽部亚区的缺损中。该瓣可到达鼻咽部，并延伸到包括软腭和咽侧壁的咽部。它可以覆盖暴露在咽部的颈动脉，并重建软腭和咽侧壁的较小缺损。Pinto 等研究证实 TPF 有稳定的血液供应，并可以通过面神经表面或深面将瓣送到颈部或咽部[12]。

1. 患者选择

TPF 适用于包含缺损小于一半的软腭重建，或单独咽侧壁的重建。通常，因为 TPF 无法提供足够的组织来填充翼内肌或更深的咽旁间隙组织缺损，因此适用于黏膜重建或黏膜和黏膜下缩肌重建。

2. 手术技术和注意事项

在头顶皮肤从耳轮脚到颞线行弧形或 Y 形切口来制备 TPF 瓣。切开皮肤和皮下脂肪，直到颞浅筋膜。颞浅筋膜很薄，必须小心不要切得过深破坏血供或瓣。颞筋膜位于这一层的深处，如果碰到则表明切口太深。在耳前切开后很容易确认血管蒂，沿血管蒂解剖可见血管向远端走行时逐步发出分支。面神经越过颧弓到达额部肌肉群时，面神经和瓣的关系错综复杂。随着解剖过程的进行，筋膜瓣血管蒂在颧弓后 1/3 变窄，避开了面神经的走行。为了增加瓣的长度，蒂可以被解剖到外耳道的水平，然后将瓣经隧道至咽部进行重建。作者的做法是先做下颌骨冠状突切除术，然后将瓣穿过颧骨下方和上颌骨后方进入咽部。将一根橡皮导管通过隧道器械从口咽穿出至耳前切口。将 TPF 瓣的远端瓣缝合到橡皮导管上，通过牵拉橡皮导管引导 TPF 瓣至咽部。然后可以将瓣缝合到周围的黏膜缺损处。

临床要点：作者的做法是先做下颌骨冠状突切除术，然后将瓣穿过颧骨下方和上颌骨后方进入咽部。

3. 围术期的管理

咽部重建方案同如上其他组织瓣。供体部位用一个微负压引流并逐层关闭，以防止面部淤血。

4. 要点

(1) 适用于软腭或咽部的 I 类或 II 类缺损。

(2) 为轴型带蒂瓣，最大长度可延伸至对侧扁桃体上方。

(3) 可以观察到轻微裂开，并且可以自行愈合。

(4) 佩戴牙垫和软饮食，直到完全愈合。

(5) TPF 的基底在颧骨上涉及面神经走行：在额支和颧支的后方时必须小心。

（二）颏部岛状皮瓣

颏部岛状皮瓣是一种实用的局部带蒂皮瓣，主要用于口腔重建，或颈部、面部、腮腺、颧部的皮肤及咽部皮肤和软组织缺损。它可以大到足以到达对侧咽部（最长 18cm，最宽 7cm）。它可提供皮肤和皮下脂肪，如果需要的话，还有二腹肌前腹的近端肌肉和下颌舌骨肌。供区可以直接缝合，并且可以很容易被利用到颈清扫的切口中。该皮瓣可以很容易穿过咽侧隧道。在这个轴型皮瓣中，皮瓣的远端最容易出现供血不足，因为它离面动脉的颏下分支最远。虽然在需要同侧颈淋巴结清扫时可以同时制备皮瓣，但切除 I 区淋巴结会破坏供应皮瓣的小血管分支。虽然很薄，但如果需要的话，可以将皮瓣做得比实际需求的长，也可以去除皮肤，用以填充咽旁间隙的组织缺损。由于可用的组织体积大，该皮瓣几乎可以重建任何咽侧缺损和大多数腭部缺损，包括 III 类和 IV 类缺损[13]。

1. 患者选择

I ～ IV 类缺损都可以用此皮瓣进行重建。它可以将颈部与口咽分隔，并很容易重建上腭。它和前臂桡侧皮瓣的使用方式相同，因此适用于大多数缺损，特别适用于较大的缺损，如 III 类或 IV 类[14]。

2. 手术技术和注意事项

根据皮肤和软组织的需要来设计切口。将皮肤和颈阔肌从远端向近端切取，直到二腹肌前腹。大多数的血管深入肌腹，因此通过分离颈部骨面的肌腱，将肌肉纳入到皮瓣中。然后将皮瓣向近端游离到颌下腺，我们能容易辨识皮瓣的血供。如果需要进行颈清扫，这些分支要小心保护。颏下动脉和静脉是面部动静脉的分支。将面部动静脉向起始段解剖，可以获得额外的长度，增加皮瓣的活动度。然后将皮瓣穿入口咽，缝合至缺损处（图 8-9）。

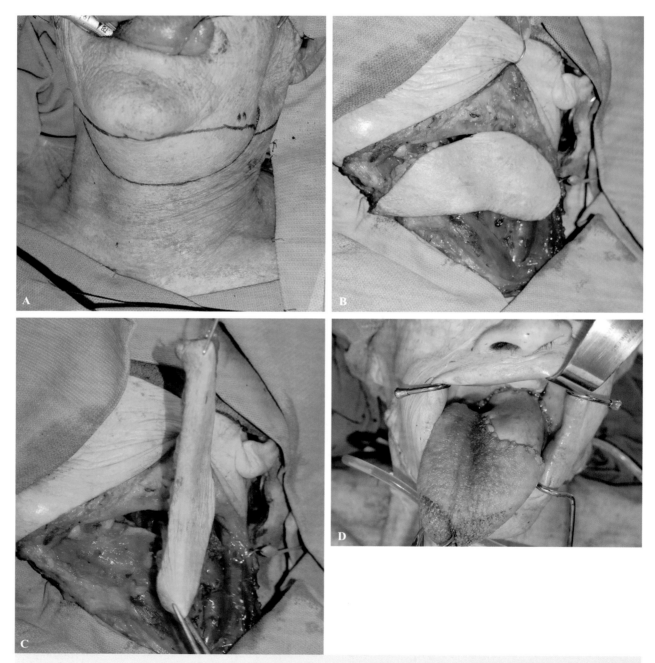

▲ 图 8-9   **A.** 制备左侧的颏部岛状皮瓣，可切取的面积和前臂皮瓣一样；**B.** 制备好的颏部岛状皮瓣；**C.** 皮瓣柔韧性好，很容易提供足够的长度可以达到腭部和舌根；**D.** 颏部岛状皮瓣组织量大，可以覆盖舌根和腭部缺损

3. 围术期的管理

术后原则和前述一致，术后应注意咽部护理包括观察皮瓣血供及使咽部休息，对于无放疗的患者需严密监护1周，放疗后的患者监护时间需延长。颏下皮瓣切口与任何其他颈部切口一样进行处理，需放置引流。如颈部切口一样关闭。

4. 要点

(1) 适用于软腭或咽旁的第Ⅰ～Ⅳ类缺损。

(2) 为轴型带蒂皮瓣，长度可延伸至对侧扁桃体上方。

(3) 佩戴牙垫和进软饮食，直到完全愈合。

(4) 远端皮瓣坏死的风险更大，因此考虑减小皮瓣以确保远端皮肤有良好的静脉引流。

(5) 切取皮瓣同侧二腹肌前腹，避免损伤颏部血管。

（三）局部肌肉瓣（颞肌、胸锁乳突肌、二腹肌、带状肌）

咽部区域的肌肉可以作为辅助性方法处理难以解决的基础修复。当原始修复脆弱或放疗后重建时，局部肌肉如二腹肌、带状肌、胸锁乳突肌或颞肌等可被旋转至咽侧部，进行第二次加固。它们受到旋转角度和肌肉大小的限制，但可以提供额外保护，增加手术安全性。

> **临床要点**：局部肌肉如二腹肌、带状肌、胸锁乳突肌或颞肌可以直接修复咽部缺损，或者作为第二层修复。

1. 患者选择

放疗后的患者最适合用局部肌肉行第二层加固重建。

2. 手术技术和注意事项

每块肌肉都有独立血供，便于制备带蒂肌肉瓣旋转修复。胸锁乳突肌上部血供来自枕动静脉，在保护好副神经前提下可以将胸锁乳突肌瓣旋转至咽部。颞肌瓣由于范围有限，临床应用受限，但是以颞浅动脉的深支为蒂制备颞肌瓣，可

以与TPF一样经隧道转移至咽侧，补充组织量。带状肌是由同侧的甲状腺上动脉分支供血，可以根据这种血液供应进行解剖和旋转。最后，二腹肌前腹可以从颈部分离，并保护其深部的颏下血管分支，和颏下岛状瓣一起使用。

> **临床要点**：带状肌是由同侧的甲状腺上动脉分支供血，可以根据这种血液供应进行解剖和旋转。作为带状瓣，这些肌肉可以提供出色的伤口加固。

3. 围术期的管理

肌瓣围术期的管理同上述瓣一样。

4. 要点

(1) 适用于第Ⅰ类和第Ⅱ类缺陷或作为闭合加固的第二层。

(2) 为轴型肌瓣。

(3) 佩戴牙垫和软饮食，直到完全愈合。

(4) 通常不作为修复的主要闭合层，多用于放疗后患者或者挽救性手术中加固咽腔。

（四）前臂桡侧和尺侧游离皮瓣

前臂桡侧和尺侧游离皮瓣具有相似的属性，因此在此一并列出。两者均可提供不同数量的皮肤，是多功能皮瓣，适用于口咽及其他缺损的重建。

前臂桡侧游离皮瓣（RFFF）被认为是头颈部重建中的主力皮瓣，因为它具有切取快、血管管径适当、成功率高等优点。1978年首次被中国医师使用，该皮瓣已经存在了三十多年，在之后的几年内，该皮瓣的应用扩展到欧洲，并被用于鼻再造和口内缺损修复。

RFFF是由桡动静脉的穿支滋养，前臂尺侧皮瓣由尺动静脉穿支供血。适用于各种类型头颈部缺损修复，能提供充足的组织量修复口咽部缺损[15]。皮瓣薄，易塑形，能放置于小的腔隙，如TORS的咽部缺损修复。

1. 外科技术和注意事项

皮瓣切取时的上臂掌心向上外展。在桡动脉或尺动脉上的前臂皮肤设计切口，其大小与所需的重建部分相适应。根据外科医师的喜好选择是否使用止血带。分离筋膜的过程中，识别和保护肌腱旁组织。肌腱旁组织中的微小血管，为关闭供区的皮肤提供滋养。

皮瓣的蒂由桡动脉或尺动脉和两个静脉丛组成。前臂桡侧皮瓣的蒂位于肱桡肌和桡侧腕屈肌之间的肌间隙中，而尺侧皮瓣的蒂直接深入尺侧前臂的皮肤。超声检查以标记血管蒂走行，对尺侧皮瓣制备是有帮助的。无论是桡侧还是尺侧皮瓣，在近心端断蒂时应该注意桡神经和尺神经的位置（尺侧皮瓣更是如此），小心地保护神经。两种皮瓣均有静脉回流系统，但前臂桡侧皮瓣更为可靠。此外，前臂内侧或外侧皮神经可以被识别和保留，这些神经支配皮瓣，修复后形成"感觉皮瓣"。

供体的皮肤边缘先拉拢缝合，以减小缺损面积，并且最常见的是，从大腿上取下一个中厚皮片行缺损修复，尽管其他有多种选择。术后前臂夹板固定 5 天，以固定手腕并使移植的皮肤成活最大化[16,17]。

然后皮瓣可以转移到头部和颈部进行重建。通过早期的手术我们学到很多知识——大部分的皮瓣可以通过颈部切口送入受区。典型的缺损可以深达会厌谷，因此需咽侧壁切开以达到舌根和咽后壁。缝合时使咽壁靠近舌根从而使切开的一侧变窄，可以让食物从有感觉和非手术侧通过。"心形"瓣设计允许尖端插入咽部下方和舌根，以防止术后舌挛缩或舌运动受限。最后一幅插图是用皮瓣的双叶（心形瓣允许双层折叠）经口缝合到软腭的鼻侧和口侧。这样可以通过增加组织量预防 VPI（图 8-10）。

> 临床要点："心形"皮瓣设计允许尖端插入咽部下方和舌根，以防止术后舌挛缩或运动受限。

2. 围术期的管理

与前述的皮瓣修复治疗方案相同。另外需将手臂和移植的皮片固定制动。

3. 要点

①适用于Ⅰ～Ⅳ类缺损。②多功能皮瓣，能够被塑形来修复任何缺损。③佩戴牙垫和进饮食，直到完全愈合。④原发灶的处理和皮瓣制备可以同时进行。⑤经颈部将皮瓣下段插入再经口牵至腭部。

（五）股前外侧皮瓣

股前外侧皮瓣（ALTF）是一个被广泛研究及使用到的穿支肌皮瓣，血管起源于旋股外侧动脉、静脉的降支。该皮瓣制备和原发灶处理可由两个小组同时进行，最大可达到 25cm×15cm。1984 年[18]中国的 Song 医师首次对其进行了描述，Wei 和 Chana 等[19]进行了改进并且使其在头颈再造中得到了推广。皮瓣由皮肤和皮下脂肪、阔筋膜张肌和不同数量的肌肉组成（80% 为肌穿支瓣，20% 为筋膜皮瓣），皮瓣制备时可以不带肌肉[20]。该皮瓣的主要优点是能够同时修复咽侧部或腭部几乎任何大小的缺损，包括整个腭部和咽侧部同时缺损的修复。它有一个口径大而且长的血管蒂，可便于吻合。它还可以为咽旁间隙提供足够组织，并允许更大的重建，这对于该区域的大型缺损重建有利，并有助于推送食物和防止 VPI，但这也让它在插入时受到限制。较大且较厚的股皮瓣很难单纯经颈或经口插入。因此，除非大腿较瘦，并且与前臂皮瓣相似，否则只能行下唇和下颌骨裂开入路进行缺损的重建[15]。

> 临床要点：ALTF 瓣的组织量大，修复后有利于吞咽和预防 VPI，但是在插入时会遇到挑战。

1. 患者选择

伴有咽旁间隙组织、颈部组织大量缺失的大的Ⅲ类和Ⅳ类缺损，以及那些治疗失败的缺损，

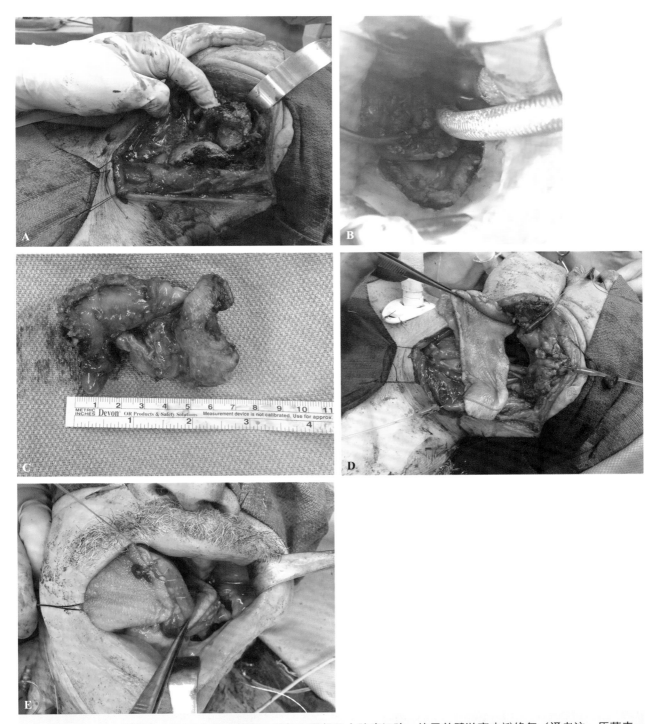

▲ 图 8-10　经口机器人（TORS）联合颈部入路行口咽部巨大肿瘤切除，使用前臂游离皮瓣修复（译者注：原著表述有误，已修改）

A. 经颈部切口将经口机器人切除的肿瘤取出；B. 经口切除后的术野；C. 显示切除肿瘤的范围和大小；D. 在部分关闭后将皮瓣尖端插入会厌谷（在切取前臂皮瓣前将其方位标记清楚）；E. 经颈部插入皮瓣的下部后，经口显露继续修复上腭和口底后部缺损

是采用 ALTF 修复咽和腭部的最佳适应证。ALTF 足够大，用它来处理大的缺损是最合适的。大体积游离组织转移修复有益于已接受过放射治疗和挽救性手术的患者。在许多类似情况下，开放性入路可以补充经口入路，提供适当插入皮瓣所需的空间。使用 ALTF 的最终目标是提供大量组织，修复后在吞咽时将食物推到有感觉的咽侧。由于术后伤口裂开及其并发症较常见，ALTF 能在缝合线的后方提供额外的组织（皮下脂肪和肌肉），促进伤口愈合。

ALTF 的另外一个用处就是用于修复较瘦或恶病质患者的小缺损，它可以像前臂皮瓣一样使用。对于 I 类和 II 类缺损需要行多层的腭部重建或咽侧重建也可以使用该皮瓣。

2. 手术技术和注意事项

ALTF 的制备已经被详细描述。穿支集中在连接髂前上棘和髌骨外侧缘的连线上。85% 的穿支位于连线的中间 1/3 段或多出现于这个区域。手持多普勒可以用来定位穿支，并确保切口是合适的。在股外侧肌和股直肌间分离，通过触摸再次确认血管蒂的位置。

行前切口，将皮肤、皮下脂肪和阔筋膜分开，露出股直肌。偶尔可以看到穿支穿过股直肌。它们可以被利用，但需要进行肌肉的追踪，并且通常会看到其他的股外侧肌穿支也被认为可以利用。将股直肌向内侧掀起，向下解剖至股内侧肌及其表面的筋膜。将皮肤向外侧掀起，就可以看到主要血管蒂。然后切开皮肤，直到看到穿支进入皮岛。穿支进入的角度、穿过股外侧肌的深度和穿支的数量是不同的。至少需要有一个足够粗的穿支能被利用。

行后切口至股外侧肌。皮岛现在与周围皮肤分离，检查血供。后部解剖显示穿支，有助于看清走行。根据组织的需要，现在可以通过肌肉解剖穿支，制备穿支皮瓣，如果在重建中有用的话可以保留部分肌肉。支配股外侧肌的神经沿血管蒂走行，通常被保留，但其牺牲不会导致明显的功能影响，因此，当神经不易从血管蒂上游离下

来时，不应冒险损伤血管蒂。现在可以从远端向近端抬起皮瓣，同时将远端蒂和穿支夹在股中间肌和外侧肌上。解剖近端蒂，直到股直肌分支可见并被保留。

该皮瓣可以修改为一个"蝴蝶形状的皮瓣"，以最大限度地提高每个分叶的灵活性以更好地增加舌头和上腭的灵活性。作者成功地应用了这种技术修复咽部和腭部复发的病例或大面积缺损病例。在 2013 年耳鼻咽喉科联合会议上介绍的 45 名患者中，在大多数 T_3 和 T_4 肿瘤切除修复后，成功拔除气管套管（44 例）和胃管（40 例）。此外，在骨切除的情况下，对皮瓣改进可以允许骨重建[21]（图 8-11）。

大部分患者可以直接关闭供区，皮瓣与黏膜关闭时需要用可吸收线缝合，插入的目的是用皮瓣关闭咽部的黏膜缺损，并利用皮瓣结合软腭进行咽部成形，这样就消除了鼻咽和上腭间隙。

3. 围术期的管理

与上述方案相似，术后护理包括对未放疗患者进行为期 1 周的皮瓣观察和咽部休息，放疗患者可能需要更长时间。ALTF 切口与任何其他颈部切口一样需要进行适当的引流。腿部也需要进行引流，直到引流量足够少时再将引流拔出。

4. 要点
①适用于 I ～ IV 类缺损。
②多功能皮瓣，能够被塑形来修复任何缺损。
③佩戴牙垫和进软食，直到完全愈合。
④原发灶的处理和皮瓣制备可以同时进行。

八、结论

口咽部缺损重建对外科医师提出了挑战。邻近、局部和游离组织皮瓣等多种方法可用于帮助治愈这些患者，并且应注意修复后保全咽部的功能。本章和示例可以作为咽重建的模板，但也不排除其他修复方法。最后，外科医师可选择他们最擅长的方式进行重建，并获得可重复的和安全的结果。

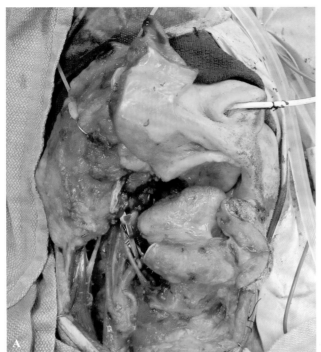

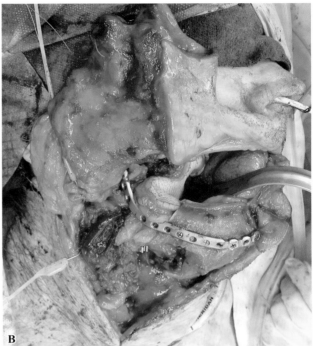

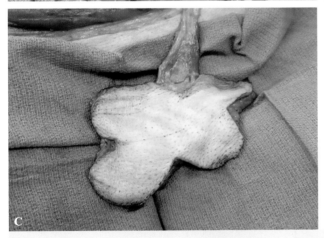

▲ 图 8-11　**ALT 游离皮瓣重建口咽部**

A. 口咽部缺损及磨牙后三角区扩大切除。即使在切除颌骨的情况下，ALT 瓣也可提供足够的组织来覆盖钛板以进行重建；
B. ALT 的"蝴蝶"设计有多个分叶，可以以更大的范围插入；C. 关闭切口前插入皮瓣重建咽部缺损并且覆盖钛板

第9章 累及下颌牙槽嵴和磨牙后三角区域的癌
Carcinoma Involving the Mandibular Alveolus and Retromolar Trigone

Tjoson Tjoa　Derrick T. Lin　**著**

郑　磊　**译校**

一、概述

在美国估计每年口腔癌患者超过 30 000 名[1]，口腔可分为 7 个区域，分别是唇、舌、口底、硬腭、颊黏膜、磨牙后三角和牙槽嵴。虽然这些区域发生的癌症都称为口腔癌，但是每个区域表现出种类多样的一组肿瘤，每个区域肿瘤都有自己的肿瘤生物学和局部扩散方式。磨牙后三角和牙槽嵴是两个独特的解剖区域，它们具有邻近下颌骨皮质骨的特点。这一特点赋予这个区域癌症独特的处理原则，治疗决策常常集中在颌骨的保留或截除。因为该区域的癌症只占口腔癌总体的一小部分，所以有关磨牙后三角和牙槽嵴癌症没有随机对照的实验，该区域肿瘤的最优化治疗仍是目前讨论的话题。本章节包含了这两个独特区域的解剖、简介、检查诊断和治疗方式。

二、相关解剖

下颌骨是面部骨骼中最大和最强壮的骨。它包括一个弯曲的水平状的体部和两个垂直升支部分，升支和体部以合适的角度连在一起[2]。下颌骨体部上面结构包含着牙槽窝的部位就是下颌骨的牙槽嵴（图 9-1）。磨牙后三角指的是下颌骨牙槽嵴后面直接相连的黏膜三角形区域，覆盖于下颌骨升支及其附着的咬肌表面[2, 3]。Barbosa 作出

了磨牙后三角的早期解剖学定义，他最早描述了这个区域癌肿的手术切除技术[4]。这个术语被用来定义"位于两边牙弓之间和最后磨牙牙根后方的口腔前庭部分"[4]。

磨牙后三角内侧为颊嵴，外侧是升支的前缘。磨牙后三角的底部是第三磨牙后方的牙龈，它的尖部是位于上颌结节顶部黏膜增厚的区域[5, 6]。在大多数情况下，磨牙后三角内侧边界的标志是翼下颌韧带突起导致的黏膜皱褶[4]（图 9-2）。磨牙后区黏膜的感觉主要是由三叉神经的颊支支配，而口底、舌腭弓和舌的有限部分的感觉是由

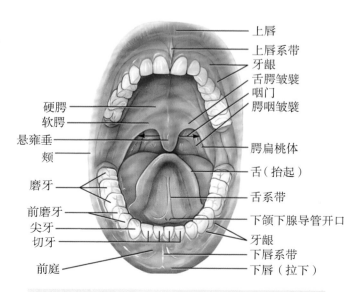

上唇
上唇系带
牙龈
舌腭皱襞
咽门
腭咽皱襞

硬腭
软腭

悬雍垂
颊

腭扁桃体

磨牙

舌（抬起）

前磨牙
尖牙
切牙

舌系带

下颌下腺导管开口

牙龈
下唇系带
下唇（拉下）

前庭

▲ 图 9-1　口腔及磨牙后三角的解剖

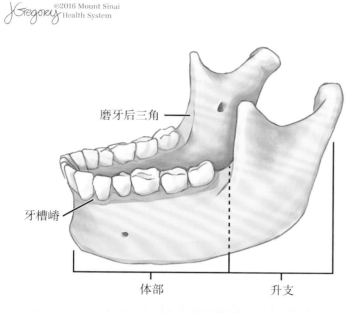
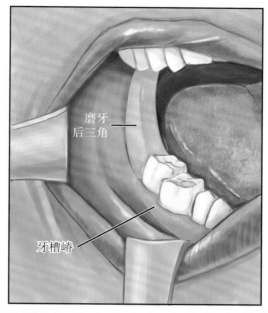

▲ 图 9-2　口颊瓣入路至磨牙后三角的方法

磨牙后三角指的是紧邻下颌骨牙槽嵴后方的三角形黏膜区域，覆盖在下颌骨升支及其附着的咬肌表面

舌神经支配。动脉血供主要来自于上颌内动脉和面动脉的分支。静脉是颈内静脉的分支和相邻的静脉丛，特别是翼丛[4]。磨牙后三角的淋巴引流主要至Ⅱ区的颈深淋巴结，少量引流至腮腺周围和咽后淋巴结[6]。下颌骨牙槽嵴的淋巴引流主要至Ⅰ区的淋巴结和Ⅱ区的颈深淋巴结[7, 8]。

> 临床要点：磨牙后三角的淋巴引流主要至Ⅱ区的颈深淋巴结，少量引流至腮腺周围和咽后淋巴结。下颌骨牙槽嵴的淋巴引流主要至Ⅰ区的淋巴结和Ⅱ区的颈深淋巴结。

　　磨牙后三角黏膜与外侧的颊黏膜、内侧的扁桃体前柱、软腭、上、下牙槽嵴牙龈黏膜直接相邻[3, 9, 10]。磨牙后三角与这些结构相邻的特点以及磨牙后三角的肿瘤在初始阶段会沿着表面向周边组织扩散的特点，导致了在一些文献中把它和软腭、扁桃体前柱及颊黏膜肿瘤分在了一组[11-13]。但是，将发生在磨牙后三角和牙槽嵴的肿瘤从颊黏膜和口咽肿瘤中区分开，当作独立的实体是

很重要的。沿着牙槽嵴和磨牙后三角，黏膜和能够作为肿瘤扩散屏障的下颌骨骨膜及骨紧密贴合[8, 9]。因此，和口腔、口咽其他亚区域的肿瘤相比，这个区域的肿瘤常常有着不同的生长方式和更高倾向的骨侵犯。

> 临床要点：沿着牙槽嵴和磨牙后三角，黏膜和下颌骨骨膜及骨紧密贴合。相比于口腔、口咽其他亚区域的肿瘤，这个区域的肿瘤有着更高的骨侵犯倾向。

三、临床特征

（一）病因学

　　口腔癌是全世界第六位常见的肿瘤，也是全世界十大致死癌症之一[6, 14]。口腔癌中鳞状细胞癌占90%以上，鳞癌是可以发生在包括磨牙后三角和牙槽嵴的口腔所有亚区域[6]。回顾性病例研究和数据库研究提示在美国磨牙后三角癌症占口腔癌整体的5%～10%[5, 15, 16]，下颌骨牙槽嵴癌症

占 6%～10%[16, 17]。牙槽嵴癌的发生率在某些人群中可能比较高发，例如，日本一项 10 年的回顾性研究中，下颌骨牙槽嵴癌占口腔癌的 30%，在南印度占到所有癌症的 9%[7, 8]。

然而磨牙后三角和牙槽嵴癌的病因是多因素的，传统的口腔癌危险因素，特别是烟草、酒精和槟榔的使用与其发生有关[18, 19]。大量研究表明，磨牙后三角癌患者中 78%～86% 有吸烟或饮酒史，或两者兼有[15, 19]。关于牙槽嵴癌，与这些危险因素的相关性是存在的，但不强。Byers 等对 MD Anderson 的 61 名患者进行了一项研究，发现只有不到 50% 的患者有吸烟饮酒史，而超过 55% 的患者可能是由于不良的牙科修复体造成的慢性刺激导致[20]。

（二）表现

典型的磨牙后三角的肿瘤表现为疼痛，随着张口时加重。牙关紧闭和牵涉性耳痛也经常出现，在有研究中可高达 52%[4, 15, 20, 21]。由于磨牙后三角的位置，肿瘤相对容易进入咬肌和茎突前咽旁间隙，并能浸润到咬肌和翼内肌。虽然出现牙关紧闭提示翼内肌受侵，但它也可能是周围肌肉组织炎症的结果，不一定是肿瘤直接浸润到翼内肌[22]。下颌神经的颊、舌和下牙槽分支的侵犯也可导致牙关紧闭[19]。其他症状包括溃疡、出血、体重减轻和外部肿胀。下唇麻木是由于颏神经被侵犯所致。

牙槽嵴癌也会表现出所有这些症状，其中疼痛和溃疡最常见，而牙关紧闭不常见。不良的牙修复体、活动牙和不愈合的拔牙伤口在诊断时也会出现[23]。双尖牙后的下颌牙槽嵴是这些病变最常见的部位[17, 24]。虽然磨牙后三角病变在诊断前的症状持续时间约为 5 个月[4]，但牙槽嵴的病变持续时间更长，原因是临床表现多样，且许多良性病变可能类似于癌，包括扁平苔藓、牙周病和非特异性肉芽组织[24]。因此，患者在被诊断为癌症之前带病生存多年。

磨牙后三角和牙槽嵴癌的特征是其生长方式，这种生长方式主要受限于与其相邻的下颌皮质骨。和周围有软组织包绕的肿瘤呈放射状生长不一样，该区域肿瘤一开始就被骨膜和骨限制其在更深的方向生长[25]。因此，在肿瘤生长的最初阶段，磨牙后三角和牙槽嵴牙龈的肿瘤倾向于在浅表扩散，且相比呈球形生长的癌肿里面有着更少的肿瘤细胞[5, 25]。正如 Barker 讲的："根据病损的直径的分期不能反映肿瘤的体积。"[11]

> **临床要点：** 在肿瘤生长的最初阶段，磨牙后三角和牙槽嵴牙龈的肿瘤倾向于在浅表扩散，且相比呈球形生长的癌肿里面有着更少的肿瘤细胞。因此，根据病损的直径的分期不能反映肿瘤的体积。

浅表扩散会发生在各个方向，包括牙龈后缘、颊部的颊黏膜面、扁桃体前柱和软腭、口底后侧、扁桃体和舌根[4]。磨牙后三角的肿瘤可以表现为浅表的病变（图 9-3）或外生性癌症（图 9-4）。磨牙后三角区域癌肿限制在磨牙后三角区域的只有 15%～26% 的病例，扁桃体柱和软腭是相邻侵犯最常见部位[3, 10, 26]。沿着牙槽嵴，口底、龈颊沟和龈唇沟是最为常见的扩散区域[7]。一旦肿瘤开始向深部侵犯，它就会倾向于向上沿着翼突下颌缝扩散，翼突下颌缝是位于颊肌和向上延伴至翼沟的咽上缩肌之间的纤维带，且向深方的咀嚼肌间隙扩散[5, 10]。一旦肿瘤向更深部侵犯，它会表现出侵袭性的生物学行为，即早期骨侵犯的倾向、神经周围和淋巴血管侵犯及颞下窝侵犯[15]。

> **临床要点：** 一旦磨牙后三角肿瘤开始向深部侵犯，它们倾向于沿着翼突下颌缝向上扩散及向深部的咀嚼肌间隙扩散。

根据组织病理学证实的研究，在磨牙后区病变中下颌骨侵犯的总体发病率为 10%～48%，在牙槽嵴病变中为 36%～88%[3, 5, 15, 22, 26, 27]。磨牙后

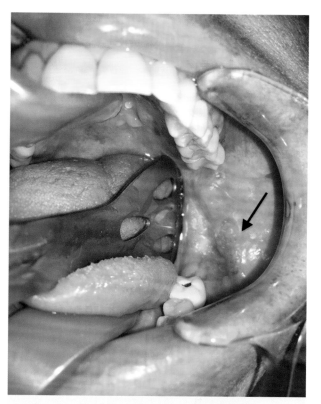

▲ 图 9-3　磨牙后三角的肿瘤可以表现为延伸至邻近黏膜的浅表病变

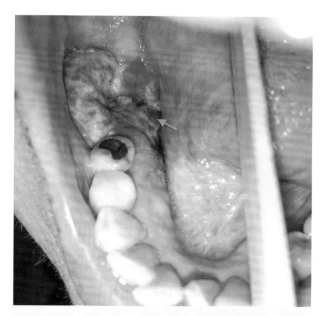

▲ 图 9-4　磨牙后三角的肿瘤可以表现为扩散至下方下颌骨的侵袭性病变

区病变也可侵犯上颌骨，其上颌骨侵犯率略低于下颌骨（12%～22%）[5, 15, 28]。虽然早期的研究假设鳞癌的骨侵犯是由于骨膜内的淋巴管的受侵造成的[17]，现在很清楚的是，下颌骨的侵犯主要是肿瘤通过牙槽嵴或舌侧皮质骨的直接浸润而发生的[29, 30]。骨与肿瘤交界面的组织病理学研究揭示了肿瘤进入下颌骨的位置完全取决于肿瘤相对于下颌骨的位置[31]。对于牙槽嵴肿瘤通常累及牙槽嵴顶，对于磨牙后区肿瘤通常累及舌侧的下颌皮质骨。其他不太常见的包括晚期肿瘤侵犯颊部和下颌管，以及经颈部淋巴结进入下颌骨的下缘[31]。无论如何，这些肿瘤应该高度怀疑下颌骨受累，特别是牙槽嵴受累。

> **临床要点**：磨牙后区肿瘤的下颌骨侵犯的发生主要是肿瘤通过牙槽嵴或者舌侧骨皮质直接浸润。

（三）分期

磨牙后区和牙槽嵴原发癌的分期是基于 AJCC 的 TNM 分期系统（表 9-1）。与其他口腔癌一样，T_{4a} 病变是指肿瘤侵犯邻近结构，包括舌外肌、面部皮肤、上颌窦和皮质骨。然而，由于最初的表面扩散的模式，以及较高的骨受累率，在最初的检查中很难准确地为这些病变分期。通常，T_4 病变与较差的局部控制有关。此外，骨侵犯和咀嚼肌间隙扩散已被确定为不良预后因素[3, 10, 12, 21]。事实上，咀嚼肌间隙的累及已经被证明在总体生存方面比 T 分期更相关[5]。这是由于在初步评估过程中容易低估很小的骨侵犯灶，从而在任何给定的分期中在统计局部控制率方面出现错误（表 9-1）。

> **临床要点**：当磨牙后区肿瘤扩散到咀嚼肌间隙时，其对患者总体生存的影响比 T 分期更显著。

关于淋巴结转移，磨牙后区及牙槽嵴肿瘤

表 9-1　口腔癌分期

原发肿瘤（T）	
T$_x$	原发肿瘤无法评估
T$_0$	无原发肿瘤
Tis	原位癌
T$_1$	肿瘤最大径 ≤ 2cm，浸润深度（DOI）≤ 5mm
T$_2$	肿瘤最大径超过 2cm，DOI > 5mm 且 < 10mm 或者肿瘤 > 2cm 但 < 4cm，且 DOI ≤ 10mm
T$_3$	肿瘤 > 4cm，或者 DOI > 10mm
T$_{4a}$	中度晚期局部病变 [a] 肿瘤侵犯皮质骨、下齿槽神经、口底、或者面部皮肤——即颏或鼻（口腔）。肿瘤侵犯邻近组织结构（如穿破上下颌骨骨皮质，或累及上颌窦、面部皮肤）
T$_{4b}$	非常晚期局部病变 肿瘤侵犯咬肌间隙，翼板或颅底，和（或）包绕颈内动脉

引自 AJCC 第 8 版，2017
注：口腔 – 前界是唇红缘与皮肤交界处。后界由上方的软硬腭交界，下方的轮廓乳头，侧方的扁桃体前柱组成。口腔分成各种区域包括：唇、牙龈、硬腭、颊黏膜、口底、舌前 2/3、和磨牙后三角
a. 表示牙龈原发肿瘤单纯浅表侵犯骨 / 牙槽窝不足以被分类至 T

最常累及区域是同侧的包括 Ⅰ、Ⅱ、Ⅲ 区的下颌下区和上颈内静脉链淋巴结 [3, 4, 30]。就诊时临床阳性的淋巴结并不常见，有报道在磨牙后区癌肿中为 5%～36% [19, 32]，在牙槽嵴癌中范围在 16%～21% [20, 32]。但是，文献报道在治疗过程中病理性阳性淋巴结出现的概率更高，范围在 26%～88%，并且 N 分期是众所周知的预后差的重要因素 [3, 4, 5, 15, 17, 18, 26]。在初次手术时对侧淋巴结出现转移的情况很少见 [3, 26]。

四、骨的术前评估

考虑到在这些肿瘤中骨受累很常见，以及 T$_4$ 肿瘤和更差的局部控制相关，判定是否骨受累及受累程度在治疗中是关键。不幸的是，临床评估有其局限性，尚无一种单独的影像学技术能够准确地预测磨牙后区和牙槽嵴肿瘤的下颌骨受累情

况。各种研究显示 33%～50% 的已经有病理证实的骨浸润患者没有影像上的骨侵犯迹象 [15, 33, 34]。

> 临床要点：没有单一的影像学技术能够准确地预测磨牙后区和牙槽嵴肿瘤的下颌骨受累情况。

评估开始于详细的临床检查，包括双侧触诊和评估肿瘤相对于邻近结构的活动度。牙槽神经麻痹和骨皮质不连续等特征有助于判断颌骨受累，尽管肿瘤侵犯导致神经完全传导受阻的情况很少见 [33, 35]。虽然一些研究提出，由有经验的临床医师进行的临床评估在预测骨侵犯方面比放射学研究更准确 [34, 36]。但多项研究表明，有经验的临床医师进行的临床评估的敏感性为 32%～96% [31, 37, 38]。此外，磨牙后区病损引起的翼肌受累或炎症会导致无法进行详细的临床检查。

影像学方面，曲面断层全颌摄像、计算机断层（CT）扫描、磁共振成像（MRI）扫描和骨扫描在检测骨质侵犯方面具有不同程度的准确性 [31]。曲面断层 X 线已被应用在确定骨内肿瘤的上 – 下范围方面，这是影响下颌骨边缘切除和节段切除选择的最重要因素之一 [31, 39]。曲面断层 X 线被建议用于平槽突癌的初期的影像学检查。然而，该方法并不能很好地检测到骨量丢失不到 30% 的早期下颌骨受累。

CT 已成为头颈恶性肿瘤轴位影像检查的标准。Lane 等发现，CT 被最常用于肿瘤影像学分期，尽管对磨牙后三角区鳞癌的骨受累的判断特异性达到了 91%，但其灵敏度较低，仅 50% [9]（图 9-5）。该项研究中 CT 阳性预测值为 87.5%，但阴性预测值为 61%，提示 CT 对于发现有骨质侵犯较为可靠，但如果 CT 未发现骨质侵犯则准确性不高 [40]。然而，该研究中 CT 技术使用的是轴位方向层厚为 5mm 的切片来评估的。最新的 16 层多层螺旋 CT 对下颌骨皮质侵犯的敏感度为 94%，对骨髓侵犯的敏感度为 83% [41]。可惜的是，

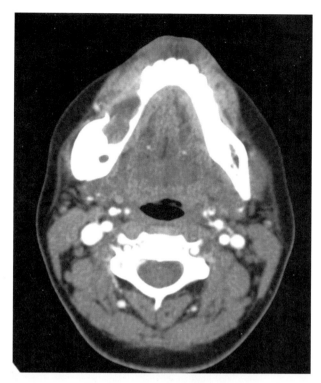

▲ 图 9-5　CT 扫描
该 CT 显示骨侵犯。CT 在确定骨皮质受侵时特别敏感

牙科汞合金使得 CT 分析受限，直接神经周围扩散到下颌和颏管中而没有骨性破坏是很难用 CT 检测到的。此外，由于牙槽骨不规则或根尖周疾病继发引起的骨皮质缺陷会被 CT 扫描发现，可能被误认为是骨被肿瘤侵犯[42]。

> 临床要点：CT 被最常用于磨牙后三角肿瘤的影像学分期。虽然它对磨牙后三角鳞癌骨侵犯检查的特异性达到了 91%，但是其敏感性很低，仅 50%。

与 CT 扫描相比，MRI 扫描在软组织和骨髓腔内的分辨率更高，受牙科汞合金伪影的影响更小。Crecco 等比较了 22 例磨牙后三角癌患者的 MRI 和病理数据，报道了 MRI 在评估 T 分期及肿物和周围结构的关系方面有着高准确性。检测骨髓浸润的敏感性为 100%[43]。其他研究也证实了 MRI 在评估下颌骨髓腔受累方面的有效

性[44, 45]。van den Brekel 等在评估下颌骨肿瘤的侵袭性时比较了曲面断层 X 线、CT 与 MRI，发现 MRI 具有最高的敏感性，但特异性最低，且往往高估了肿瘤的侵袭范围[46]。

骨闪烁显像技术是一种有用的方法，它对牙槽嵴癌和磨牙后区癌肿中骨更新的增加很敏感，并具有检测骨膜受累的能力。它已经被证明在检测骨受累方面有 100% 的灵敏度。然而，成骨活性在骨髓炎、骨折和牙周病中很高，这限制了骨扫描的特异性。正电子发射断层扫描（PET）结合 CT 扫描也可以作为一个辅助手段，但在确定骨受累方面作为一个独立的成像模式很少能提供足够的信息。大多数医师建议结合 CT 和 MRI，以及临床和术中对骨和骨膜的评估，以确定沿 RMT 和下颌牙槽嵴的骨受累情况。

> 临床要点：结合 CT 和 MRI，以及临床和术中对骨和骨膜的评估，是确定磨牙后三角区骨受累的最好方法。

五、治疗

（一）治疗方式

由于磨牙后三角和牙槽嵴癌相对罕见，没有前瞻性随机试验开展，因此没有明确推荐的标准化治疗方案。磨牙后三角和牙槽嵴鳞癌通过手术为主、放疗为主及手术、放疗和化疗的联合治疗都获得了不同程度的成功。大多数文献偏向于手术为主的治疗，联合或不联合放疗，尽管其他文献报道了以放疗为主的治疗获得了成功（表 9-2 和表 9-3）。美国国家综合癌症网络（NCCN）的指导方针指出，早期疾病可以通过手术或放疗等单一方式进行治疗，晚期疾病应该通过多种方式进行治疗。

在最早的出版文献中，Byers 等报道了他们在 MD Anderson 的经验，他们对 110 名患者初始进行了手术，放疗或两种治疗方式的联合治疗磨

表 9-2　磨牙后三角

作　者	年　份	肿瘤分期	接受治疗的病例数		局部控制率	总生存率
			外照射放疗	手术 ± XRT		
Barbosa	1959	所有分期	11	10	60%	80%
					8%	45%
Byers 等	1984	$T_1 \sim T_2$	37	33	88%～92%	26% 所有分期
		$T_3 \sim T_4$	13	27	75%～90%	
Kowalski 等	1993	$T_1 \sim T_2$		49	64% 所有分期	
		$T_3 \sim T_4$		52		
Huang 等	2001	$T_1 \sim T_2$		28	96%	58%～80%
		$T_3 \sim T_4$		21	76%	46%～65%
		$T_1 \sim T_2$	11		45%	N/A
		$T_3 \sim T_4$	5		80%	
Ayad 等	2005	$T_1 \sim T_2$		25	90%	47% 所有分期
		$T_3 \sim T_4$		21	44%	
Mendenhall 等	2005	$T_1 \sim T_3$	26		49%	42%
		T_4	9		44%	38%
		$T_1 \sim T_3$		31	78%	72%
		T_4		33	65%	45%
Hao 等	2006	$T_1 \sim T_2$		24	N/A	74%～100%
		$T_3 \sim T_4$		26		43%～75%
Deo 等	2013	$T_1 \sim T_3$		7	76% 所有分期 *	71% 所有分期 *
		T_4		35		
Hitchcock 等	2015	$T_1 \sim T_3$		35	63%	54% 所有分期
		T_4		39	89%	39% 所有分期
		$T_1 \sim T_3$	26		46%	
		T_4	10		59%	

XRT. 外照射放疗

所有百分比反映的是 5 年的总生存率，除了 * 表示 3 年的生存率

牙后三角癌症来比较手术和放疗效果 [3]。该研究中包括了所有分期的患者。结论是单一模式的治疗与联合模式治疗疗效相当。同样，Binahmed 等注意到，在 76 例磨牙后三角的癌症患者中，手术、放疗或两者结合治疗的 5 年总生存率没有显著差异 [19]。

然而，一些研究表明，多模式联合治疗显示出重大的益处。Huang 等回顾了 65 例早期和晚期磨牙后三角癌症患者，发现手术加放疗对无病生存率和局部控制率有显著影响。特别是联合治疗后的局部复发率为 18%，而单独放疗后的局部复发率为 54% [26]。同样，Mendenhall 等回顾了

表 9-3　下颌骨牙槽嵴

作　者	年　份	肿瘤分期	接受治疗的病例数		局部控制率	总生存率
			外照射放疗	手术 ± XRT		
Byers 等	1981	$T_1 \sim T_3$	3	46	NA	62%~79%*
		T_4	1	11		42%*
Wald 和 Calcaterra	1983	所有分期		53	78%*	72%*
Overholt 等	1996	所有分期		152	N/A	59%~85%
Gomez 等	2000	所有分期		53	N/A	43%

XRT. 外照射放疗

所有百分比反映的是 5 年的总生存率，除了 * 表示 3 年的生存率

99 例接受手术联合放疗或单独根治性放疗的患者[21]。多因素分析显示，手术联合放射治疗较单一的根治性放射治疗有更高的治愈可能，这在局部控制率、区域控制率、特异性生存率和总体生存率中被发现是正确的。最近，Hitchcock 等回顾了 110 例磨牙后三角癌患者，发现应用手术联合放疗患者的 5 年局部控制率为 69%，而单独放疗的 5 年局部控制率为 50%[48]。

> 临床要点：多因素分析揭示了磨牙后三角癌症的治疗中相比较于单一的根治性放射治疗，手术联合放疗的治疗模式是最佳的。

相似的，对下颌骨牙槽嵴癌的一系列单一和联合治疗表明手术联合术后放疗对早期和晚期病变都是最有效的[17, 20, 35, 47]。与之前的研究相一致，证明了切缘状态和区域淋巴结状态是影响预后的因素。Mendenhall 等发现阳性切缘和淋巴结包膜外侵犯的患者预后较差，Huang 等研究显示淋巴结的状态对远处转移率有很大的影响，同时会降低无病生存率[21, 26]。

> 临床要点：有阳性切缘和淋巴结包膜外侵犯的患者的预后最差。

常见的治疗并发症包括放射性骨坏死、瘘形成、需要手术治疗的骨暴露、感染和需要永久性胃造瘘管[48]。与预期一样，以放疗为主的治疗或术后放疗比单纯手术更容易发生诸如放射性骨坏死等严重的并发症[21]。总的来说，手术联合术后放疗是下颌牙槽嵴癌和磨牙后三角区癌最常用的治疗方法。对于晚期肿瘤和有着较差组织病理学预后特征的肿瘤，主张术后同步放化疗。首选联合放化疗治疗很少被描述，只适用于那些没有骨受累却无法耐受手术的患者。

（二）手术治疗

由于具有骨受累的高倾向性，在传统上磨牙后区和牙槽嵴肿瘤应采取更为积极的手术方式。由于肿瘤经常累及软腭和扁桃体窝黏膜，磨牙后三角区域的手术入路与原发于口咽肿瘤的手术入路相似。经口入路通常用于较小的 T_1 和 T_2 病灶，这些病灶容易切除且其不易向口咽扩散（图 9-6A）。上或下颊瓣的入路方法可以用在位于后方的肿瘤（图 9-6B）。下唇劈开和下颌骨中线处切开对那些因牙关紧闭限制了入路的患者可以很好地暴露磨牙后三角的肿瘤。虽然每个肿瘤的位置和大小有助于确定最佳的手术入路，但最终决定晚期病变的手术入路和切除范围的中心问题包括：是否出现骨累及；如果累及骨，是否需要行边缘或节段性下颌骨切除术。骨切除术的范围一直存有争议，尚未建立标准的治疗。

Barbosa 在 1959 年描述了后来被称为"后磨牙手术"的治疗方式，包括所有邻近被肿瘤侵

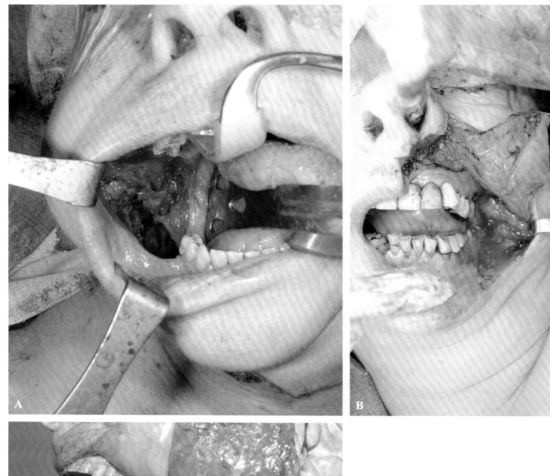

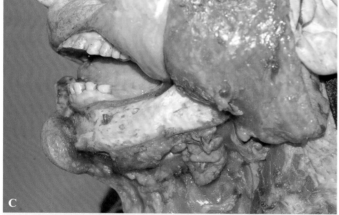

▲ 图 9-6　**A.** 经口入路为早期舌癌的切除提供了足够的暴露；**B.** 掀起上唇颊瓣可以进入磨牙后三角，该方法暴露充分；**C.** 使用下唇颊瓣可以完全进入磨牙后三角

犯的区域，连同磨牙后三角的黏膜一并切除。这些邻近区域包括咬肌区、颞下窝的茎突前区、上颌结节、下颌骨升支、水平升支后段。如果可能的话，尽量整块切除。在一小部分患者中，这种手术被证明是一种有效的治疗磨牙后三角癌的方法[4]。这个操作的方法可以通过经口内入路

（图 9-7）或通过经颈部的入路（图 9-8）。

1993 年，Kowalski 等在 114 名患者中描述了后磨牙手术的扩大版本，称之为扩大的突击行动手术（extended commando operation）。这包括下唇裂开的切口联合节段性下颌骨切除术，以及颞下颌关节（TMJ）的开放和脱位。本系列中的

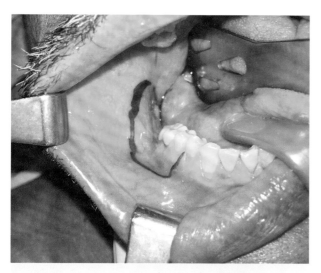

▲ 图 9-7　经口腔入路可以为早期肿瘤提供足够的暴露

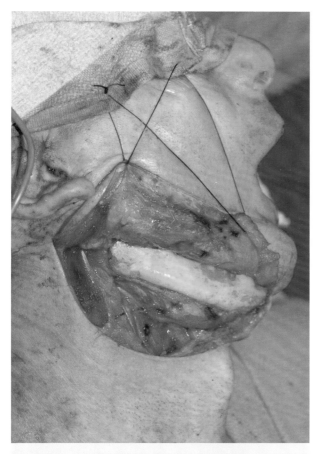

▲ 图 9-8　如果需要行下颌骨边缘性切除时，经颈部入路可以很好地暴露下颌骨

大多数患者都是一期关闭伤口。其局部控制率为73%。该研究中最常见的并发症是局部感染、伤口裂开和皮瓣坏死[18]。

近来，Deo 等回顾分析了采用根治性手术联合术后放疗治疗Ⅲ期和Ⅳ期磨牙后三角鳞癌。该手术采用下唇裂开切口，并延伸至颈部做围裙状切开，目的是能够对原发肿瘤有 1cm 的切缘及整体的半侧下颌骨切除。如果肿瘤累及上牙槽骨，则行上牙槽骨切除术。通过翼肌、下牙槽神经和翼丛的整体切除完成颞下窝的清扫。采用带蒂胸大肌瓣和钛板修复缺损，所有患者均接受术后放疗。3 年的总生存率为 71%，作者建议对所有的局部晚期磨牙后三角肿瘤行半侧下颌骨切除术[15]。

近年来，骨广泛切除的必要性受到质疑。尽管功能性口腔下颌重建已取得了进步，但节段性下颌骨切除后的缺损会引起患者的功能障碍和外观改变[31]。此外，在骨重建中使用游离组织移植重建需要的医疗资源要远远多于下颌骨边缘切除术所需的简单重建。

> 临床要点：在一些可选择的病例中，下颌骨边缘性切除可能是合适的。对于肿瘤尚未累及骨髓腔，边缘性下颌骨切除较节段性下颌骨截骨有着更好的功能效果。

下颌骨边缘性截骨最初由 Crile 在 1923 年报道，该手术一直向下切到骨组织，这样可以劈开并离断一段骨并将肿瘤完整的一起带在骨片上[31, 49]（图 9-9）。Greer 在 1953 年推广该技术，它后来被常用于口底癌或舌癌肿瘤毗邻下颌骨但临床上尚未见侵犯的时候采取的下颌骨内板和牙槽嵴切除。自 1981 年 Byers 及 1983 年 Wald 和 Calcaterra 等开始，下颌骨牙槽嵴癌和磨牙后三角癌用边缘切除和节段切除的术式获得了相似的疗效。

Totsuka 等对下颌骨牙槽嵴癌进行了临床病理研究，发现了两种不同的侵犯模式，即浸润性和

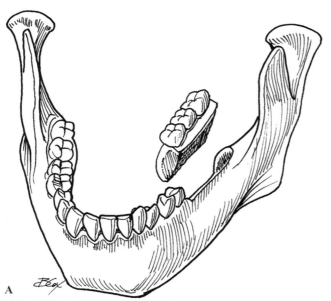
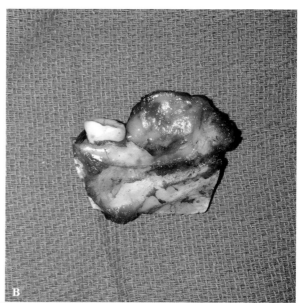

▲ 图 9-9　**A.** 下颌骨切缘切除包括切除小块的边缘的骨质以获得无瘤的骨边缘；**B.** 临床标本显示下颌骨边缘切除

扩张性[35, 50]。浸润性肿瘤倾向于通过骨皮质或牙周间隙的缺损或直接破坏来侵犯下颌骨。在扩张性病变中，骨一般以平滑或微凹的方式被侵蚀，牙周间隙、神经血管、下牙槽神经或骨膜并没有肿瘤累及。此外，肿瘤组织与骨侵蚀面之间始终存在少量的结缔组织。因此，在扩张性的骨受累，肿瘤似乎以按比例的骨吸收来侵犯下颌骨，而在浸润性的肿瘤往往通过间隙或具有侵蚀性的破坏骨来侵犯下颌骨。基于这一信息，下颌骨边缘切除术被选择性地应用于扩张性骨缺损病例，这些骨缺损尚未延伸到下牙槽管，并且局限于浅表的牙槽骨受累。经过 2 年的随访，Totsuka 等报道了在边缘（86%）和节段性下颌骨切除术（82%）之间有相似的生存率。边缘组的局部控制略高，大多数病例肿瘤在软组织而不是骨中复发[35]。

Petruzzelli 等回顾了下颌骨边缘性切除术治疗的磨牙后三角癌患者，发现在缺乏骨侵犯的临床或影像学证据的情况下，下颌骨边缘性切除术为预防局部复发提供了必要的骨切缘，局部控制率在 90% 以上[51]。Pascoal 等在 2007 年比较了20 例局部晚期磨牙后三角癌患者，没有临床或影像学证据显示骨侵犯，这些患者接受了下颌骨

边缘或节段切除术并接受了术后放疗，结果发现两者的局部复发率和区域复发率没有差异。事实上，下颌骨节段性切除术组的生存率低于下颌骨边缘性切除术组（45% vs 55%）。由于节段性切除并不能提高生存率，而且可能会增加发病率，因此建议在术前没有骨侵犯证据的情况下，不应提倡下颌骨节段性切除[51]。

2009 年，Pandey 等的研究表明，肿瘤分期、手术切缘和颈淋巴结分期是磨牙后三角区癌生存的预测指标，在病理上无论下颌骨是否受累，生存方面都没有差异性。他们的结论是，只要能达到阴性切缘，即使出现了下颌骨受累，也可以进行保守性的下颌骨边缘性切除[52]。其他几项研究显示，对磨牙后区和牙槽嵴癌行下颌骨节段性和边缘性切除术有相似的区域控制率和生存率[5, 23, 53, 54]。

不幸的是，所有的区域控制率和生存率数据都是回顾性的，并受到选择偏差的影响。所有这些研究中的患者选择行边缘或节段性下颌骨切除术，都是根据富有经验的外科医师临床怀疑骨受累和术中的评估实施的。当下颌骨明确而广泛地被累及，或为了在深部侵犯的肿瘤中维持肿

瘤安全的软组织切缘是实施下颌骨节段性切除（图 9-10A 和 B）的典型适应证[55]。对骨膜剥离和松质骨的冰冻切片分析可用于指导对下颌骨的处理，该方法具有较高的敏感性和特异性，但最终的术中决策是基于临床判断做出的[52, 56-58]。

临床要点：当下颌骨明确而广泛地被累及，或为了在深部侵犯的肿瘤中维持肿瘤安全的软组织切缘是实施下颌骨节段性切除的典型适应证。

下颌骨边缘性切除有明确的禁忌证，其中包括术前影像学研究提示有下颌骨骨松质的严重破坏、肿瘤侵犯下颌管、大块软组织肿瘤包绕舌侧或外侧下颌骨骨皮质，以及放疗后无牙下颌骨上出现肿瘤[58]。放疗后的下颌骨肿瘤通常表现为沿骨皮质的多个位置的浸润型骨侵犯，许多学者认为任何放疗史都是下颌骨边缘性切除术的禁忌证[59]。

临床要点：放疗后的下颌骨肿瘤通常表现为沿皮质的多个位置的浸润型骨侵犯，许多学者认为任何放疗史都是下颌骨边缘性切除术的禁忌证。

对下颌牙槽嵴癌和磨牙后三角癌的手术治疗来说，下颌骨边缘性切除具有保持下颌骨连续性的优点，但理论上它涉及彻底根除肿瘤和保留下颌骨形态和功能之间的妥协。在特定的情况下，通过术前检查及影像学检查的指导，再加上术中评估，可以认为下颌骨边缘性切除术是一种肿瘤学上可靠的外科手术[60]。

如前所述，病理上出现颈淋巴结转移是影响下颌牙槽嵴癌和磨牙后三角癌的不良预后因素。组织病理学上，26%～88% 的患者有淋巴结转移，8%～64% 的患者在颈部淋巴结清扫后提示有隐匿性转移[3, 5, 13]。尽管有对侧淋巴结受累的报道，但典型的颈部转移是在同侧的[3, 26]。由于隐匿性转移的发生率尚不清楚，在没有临床或影像学提示区域转移的情况下，大多数作者建议采用同侧

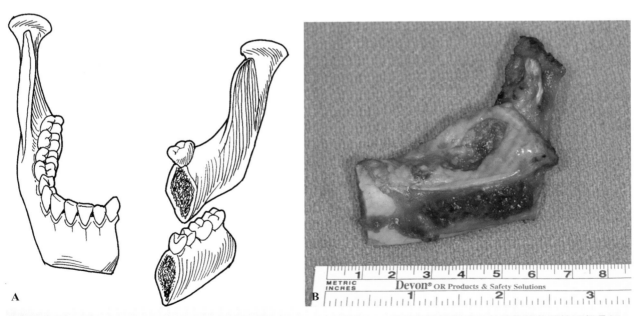

▲ 图 9-10　A. 节段性下颌骨切除指的是切除下颌骨的一部分节段；B. 用于治疗磨牙后三角肿物的节段性下颌骨切除临床实例

肩胛舌骨上颈清术（ND）来进行疾病微转移的分期和评估[22, 25]。

六、预后

在合适的下颌骨和颈部手术处理下，手术切除联合术后放疗 ± 化疗已成为最广泛使用的治疗方法。基于这一范式，所有磨牙后三角和下颌牙槽嵴癌的 5 年无病生存率为 49%～69%[15, 17-19, 21, 48]。磨牙后三角癌的 5 年总生存率为 26%～61%，下颌牙槽嵴癌为 30%～84%[7, 8, 17, 18, 20]。磨牙后三角癌的预后与临床分期无直接关系，而疾病导致的骨受累或咀嚼间隙受累都与预后明显相关[3, 18, 26, 48]。部分入选的研究显示，切缘阳性和区域淋巴结阳性会降低总体生存率[19, 48]。同样，手术切缘状态已被证明是下颌骨牙槽嵴癌一项重要的预后因素[8]。

> 临床要点：手术切缘状态已被证明是下颌骨牙槽嵴癌一项重要的预后因素。

磨牙后区癌的复发模式和下颌骨牙槽嵴癌相似。患者倾向于出现局部或区域的复发，约 75% 的患者在首次治疗后 2 年内复发[8, 21, 26]。这再次凸显了阴性手术切缘在这些肿瘤的初始手术治疗中的重要性。与存活率一样，治疗类型已被证明对局部控制有影响，手术加放疗明显改善了局部控制率[48]。有 14%～30% 的磨牙后三角癌和下颌牙槽嵴癌患者被发现有第二原发癌，其中肺是最常见的部位[18, 19, 26]。

七、结论

磨牙后三角和下颌牙槽嵴是两个独特的解剖学亚区，其特点是它们与下颌皮质骨非常接近。术前评估骨受累可能是困难的，为了评估下颌骨侵犯的程度，临床检查常与多种影像学检查结合使用。虽然这些肿瘤的罕见性和侵袭性使随机前瞻性研究变得困难，但治疗的主要方法是手术切除和重建，联合术后放疗。前期手术的目标是达到阴性切缘，由于局部区域高复发率，许多患者需要行选择性的同侧颈淋巴结清扫。下颌骨边缘性和节段性切除术在本病的治疗中都有适当的作用，骨切除术的范围通常取决于术前临床和影像学检查与术中骨评估的结合。未来还需要进一步的研究来探讨不同影像学方法用于预测骨受累程度的准确性，进而确定下颌骨的手术方式。显然，一个包括经验丰富的头颈外科医师的多学科团队在处理累及这些独特区域的肿瘤时是有价值的。

第 10 章 下颌骨及复合缺损的重建
Reconstruction of the Mandible and Composite Defect

Shawn Li　Rod P. Rezaee **著**

郑　磊 **译校**

一、概述

下颌骨是颅面骨中一个重要的解剖结构。它是唯一可活动的面部骨骼，在功能上和美观上具有重要的作用[1]。下颌骨涉及发音、咀嚼及面部特征。它还可以保护脆弱的颅面结构免受钝力的伤害。典型的美国男性特征是方形、轮廓分明的下颌，从未被击倒过的精英拳击手被认为拥有"好下巴"。虽然与颈/脊柱肌肉组织相比，下颌骨在防止脑震荡方面没有显著作用，但这些例子仍然提示下颌是面部的决定性特征之一。

因此，下颌骨在头颈部缺损重建中具有重要的意义并需要特别的考量。由于肿瘤生长、坏死、感染或骨质薄弱，有时必须切除骨段。根据切除的程度，复杂的重建常常是必要的。这是一项具有挑战性的任务，因为它包含了一个全面的三维（3D）结构关系的把握、相关的软组织缺陷的考虑，以及仔细规划以重建合适的轮廓。从下颌活动能够达到有效咀嚼到牙槽突的恢复，以及到减少舌束缚和改善食物运送等功能也必须考虑在内。

20 世纪 80 年代，金属重建钢板的引入极大地改善了下颌骨骨折的稳定性[2]。骨折段的解剖复位可使骨折愈合率提高并恢复到最初功能。同样的概念也适用于节段缺损中。这个缺损可以通过骨组织来桥接，并使用耐用的金属来稳固。

近年来，游离骨组织移植已成为下颌骨重建的金标准，并常常是首选。但是，也有其他的选择，重要的是要彻底掌握各种选择及其应用的适应证。

本章简要介绍下颌的解剖，遇到的常见缺损分类，并描述各种重建的选择。目的是方便读者理解下颌骨及其相关的软组织（复合）缺陷的重建阶梯方法。尽管本章包含了关键手术要点，但是详细的切除和供区制备技术超出了这一章的范围。此外，该章还讨论了最新的研究进展和未来可能的研究方向。

二、下颌骨的解剖

下颌骨在胚胎学上起源于中胚层。在胎儿发育过程中，有两种不同的成骨方法：膜内成骨和软骨内成骨。简而言之，软骨内成骨过程需要最初的透明软骨形成，而膜内成骨过程则不需要。下颌骨的形成大部分来源于膜内成骨。虽然 Meckel 软骨作为其形成的模板，但实际上它只是一层外纤维膜，并逐渐骨化。Meckel 软骨除了上部分形成了砧骨和锤骨，以及锤骨前韧带和蝶下颌韧带，其剩余部分发生了退化[3]。下颌以两个 J 形的半下颌出现，然后在中线处融合形成一个 U 形。由于 Meckel 软骨来源于第一咽弓，所以下颌骨与三叉神经和咀嚼肌有紧密的联系。每侧的主要的成骨中心位于下牙槽根部的颏神经分支处。当成骨作用在内侧和外侧进行时，神经被固定在这个小管内[4]。

相反，髁状突是通过软骨内成骨形成的。髁状突软骨占据了发育中的升支的大部分，形成了下颌骨的髁状突。髁状突头与颞下颌关节（TMJ）密切相关。这是一个复杂的允许平移和旋转运动双滑动铰链关节。关节窝内的各种重要结构和周围的韧带附着物有助于在咀嚼和关节接合引起的反复磨损中维持关节的稳定性。由于这一区域的复杂性，在这个区域重建是困难的，而且常常是次优的。各种各样的自体和假体移植已经被用来检测模拟正常的关节解剖。

下颌骨被分成不同的节段。经典地分为冠状突、髁状突、升支、角、体和联合。每个节段有独特的解剖学考虑，在计划重建时这些考虑可能会很重要。有些缺损可能跨越多个节段。

接下来就各个节段功能上和美观上的考虑进行简要的介绍。

（一）髁状突

因为髁状突与关节窝错综复杂的联系，因此

髁状突是独特的。它通过从颅底多个韧带连接悬吊起来，在头部有一个圆形的囊，将下颌骨与关节盘连接起来。当下颌被最大限度地打开时，正是这种关节允许旋转和平移运动。髁状突重建失败会导致术后下颌骨移位和错颌畸形。

> 临床要点：髁状突重建失败会导致术后下颌骨外侧移位和错颌畸形，会带来功能减退和痛苦。

各种自体和异体移植材料已被用于颞下颌关节的重建。这些材料范围从硅橡胶和特氟隆到筋膜和软骨移植。Gordon 在 1955 年第一次描述了在髁状突置换术中使用同种异体假体。从那时起，各种金属植入物被测试，最著名的两种是 Christensen 植入体和带有髁状突头附件的钛涂层空心螺钉重建板（THORP）。然而，金属假体会带来并发症（图 10-1）。已有显示它们可导致多达 43% 的病例的关节窝吸收，会导致异位骨形成（52%）以及关节固定。过度的磨损也会导致颅底破坏，移植物移位至颅中窝或鼓室上隐窝，会导致听力丧失、面神经麻痹和其他神经后遗症。假

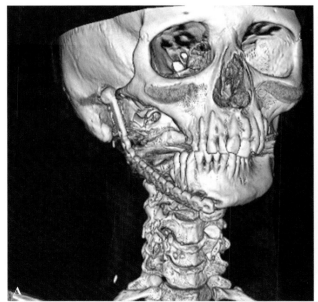
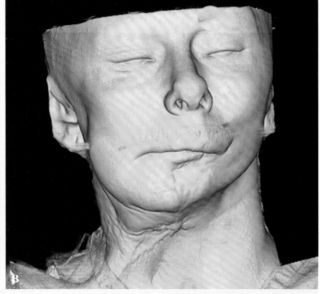

▲ 图 10-1　颞下颌关节假体易侵蚀进入颅底。它们将来常常会移位，导致美观和功能畸形

体挤压和移植失败亦可发生，特别是在有辅助放疗的情况下。因此，一些研究显示髁状突假体的去除率高达 30%[5]。

> 临床要点：金属假体会带来并发症，包括关节窝的吸收、关节的固定、颅底的破坏和植入物移位至颅中窝。

自体肋骨移植也被用于颞下颌关节重建。然而，任何游离移植物都容易出现不可预测的吸收和感染。此外，一些研究已报道，在用于颞下颌关节重建时，移植的肋软骨过度生长[6]。因此，虽然短的髁状突重建可考虑游离移植，但涉及整个下颌骨外侧的较大节段性缺损需要带血管蒂的骨瓣移植（图 10-2）。

虽然可以将假体、肋骨移植物或脱落的髁状突连接到带血管蒂的骨移植物的远端，但上述的并发症也可能发生。在我们医院，我们发现骨瓣远端可以直接塑形从而与关节窝紧密贴合（图 10-3）。然后通过不可吸收的缝线或通过咬肌到翼肌的连接创建肌肉吊索来固定[7]（图 10-4）。

（二）下颌骨升支

下颌骨升支是一段笔直的骨，本身而言重建起来可能并不困难。然而，涉及下颌骨升支的

缺损常伴有明显的软组织丢失和髁状突的潜在累及。这两者都意味着更为复杂。冠状突常被切除，以减少术后因颞肌附着挛缩和瘢痕引起的牙关紧闭。

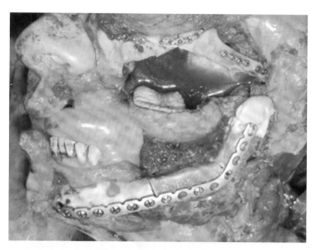

▲ 图 10-3　游离腓骨瓣联合 Alloderm 包绕新髁状突重建外侧下颌骨复合缺损

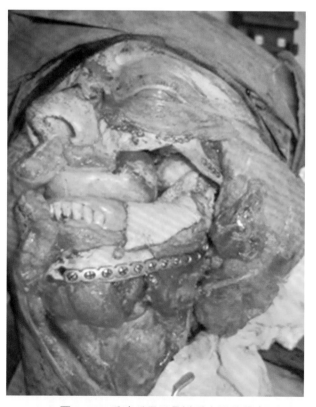

▲ 图 10-4　重建后显示骨瓣适合于关节窝

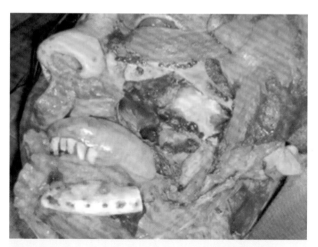

▲ 图 10-2　一侧包括髁状突的下颌骨复合缺损患者

（三）下颌骨体部

这是最不复杂的重建区域，因为它本质上是一段直线的骨骼。下颌舌骨线沿着体部斜向延伸，肌肉附着于此，在口腔和颈部之间形成一道屏障。然而，通常没有必要在这里重新悬吊舌附着物。需要特别考虑的是，移植的骨必须以一定的角度向舌侧倾斜，以便给种植牙留出最佳位置。

> **临床要点：**虽然下颌骨体部是最不复杂的重建区域，因为它需要一段直的骨，但是，需要特别注意的是，移植的骨必须以一定的角度向舌侧倾斜，以便给种植牙留出最佳位置。

（四）下颌骨正中联合

由于下颌骨正中联合在面部突起中发挥重要作用，正中联合在下颌骨重建中较为困难。下颌骨在这个节段是一个锐性弯曲，当应用游离骨瓣重建时需要仔细设计和多处截骨以做出适当的轮廓（图 10-5 至图 10-7）。颏舌肌和舌骨上肌肉组织也应附着在这里，重建时必须将这些肌肉重新附着以使前舌和舌骨保持适当的位置。未能重新悬吊舌上肌肉组织会导致吞咽障碍及前颈线下垂（图 10-8）。

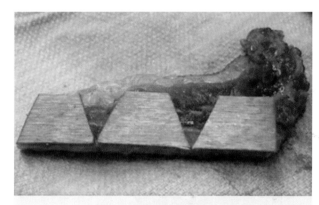

▲ 图 10-6　模板应用于腓骨移植物上作为截骨的标记

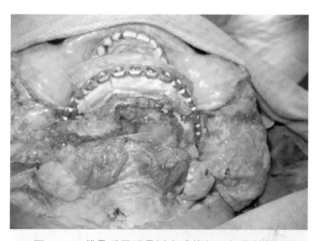

▲ 图 10-7　截骨后用腓骨瓣完成修复下颌骨前部缺损

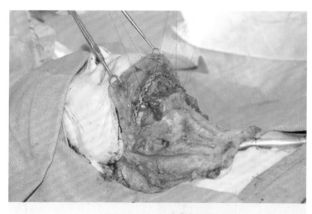

▲ 图 10-8　舌骨前移手术

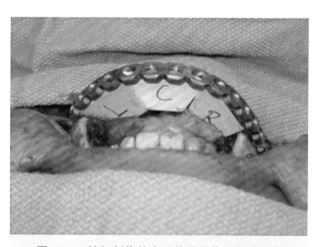

▲ 图 10-5　精细制作的木质节段用作下颌骨前部缺损的模板

此处的缺损也常常合并相关的口腔前口底组织的缺损。包含较薄且柔软的软组织成分的骨游离皮瓣是重建天然牙槽嵴的理想材料，可以防止舌活动受限，也便于安装义齿。

临床要点：重建下颌联合时，舌骨上肌肉组织的再悬吊是非常重要的。未能实施肌肉再悬吊会导致舌后坠、吞咽障碍和误吸。

三、下颌骨重建的目标

对于不包括髁状突在内的较小的缺损，理想的重建方法仅仅是桥接解剖性的骨间隙。通过适当的骨连接和外形轮廓的恢复，随着时间的推移会降低骨折和不稳定的风险。对于较大的缺损和涉及髁状突的缺损，其功能成为关注的焦点。重建颞下颌关节通常是不可能的，但如果对侧关节保持不受干扰，近似重建会获得足够的功能。这同样适用于咀嚼肌和舌肌附着处的缺损。

重新恢复基本的咬合是形态和功能重建的关键。在肿瘤切除前用钛板临时做下颌间桥固定可以更容易地实现上述功能，从而在肿瘤切除之前进行外形修整和模板优化。在颊侧骨皮质或联合部有明显畸形的情况下，这项技术可能不可行。重建后的咬合必须仔细评估，然后进行必要的调整。计算机虚拟计划和预制钛板的使用也有价值。本章后面将对此进行描述。

最后，外观是一个重要的问题。颏、下颌角和颏前点是面部分析的重要标志，考虑到心理社会健康，解剖学上可接受的角度重建是关键。

四、下颌骨缺损的评估

直观地说，缺损的类型决定了最佳的重建选择。文献中提出了多种分类方法来对下颌骨缺损进行分类。从 1974 年的巴甫洛夫开始，建立了一个三层的分类系统用来处理骨骼缺陷[8]。最近已经认识到相应的黏膜和（或）皮肤缺损在重建规划中的重要性，并将其纳入各自的分类方案中。

西奈山团队在 1991 年就提出了一种分类系统。这个基于解剖学的分类系统很复杂，提供了

超过 3500 种可能的下颌骨复合缺损[9]。该系统虽然很完整，但是很复杂，因此限制了它在设计重建方案中的实际应用。随后，由 Boyd 领导的多伦多大学团队提出了一种更简单的分类系统，用大写字母表示骨缺损，用小写字母表示皮肤、黏膜的累及及皮肤和黏膜的同时累及。C、L和 H 分别用于两个犬齿间的前牙缺损以及伴有或不伴有髁状突累及的外侧缺损。字母 o、s、m和 sm 指的非上皮成分、皮肤、黏膜或两者兼而有之[10]。

可惜的是，没有一个已出版的分类系统被广泛使用。虽然一个分类系统有潜力为重建方法提供一个框架，但是已经证实了很难把下颌骨缺损的功能和美学的复杂性纳入到一个简单的分类系统中。相反，每个病例都需要外科医师仔细分析缺损并确定最适合复杂性组织缺损的重建方案。三个关键因素需要考虑到缺损的长度、上皮组织缺损的大小，以及是否同时存在皮肤和黏膜的缺损。图 10-9 给出了基于这些因素的简化方案。该算法可应用于绝大多数的根治切除导致的缺损。相对缺乏的是可能需要一些创造性思维和（或）多种移植选择的联合使用来应对遇到的更为复杂的缺损。

五、重建方案

修复下颌骨缺损的方法有很多种。其范围从简单的钛板桥接到复杂的复合游离血管化移植物[11]。每种方法都有其利与弊，并且常常要考虑诸如患者的并发症等因素。总的来说，血管化的骨瓣移植比游离骨移植或无骨移植效果更好。在手术量大的中心，游离皮瓣移植的效率可以得到优化，通常不会显著增加手术时间和患者的并发症。虽然了解非血管化移植的适应证很重要，但它的应用却越来越少。

每种游离皮瓣的选择都有其独特的优点和缺点（表 10-1）。然而，外科医师的经验和偏好也是一个重要的考虑因素。最后，以下任何一个

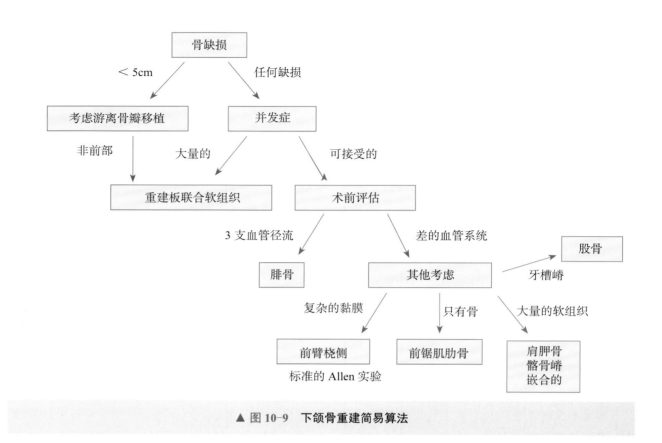

▲ 图 10-9 下颌骨重建简易算法

表 10-1 骨皮游离瓣的解剖学特性

供 区	长度 （cm）	高度 （mm）	皮质厚度（mm）	血管蒂 长度	皮肤和软 组织	术前检测	两组同时 手术	供区 并发症
腓骨	25	17	3 ～ 4（bil）	长	中等	血管造影	是	低
桡侧前臂	12	15	2 ～ 30（mono）	长	中等	Allen 实验	是	低
肩胛骨	14	30	3 ～ 4（mono）	中等	大	无	否	低
股骨	10	15	6 ～ 7（mono）	中等	大	无	是	低
前锯肌	15	13	1.5 ～ 2（bil）	长	小	无	否	中等
髂嵴	15	40	2 ～ 3（bil）	短	中等	无	是	高

bil. 双侧骨皮质；mono. 单侧骨皮质

选项都可以在大多数情况下使用。大多数中心使用腓骨游离皮瓣作为下颌骨重建的主力皮瓣。它是全能型的，易于制备，并有恒定的解剖。通常情况下，只有在有严重动脉粥样硬化、下肢血管异常、曾做过较大的骨科手术或两个腓骨都已制备等禁忌证的情况下，才会考虑其他的选择。有时，大量的软组织需求使肩胛骨瓣成为更好的选择，但是连同比目鱼肌和拇长屈肌的肌袖与腓骨一起制备，也能帮助充填缺损并提供额外的软组织。

临床要点：游离腓骨皮瓣被认为是下颌骨重建的主力皮瓣，然而，在严重动脉粥样硬化、下肢血管异常或需要大量软组织的情况下，肩胛骨可能是更好的选择。

然而，有些外科医师对其他的骨膜瓣如前臂桡侧和肩胛骨皮瓣有着丰富的经验。他们能够用这些皮瓣来完成高难度手术以达到类似的效果。近年来，髂骨瓣已经失宠，在一些中心它一直被口腔颌面显微外科医师使用。供体的选择取决于患者和外科医师的综合因素。外科医师要熟悉所有的方法，并找到一个他最合适的，并能最大限度地让患者获益的方法。

（一）非骨瓣修复方法

桥接钛板是用于恢复外形轮廓和保持稳定的最简单选择。从历史上看，该方法有着高失败率的风险。瘢痕挛缩最终会导致口腔内或外部钛板的折断，因为有少量横断面的桥接空洞，即使是最大的重建板也不能承受许久的咀嚼力量。最终，如果没有骨性再生，所有的钛板都有折断的风险，尤其是有牙列的患者。随着时间的推移，螺钉也会松动，导致固定不稳定。如果没有新骨来弥补这一缺损，钛板的折断会导致下颌骨的节段活动[12]。

临床要点：没有骨质填充的重建板不能承受咀嚼力。随着时间的推移，钛板断裂和外露的风险会增加。以前接受过放疗的患者中这种情况更加明显。

一些调整可以提高桥接钛板的成功率。有研究表明，与前部缺损相比，下颌骨外侧缺损不植骨的成功率要高得多。新型薄型锁定板的开发也减少了翘起和断裂的发生率。额外增加的软组织皮瓣可以提供大块体积支持，也提高了长期的成功率。Blackwell 等报道有了软组织皮瓣的帮助，

使用大的第一代 3.5mm 重建板中位随访 16.5 个月后，翘起率约为 29%。后来的研究使用圆形轮廓的薄型 2.8mm 锁定钛板效果更好，在 19.5 个月的随访后，只有一个患者出现重建板断裂（7%）[13]。

因此，桥接钛板发挥的作用较小，只有在软组织覆盖和侧方下颌骨缺损时使用。前部缺损必须用骨重建，因为前面的力量导致的钛板失败率高得难以接受。因此，非骨重建通常适用于那些有更多的内科并发症的患者，这些患者长时间的手术可能会增加并发症发生的风险。在没有明显软组织、黏膜或皮肤缺损的骨缺损中，腓骨可以像前臂桡侧皮瓣或大腿前外侧皮瓣那样在相同的时间内制备完成。避免做骨瓣修复不能获得益处。然而，正如本章后面所讨论的，腓骨和髂骨瓣通常对皮岛的设计灵活性比较有限。在需要更复杂的软组织或黏膜覆盖的缺损中，肩胛骨或背阔肌瓣又可能会增加手术时间，因为通常情况下手术同时制备这种皮瓣较为困难，尽管这是可行的。在这种情况下，局部皮瓣（胸大肌）或游离皮瓣与桥接钛板联合使用能够大大减少手术时间。

临床要点：钛板重建术通常适用于不能忍受大量麻醉时间并有严重内科并发症的患者。

（二）游离植骨

第二次世界大战后，下颌重建开始使用游离植骨。金属固定物的出现使得半稳定的植骨床能够容纳这些移植物，从而最大限度地增加移植成功的机会。最初的失败率很高，很大程度上归因于感染，但随着抗生素的进步，这种情况得到了改善。然而，大的非血管化骨块移植仍然有显著的吸收率，并且对于＞5cm 的缺损使用游离植骨重建不是首选[14]。

（三）植骨生理学

植骨是一种简单的方法，需要两种关键成

分，包括游离骨细胞和供整合的带血供的植骨床。最初的移植物形成原始的类骨基质，然后新骨形成通过骨传导和骨诱导两种机制发生。骨传导包括破骨细胞对移植物细胞的吸收，同时原生成骨细胞对新骨的沉积。这意味着有一定比例的初始体积的移植细胞被重新吸收，因此，移植细胞的初始密度是很重要的。因为松质骨可以被更紧密地包裹，它比皮质骨具有更大的成骨潜力，通常是移植的首选组织。

骨诱导意味着在组织床中多能细胞被刺激分化为能导致新的骨沉积的成骨细胞。最后，在机械应力的作用下会发生重塑。

当考虑游离植骨时，有两种技术可用于重建。第一种方法是获得一整块含骨皮髓质的骨段，来桥接连续性缺损，并用坚强的钛板固定。这通常是从前和后髂骨获取，因为有丰富的骨质来缓冲不可避免的部分吸收。第二种方法是在缺损周围使用网状托盘，用填充的松质骨填充。再次强调，后髂骨是一个理想的选择，与胫骨、肋骨、颅骨一起可以作为潜在的选择材料。

（四）非自体组织移植

骨形成蛋白 2（BMP-2）是一种具有诱导成骨潜能的重组蛋白。它已被证明可诱导成骨细胞分化，是骨生成的重要组成部分。BMP-2 在四肢已被成功地用作独立的移植材料，也可作为自体骨移植的辅助材料。一些论文也提到了 BMP-2 在各种下颌缺损中的成功应用。它通常被放置在胶原蛋白载体和钛托板中。在 3～4 个月时可触及新骨的形成，5～6 个月时有新骨形成的影像学证据[14]。虽然这种移植方式需要进一步的研究，但显示出了同种异体材料在下颌骨重建中的潜力。其优点是明显降低了供区的并发症和提供了无限丰富的移植材料。这种方法与游离骨移植相比孰优孰劣还有待观察，其在癌症患者中的应用可能有限。

六、复合组织瓣

（一）局部区域的皮瓣

首次尝试带血管蒂骨移植首先是从局部可用的组织瓣开始的。有报道可以使用附带肋骨的胸大肌肌皮瓣和附带锁骨的胸锁乳突肌皮瓣[15, 16]。虽然一开始很有希望，但长期的结果就不那么令人满意了。供区的并发症和有限的重建自由度使这些皮瓣应用受限。皮瓣的血供也不够强大，导致更高的失败率和骨质的再吸收，并且可移植骨的体积也不是最理想的。

（二）腓骨

腓骨已成为下颌骨重建中最常用的游离骨组织瓣。它具有多种用途和许多优点。其解剖结构可靠性高，血管蒂较长，骨瓣制备可以双组手术同时进行。腓骨也提供了最长的骨段，能够修复近全下颌缺损。也可以同时制备一个薄的皮岛来覆盖黏膜和皮肤缺损。此外，虽然腓骨的厚度只有下颌骨的一半高度，但它有足够的皮质骨来放置和整合种植牙。

> **临床要点**：腓骨是唯一能够提供足够的血管化骨从而修复整个下颌缺损的供体。

当考虑用腓骨作为游离组织移植时，术前检查是很重要的。典型的下肢血管有 3 条，这使得腓动脉（或腓骨动脉）作为足弓的血液供应变得富余。然而，3.8% 的患者存在胫后动脉发育不全或缺如，这样使腓动脉成为足底动脉的主要供血动脉。制备这根血管会使脚处于缺血的高风险中。此外，1.6% 的患者没有胫前血管[17]。在这些病例中，足背动脉依赖于腓动脉的前穿支。最后，严重的动脉粥样硬化患者若对腓动脉进行制备可能会导致脚缺血。较大的斑块也可直接影响腓动脉，引起血管血栓形成和皮瓣失败风险的显著增加。

各种研究可用来评估下肢血管系统。这些研究从无创的选择，如触诊、踝肱指数（ABI）和双相研究到更复杂的 CT/MRI 研究和正式的血管造影术。在我们的机构，我们更喜欢 CT 血管造影（CTA）作为术前评估工具，磁共振血管造影（MRA）可作为肾脏疾病患者的另一种选择。我们发现，与血管造影、CTA 或 MRA 相比，彩色血流多普勒检测到解剖异常的可能性较小[18]。Garvey 等学者认为 CTA 在评估穿支的解剖位置中也有一定的作用。研究发现穿支位置在 CTA 预测的 8.7mm 范围内，只有 25% 的病例需要对皮岛和截骨设计进行修改[19]。

腓骨瓣最多可提供长达 25cm 的骨组织。由于腓骨是非承重的骨，所以供区的并发症很低。然而，在上方需要保留至少 5cm 的骨段以保护腓总神经，相对应的必须在下方保留一段骨，以防止踝关节不稳定。通常情况下可以制备腓骨的全节段而不考虑受区缺损长度。然后，血管蒂可以从其近端骨附着中游离出来，并可以适当地将骨截短。这样可以尽可能延长血管蒂，当颈部缺少受区血管时，如果有需要，可以采用颈部对侧或低位的颈横血管或胸肩峰血管进行血管吻合。

长血管蒂也允许皮瓣按一定的方向自由摆放。由于腓骨血管是在骨的内侧表面上走行，所以在重建下颌骨时，腓骨血管通常必须面向内侧，以减少钻孔和固定钛板引起的损伤。因此，血管蒂的方向在很大程度上取决于缺损部位和供区部位。例如，用右腓骨重建右下颌骨缺损将导致血管蒂位于后方，因此如果在对侧颈部或低位颈部行血管吻合时会出现问题。相反，若用左腓骨进行修复则血管蒂位于前方。虽然任何一条腿都可以使用，但在为患者做准备时，特别是当它涉及软组织重建的皮岛摆放时，重建必须考虑这些因素。

临床要点：皮岛的位置（口内与口外）和血管蒂的方向（后与前）将决定腓骨制备的左右侧。

当第一次使用腓骨瓣的时候，人们关注于皮岛穿支的可靠性和皮瓣的大小。小的调整，如包含后肌间隔以及在腓骨的中间到远端 1/3 设计皮岛能减少皮瓣重建的失败率。此外，如果在制备时发现并保存了多个穿支，则可获得 10cm×20cm 的大型皮岛。虽然在某些情况下可以一期关闭供区伤口，但由于足底屈肌的收缩，该区域会产生很大的张力，有时通常需要采用皮片植皮来关闭伤口。伤口裂开会导致慢性伤口不愈和肌腱暴露。

（三）髂骨瓣

髂嵴可获得大量的骨，在过去常被用于下颌缺损的重建。该皮瓣可与旋髂深血管蒂一起制备，用于游离微血管的移植。然而，血管蒂的大小和长度是有限的，无法适应设计过程中的变化。也可以使用皮肤和腹内斜肌，但受旋转困难的影响其使用受到限制。虽然这里的骨储备的尺寸是最长的，但也有潜在显著的供区并发症。术后疼痛、疝气、神经病变和阳痿的发生率较高，这限制了髂骨瓣的广泛应用转而应考虑选择其他皮瓣。

（四）肩胛骨皮瓣

肩胛骨游离皮瓣于 1978 年首次由 Saijo 提出。它可能是最通用的游离皮瓣，除了能提供广泛的软组织和皮肤外，还提供优良的骨质。肩胛下血管系统不容易发生动脉粥样硬化性改变，也不需要术前检查。唯一的相对禁忌证是以前的腋窝淋巴结清扫，主要的缺点是不能两组同时手术。

旋肩胛动脉是肩胛骨外侧的主要供应血管。然而，可以解剖出肩胛下角及为其供血的胸背动脉的角支作为一个独立的供体，或者与可长达 14cm 的外侧肩胛骨段联合使用。还可以采用一些其他的设计，包括附近的组织，如背阔肌、前锯肌、肩胛和肩胛旁皮肤。这使得其三维设计具有很大的灵活性，可以对几乎任何缺损进行重建。

> **临床要点：** 肩胛皮瓣可能是最通用的游离皮瓣，除了提供广泛的软组织和皮肤组织外，还提供良好的骨储备。这个供区对于复杂的三维缺损是理想的选择。

（五）前臂桡侧骨皮瓣

前臂桡侧皮瓣可以说是头颈重建中最受欢迎的筋膜皮瓣。它很容易制备，有一个长的可靠的血管蒂，并提供了薄的宽大柔韧的皮岛，是重建复杂黏膜缺损理想的皮瓣。在制备桡动脉前应进行 Allen 试验，以确定掌弓有足够的尺侧血供。虽然 Allen 试验的灵敏度高达 100%，但当体格检查有可疑发现时，可用多普勒超声来明确出现的解剖变异[20]。

可获取由桡动脉深骨膜穿支供血的单层皮质桡骨段。骨瓣长度可达 10cm，但只能获得一半厚度的桡骨。在缺损的近端和远端使用双皮质螺钉对剩余的桡骨进行预防性内固定，可显著降低术后骨折的发生率。这已经被堪萨斯大学头颈组广泛使用和研究[21]。

前臂骨皮瓣的主要优点是皮岛可灵活设计，而且量也足够。通常，黏膜缺损的复杂性决定了如何选择最佳的重建方案。前臂薄而柔韧的组织为口腔黏膜提供了理想的供体。具有中等供血能力的桡骨骨质允许同时桥接修复较小的节段性骨缺损。

> **临床要点：** 前臂骨皮瓣的主要优点是皮岛可灵活设计，而且量也足够。

（六）前锯肌皮瓣

含有前肋骨的前锯肌皮瓣是一种很好的单一骨缺损修复替代方案，这种缺损通常是由于良性肿瘤或放射性坏死引起。它以解剖结构可靠、很少受到动脉粥样硬化影响的胸背血管蒂作为供血血管。它有一个很长的血管蒂，与通过胸肌和背阔肌瓣向筋膜供血的不确定血管相比，通过下前锯肌向前肋部供血的血管较为固定。与髂骨或腓骨相比，此处皮质骨较薄，可能不适合种植。然而，可用的骨的长度往往大于肩胛骨，并且更容易塑形。此外，可以制备多个肋骨段，只要中间的部分留在适当的地方，以防止连枷胸。如果需要广泛的软组织覆盖，可以和肩胛骨和背阔肌组织来制备嵌合皮瓣。该皮瓣的定位常常较为困难，并且可能会妨碍双组手术同时进行。可以采用通过腋窝正中切口的侧方入路，为同时制备和切除提供便利，然而，这可能会受到习惯影响。

（七）股骨

1991 年，Lapierr 首次描述将股骨内侧髁瓣作为皮质骨膜瓣用于覆盖颅骨缺损[22]。后将其用于治疗有问题的上下肢骨不连。与常见的腓骨血管相比，其蒂较短（最长达 7cm），管径较小。它以膝降动脉为基础，膝降动脉是股浅血管系统的一个内侧分支。近年来的研究已可获得长度达 10cm 的皮质松质骨段，逐渐扩展应用于上颌和下颌骨缺损的重建[23]。

这种皮瓣的主要优点是骨皮质较厚并对放置种植牙的耐受性较好。作为一个薄的单皮质骨段，它用来桥接修复下颌骨前部缺损可能不够牢固，但用于累及升支和髁状突的外侧缺损是足够的。其血液供应也更薄弱，可能不允许进行截骨手术。这种皮瓣最近被认为是重建牙槽嵴的理想选择。如果制备的厚度小于 1.5cm 则可最小化供区并发症的发病率。然而，外科医师仍将提倡在 6 周内限制供区腿的负重。虽然在众多的头颈重建的选择中这是一项有趣和新颖的技术，但需要进一步的研究以充分发挥其潜力。

> **临床要点：** 血管化的股骨瓣的主要优点是骨皮质较厚并对放置种植牙的耐受性较好。

七、三维模型与虚拟计划

最近的虚拟手术工具的进步对下颌重建产生了深远的影响（图 10-10）。用直的腓骨三维重建

医学模型

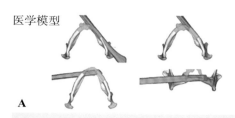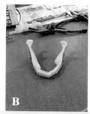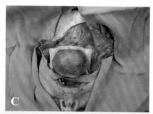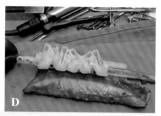

▲ 图 10-10 **A.** 医学成像软件（**Biomet-VSP 技术**）展示如何订制和成型腓骨段以修复下颌骨前部缺损；**B.** 用医学建模软件制作预弯重建模型；**C.** 为截骨制作的截骨导板；**D.** 用医学建模软件制作截骨导板

复杂的大节段下颌骨缺损是困难的。这通常需要预先弯曲重建板并进行多次截骨，导致了缺血和总手术时间的延长。在截骨设计中的小错误会产生严重的影响，应避免出现这样的错误。

技术的进步为术前准备提供了更多的选择，其目标是更准确地获得下颌外形并加快术中弯制钛板的时间（图 10-11）。该过程包括通过术前薄层的颅面和下肢的 CT 扫描来创建切除部位的三维可视化模型。随后外科医师可以利用计算机

模型虚拟设计手术的切除方法，并模拟截骨来获得最佳的移植骨外形。还可以制作订制的预弯钛板和截骨导板，以供术中使用。应考虑到这一过程的制作周期是 7～14d，不能延误患者的诊治。当有需要时，通过与制造商适当地沟通来加快制作。

这种方法有几个优点。首先，细致的计算机辅助计划可以使颌骨获得更好的咬合，特别是应用于下颌骨前部缺损的时候。可以在术前仔细调

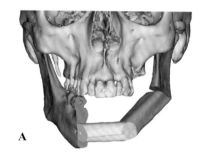

◀ 图 10-11 **A.** 三维模型和虚拟计划精确模拟了下颌骨的外形，同时加快了术中弯制钛板的时间；**B.** 截骨导板应用于引导骨瓣截骨

侧面

前面

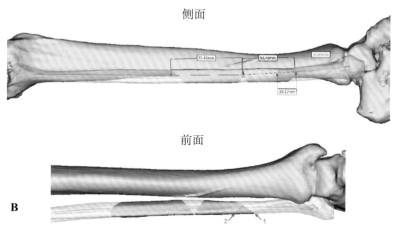

1：带一个槽的标准导板，然后需要用手修剪图中橙色部分；
2：导板可带额外的槽，以切断橙色部分

整下颌的外凸，而不是在术中花费更多的时间。其次，预弯钛板和截骨导板可以减少手术时间，减少在传统手术过程中对供体组织的过度处理。此外，设计良好的切除导板和截骨术可以让骨与骨的连接更加紧密，从而加快新下颌骨的愈合并提高整体的稳定性。

> **临床要点**：计算机辅助计划可以使颌骨获得更理想的咬合，特别是应用到下颌骨前部缺损的时候。这种方法还需要考虑到花费的成本。

该方法的缺点是费用的增加，以及偶尔因肿瘤生长而改变手术计划。虚拟计划增加了诊疗的成本，尽管这种成本可能会随着时间和更广泛的使用而降低。但是在适当的病例中，手术时间的减少和患者的获益可以弥补这种费用的增加。通过在预期节段性缺损的近端和远端使用额外的截骨引导，可以避免实际手术中遇到的一些变化[24]。

八、种植牙

下颌重建中功能恢复的终极目标是使用牙齿进行咀嚼。可以通过使用简单的义齿或更永久的义齿桥和种植牙来实现。简单的义齿依靠现有的牙齿来保持稳定，但如果患者牙列缺失那么这种义齿就不合适了。因此，钛种植体已成为口腔功能恢复的金标准。

在重建的下颌骨中重建牙列存在许多困难。首先，供体骨节段的厚度通常小于自然下颌的一半，尤其是在前部。由于移植骨常与下颌下边缘对齐，因此在牙槽嵴处留下明显的间隙。其次，常常出现的软组织和黏膜缺损会导致正常的黏膜沟发生变形。自然黏膜相对较薄，而大多数重建黏膜会由于移植组织过厚导致的牵拉变形或轮廓变平。除非提前进行翻修手术，否则这两个因素会导致无法使用义齿并降低了种植牙的成功率。

随着技术的进步，种植牙的成功率也逐渐提高。首先，可以使用双层皮质骨作为供体以增加稳定性。相比髂骨或肩胛骨，腓骨的骨皮质更厚，可以作为理想的供体。另外，一些外科医师主张采用双层折叠腓骨技术，利用单独的一段骨重建下颌骨的上轮廓。这可以更好地重建原有下颌骨的高度，且植入骨包含三层骨皮质。同样的原理也适用于前臂桡侧骨皮瓣。其次，需要仔细规划以尽量减少种植牙植入在较为脆弱的部位。截骨部位和单皮质螺钉固定的区域不适合种植牙的植入。此外，通过延迟手术将皮瓣修薄及前庭沟成形术以重建牙龈沟可以为假体提供一定的空间。

> **临床要点**：随着技术的进步，种植牙的成功率也逐渐提高，这包括双皮质种植骨的植入、双层腓骨移植，以及将种植牙植入到血管丰富的骨段。

可以在重建时即刻植入牙种植体，也可以延迟植入。我们通常不会即刻进行牙齿种植。即刻牙种植会导致难以完成术前计划、延长手术时间，并可能增加并发症和（或）导致治疗失败，这抵消了即刻牙种植给患者带来的有限益处。费用也是一个重要的因素，牙种植花费昂贵，而且往往不包括在医疗保险中。

虽然钛种植体骨愈合的成功率很高，没有接受放射治疗的患者成功率达到 92%，接受了放射治疗的患者成功率达到 86%。但牙科修复的最终成功率却不足 50%。这是因为合适的假体通常涉及一些其他复杂因素，如适当的咬合、口腔卫生和黏膜组织的健康程度。由于最初的设计缺陷或愈合周期的变化导致植入的角度发生了改变，从而严重限制了合适的假体植入。虚拟计划的最新进展也可以在牙科修复中发挥重要作用。基于虚拟截骨设计的预制钻孔模板能够显著提高种植牙和假体的成功率。

九、结论

因为可能会出现各种各样的缺损，下颌骨重建对于头颈外科医师来说是一项复杂的任务。在重建外形和功能方面每个病例都会有其独特的难点。在修复过程中需要完成诸多目标，包括足够的上皮覆盖，维持功能咬合，重建骨连接和恢复适当的美学轮廓。幸运的是，目前有多种方案可供选择，包括从无骨替代到游离植骨，再到带血管化的游离骨皮瓣。虽然腓骨是最常见的供区，但其他皮瓣如桡侧前臂、肩胛骨、股骨内侧髁、前锯肌、髂骨等也都有其独特的优势。此外，诸如虚拟计划和组织工程等技术的出现将在未来发挥巨大的潜力。

第 11 章　口咽癌的开放手术
Open Management of Carcinoma of the Oropharynx

Robert H. Lindau　Andrew M. Coughlin　Erin R. S. Hamersley　Dana K. Petersen　**著**

刘　阳　王　健　**译**

安常明　**校**

一、概述

医学在过去的一千多年里经历了很多进展和变化。科技的发展促进了医疗技术的变革，但是真正促使其产生变革的其实是对疾病的逐渐认识过程。当在医疗史上回顾我们目前的时代可能会发现，对疾病的认知过程和科技的发展两者交织，增进了我们对口咽癌的理解认知和诊疗水平。

二、相关解剖

咽部是指从颅底向下延伸至环状软骨下缘的肌肉管道，从上到下分为三个解剖亚单位：鼻咽、口咽和下咽（图 11-1）。口咽从软腭隆起下界延伸而来。前方它与口腔以上方的软硬腭交界、侧方的腭舌弓和下方的舌轮廓乳头组成的环形结构为分隔。口咽下达舌骨水平，后方包括咽后壁。口咽包括软腭、舌根、咽壁和腭扁桃体及其前后腭弓和隐窝。

软腭从硬腭的后下方延伸而来，由腭舌肌、腭咽肌、腭帆提肌、腭帆张肌和悬雍肌组成。软腭内包含少量唾液腺，其表面覆盖有黏膜。吞咽和说话时软腭上抬从而使腭咽闭合。交感神经的一些细小分支形成咽丛用来支配除了腭帆张肌以外的所有软腭肌肉，腭帆张肌受三叉神经支配。

舌根是指舌的后 1/3，位于轮廓乳头和梨状窝之间。它包含舌外肌和舌内肌，上层覆盖非角化的鳞状上皮，其黏膜下层有小唾液腺和舌扁桃体。舌根运动由舌下神经支配，感觉由舌咽神经和迷走神经支配。

腭扁桃体由位于扁桃体前后弓之间的淋巴组织构成。腭弓前方由腭舌肌，后方由腭咽肌组成，通常被称为腭舌弓和腭咽弓。腭扁桃体的血管供应来自于颈外动脉系统，通过咽升动脉、舌

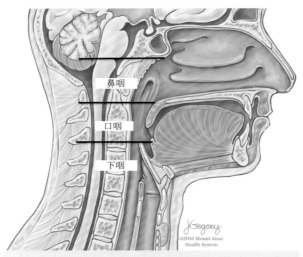

▲ 图 11-1　咽部由三个不同的解剖结构组成，从上到下分别为鼻咽、口咽和下咽。鼻咽包括鼻咽顶、侧壁、后壁和软腭上表面。口咽包括舌根、软腭的下表面、悬雍垂、扁桃体前后弓、舌扁桃体沟、咽扁桃体和咽侧壁及咽后壁。下咽包括梨状窝、下咽侧壁和后壁及环后区域

动脉、面动脉和上颌动脉的分支提供，所有这些在术中考虑血管控制时都很重要。

咽腔内的黏膜层覆盖咽后壁和咽侧壁。在黏膜和黏膜下层的深处是咽基底筋膜层，其次是咽上缩肌和咽中缩肌。咽腔最外一层是颊咽筋膜，它覆盖于咽缩肌的外侧。

口咽后方与咽后间隙，侧方与咽旁间隙相邻。咽后间隙从颅底延伸至上纵隔。它位于颊咽筋膜后，翼状筋膜前方。它的两侧是颈动脉鞘。咽后间隙含有咽后淋巴结，当有口咽肿瘤时，该区淋巴结可能累及。咽旁间隙是一个潜在的间隙，其上以颅底为界，向下延伸至舌骨。前方至翼下颌韧带，后方至椎前筋膜，内侧（上方）至咽基底筋膜和咽上缩肌，与腮腺深叶、下颌骨、翼内肌相邻。咽旁间隙分为茎突前间隙和茎突后间隙。

口咽部的淋巴引流范围主要是Ⅱ区和Ⅲ区，

但是有时病变也会引流至Ⅰ区、Ⅳ区，少见于Ⅴ区（图 11-2）。位于中线附近的病变会向双侧引流。另外，口咽部淋巴结引流会引流至咽后淋巴结。当评估口咽肿瘤患者时，需要考虑口咽部的淋巴结引流特点，从而评估可能的转移区域。

> 临床要点：当评估口咽肿瘤患者时，需要考虑口咽部的淋巴结引流特点，从而评估可能的转移区域。

三、人乳头状瘤病毒阴性与口咽癌

（一）流行病学

口咽癌的发病率明显增高，已经由 1988—1990 年的 2.8/10 万升至 2003—2004 年间的 3.6/10 万。

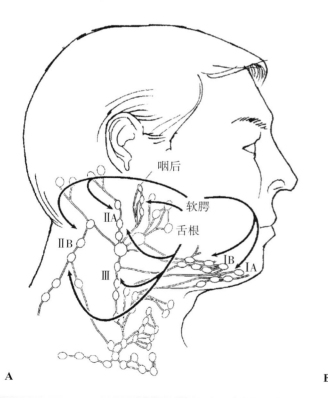

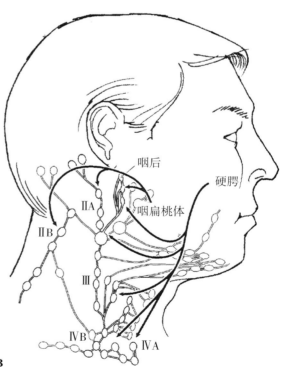

▲ 图 11-2　**A.** 软腭和舌根的淋巴结引流。虽然ⅠA 区和ⅠB 区也是软腭的淋巴引流区域，但ⅡA 区、ⅡB 区和咽后淋巴结是转移风险最高的区域；**B.** 扁桃体和硬腭的淋巴结引流。扁桃体淋巴结引流区域为Ⅱ区，硬腭淋巴引流区域为Ⅱ区、Ⅲ区和Ⅳ区

这种发病率的增加多数是与人乳头瘤病毒（HPV）流行相关，而 HPV 阴性的口咽癌发病率已经由 2/10 万降至 1/10 万[1]。与除口咽部以外的其他部位头颈肿瘤类似，HPV 阴性口咽癌也多与大量抽烟和嗜酒相关。同一时期内，上呼吸消化道其他亚区肿瘤的发病率也在下降[2]。既往对于大量 HPV 阴性相关肿瘤的研究数据表明，男性较女性口咽肿瘤的发病比例更高（2∶1）。然而非裔美国人男性患口咽癌的可能性是白人男性的 2 倍，男女的发病比率甚至更高为 5.5∶1[3]。小涎腺恶性肿瘤和肉瘤是口咽癌中较为罕见的病理类型，然而鳞状细胞癌（SCC）占了这些肿瘤的 95% 以上，也是我们本章的重点[3]。

（二）病因学

1988 年，Blot 等发表了具有里程碑意义的论著，证明烟草和酒精不仅是口腔癌和口咽癌的独立发病因素，而且每天吸烟超过 2 包和每天喝酒超过 4 杯以上具有协同作用，使癌症的发病率比基线增加了 35 倍[4-5]。此外还有一些其他相关论著，研究了罹患和未罹患上呼吸消化道癌症患者的烟草滥用史。结果发现，持续吸烟至 75 岁的人群中，口咽癌的发病率为 3.3%。然而如果患者在 50 岁（1.4%）或 30 岁（0.5%）时戒烟，或者患者从不吸烟（0.2%），则该比例明显下降。有趣的是，与不吸烟者相比，即使是到了 30 岁时戒烟，其罹患口咽癌的风险也比前者高了 50%[6]。

尽管我们知道酒精和烟草在发病机制中起到了决定性的作用，但是直到 1996 年，Califano 等才揭示了癌变背后的遗传模式。他们的研究表明，当正常黏膜持续暴露于致癌物质后，肿瘤细胞内发生了多种遗传学改变，如抑癌基因 *p16* 失活，*p53*（存在于 50% 的头颈恶性肿瘤中）突变以及癌基因如细胞周期蛋白 D1 的扩增。这些改变最终导致细胞生长失调，并使细胞从正常的黏膜发展为不典型增生，最后发展为浸润性癌[7]。随着每天抽烟数量的增加和抽烟的年限增多，以

及饮酒强度的增加，发展为非 HPV 相关性的头颈部恶性肿瘤的概率也显著增加[8]。

> 临床要点：正常黏膜持续暴露于致癌物质后会发生遗传学改变，如抑癌基因 *p16* 失活，*p53* 突变和细胞周期蛋白 D1 的扩增。这些改变最终会导致细胞生长失调，发展成为浸润性癌。

（三）临床表现

原发口咽癌患者临床症状通常有耳痛、吞咽困难、吞咽疼痛、声音改变、体重下降和缓慢增长的颈部包块。由于我们每天要做的许多事情如吞咽、说话、呼吸和发声都需要咽部的参与，因此吞咽困难和声音改变早期就容易表现出来并困扰患者，使患者更早就诊而明确诊断，这点与下咽癌通常诊断的时候多为晚期不同。虽然就诊时患者 T 分期多为早期，但是由于 65%～93% 的患者就诊时已经出现淋巴结肿大，因此很多口咽癌患者诊断时常常已经是晚期[9]。关于非 HPV 阳性的肿瘤患者特点，往往是高龄、非白人、单身、未受过大学教育且年收入不超过 50 000 美元的低收入人群[10]。

（四）相关检查

通常，对于因颈部肿块就诊的患者，首先需要进行完整的病史采集和体格检查，需要包括喉镜在内的一些检查直接观察口咽和喉。特别是对于原发不明转移癌，我个人更喜欢在纤维喉镜检查之前首先触诊口咽区域以便能发现一些较小的肿瘤出血点。如果发现可疑病变，需要全身麻醉下行上呼吸消化道检查和活检以明确病理诊断，并对肿瘤情况做出评估。食管镜和支气管镜全镜检查对于评估第二原发恶性肿瘤很有必要，其发病率 9.4%～14.2%[11-13]，年发病率为 4%～7%[14]。

Khuri 等的研究表明，咽癌患者中第二原发癌的比例为 7.4%[15]。最近很多研究表明，口咽第二原发癌明显减少，主要是与非吸烟人群中 HPV

相关肿瘤发病相关[16]。Peck 等证实了这一趋势，表明 HPV 阳性口咽癌第二原发癌的风险从 14.6% 降低到了 5.6%。这项研究还表明，即使是在吸烟人群中，HPV 阳性的口咽癌预后也比阴性的要好[17]。

口腔癌和口咽癌的全方位内镜检查证实非吸烟患者中不产生第二原发癌，吸烟患者中第二原发癌发生率是 12%[18]。因此，在非 HPV 相关群体中，全方位内镜检查应为强烈推荐等级。

有时，患者临床表现为颈部肿块，但黏膜查体无明显阳性发现，对于这部分患者诊断上更具有挑战性。1930 年，Hayes Martin 首先提出对这部分患者进行颈部肿块的细针穿刺以获得组织学上的诊断[19]，然后再进行探查原发灶。

所有的患者均需要进行影像学检查以评估原发灶和淋巴结情况，包括计算机断层扫描（CT）或磁共振成像（MRI）。这些对充分的临床分期评估起到了重要的作用，这也得到了国际抗癌联盟（UICC）的支持，即在临床分期中，需要考虑任何有助于治疗前总体精确评估的诊断信息[20]。

> 临床要点：口咽癌患者中，HPV 阴性患者的第二原发癌发病风险从 14.6% 降为 HPV 阳性患者的 5.6%。因此，HPV 阴性的疾病需要接受全方位内镜检查并进行长期（5 年）的仔细随诊。

正电子发射断层扫描 PET/CT 同样非常有用，不仅可以用来确定原发病灶及区域情况，还可以确定远处的转移癌或者第二原发癌（图 11-3）。在内镜检查之前行 PET/CT 检查有利于内镜术中直接活检从而更有意义。一项研究显示，通过这种方法检查可以提高原发灶的检出率（37% vs 27%）[21]。该技术最大的劣势在于扁桃体中的假阳性率为 39.3%，在舌根中的假阳性率为 21.4%[22]。然而，当 PET/CT 用来引导活检时，这种较高的假阳性率是可以接受的，因为这样只会减少原发肿瘤的漏诊。因此，PET/CT 也成为原

发不明病变诊断的有意义的辅助检查。

（五）病理学

HPV 相关的和非 HPV 相关的肿瘤有两种不同的病理特征。HPV 相关的肿瘤通常分化较差、基底细胞样和非角化型，而非 HPV 相关的肿瘤同其他头颈部黏膜性肿瘤相似，病理类型多分化较好和多为角化型[23]。

基于国家癌症数据库的资料，65% 口咽癌的患者表现为Ⅲ期或Ⅳ期病变，总体 5 年无疾病生存率为 46.1%[24]。

颈部淋巴结转移多见于Ⅱ区、Ⅲ区和Ⅳ区，各区转移比例分别为 80%、60% 和 27%，与此同时，Ⅰ区和Ⅴ区隐匿性转移比例约 7%。对于接受治疗性颈淋巴结清扫术的患者，虽然Ⅱ到Ⅳ区淋巴结转移比例最高，但是结果显示Ⅰ区和Ⅴ区的转移比例分别为 17% 和 11%，因此对于这部分患者，目前的观点是建议行全颈清扫[25]。

约 14.6% 的患者在发病 3 年后出现远处转移，3 年总生存率是 57.1%。

> 临床要点：HPV 相关癌通常被描述为"分化较差"。这种组织学描述具有误导性，因为特征性的深蓝色组织学染色并不意味着分化差或者侵袭性的生物学行为。

四、非人乳头状瘤病毒相关性口咽癌

（一）概述

近几十年中，尽管头颈癌的总体发病率保持不变或有下降，口咽鳞癌（OPSCC）的发病和流行都出现了明显的增加[26]。这主要是由于致癌性的 HPV 出现及其在癌变中的作用——特别是 HPV16 感染，占所有 HPV 相关口咽鳞癌的 90%～95%，现已被认为是口咽癌发病的主要危险因素[27]。

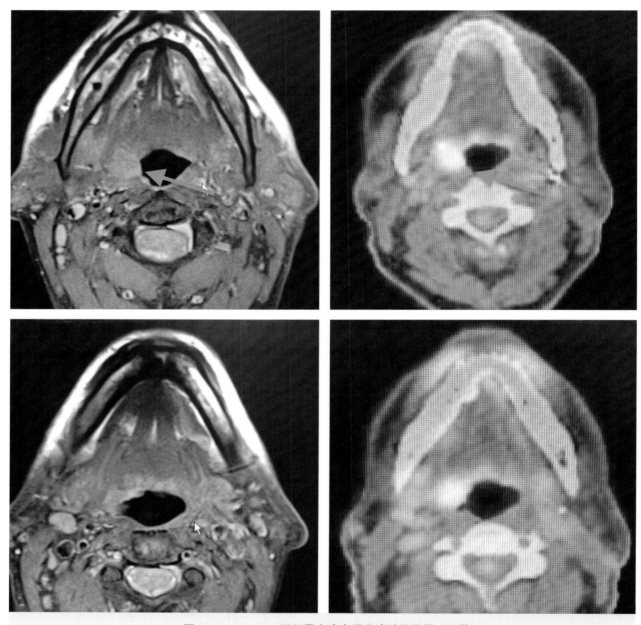

▲ 图 11-3　PET/CT 可以用来确定原发病灶的位置（红箭）

　　芬兰一个小组最早在口咽癌肿瘤细胞系中发现了 HPV[28]。1996 年，约翰霍普金斯大学彭博公共卫生学院的 Maura Gillison 博士对此研究产生了兴趣，并在芬兰人研究的基础上进行样本数据扩大。在分析肿瘤样本时，他们发现 25% 的样本中存在 HPV 的 DNA[29]。她还证实了 HPV 可以将 DNA 整合至肿瘤细胞中并产生两种有效的癌蛋白，并展示出与疾病实体相关的独特

分子、临床和病理表现。他们的研究中还发现，HPV 阳性的口咽鳞癌表现出了与 HPV 阴性疾病所不同的具有特征性的基底细胞样形态、不同的细胞突变模式，以及更高的疾病特异性生存率。这种新发现的病毒相关的疾病，和其同类的非病毒相关的疾病相比，具有不同的危险因素、解剖学位点、生物学特性、影像学特点和总生存率 [27]。

（二）HPV 免疫学

该病毒是一种无包膜的双链 DNA 致癌病毒，从极低风险的菌株到高风险的 HPV16 和 HPV18 在内的 100 多种相关病毒均包含在内。E6 蛋白和 E7 蛋白是具有高风险亚型致癌作用的两种蛋白。E6 结合 p53 肿瘤抑制蛋白，E7 结合用来调节细胞周期的另外一个抑癌家族成员视网膜母细胞瘤蛋白。致癌作用的产生基于多种遗传修饰，包括 p53 降解，视网膜细胞瘤（Rb）蛋白下调和 p16 上调。与此相反，烟酒造成的突变通常表现为 p16 下调和 Rb 的上调。通过免疫组化方法检测 p16 的上调被作为替代标志物用来检测 HPV 相关的癌症 [30, 31]。

舌根的舌扁桃体和腭扁桃体是这个新发疾病的最主要的受累部位。对于 HPV16 为什么更易累及淋巴结组织的原因尚未明确。可能的原因是凹进去的扁桃体隐窝更容易储留病毒并感染进入分裂期的基底细胞 [30-32]。隐窝可以有效地充当病毒库的角色，保护病毒免受免疫反应。

> **临床要点**：舌根的舌扁桃体和腭扁桃体是 HPV 主要的受累部位。网格状的扁桃体上皮充当了病毒库的作用，保护病毒免受免疫反应。

（三）病因学

HPV 相关的口咽癌被认为是一种性传播疾病。研究表明，该疾病更容易发生在具有多个性伴侣并且频繁的接受高危性行为的具有较高社会经济地位的年轻患者中 [33]。越来越多的研究开始认为性行为和 HPV 阳性口咽鳞癌是相关的。相反，性行为和 HPV 阴性头颈癌并不相关反映了这两种疾病截然不同的病因学特点 [34, 35]。高危性行为包括多个性伴侣（超过 6 个性伴侣风险增加 25%）、初次性行为年龄早、口交性行为和女性伴侣子宫颈涂片检查异常病史 [36]。青春期抽烟也被认为对病毒的致病起到了一定的作用 [37]。

> **临床要点**：HPV 阴性的口咽癌主要危险因素是吸烟和酗酒，与其不同的是，HPV 阳性口咽癌的主要危险因素是多个性伴侣、初次性行为年龄早、多个口交伴侣及女性伴侣子宫颈涂片检查异常病史。

（四）临床表现

多项研究表明，HPV 阳性肿瘤最常表现为较早的 T 分期（$T_1 \sim T_2$）和较高的 N 分期（通常为囊性淋巴结和多个区域转移），具有明显的组织学特征，例如中低分化和非角质化或基底细胞样病变 [34, 35]。肿瘤常较小或者较为隐匿，边界清晰，囊性转移淋巴结。多达 90% 的患者表现为无症状性颈部包块。

相反，HPV 阴性原发肿瘤常常表现为体积较大，并且外侵周围肌肉组织 [30, 38, 39]。此外，HPV 阳性患者中远处转移较少见，多种转移方式都出现的较晚 [30]。与 HPV 阴性肿瘤相比，HPV 阳性肿瘤合并第二原发癌较少见，且生存率较高 [30, 32, 40]。

（五）分期

目前口咽鳞癌的分期采用的是美国癌症联合委员会（AJCC）提出的 TNM 分期。第七版相对于第六版无明显变化，但是我们期待第八版增加 HPV 相关与否的增改（表 11–1 和表 11–2）[41]。

表 11–1　口咽癌 AJCC 分期 [42]

原发肿瘤（T）	
T_x	原发肿瘤无法评估
T_0	无原发肿瘤证据
Tis	原位癌
T_1	肿瘤最大径 ≤ 2cm
T_2	肿瘤最大径 > 2cm，但 ≤ 4cm
T_3	肿瘤最大径 > 4cm，或侵犯会厌舌面
T_{4a}	中等晚期局部病变 ª，肿瘤侵犯喉、舌的外部 / 深部肌肉、翼内肌、硬腭或下颌骨 ª
T_{4b}	非常晚期局部病变，肿瘤侵犯翼外肌、翼板、鼻咽侧壁或颅底，或包绕颈动脉

a. 舌根或会厌谷的原发肿瘤侵犯会厌舌面黏膜并不意味着侵犯喉

表 11-2　口咽癌 AJCC 分期 [42]

各组分期			
0 期	Tis	N_0	M_0
I 期	T_1	N_0	M_0
II 期	T_2	N_0	M_0
III 期	T_3	N_0	M_0
	T_1	N_1	M_0
	T_2	N_1	M_0
	T_3	N_1	M_0
IVA 期	T_{4a}	N_0	M_0
	T_{4a}	N_1	M_0
	T_1	N_2	M_0
	T_2	N_2	M_0
	T_3	N_2	M_0
	T_{4a}	N_2	M_0
IVB 期	任何 T	N_3	M_0
	T_{4b}	任何 N	M_0
IVC 期	任何 T	任何 N	M_1

五、口咽癌的治疗

历史回顾和非手术治疗

Edmund Burke 爵士曾经说过："那些不知道历史的人注定会重蹈覆辙。"引用美国著名作家马克·吐温（Mark Twain）的话说："历史不会重演，但通常会押韵。"这两位名人认识到有必要了解和理解过去，才能迈向未来。同样的道理对医学也适用。我们必须了解过去以及在我们之前所做的工作，以帮助我们了解我们现在的状况和未来的发展方向。

自从希波克拉底时代开始，而且可能在希波克拉底时代之前，就开始实行外科手术。在许多情况下，数百年来癌症治疗的主流一直是而且仍然是手术。但是，对其治疗也给患者带来新的问题。在头颈肿瘤方面，这些表现为美容和功能

相关的并发症，两者都可能对患者及其生活质量造成毁灭性打击。放射疗法的发展始于 1896 年，在过去的 100 年中经历了很大的进步 [43]。医学肿瘤学领域也看到了用于治疗癌症的氮芥子气到靶向治疗药的进步 [44]。多年来治疗口咽癌的创伤性大的手术将在本章稍后讨论，这是标准的治疗方式。

放射治疗在 20 世纪中后期取得了许多进步。1970 年，弗莱彻博士和他的 MD 安德森癌症中心的同事发表了一篇文章，该研究奠定了放射治疗口咽癌的基础并定义了放射治疗的目标。尽管该文章集中于讨论声门上喉癌的治疗，但仍证明了术后放疗对头颈部癌的益处，并强调了头颈部的不同解剖分区的肿瘤表现为不同的疾病。该论文被证明是适形放射治疗的基础 [45]。随着放射治疗技术的不断发展，器官保存的概念成为头颈癌治疗的口头禅。从密歇根大学和退伍军人管理局的沃尔夫博士及其同事开始进行了喉部肿瘤研究，确定了器官保存在头颈癌中的作用 [46, 47]。1994 年，法国成立了放射肿瘤治疗小组（GORTEC）。开展了一项 III 期和 IV 期口咽癌的随机试验，比较了单独放疗与同步氟尿嘧啶和卡铂化疗的区别。这项研究对在口咽癌中选择器官保存治疗非常重要。尽管夸大了在放疗中增加化学疗法的益处，但文章也强调了毒副作用的增加。单纯放疗的 3 年总生存率为 31%，而同步放化疗为 51%，但是同步放化疗组的 3 级和 4 级毒性发生率为 71%，而单纯放疗组为 39%。此外还应考虑以下情况，就是只有 65% 的患者接受了所有 3 个化疗周期的治疗 [48]。

Pignon 等发表了一项 Meta 分析，涵盖 63 项研究和 10 000 多名患者，讨论了在放射治疗中同步化学疗法对治疗头颈鳞癌的益处。他们证明，加上化疗，在治疗后 2 年和 5 年时的绝对生存获益为 4%。他们得出的结论是，除了放疗外，常规使用化疗是有争议的，需要继续进行研究 [48, 49]。口咽癌的治疗趋势已经改变。在统计上，同步放化疗的使用率从 1985 年的 15% 上升到 2001 年的

29%。在同一时期，外科手术作为主要治疗方法的比例保持不变，约为 27%[50]。

随着时间的推移，放疗技术进步已经从二维放射治疗过渡到适形三维放射疗法和调强放射疗法（IMRT）[51, 52]。这些方法治疗癌症更具针对性，并将周围结构的毒性降至最低[53]。

当我们回顾口咽癌的治疗历史时，需要着重提出的是，目前尚无一项随机对照研究头对头的比较两种主要的治疗方式（手术和放射治疗）的差异。有许多研究比较了不同的放疗方案、有无化疗的放疗及有不同化学治疗药的放疗，但没有将其与手术进行比较。因此，目前选择非手术治疗口咽癌部分是因为保留解剖器官而不一定是保留器官功能。

> **临床要点：** 用于治疗口咽癌的非手术治疗方案可保留解剖器官。但是，这并不意味着保留器官功能，需要考虑的治疗终点包括疾病特异生存率、器官功能和患者生活质量。

六、口咽癌的外科治疗

口咽癌的手术起着四个主要作用。手术的首要作用是明确诊断或提供其他信息以正确分期癌症。通过直接喉镜进行舌根活检和同侧扁桃体切除在检查口咽癌中继续发挥重要作用。手术的第二个角色是作为口咽癌治疗的单一方式，或者作为对原发部位和区域部位（颈部淋巴结清扫）进行多模式治疗的第一种治疗方式。手术的第三个作用是在放射治疗或放化疗后进行颈部挽救手术，用于在治疗性的非手术治疗之后，仍然有临床或放射学证据证明颈部残留的病灶。最后，手术的第四个作用是在器官保留治疗方式之后，对原发病灶或颈部复发病灶进行挽救治疗[42]。

在 HPV 相关口咽癌中，初始治疗前的疾病分期通常是 T_1 和 T_2，其可通过经口机器人进行切除。对于不适合非手术治疗的患者或具有硬组织浸润（软骨或骨骼）的患者，开放式治疗继续在晚期疾病的治疗中发挥作用。本章中讨论的口咽癌外科治疗主要指开放手术。Ford 及其同事介绍了经口机器人手术（TORS）与开放式手术治疗口咽癌的回顾性比较研究。他们得出结论，无论是否感染 HPV，机器人手术方法均不会降低口咽癌的肿瘤学治疗效果。同一位作者还证明了 TORS 在挽救手术中的疗效[54, 55]。这些研究促进了人们开始探讨当前的开放手术对口咽部和头颈部其他部位的作用[56]。头颈部开放手术有所减少，其中有许多人认为与头颈癌患者的减少、器官保存技术应用的增加及微创技术的增加有关。HPV 阳性肿瘤呈上升趋势，并且适合微创技术。然而，开放手术仍然是较大肿瘤挽救手术的主要选择，并且仍应被作为经选择患者的一线治疗方案[42, 56]。

（一）经口开放入路

Trotter 手术是唇正中下颌骨裂开术，顾名思义，是将嘴唇、下颌骨和舌头在中线分开，以接近舌根、软腭、咽后部和鼻咽。主要优点是它位于中线，保留了双侧的神经以及感觉[57]。这种方法很少使用，并已由唇裂开和下颌骨旁正中裂开取代[58]。

口咽部最常见的开放治疗方法是通过唇裂切口和中线、旁正中或外侧（至颏孔）下颌骨切开术[58-63]。该方法增加了暴露量，以允许外科医师可以直接观察舌根到会厌谷的情况，并允许整形外科医师在开放视野中植入游离组织或局部皮瓣。与 Trotter 手术相比，此手术方式导致的舌水肿要少得多。

1. 唇裂切口设计为与颈部切口相邻。这可以通过中线唇部裂开而延续向下，穿过牙龈直至颈部并连接自然的皮肤皱褶。这也可以通过在下唇上做一个阶梯状的中线切口以及在牙周周围的曲线切口来实现，然后延伸到颈部的自然皮肤皱褶。其他人则赞成采用中线 Z 字形切口，认为这会使下巴承受的张力较小，并使皮肤张力线与深方的肌肉张力线处于不同的轨迹。它还形成了曲线瘢痕，而不是直的瘢痕线[60]（图 11-4）。

2. 下唇和颈部切开后，下颌骨暴露出来。外科医师可以选择执行中线、旁正中或下颌外侧离断。选择合适的离断下颌骨的方式通常取决于肿瘤的位置、放疗病史及外科医师的喜好。旁正中入路的理论优势是保留了二腹肌前腹、颏舌骨肌和颏舌肌。通过保留这些肌肉及其血管供应，可以减少坏死、无效腔和术后感染的风险。中线离断比较狭窄，因此通常需要拔出中央门牙。当前的大多数文献都支持使用旁正中入路方法[61-63]。

3. 选择了下颌骨裂开的位置后，外科医师需要采用垂直截骨术或阶梯式截骨术。考虑到固定的简便性和稳定性，阶梯式截骨术是最常用的方法[61]。

4. 截骨术完成后，外科医师暴露肿瘤进行切除。切开口底黏膜以确保有足够的黏膜残留。大约 1cm 的黏膜袖带应保留在牙槽处，以便在手术结束时进行缝合。下颌舌骨肌也必须从下颌舌骨线处游离。

5. 肿瘤可与颈部清扫标本一并切除，也可单独切除。但是，我们通常会分别移除两个标本。

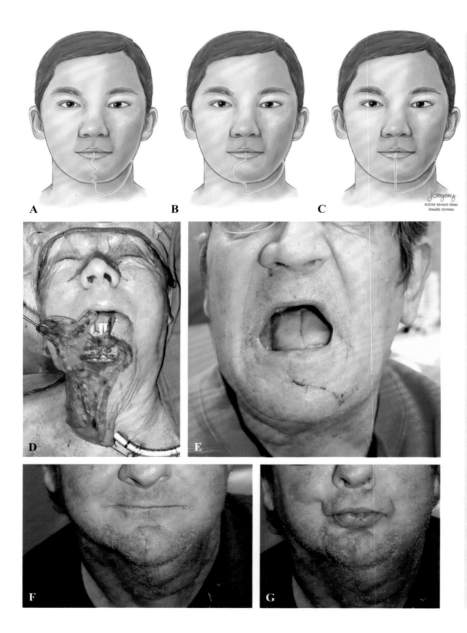

◀ **图 11-4 唇裂开以暴露下颌骨的不同手术方式**

唇裂开切口可设计为与颈部切口相邻。可以通过以下方式设计切口：A. 通过中线 Z 字形进行设计，这会给下巴带来更少的张力，并使皮肤张力线与深方的肌肉张力线处于不同的轨迹；B. 通过唇正中切口和绕过下颏的弧形切口；C. 唇正中裂开，一直向下穿过下颏部直至颈部，并进入自然的皮肤皱褶；D. 唇正中裂开切口，采用阶梯式截骨术；E. 术后早期唇裂切口照片；F、G. 采用 Z 字形方式的唇裂开技术，可使皮肤和皮下组织在不同平面上愈合

6. 在大多数情况下，手术后需要软组织重建。完成此重建后，必须将下颌骨放回连续状态。可以通过使用厚的重建板、微型板或拉力螺钉来实现。强度更高的重建板由于其强度和耐用性而最常被使用[64]。

（二）经颈部入路

如今，经颈部入路很少单独使用，它通常与经口途径或 TORS 途径一起使用。对这些方法最严重的批评是担心肿瘤边缘及进入咽部相对盲目，这是它们不受欢迎的主要原因。

（三）咽前入路

口咽前入路可以通过舌骨上或舌骨下入路。舌骨上入路最适合于无法经口切除的舌根、扁桃体弓、舌上会厌和咽后壁低位病变。舌骨下入路可用于直接侵入舌骨或涉及舌骨的颈部转移的舌根病变[65-67]。

（四）咽侧入路

咽侧入路是很少单独使用的方法。咽侧部可高位入路也可低位入路，但有损伤舌神经、舌下神经和喉上神经的危险[65, 66, 68]。这些方法通常配合下颌裂开或 TORS 切除术。

1. 结合颈部解剖行低位咽侧切开术。

2. 确认并暴露了舌骨大角，并确认了甲状软骨的上部，如果需要进一步的暴露，可以将其切除。

3. 从甲状软骨上分离梨状窝的黏膜，并进行了咽侧部切开。

4. 如上所述，这种方法最常与经口方法一起使用，在我们的医疗中心中，经常需要与游离组织皮瓣修复一同进行。

（五）联合方法（拉出式）

拉出式方法是将口腔 / 口咽内容物从其附着的下颌骨上解离出来并拉出到颈部。这将使外科医师可以很好地进入口咽部病变。可以通过领式切口使用此技术，从而保留唇部感觉完整，具有更好的美学效果，同时保留完整的下颌骨，从而避免与截骨术相关的并发症。缺点包括暴露不佳、双侧口腔和舌头感觉缺失，以及可能需要其他方法来改善暴露效果（图 11-5）。

1. 通过从乳突尖延伸到对侧乳突尖的领式切口进入颈部和口腔。

2. 将进行双侧ⅠA 和ⅠB 区颈清扫术。这样可以识别舌下神经和舌外肌。

3. 在保护舌下神经的情况下，在两侧切开口底的舌黏膜，注意在下颌骨上留一圈组织以利于缝合。舌神经和舌下唾液腺与下颌组织保留在一起。

4. 切开附着在下颌骨上的舌外肌，并通过颈部向前下拉舌头切除病变。

（六）跨多个解剖亚部位肿瘤的入路

较大的 T_3 和 T_4 肿瘤可能需要切除多个解剖亚区。例如，当舌根肿瘤向下延伸而累及声门上喉时，则可能提示舌根切除和全喉切除术。如果肿瘤向口腔内侵犯，则可能需要进行全舌切除。在极少数情况下，肿瘤可能会同时向上向下侵犯，因此需要进行全舌切除和全喉切除[60, 61, 66, 67]。这些广泛的手术所需的术野暴露通常需要联合经

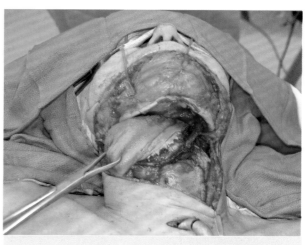

▲ 图 11-5　拉出式方法是将口腔 / 口咽内容物从其附着的下颌骨上解离出来并拉到颈部

颈和经口方法，伴或不伴下唇和下颌骨裂开。肿瘤的位置和程度决定了最合适的暴露方式[69]。

对于侵入下颌骨的 T₄ 肿瘤，可能需要进行下颌骨节段切除术。该方法开始于经颈方式来暴露颈部。这有利于咽部的充分暴露、大血管的安全暴露及获取满意的肿瘤边缘。最佳的手术顺序通常始于通过下唇裂开的下颌入路。然后将皮肤、肌肉和皮下组织从下颌骨上解离下来，露出下颌骨近端和远端截骨部位。一旦进行了截骨术，应确认黏膜切缘无肿瘤侵犯。

七、颈部治疗

颈部解剖的范围取决于疾病的部位、淋巴结的转移范围及患者的既往治疗史。较小的偏向一侧的原发灶可不进行 I 区颈淋巴清扫。一些外科医师对所有淋巴结阳性的患者进行全颈部淋巴结清扫，而另一些外科医师虽然也对颈部淋巴结阳性的患者进行全颈部清扫，但会保留颌下腺，以防止发生口腔瘘。在所有口咽部恶性肿瘤病例中，至少应对淋巴结阳性患者进行 II ～ IV 区的清扫[42, 70-72]。

原发灶偏向一侧的患者可能不需要双侧颈清扫术，然而，随着肿瘤接近中线，外科医师应强烈考虑行双侧颈部淋巴结清扫[42]。

淋巴结膜外侵犯（ECS）对生存有重要影响。1981 年，Johnson 等研究表明，单个淋巴结小于 3cm 的患者只有 65% 存在膜外侵犯，而淋巴结大于 3cm 的患者为 75%。膜外侵犯对 3 年总生存率也有重要影响。没有颈部转移的口咽癌患者的总生存率为 62%，而患有颈部转移但没有膜外侵犯的患者的总生存率为 52%，而具有膜外侵犯的患者总生存率为 28%。即使在控制了肿瘤的分期、累及的淋巴结数量和肿瘤病理分化级别之后，以上结果同样成立[73]。包膜外侵犯在 HPV 相关肿瘤中的影响是有争议的，目前正在大量研究中[69]。

> 临床要点：与没有颈部转移证据的患者相比，淋巴结膜外侵犯导致总体生存率下降了 39%～50%。

八、治疗相关并发症

开放式手术并非没有术后并发症和器官功能影响的风险。开放手术的某些影响很小，而另一些则可能造成严重后果。一些最具有严重影响的并发症是由于舌下神经受到损伤或牺牲所致，这使患者出现了无法移动的萎缩性半舌麻痹症，并随后出现了关节运动异常和吞咽障碍。进行下颌骨裂开术后，存在下颌骨畸形、牙殆错位畸形（图 11-6）及与植入钛板相关的并发症（包括感染和钛板排异的风险）。口腔黏膜可因为舌神经的损伤或离断而出现暂时性或永久性失神经支配表现。失神经支配的咽部会引起吞咽异常而导致误吸[74, 75]。

放射治疗，特别是与化疗联合使用时，会产生明显的急性和迟发毒性。急性毒性是在治疗开始后 90 天内出现的治疗不良反应，而迟发毒性则在 90 天后出现[76]。Machtay 等报道，同步放化疗的患者中有 35% 出现严重的迟发毒性[75]。通常，在治疗开始后 1～2 周，患者就开始出现这种毒副反应。但是，毒副反应在不同患者和不

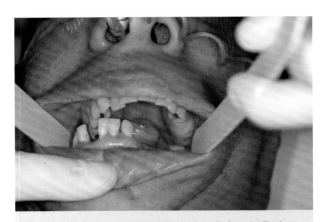

▲ 图 11-6　进行下颌骨裂开术后，存在下颌骨畸形、牙殆错位畸形以及与植入钛板相关的并发症（包括感染和钛板排异的风险）

表 11-3　放疗并发症和相应的放疗剂量 [76-79]

并发症	放射剂量（Gy）
白内障	10
口腔干燥症	25
吞咽困难	50
食管狭窄	50
失明	54
脊髓病变	60
张口困难	70
放射性骨坏死	70

同放射剂量之间有差异。急性毒性的一些例子包括黏膜炎、皮炎、水肿、吞咽困难、咽痛、声音嘶哑、疲劳、疼痛、恶心和呕吐。常见的迟发毒性包括口干、吞咽困难、误吸、饲管依赖、张口困难、纤维化、浮肿和声音嘶哑（表 11-3）[76-78]。

临床要点：通常，患者在开始治疗后的 1～2 周开始经历放化疗的早期不良反应。毒性程度受放疗剂量、个体对治疗的反应及化疗药物的影响。常见的迟发毒性包括口干、吞咽困难、误吸、饲管依赖、张口困难、纤维化、浮肿和声音嘶哑。

放疗会导致急性和（或）慢性吞咽困难，影响吞咽的正常生理功能。在急性情况下，疼痛、水肿和黏膜炎可通过破坏上腭的协调、舌头的活动性和咽缩肌的收缩而对吞咽过程的口咽期产生不利影响 [52, 79]。放疗相关的纤维化可限制活动性而导致咽部难以将食物从口腔运到食管，从而导致慢性吞咽困难 [52, 80]。50 Gy 或更高的放射剂量可导致食管狭窄 [52]。大量咽部残留物、分泌物积聚和咽部感觉减退会导致放疗相关吞咽困难患者的误吸 [81]。预防性吞咽训练显示可改善生活质量评分，并且在某些患者中可以缩短对饲管的依赖时间 [81]。

治疗对口咽的急性和迟发作用可能具有很

大的毒性，甚至会造成毁容。该治疗可能会对患者的牙列、吞咽、外观和整体生活状况产生不利影响。至关重要的是，必须由合格的言语和语言病理学家、营养师和口腔肿瘤医师对每位口咽癌患者进行评估。预防性胃造口饲管的使用存在争议。放置它们的方法取决于医疗机构和个人的偏好，但是毫无争议的是，即使只是试图控制自己的分泌物，患者也应在整个治疗过程中练习吞咽。

临床要点：预防性胃造口饲管的使用尚有争议，其放置方式取决于医疗单位和医师个人偏好，但毫无争议的是，在整个治疗过程中，患者也应一直尝试练习吞咽动作，即使患者只进行口腔分泌物的吞咽。

九、社会心理问题

虽然临床医师专注于治愈有形疾病，但重要的是在治疗计划中考虑患者整体需求，尤其是社会心理需求。患有头颈癌的患者特别容易患抑郁症和焦虑症。癌症与重要器官功能结构邻近可能会对呼吸、说话、咀嚼、吞咽和整体外观产生重大影响。在一份有关 HPV 相关头颈部恶性肿瘤患者的社会心理护理的报告中，Gold 讨论了患者与癌症的斗争中抑郁症和焦虑症的情况 [80]。有一些特定变量会显著增加 HPV 相关头颈癌患者的抑郁症和焦虑症的风险，包括诊断时的年龄（＜ 55 岁）、诊断时的工作、婚姻状况和孤独感 [8]。这些特征尤其会影响患有 HPV 相关头颈恶性肿瘤的患者。其他因素，例如对癌症如何发展的关注以及年轻的患者，也可能导致在治疗过程中患抑郁症的风险增加 [82]。

许多患者通常在诊断之前和最初表现出恶性肿瘤相关临床表现期间就已经出现抑郁症 [83]。当患者开始治疗时，焦虑感会加重。然而，随着肿瘤对治疗有所反应，患者的焦虑水平会逐渐降低。相反地，尽管进行了治疗，但是由于患者器官功能障碍的增加以及对复发的恐惧甚至死亡的担心，抑郁水平在治疗期间会增加。针对抑郁症是否影响放疗效果的几项研究发现：抑郁症是放疗患者出现营养不良的一个具有挑战性但可改变的危险因素[84]。Lazure 等进行了一项随机对照试验，将西酞普兰与安慰剂进行了比较，以预防头颈癌放疗患者的抑郁症[83]。最终证明，在治疗过程中出现抑郁症的患者更有可能出现复发或死于疾病（$P=0.03$）[85]。

> **临床要点**：在许多患者中，抑郁通常在诊断之前和出现恶性肿瘤的临床表现期间出现。随着治疗进行，患者的焦虑会加剧。然而，随着肿瘤对治疗有所反应，患者的焦虑水平会随之降低。

随着患者治疗的进行，特别是在毒性最高的治疗即将结束时，抑郁水平达到顶峰。Nielson 等表明，在头颈部恶性肿瘤的治疗方案中添加化疗会显著增加抑郁症的发生率，这很可能与毒性增加有关[84, 86]。通常，在治疗之前患有抑郁症的患者在治疗后会持续抑郁。这些患者中的许多人担心治疗后会复发，导致持续的抑郁和焦虑，直到大约在治疗 12 个月后才消失。

Lydiatt 博士及其团队在内布拉斯加州奥马哈市进行了一项有关预防这些高危人群抑郁症可能性的研究。这是一项随机研究，比较了依他普仑和安慰剂在非抑郁症患者中的使用。给予依他普仑治疗能够在统计学意义上显著的降低抑郁的发生率（安慰剂组 25%，治疗组 10%）。在我们的实践中，我们常规地将依他普仑 10mg 开 1 周，并在第 2 周增加至 20mg，并一直至治疗后 3 个月。

> **临床要点**：有证据表明，抗抑郁药的使用可以在统计学意义上明显地降低抑郁症的发生率。

十、结论

在过去的 10 年中，随着与 HPV 相关疾病的流行，口咽癌的治疗发生了重大变化。HPV 相关口咽癌的出现将需要对当前的分期系统和治疗方案进行重新调整。鉴于放射治疗的进步和经口机器人手术的普及，选择口咽开放手术也越来越少。口咽开放手术方法仍然是当前治疗的重要方面。尽管更常应用于挽救治疗，但开放式手术可能会提供术野暴露优势，这可能有助于实现整体切除和皮瓣重建。经下颌骨、经颈和贯通入路各有利弊。外科医师应熟悉每种方法，并了解每种方法的局限性。外科医师的手术方法"工具箱"越是多样化，在限制并发症的情况下实现安全切除的可能性也就越大。

第 12 章 经口机器人治疗口咽癌

Transoral Robotic Management of the Oropharynx

Ross W. Green　Brett A. Miles　**著**

智迎辉　**译**

张　彬　**校**

一、概述

机器人手术是一种革命性的微创技术。作为一种前沿的技术，机器人的理念已经存在一个多世纪了。早在 1917 年，捷克作家 Karel Capek 在他的小说 *Opilec* 中就提到了 "roboti" 这个词，这个词起源于捷克语 "robota"，翻译成英文大致是劳动者或农奴的意思。20 世纪 40 年代，美国作家 Isaac Asimov 在他的短篇小说集 *Roundabout*[1] 中第一次把 "robotics"（机器人）这个术语加以普及并把机器人的想法带到了科学家、医师和社会大众面前。

事实上，人类正是从 Capek 和 Asimov 的著作中获得了灵感并延伸发展，把机器人的概念转化成了具有功能的实体，使得机器人在包括医学在内的许多领域得到了广泛的应用。机器人在医学领域中的应用促进了微创手术的发展，从而减少手术并发症的发生率和死亡率，改善患者的预后。

20 世纪 80 年代，随着计算机和微电子技术的进步，以及外科知识和技术的提高，微创手术设备得到了极大的发展。1983 年，Kurt Semm 医师完成了第 1 例腹腔镜阑尾切除术[2]，这种手术的开展很大程度上归功于内镜技术的进步和数字成像、视频显示设备的发展。不久以后，1985 年，有学者进行了第 1 例腹腔镜胆囊切除术[3]，这标志着现代腹腔镜技术的进一步提高。取得以上成功的同时，人们发现在应用腹腔镜进行相对较复杂的手术时，尚存在着一定的局限性。

许多学者认为机器人手术是微创手术的一种扩展方式。机器人手术的定义是利用计算机控制的电动设备操控手术器械完成手术[4]。虽然以往也有机器人手术的病例（主要是应用于军事和美国宇航局的项目），但美国食品与药品管理局（FDA）批准使用的第一个机器人设备是 1993 年应用在腹部手术中的自动内镜最优定位系统（AESOP）。AESOP 由固定于操作台上的用关节连接起来的机械臂组成，术者可以通过手或者脚来控制腹腔镜的移动[5]。"ZEUS" 是手术机器人的又一次飞跃，它于 1998 年面世，由语音控制，配备两个具有 4 个自由度的操作手臂，外科医师能够通过操纵杆来控制手臂把持各种手术器械[6]。有趣的是，2001 年 9 月，Jacques Marescaux 医师应用 "ZEUS" 手术机器人系统在美国纽约为远在 2 485 英里以外的法国斯特拉斯堡的一位患者实施了机器人辅助胆囊切除术，这是第 1 例跨越大西洋的远程机器人手术[7]。

机器人手术的另一个重大进展是达·芬奇（daVinci）机器人的面世（Intuitive Surgical, Inc., Sunnyvale，California，United States），它于 1997 年在德国第一次商用。在达·芬奇系统中，三维（3D）屏幕的设计使外科医师的眼睛视野能够自

159

然地延伸，机器手臂的 7 个自由度旋转能够充分模拟外科医师的开放手术模式，达到自然的手眼协调。此外，达·芬奇机器人还具有可更换的无菌部件以及用于减少疲劳和过滤抖动的控制台。这些优点使得机器人手术得以扩展到包括耳鼻喉科和头颈外科在内的诸多领域。

耳鼻喉科第 1 例机器人手术是由 Haus 等学者在 2002 年完成的，他们应用达·芬奇机器人在实验动物身上进行了内镜颈部手术，由此证明在颈部应用机器人进行内镜手术是可行的，并可能具有开放手术无法比拟的优势[8]。2005 年，Mcleod 和 Melder 首次在人体内进行机器人耳鼻喉手术，他们成功地切除了一个会厌谷囊肿[9]。

此外，Hockstein 等学者根据以往的动物模型，结合其他学者的研究结果，通过 1 例尸体手术证实，经口机器人手术（TORS）能够提供极好的三维可视化视野，并使得手术器械能够尽可能地接近手术区域，得以成功切除舌根病变[10]。O'Malley 等学者也得出结论，经口机器人手术具有能够清晰辨认口咽部结构的可视化优势[11]。这些研究证明经口机器人手术是可行的，可以避免传统的经下颌和经颈开放手术的并发症，开创了应用机器人经口进行口咽和下咽手术的时代。FDA 于 2009 年批准了达·芬奇机器人经口进行口咽和喉咽手术的应用。

从文献报道和临床实践中可以明显发现，人们对经口机器人手术的兴趣迅速提高。这可能与机器人微创手术的优势有关，据报道经口机器人手术不仅安全，而且具有良好的肿瘤控制效果，优秀的器官功能保护，以及降低口咽癌辅助治疗强度的潜力，从而降低了长期并发症的发生率[12]。

考虑到经口机器人手术治疗口咽癌令人鼓舞的优势，本章着重探讨口咽癌的流行病学和病因学、口咽部解剖学、肿瘤分期、临床表现、辅助检查、诊断以及从技术的角度来探讨口咽癌经口手术的要点和相关病例总结。

二、流行病学

仅在美国，每年就有超过 5000 名口咽癌新发病例被确诊。在这些患者中，超过 85% 的病例是鳞状细胞癌（SCC）[13]。在世界范围内，1983—2002 年，发达国家口咽癌的发病率显著增加。其中，在美国、加拿大、日本、澳大利亚和斯洛伐克，男性患者显著增加。在丹麦、法国、爱沙尼亚、荷兰、波兰、斯洛伐克、瑞士和英国，女性患者显著增加。此外，在美国、澳大利亚、加拿大、斯洛伐克、英国和丹麦的男性患者中，60 岁以下人群口咽癌的增长明显高于 60 岁以上人群[14]。

> 临床要点：在美国、加拿大、日本、澳大利亚和斯洛伐克，男性口咽癌的发病率显著增加。这种发病率的上升似乎与人乳头瘤病毒（HPV）相关疾病有关。

口咽癌发病率的增加归因于高危亚型 HPV 的慢性感染。有证据表明，在全世界范围内大约 26% 的头颈部鳞状细胞癌和大多数口咽部鳞状细胞癌（OPSCC）患者中，能够检测到 HPV 癌基因，特别是 HPV16 的 DNA[15]。分子证据表明，在病毒整合和表达中 E6 和 E7 癌基因可以灭活肿瘤抑制蛋白 p53 和 pRb，这更加明确地阐明了 HPV 在口咽癌中的作用。另有研究发现，HPV 阳性的口咽癌年度发病率急剧上升，从 2001 年至 2011 年增加了 4 倍之多[16]。一项病例对照研究表明，某些特殊的性行为危险因素与口咽癌的发生呈正相关，包括阴道或者口交性伴侣的数量、随意的性行为、初始性行为时的低龄、很少使用避孕套等，所有这些都被认为会增加 HPV 传播的风险。事实上，这些性行为相关的危险因素已被证实与 HPV16 阳性的口咽癌密切相关[14]。

临床要点：分子研究结果明确证实了 HPV 是头颈部肿瘤的致病因素。病毒癌基因 E6 和 E7 DNA 的整合和表达能够灭活肿瘤抑制蛋白 p53 和 pRb。

研究发现，HPV 感染使口咽癌发生的风险增加 32 倍，饮酒增加 2.5 倍，吸烟增加 3 倍[17]。值得注意的是，有关 HPV 联合酒精和（或）烟草协同作用的研究，目前结论不一，一些认为它们具有协同作用，一些认为没有[18, 19]。

HPV 阳性的口咽癌发病率因解剖区域的不同而异。扁桃体癌和舌根癌是两种最常见的口咽癌，占 OPSCC 总数量的 90%。扁桃体是口咽癌发生最常见的区域[20]，据报道，从 1970 年—2007 年，HPV 阳性扁桃体肿瘤的数量累计增长了 7 倍，每十年翻一番[21]。从 1998—2007 年，HPV 阳性的舌根癌发生率增加了 30%，大多表现为低分化，相对其他部位癌的高级别占到了 60%，然而 HPV 阳性肿瘤的高级别比例较低，与其他部位肿瘤（如基底细胞样低分化肿瘤预后好）不同，HPV 相关肿瘤患者预后与组织学分级关系不大，甚至无关。

临床要点：HPV 相关的扁桃体癌和舌根癌是两种最常见的口咽癌，占所有口咽 SCC 的 90%。

除了 HPV 暴露外，研究还发现了其他与口咽癌相关的因素。在一项纳入了从 2000—2005 年确诊的 100 例口咽癌患者的研究中，结果发现一级直系亲属具有头颈肿瘤病史或者既往有口腔乳头状瘤病史，以及口腔卫生差等因素都与口咽癌有关[22]。有趣的是，研究者还发现经常使用大麻也与口咽癌有关，但以上危险因素的潜在原因仍然未知。

尽管将肿瘤分期和组织学分级等因素控制后进行标准的治疗，目前医师仍然很难去判断

口咽癌患者的预后。普遍认同的观点是 HPV 阳性的口咽癌比阴性者具有更好的临床结果[22, 23]。在一项回顾性研究中，作者分析了 Ⅲ 期或 Ⅳ 期 OPSCC 患者的生存情况，结果发现，HPV 阳性 3 年的总体生存率为 82.4%，而 HPV 阴性患者为 57.1%，两者存在着显著性差异[24]。HPV 阳性患者较好的预后可能归因于一种假设，那就是 HPV 阳性和阴性鳞状细胞癌是两种截然不同的疾病，两者的发病机制也完全不同[25]。造成这种差异的机制目前尚未完全阐明，仍然需要进一步重点研究。

临床要点：HPV 阳性的口咽癌比阴性者具有更好的临床结果，其中的原因仍然不清楚。

三、口咽部解剖学

经口机器人手术的外科医师所面对的口咽部复杂的解剖结构与传统经口外入路完全不同，这是机器人手术尤其是初学者所面临的挑战之一。通常，外科医师更加熟悉由外向内的手术解剖关系，为了掌握经口机器人微创手术技术，外科医师需要在某种程度上转换思维方式，由内而外地进行思考[26]。欠缺解剖学知识和有限的经口机器人手术经验可能是导致严重的手术并发症的重要原因[27]。本节将着重探讨经口入路口咽手术的重要解剖学关系，包括扁桃体窝和舌根的界限，以及与之毗邻的重要肌肉、神经和动脉。

解剖学上，扁桃体窝由前界的腭舌肌和后界的腭咽肌构成，这对肌肉构成扁桃体前后柱（图 12-1）。值得重视的是，扁桃体前柱与磨牙后三角相邻，因为扁桃体窝和磨牙后三角之间没有实性组织，所以扁桃体肿瘤可以直接侵犯磨牙后三角。需要重点关注的是，舌神经紧邻着翼内肌的前界走行，当切除已经从扁桃体窝侵犯到磨牙后三角的肿瘤时，会增加舌神经损伤的风险[28]。另外，如果肿瘤向深部生长，一旦侵犯了咽缩肌，

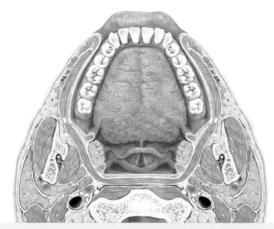

▲ 图 12-1　口咽部的横断面解剖

扁桃体肿瘤可以侵犯咽缩肌进入咽旁间隙。扁桃体窝的深面界限是咽基底筋膜及其下方的咽上缩肌

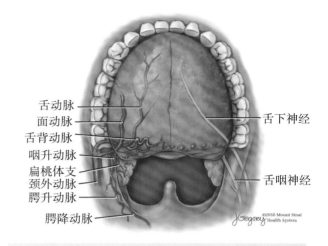

▲ 图 12-2　舌动脉的解剖走行

舌动脉是颈外动脉的分支之一，它沿前内向舌根侧方走行。向后走行到舌骨大角处，在茎突舌肌和舌骨之间形成一个环形结构

肿瘤便很容易侵入咽旁间隙。

　　扁桃体窝的深面界限是咽基底筋膜及其下方的咽上缩肌。因此，在大多数病例中，咽缩肌标志着经口机器人根治性扁桃体切除的深部（或者可称为最外侧）界限。扁桃体床下方的边界是茎突舌骨韧带、咽中缩肌和茎突舌肌[29]。茎突舌肌和茎突舌骨韧带在咽上缩肌和咽中缩肌之间由后外侧向前内侧走行。茎突舌肌走行在内纵舌肌的肌纤维内，其下方是茎突舌骨韧带及其附着的舌骨。这个区域，相当于外侧舌扁桃体沟和舌根的位置，通常是经口机器人扁桃体癌切除术的下界限。

> **临床要点：**扁桃体窝的深面界限是咽基底筋膜及其下方的咽上缩肌。因此，咽缩肌代表着经口机器人根治性扁桃体切除的深部（或者可称为最外侧）界限。

　　从胚胎学和解剖学角度考虑，舌根可以划分成口部和咽部。机器人外科医师通常对咽部，也就是轮廓乳头后方的舌根区域，更感兴趣。舌扁桃体组织嵌生在舌根的上皮内，这里的淋巴组织与腭扁桃体是连续的。值得注意的是，颏舌肌是肿瘤向深部侵犯舌根的标志，一旦肿瘤侵袭了舌

根深部，手术会变得很困难，可以通过口外入路（译者注：原文是口内入路 transorally）尽可能地进行切除，以保证合适的切缘。与之类似，对于已经向前广泛侵犯了舌体的肿瘤，充分暴露是很困难的，获得足够的切缘也是非常棘手的。此外，舌肌的广泛受侵也会影响术后的功能，尤其是那些术后还需要辅助治疗的患者。

　　在经口机器人手术切除舌根过程中，为避免严重出血，对舌动脉走行的解剖学理解是至关重要的。舌动脉是颈外动脉（ECA）的分支之一，它沿前内向走行舌根侧方（图 12-2），并向后走行到舌骨大角处，在茎突舌肌和舌骨之间形成一个环形结构。因此，舌动脉通过的舌骨上表面处被认为是经口机器人手术过程中最易损伤的脆弱区域，需要重点关注[30]。舌动脉向深处走行到咽中缩肌，随后在茎突舌骨韧带后下段之间走行，发出三个分支，分别走行到舌背的舌背动脉、舌下动脉和走行于舌内肌与颏舌肌之间的舌深动脉。因此，根据动脉的走行路径，经口机器人手术医师在茎突舌肌和茎突舌骨韧带内侧进行手术操作时要有限度地进行解剖，以免造成动脉损伤[30]。

临床要点：舌动脉是颈外动脉的分支之一，它沿前内向侧方舌根走行，其通过舌骨上表面处被认为是舌根手术过程中最易损伤的区域。

如果肿瘤局部侵犯需要切除该易损伤区域时，可以根据手术的进程决定是否在同侧颈部淋巴结清扫的同时结扎舌动脉。在 TORS 手术过程中，舌动脉的出血是非常迅猛的，通常可以应用止血夹，或者带吸引电凝来止血。

在 TORS 手术中，舌下神经也处于手术野中，存在损伤的风险。典型的舌下神经在迷走神经的浅面走行于颈内动脉（ICA）和颈内静脉之间，经过舌骨舌肌的表面达到舌骨的上方，并深入二腹肌和下颌舌骨肌中，在此处操作时必须非常小心，因为在这里舌下神经向上进入口腔，最容易发生损伤。最后，在下颌舌骨肌和颏舌肌之间，舌下神经分成几条终端分支。

除了舌下神经，机器人外科医师还必须注意舌咽神经，它走行于颈内静脉和颈内动脉之间，向下走行到颈内动脉的表面，呈弧形绕茎突咽肌，并与该肌肉伴行在咽上缩肌和咽中缩肌之间穿行。手术时，还要注意扁桃体窝内的分支，通常这些分支向后下进入扁桃体窝并向舌根部走行。TORS 手术进行深部进展期扁桃体癌咽部切除时，舌咽神经可能受损。

临床要点：舌咽神经绕茎突咽肌，并与该肌肉伴行在咽上缩肌和咽中缩肌之间走行。所以，进展期扁桃体癌切除术有舌咽神经损伤的风险。

显而易见，颈动脉在经口手术中具有特殊的意义。颈总动脉在颈部分叉处分成颈外动脉和颈内动脉。颈内动脉在颈外动脉的后外侧走行，继而向颈外动脉的后内侧移行入颅，没有分支。成年后，颈内动脉距离扁桃体窝的距离为 2.5cm，

因此，手术造成颈内动脉的损伤是可能的 [31]。在大多数病例中，在咽缩肌外侧钝性分离是安全的。分辨颈内动脉的重要标志是茎突舌肌和茎突咽肌。茎突舌肌起始于颈内动脉的外侧，向内侧移行，在口咽部位于颈内动脉的内侧。茎突咽肌在口咽部也位于颈内动脉的内侧。因此，只要保护颈内动脉的咽脂肪垫不被切断，茎突舌肌和茎突咽肌是可以被切断的 [32]。虽然教科书上经常提到颈内动脉的轨迹是直线的，但实际上颈内动脉是存在变异的。据报道，6%～30% 的患者颈内动脉存在着解剖变异，其中一项研究表明这种变异率高达 62% [33]。总体上说，这些变异并不十分令人担忧，但一种紧贴着咽壁的异常颈内动脉会在 TORS 扁桃体切除术中误伤，其后果是很严重的。

临床要点：颈内动脉距离扁桃体窝的平均距离为 2.5cm。分辨颈内动脉的重要标志是茎突舌肌和茎突咽肌。此外，颈内动脉的解剖学变异会增加其损伤的风险。

一项研究表明，颈内动脉的潜在危险变异率大约为 8%，包括直接位于黏膜下而与咽壁之间无脂肪分隔和（或）管腔不对称 [34]。这些具有所谓"危险圈套"的异常颈内动脉会增加经口手术发生血管损伤的风险。而具有咽后颈动脉或者其他动脉变异的患者是颈动脉损伤的高危人群，因此是 TORS 手术的解剖学禁忌证。老年患者的颈动脉相较于年轻患者更加盘绕或弯曲 [35]，男性比女性的解剖变异率更高 [36]，这种变异与高血压和动脉硬化有关，因此是一种获得性改变 [37]。随着科技的进步，应用超声、血管造影和计算机断层扫描（CT）进行检查，提高了颈内动脉异常的检出率。这类患者多数是没有症状的，这种异常通常是偶然被发现的 [38]。此外，有研究发现腭咽部功能不全的患者具有较高的颈内动脉变异率，特别是在某些综合征的患者中，例如，腭心面综合征患者更易出现颈内动脉的弯曲或盘绕 [39]。神经纤维瘤病 1 型、Prader-Willi 综合征、Turner 综合

征和 Saethre–Chotzen 综合征也具有较高的颈内动脉变异率 [40]（表 12–1）。

表 12–1　与异常颈内动脉相关的综合征

腭心面综合征
神经纤维瘤病 1 型
Prader–Willi 综合征
Turner 综合征
Saethre–Chotzen 综合征

> **临床要点**：约 8% 的患者具有颈内动脉潜在的危险变异。这些人群应该被认为是 TORS 手术的解剖学禁忌证。

总之，对颈内动脉变异的患者实施经口手术，严重并发症的风险会增加。因此，注意患者是否具有增加颈内动脉变异风险的疾病史非常重要。除了对所有 TORS 候选人术前认真地进行必要的影像检查外，仔细认真的手术操作也是预防严重颈内动脉损伤所不可或缺的。

> **临床要点**：腭咽部功能不全的患者具有较高的颈内动脉变异率。

颈外动脉也存在着变异，尽管尸检表明这种变异非常罕见，仅存在于少数的标本中 [26]。正常情况下，颈外动脉距离侧咽壁小于 2cm。在大多数患者中，颈外动脉深入茎突舌肌内。因此，经口入路的口咽部深部切除，在达到茎突舌肌时，可能会造成颈外动脉的损伤。而且，有少数患者茎突咽肌和茎突舌肌之间的筋膜存在裂隙，颈外动脉就走行于其中并靠近咽缩肌，存在损伤的风险。

四、临床表现

（一）局部病变

扁桃体癌常表现为外生型的肿块或者浸润型

的溃疡。它可以侵犯扁桃体前柱，进展期病例可见咽后壁或者上腭的侵犯。扁桃体的不对称或不规则可能是癌肿的信号之一。如果有恶臭气味，常提示伴有表浅感染。其他症状还包括难以缓解的咽痛、口腔含球感、吞咽困难、耳痛、牙关紧闭或者声音模糊等。需要注意的是，早期扁桃体癌通常很小，隐藏在扁桃体窝内，非常隐匿。有趣的是，烟草相关性口咽癌通常表现为口咽痛，而 HPV 相关性口咽癌通常无症状，初始症状多为颈部转移淋巴结的发现。

与之类似，由于舌根较难暴露以及感觉神经较少的缘故，舌根癌的诊断也有一定困难。早期肿瘤通常位于舌扁桃体组织内且无症状，随着肿瘤的进展，可以出现口腔含球感、咽痛、吞咽困难、言语含糊不清、呼吸困难（极度进展期癌肿）和耳痛。

软腭肿瘤或咽后壁肿瘤大多在临床查体时被发现，患者通常主诉咽痛、吞咽困难、发声困难或者耳痛。

> **临床要点**：HPV 相关性口咽癌通常是无症状的，多数患者的就诊原因是与肿瘤相关的颈部淋巴结转移被发现。

（二）区域转移

口咽部的淋巴引流途径与头颈部其他区域一样，存在着一定规律，这也是经口手术要重点考虑的内容。口咽癌发生Ⅰ区淋巴结转移的风险很低，但扁桃体前柱靠近口腔，一些学者认为此处的癌肿具有Ⅰ区淋巴结转移的风险 [41]。除此之外，大多数口咽癌主要沿着颈静脉淋巴链扩散，包括Ⅱ、Ⅲ、Ⅳ区淋巴结 [42]（图 12–3）。有研究发现扁桃体的淋巴引流主要是Ⅱ区淋巴结，当然Ⅲ区、Ⅳ区淋巴结也存在着转移的风险 [43]，舌根癌倾向于转移至双侧颈静脉旁的Ⅱ、Ⅲ、Ⅳ区淋巴结（图 12–4）。接近中线的肿瘤或上腭广泛浸润的肿瘤，易于发生咽后壁淋巴结的转移（有时双侧），因此术前要仔细评估咽后壁的结节样病

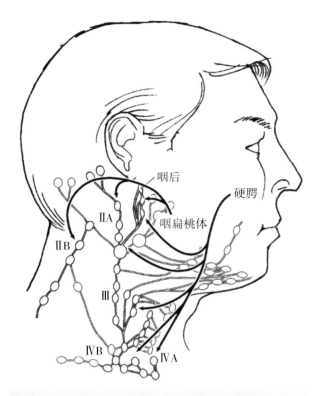

▲ 图 12-3　口咽部淋巴引流模式图
口咽癌主要沿着颈静脉淋巴链扩散，包括Ⅱ、Ⅲ、Ⅳ区淋巴结

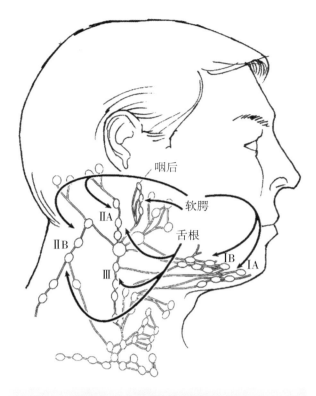

▲ 图 12-4　舌根部淋巴引流模式图
舌根癌倾向于转移至双侧颈静脉旁的Ⅱ、Ⅲ、Ⅳ区淋巴结

灶并进行相应的处理。

> 临床要点：接近中线的肿瘤易于发生咽后壁淋巴结的转移，因此术前要仔细评估咽后壁的结节并进行相应的根治性处理。

HPV 的状态对口咽癌的区域性转移风险具有重要影响。据报道，HPV 阳性口咽癌通常以发现颈部包块而就诊（90%），而 HPV 阴性患者常见的主诉是吞咽困难和吞咽疼痛[44]。一些学者推测 HPV 阳性患者早期仅表现为乳头状瘤样改变，病变表浅而且症状不显著，随着病情的进展出现了颈部包块，才被患者发现。比较而言 HPV 阴性患者常表现为一个较大的疼痛性包块，常伴有原发部位的溃疡，而且更常见的主诉是吞咽疼痛（图 12-5）。

> 临床要点：HPV 阳性患者常以无痛性突出的包块而就诊，HPV 阴性患者常见的表现是疼痛性溃疡。

许多研究证实肿瘤的包膜外侵犯（ECE）是影响预后的因素之一[45, 46]，它通常与肿瘤的区域性复发、淋巴结转移及远处转移相关[47-49]。但临床发现 ECE 对 HPV 相关性口咽癌似乎没有类似的影响。一项纳入了 137 例伴有颈部淋巴结转移和 ECE 的口咽癌患者的研究证实，无论在 p16 阳性或者阴性患者中 ECE 都与生存期无关[50]，而在 p16 阴性患者中淋巴结转移数量与生存期高度相关。ECE 在 HPV 阳性口咽癌中的影响仍然是值得探讨的课题。

放射学上融合淋巴结，定义为两个以上相互

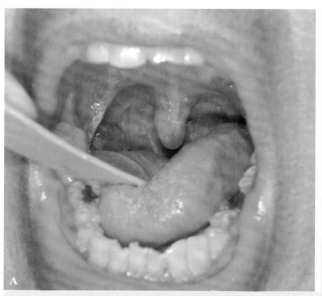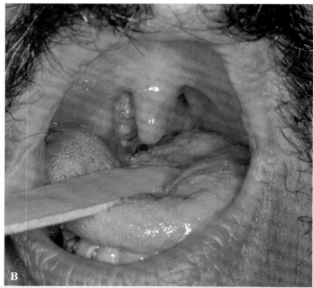

▲ 图 12-5 **A. 典型的 HPV 阳性扁桃体癌。症状轻，较小，乳头状非溃疡型病变；B. HPV 阴性右侧扁桃体癌。表现为疼痛，浸润性生长，红肿样质硬包块**

接触又缺失脂肪平面相隔的淋巴结，是另外一个影响 HPV 阳性口咽癌预后的因素[51]。无论肿瘤 T 分期，N 分期，吸烟与否，融合淋巴结都预示着较差的预后[52]。更具特殊意义的是，研究证实融合淋巴结往往预示着远处转移风险的增加。然而，关于融合淋巴结对局部区域复发的作用，目前仍然存在争议。有些研究认为，融合淋巴结不会增加区域复发的风险。如一项研究表明在 HPV 阳性的患者中融合淋巴结会使远处转移的风险增加 60%，而并不会增加区域复发风险[53]。这些发现以及融合淋巴结对风险分层的影响是需要阐明的重要因素，以决定是否需要降价治疗。

> 临床要点：在 HPV 阳性的患者中无论肿瘤 T 分期，N 分期，甚至吸烟与否，融合淋巴结都预示着较差的预后。虽然，融合淋巴结是否会增加区域复发的风险仍然不清楚，但已经明确它会增加远处转移的风险。

（三）远处转移

OPSCC 的远处转移发生率相对较高，在不考虑治疗方法的情况下，OPSCC 远处转移发生率为 15%～20%[54]。普遍认为，OPSCC 的局部区域治疗效果已经取得了长足的进步，因此复发的模式逐渐变成了远处转移，而远处转移也越来越受到重视。可以说，治疗策略正在从对局部区域的控制逐渐转移到对远处转移的治疗上[55]。

> 临床要点：对原发病灶和区域转移的控制已经取得了很大的进步，因此 OPSCC 复发的模式逐渐变成了远处转移。

恶性肿瘤通常通过淋巴和血行发生转移，具体的转移模式取决于肿瘤的类型和生物学特性。肿瘤的远处转移特性对总生存率具有极大的影响。以往普遍认为所有的头颈部鳞状细胞癌包括 OPSCC 首先通过淋巴进行转移，这一结论的证据来自于肿瘤进展所导致的颈部淋巴结转移的发现[56]。由环境因素所导致的 OPSCC，如烟草和酒精，毫不例外的几乎都通过淋巴转移[26]。比较而言，HPV 相关性口咽癌既通过淋巴转移又通过血行播散。这种由 HPV 状态的不同而观察到的转移方式的差异催生了大量针对转移机制的研究。

有研究表明 HPV 相关性肿瘤会出现不同寻常部位的转移，甚至有学者认为它是一种"暴发性疾病"，因而推测在众多生物学行为类似的口咽部恶性肿瘤中，有一种表型极易发生远处转移[57]。越来越多研究发现 p16 阳性口咽癌会出现"奇特"部位的转移，例如，一篇个案报道发现 p16 阳性 OPSCC 出现了颈静脉管腔内的肿瘤转移[58]。类似的个案报道更加阐明了 HPV 相关性肿瘤具有血行转移的特性。细胞学研究的结论也有力支持了这一观点，有数据表明血管内皮生长因子（VEGF，一种血管生成促进因子），在 HPV 相关性疾病中发挥着重要的作用。研究表明，HPV 癌基因蛋白 E6 能够直接诱导 VEGF 基因的表达而不激活 p53，而且在 VEGF-C 较高水平的头颈部 SCC 患者中血管增生程度与远处转移密切相关[59]。这些研究为 p16 阳性 OPSCC 的血行转移观点提供了分子基础。

总而言之，HPV 相关性 OPSCC 血行播散转移的观点可以解释其发生非传统区域转移的原因。另外，已经证实 p16 阳性 OPSCC 与阴性者相比较发生远处转移的时间要晚，而接受手术的 p16 阳性 OPSCC 与阴性者相比较发生远处转移的概率更低，时间也要更晚。这些结果被认为是肿瘤局部区域控制和疾病所介导的炎症抗肿瘤特质的结果[60]。研究还发现接受放化疗的 HPV 阴性患者与阳性患者相比较远处转移的发生率更高。此外，p16 阳性肿瘤的转移方式也比较特殊，有研究发现 p16 阳性的 OPSCC 能够出现肾、皮肤、腹腔淋巴结、颈部中央区淋巴结（Ⅵ区）、肌肉，甚至脑转移[61-63]。

> **临床要点**：数据表明，HPV 相关性 OPSCC 可以通过血行播散发生转移，这解释了其发生非传统区域转移的原因。这也为肿瘤系统性监测的必要性提供了数据支持。

需要特别关注的是，OPSCC 能够发生脑转移，其机制可能是源于 OPSCC 具有血行播散的能力。中央神经系统（CNS）不具有任何形式的淋巴引流，而且肿瘤细胞转移至 CNS 的唯一路径只能是血脑屏障。目前可以确定的能够发生脑转移的最常见肿瘤是肺癌、乳腺癌和恶性黑色素瘤[64]。已经有研究表明只有少数的头颈部 SCC 能够发生脑转移，而其中绝大部分是 p16 阳性。此外，一项研究发现 p16 阳性患者在初始治疗后发生脑转移的时间较晚，介于 19～57 个月之间[65]。

OPSCC 最常见的远处转移器官是肺，p16 阳性和阴性肿瘤肺转移的发生概率几乎相同，但 HPV 阳性 OPSCC 肺转移的影像学表现是比较特殊的。这种特殊性也侧面反映了 HPV 阳性 OPSCC 血行播散的特点。通过血行播散转移至肺的肿瘤通常表现为双侧多发、大小不一的结节影，而淋巴播散的特点是弥漫的肺间质增厚。p16 阳性肺转移往往具有血行播散的影像学特点，而 p16 阴性则不具有[61]，这反映了 OPSCC 转移的生物学行为，支持了其血行播散的转移特点。

> **临床要点**：HPV 相关性 SCC 的转移模式和转移机制与 HPV 阴性者相比，更倾向于血行播散转移。

不可否认，现行的经口手术加术后放疗的局部治疗策略与已知的口咽癌易于发生远处转移的特点形成了鲜明的对比。因此，经口手术可能更适用于早期病例，对于更晚期容易发生远处转移的病例，在选择手术入路和治疗方案时要更加谨慎。至于针对 HPV 相关性 OPSCC 应用何种辅助治疗手段是恰当的，仍然需要进一步的研究。

五、手术治疗

手术适应证和肿瘤控制效果

不同的医疗中心 TORS 手术的适应证略有不

同。从技术角度考虑，经口入路口咽部的充分暴露至关重要。小颌畸形和牙关紧闭症会增加暴露难度，不适合经口手术。有些研究测量舌骨至颏的距离、下颌骨体的高度、颈部周长连同上下切牙开口度来判断经口入路手术的可行性，然而并没有一种单独的方法被证实足以可靠从而决定是否适合经口手术[66]。

临床分期是 TORS 手术预后判断的重要指标。正如上面提到的，与进展期病变相比，T_1 和 T_2 期的病变 TORS 术后的无病生存期更好，当然 T_3、T_4 或者晚期病变应用 TORS 手术也能够完成病变的切除。然而，技术上能够切除病变并不代表能够改变疾病的生物学行为，术后仍然需要定期随访监测。在应用临床分期来决定 TORS 手术适应证的时候要考虑 HPV 相关性肿瘤的特殊性，目前关于这方面的研究结论不一[67]。需要强调的是，鉴于 HPV 阳性和阴性肿瘤明显的不同，针对 HPV 相关性肿瘤的现有临床分期标准正面临着重要的变化。

> 临床要点：测量舌骨至颏的距离、下颌骨体的高度、颈部周长连同上下切牙开口度来判断经口入路手术的可行性并不一定可靠。

肿瘤的位置，尤其是进展期肿瘤，在决定哪些患者适合经口入路手术中具有重要的参考价值。扁桃体窝或舌根尤其是舌根侧方肿瘤相较于深部浸润或较大的舌根中线肿瘤更适合 TORS 手术。外突性肿瘤相较于浸润性肿瘤更适合 TORS 手术。正如以往提到的，深部浸润性舌癌由于较难获得阴性切缘以及重要舌肌损伤所带来的功能受损使之并不适合 TORS 手术。针对软腭肿瘤，最好应用传统的入路进行治疗，因为它更快速，花费更少。也有学者认为，软腭肿瘤术后腭咽功能不全和鼻咽反流的发生风险较高，因此更适合非手术治疗[68]。在我们中心，我们应用软组织重建的方法来促进吞咽和语言功能的恢复，也避免了患者尤其是放疗后患者因赝复体植入所造成的

不适感（图 12-6）。

放疗后复发的患者也不适合接受 TORS 手术。有些研究制订了 TORS 手术特殊的排除标准，包括下颌骨的浸润，超过 1/2 的咽后壁和（或）舌根的浸润，无法切除的颈部淋巴结，椎前筋膜的侵犯固定和颈动脉的受累（后两者代表Ⅳ B 期），这方面的结论尚存在着一定的争议。

六、手术切缘

首先要强调的是，关于 TORS 手术阴性切缘的定义目前尚不统一。有些研究认为阴性切缘是指切除至少 1cm 的正常组织[69]，而另外一些研究则认为接近或者说阴性的手术切缘应该是切除 2mm 的正常组织[68]。关于这方面的报告结论不一，然而大多数研究基本认同 2mm 为接近，而 1cm 为阴性[70]。适当的手术切缘标准也因病灶的部位不同而存在差异，例如，扁桃体和舌根部位的所谓足够的手术切缘就有各自的标准。咽缩肌被认为是扁桃体肿瘤的深部切缘，解剖学上这个区域仅厚 1～3mm。断面解剖（图 12-1）显示薄层的咽缩肌分隔扁桃体和咽旁间隙。此外，手术切除的黏膜经常会收缩，这会导致黏膜切缘的误判（图 12-7）。相比较而言，舌根肿物切除会保留 1cm 的切缘，以利于准确地评估。外科医师与

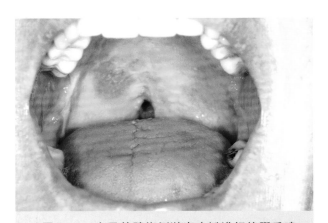

▲ 图 12-6　应用前臂桡侧游离皮瓣进行软腭重建，皮瓣薄而柔软，避免了因赝复体植入所带来的不适感，也保留了良好的功能

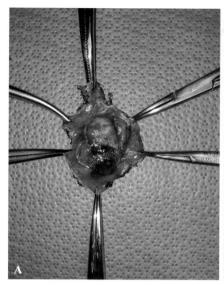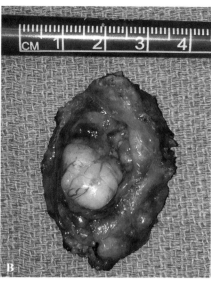

◀ 图 12-7 A. 扁桃体切除标本的切缘可能合适，但黏膜回缩；B. 显示黏膜周围收缩

病理科医师的充分沟通在避免经口手术切缘误判方面具有重要的作用。

> **临床要点：** 关于阴性切缘的定义没有共识，但可以明确阳性切缘是预后不良因素之一。无论切缘是 1mm 或者 3mm，阴性切缘都是至关重要的。

七、手术并发症

传统开放手术并发症发生率明显高于经口手术，这也是口咽癌非手术治疗比例上升的原因之一。传统开放手术治疗扁桃体窝进展期肿瘤往往耗时较长，更加复杂，需要劈开唇和下颌骨。这种开放手术通常需要气管切开，如果吞咽困难严重或者长期不缓解，甚至需要永久的改变进食方式。与传统的下颌骨劈开或者经颈入路的咽切开术相比，TORS 手术舌根的暴露更佳，手术并发症的发生率更低。与扁桃体癌手术相似，传统开放舌根部手术会引起同样并发症。虽然开放手术可以很好地控制局部病灶，但其代价往往是并发症的增加。

经口入路到达扁桃体窝较开放入路具有明显的优势，但传统的根治性扁桃体切除术仍然适用于一些患者。Weinstein 等学者进行的一项包括 27 例接受 TORS 扁桃体根治性切除的研究发现，仅仅 2 名患者在手术快结束或者围术期时需要气管切开术。此外，还发现 27 名患者中有 26 例能够吞咽而不必通过鼻饲管进食[71]。

> **临床要点：** 与传统的经下颌或者经咽入路的开放手术相比，经口微创手术具有明显的低并发症优势。

许多研究表明，与传统的开放入路相比，选择适当的病例进行 TORS 手术能够取得与开放入路同样的区域控制效果，而且还能够降低并发症的发生。Mercante 等在一项病例数有限的舌根 SCC 的研究中发现 92% 的 T_1、T_2 期肿瘤切缘阴性，气管切开佩戴插管平均需要 6 天，鼻胃管平均需要 7.5 天[72]，而我们的经验是只有非常少数的患者需要气管切开。Moore 等学者的类似研究发现 54% 的接受 TORS 手术的进展期患者需要气管切开，在 T_3、T_4 病例中 27% 的患者需要经皮内镜胃造瘘，90% 的患者在术后 4 周能够恢复经口进食[73]。此外，另有文献指出 TORS 切缘阳性率与传统手术相当，而 Moore 报告的阳性率是 6.2%，传统手术的阳性率是 3.9%[30]。

在复发挽救方面，目前有一些存在选择偏倚的研究发现，TORS 作为挽救性手术效果不低于开放手术。主要是那些需要挽救性手术的患者是否是经口手术适应证仍然存在着很大争议。但实际上，有些学者主张对某些特定的患者可以实施 TORS 挽救性手术。一项研究证明，与开放入路挽救性手术相比，TORS 在挽救性口咽癌病例中具有手术时间更短，失血量更少，住院时间更短，术后并发症发生率更低的优势，而且还能获得还算不错的 2 年生存率[74]。此外，因复发而接受 TORS 手术的患者术后在特定的功能方面（包括语言和吞咽功能）具有更好的生活质量[75]。而开放入路的手术往往伴随着骨骼暴露，下颌骨不连续，重建相关并发症，以及因继发感染而需要再次手术移除金属植入物的风险。而机器人辅助挽救性手术因其微创的特点明显降低了此类并发症的发生[76]。

八、颈部病变

治疗口咽癌的同时设法解决颈部淋巴结转移灶是普遍的共识。传统的治疗方法包括放疗或者同期放化疗，现在可以应用 TORS 手术联合择区性颈清扫。颈清扫的程度与病灶的部位、范围和术前颈部分期有关。具体的颈清扫的技术性细节不在本章探讨，但需要提及的是颈清扫的顺序。有些中心主张分期进行颈清扫，也就是在 TORS 手术完全康复之后进行颈清扫[71, 77]，而有些中心则主张在 TORS 手术的同时进行颈清扫[78, 79]。分期进行颈清扫的优点包括降低颈瘘的发生，缩短手术时间，提高机器人利用率，而同期颈清扫的优点包括单次手术，在 TORS 手术的同时控制血管（如结扎舌动脉），避免辅助治疗的延误，减少手术花费等[80]。各中心施行颈清扫的顺序不同，但绝大多数中心更倾向于颈清扫与 TORS 手术同时进行。

临床要点：各中心施行颈清扫的顺序不同，但绝大多数中心更倾向于颈清扫与 TORS 手术同时进行。

九、辅助治疗

本书其他章节会更详细地探讨放疗和化疗。本章将简要探讨 TORS 手术后放疗和化疗的适应证、治疗的策略和降阶治疗试验的概述。

目前，许多中心仍遵循现有的指南指导经口手术后的辅助放化疗。大多数中心把神经周围侵犯，淋巴血管侵犯，或多发颈部淋巴结转移（尤其是淋巴结融合）作为辅助放疗的指征。与之相类似，包膜外侵犯或切缘阳性是化疗的指征，进展期 T_3、T_4 肿瘤也需要术后的辅助治疗。虽然有学者提出进展期肿瘤并不会从 TORS 手术中明显获益，但另有证据却表明经口手术能够改善进展期肿瘤的治疗效果[81]。

从世界范围来看，大量的研究正在进行以验证 TORS 术后辅助治疗的效果。但在现有的分级分期标准下，就具体的放疗剂量及 HPV 相关性 OPSCCTORS 术后的同步放化疗指征仍观点不一[67]。大样本随机对照试验发现 HPV 阳性肿瘤接受联合辅助治疗后 3 年局部控制率为 85%，而阴性者为 65%。另外，接受辅助放化疗的 HPV 阳性 OPSCC 患者死亡风险会降低 60%[25]。然而，这些试验关于术后功能评估的结果并不是很理想，有些课题需要进一步研究，如经口手术是否能够很好地控制肿瘤又能够保留功能，有些初步的研究结论是乐观的，但仍需要大规模的临床试验加以证实。

"降阶治疗"的临床试验包括以下种类：①涉及手术的降阶治疗试验；②应用西妥昔单抗代替顺铂以降低药物毒性的试验；③降低诱导化疗敏感人群放疗剂量；④减少照射剂量的试验；⑤其他还包括降低放疗剂量，改变放疗分割计划，降低化疗剂量以及分次给药等。东部肿瘤合作小组 E3311（ECOG E3311）试验纳入 p16 阳性口咽癌接受经口手术的患者，随机分组研究术后是否可能将放疗所需剂量从 60Gy 降低到 50Gy。患者来自多个中心，诊断为Ⅲ或Ⅳ期的中风险 OPSCC，切缘接近（< 3mm），手术切除的淋巴结具有包膜外侵犯特征，颈清扫标本中至少有 2～4 个转移淋巴结。三组分别为观察组，术后放疗剂量为 50Gy 和 60Gy 组。高危组（切缘阳性，淋巴结包膜外侵犯 > 1mm）仍然沿用顺铂联合放疗。这种降阶疗法的理论基础是对头颈部放射剂量的减少能够降低远期并发症的发生，改善功能，降低放射性骨坏死、疼痛、瘢痕、吞咽困难、口腔干燥、颈动脉狭窄和胃管依赖等并发症。初始观察点是经口手术切除的Ⅲ或Ⅳ期肿瘤患者的 2 年无病生存期。2015 年 4 月的数据表明，本试验中的 135 例接受降阶治疗的患者（50Gy 组）在术后出血风险、手术效果、术后切缘等方面都表现出安全可行的优势 [82]。

另一项名为西奈机器人手术试验（SIRS）的研究纳入了 HPV 阳性并接受 TORS 手术的口咽鳞状细胞癌的病例，分成低危组（观察组）、中危组和高危组，根据术后的病理结果制订辅助治疗策略。研究也调查了治疗失败和接受挽救性手术的病例。该试验设计相对比较激进，它明显降低了放疗的剂量，并且试图证明对病理分期相对较好的患者实施 TORS 手术能够免于术后放疗或者明显减低术后放疗的剂量 [83]。

ADEPT 试验纳入 p16 阳性且接受了经口手术的 OPSCC 病例，患者接受颈清扫术后，病理证实淋巴结有包膜外侵犯，这些患者被随机分成术后放疗组或者同期放化疗组，并接受 60Gy 的调强放射治疗（IMRT）或者 IMRT 联合顺铂化疗 [84]。

以英国为基础的 PATHOS 试验目前正处于Ⅱ期临床，试验纳入 T_1～T_3 和 N_1～N_{2b} 的 HPV 阳性 OPSCC 患者，所有患者接受经口手术和同期的同侧颈部淋巴结清扫。病理结果为中危或高危的患者在同组内被随机的分配不同的治疗方案，从而对比接受低剂量放疗和标准剂量 IMRT 的结果差异，或者接受标准剂量 IMRT 与联合顺铂化疗的差异 [85]。

许多研究正在调查应用西妥昔单抗联合放疗代替顺铂化疗的可行性。肿瘤放疗治疗协作组（RTOG-1016）的多中心试验纳入了Ⅲ、Ⅳ期的 p16 阳性的 OPSCC 患者，根据治疗方案不同随机分成西妥昔单抗联合放疗组（70～72Gy）和顺铂联合放疗组（70～72Gy）。两组都接受加速 IMRT，对比两组的 5 年总生存率。现在，试验处于Ⅲ期临床，并得出了初步假设，那就是西妥昔单抗联合外照射（XRT）在不降低总生存率的同时具有更低的并发症发生率 [86]。类似的研究 Trans-Tasman 肿瘤放射协作组（TROG）[87] 和 De-ESCALaTE 试验 [88]（分别在美国和英国）将 p16 阳性的 OPSCC 患者随机分成西妥昔单抗或者顺铂联合传统分级的 IMRT 组，这些试验也处于Ⅲ期临床，相信在不远的将来就会公布结果。

还有一些研究正在调查诱导化疗敏感人群化疗后低放疗剂量的有效性。Quarterback 试验对卡铂反应敏感的 p16 阳性的 OPSCC 患者随机分成低 XRT 剂量组（56Gy）和标准剂量组（70Gy）。在本章写作时该试验仍在进行 [89]。ECOG1308 是一项多中心试验，它纳入了Ⅲ或Ⅳ期 HPV 阳性的 OPSCC 患者，诱导化疗后根据不同的放疗策略随机分为 IMRT 组（54Gy 或 70Gy）和 IMRT 联合西妥昔单抗组。与其他的降阶治疗试验结果不同，ECOG1308 的早期数据显示对诱导化疗敏感的患者接受低剂量放疗后 1 年失败率低 [90]。

这些试验结果将对该领域的进一步研究设计提供参考，同时也为 HPV 阳性患者治疗策略的转变提供依据，以达到保留一定的器官功能同时最大限度地控制肿瘤的目的。

十、结论

HPV 相关性 OPSCC 发病率不断上升。口咽癌临床资料由于历史原因大多来源于前 HPV 时代。可想而知，内科与外科医师看待口咽癌的角度和治疗模式都在发生着转变。关于 HPV 相关性肿瘤的致病原因和疾病模式的研究如火如荼，虽然关于 HPV 阳性 OPSCC 的研究不断涌现，但该疾病的发生机制在很大程度上仍然不清楚。微创经口入路手术，尤其是 TORS 手术相较于传统的开放入路手术具有许多技术上和功能保护方面的优势。随着近年来 TORS 手术的出现和发展，越来越多的外科医师尝试应用 TORS 治疗 OPSCC，尤其是 HPV 阳性 SCC。此外，令人兴奋的是大量"降阶治疗"试验的涌现，未来可能为 OPSCC 的治疗提供重要的参考。

十一、临床病例

（一）病例 1

1. 病史

59 岁男性患者主因常规检查发现扁桃体肿物就诊。患者主诉咽痛但并不伴有吞咽困难，也否认体重下降、气短、声音嘶哑和咯血，查体提示扁桃体不对称。活检提示鳞状细胞癌。应用 p16 染色和聚合酶链反应（PCR）评估 HPV 状态，均为阳性。肿瘤病毒分型为 HPV35。

患者既往有丙型肝炎、高血压和憩室炎病史。一直服用氢氯噻嗪。吸烟 30 年，每日半包。曾经大量饮酒（10 年前已经戒酒）。

> **临床要点**：该患者就诊时症状不明显，这在 HPV 相关性疾病中是常见的。对该患者进行了活检，应用 p16 免疫组化染色和 PCR 评估 HPV 状态，并进行了病毒分型。这些都是重要的检查。虽然少见分型（HPV35、HPV33 或者其他）的影响并不完全清楚，但有研究正在进行以评估病毒类型的影响。

2. 查体和影像学检查

口腔和口咽部的查体提示右侧扁桃体肿大，质地略硬。颈部查体发现右侧颈部 Ⅱ 区和 Ⅲ 区可触及肿大淋巴结，而左侧没有触及。可视喉镜提示喉部和声带正常。梨状隐窝清晰可见。颈部增强正电子发射计算机断层显像 PET/CT 提示侧方扁桃体窝不对称结节样软组织影，延伸到右侧舌扁桃体沟。右侧颈部 2A 和 2B 区可见囊状坏死性转移淋巴结。PET 显示在右侧扁桃体区氟脱氧葡萄糖（FDG）摄入增强［标准摄入值（SUV）最大 15.4］。沿着右侧声带前方可见代谢性浓聚（SUV 最大 7.1）但无 CT 相应异常影。右侧颈部 2A/2B 区淋巴结可见 FDG 摄入增强，右侧 Ⅲ 和 Ⅴ 区淋巴结也略有增强。细针穿刺活检提示右侧颈部两枚淋巴结有 SCC 转移。最后的分期是 $T_1N_{2b}M_0$。

> **临床要点**：临床查体和影像学检查是制订治疗计划的关键，扁桃体窝和舌根的触诊是重要的体格检查之一。它们是评估肿块大小和范围的重要参考。PET/CT 很有参考价值，但是也会产生误导，因为正常的腭扁桃体和舌扁桃体生理性 PET 摄入也是常见的，这会导致关注区域的混淆。PET 的活跃性水平也会造成误解，绝对的 SUV 摄入数值能够提供参考但也不能孤立地看待。组织活检通常是常用的唯一的确诊方法。

3. 治疗选择

这个患者的治疗策略包括两种，非手术治疗和手术治疗。非手术治疗包括联合系统化疗和外照射治疗（7 000cGy）。外科手术包括开放入路或经口入路。数据显示非手术治疗能够获得优秀的局部和区域控制，但不包括 5 年疾病控制率。

临床要点： 由于 HPV 相关性口咽癌常发生于 40—70 岁人群，因此降低毒性的降阶治疗日益受到关注。经口手术为患者适当减少辅助治疗或者降低放疗剂量提供了理论上的可能。

（二）病例 2

1. 病史

47 岁男性主因右侧颈部包块就诊，无吞咽疼痛和吞咽困难，也否认口咽部其他症状。患者无吸烟和饮酒史。

2. 查体和影像学检查

体格检查发现右侧颈部 Ⅱ 区有一个 2.3cm 的包块，没有发现上消化道和呼吸道肿瘤的证据，也没有发现皮肤病变。右颈部包块细针穿刺活检提示 SCC。应用 p16 染色和 PCR 评估 HPV 状态均为阳性。肿瘤病毒分型为 HPV16。PET/CT 提示右侧颈部 Ⅱ 区淋巴结代谢增强，但没有发现原发病灶。

3. 治疗选择

随着 HPV 相关性疾病的日益增多，对原发病灶的检查方法发生了改变。传统的方法包括诊断性喉镜、直接活检和全麻下扁桃体切除。而针对腭和舌扁桃体的检查方法也越来越受到重视。经口的舌扁桃体直接切除就是重要的活检方法之一。

这种方法可以发现隐藏在舌扁桃体隐窝内小于 1cm 的原发性肿瘤，由于肿瘤可能隐藏在扁桃体隐窝内，很难从表面识别，所以舌扁桃体切除术可能是诊断这种原发性肿瘤最可靠的方法。

第 13 章　口咽部修复重建

Reconstruction of the Oropharynx

Tamer A. Ghanem　Zaahir Turfe　著

何雨沁　译

鄢丹桂　校

一、概述

口咽部在吞咽、言语和呼吸功能中起着至关重要的作用。成功的口咽部重建手术必须保留这些功能。为了更全面的理解口咽重建，需要了解各种不同口咽癌治疗的手术路径。主要的两种手术路径分别为经下颌路径（唇和下颌骨劈开）和经颈咽侧切开路径（经颈部切口进入口咽外侧壁）。这两种术式伴随着诸多并发症，包括气管切开、长期鼻饲、言语功能受损和（或）住院时间延长。然而，这些方法仍然在广泛使用，特别是在挽救手术中。

经口机器人手术（transoral robotic surgery，TORS）是一种较新的手术方式，通常用于早期口咽癌的治疗。在 TORS 治疗的病例中，术床通常可以通过旷置创面让新鲜肉芽生长覆盖创面而达到愈合。研究发现，与开放手术相比，TORS能减少鼻饲需求，改善术后功能并且术后恢复更快。然而，治疗更大的癌灶通常需要广泛的切除并且涉及大血管的暴露。与 TORS 能切除的范围相比，开放手术切除病变范围更广泛。因此，可靠的重建很重要的一点是避免颈部血管暴露于口腔中。这在挽救治疗中尤为重要，因为这些患者的创面愈合能力常常较差，咽瘘可能导致致命性的后果，如血管破裂。

过去 30 年口咽缺损的重建方法在不断改进。在 20 世纪 80 年代引入游离瓣之前，传统头颈部重建方式是采用局部瓣。胸大肌肌皮瓣（pectoralis myocutaneous，PMC）因其可靠的血供和良好的血管化肌肉而成为一种常用的修复手段（图 13-1）。显微外科手术的出现使外科医师能够

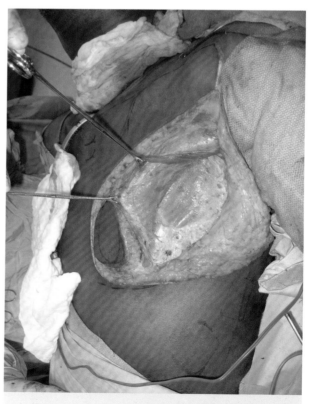

▲ 图 13-1　胸大肌皮瓣是口咽重建常见的选择，因为其有可靠的血供和良好的血管化肌肉

设计最佳的游离瓣以适应头颈部缺损。游离瓣提供了各种不同类型的组织，包括肌瓣、薄且柔韧的瓣、带骨瓣和肠瓣。桡侧前臂游离皮瓣（radial forearm free flap，RFFF）能够提供菲薄且柔韧的血管化皮瓣，并且能够适应复杂的口咽解剖轮廓，因此成为口咽部常见的重建方式。随后，包括股前外侧游离皮瓣（anterolateral thigh free flap，ALTFF）在内的多种皮瓣被应用于口咽部的复杂重建中。虽然这些皮瓣为口咽重建提供了极好的选择，然而，仍然不要低估重建任务的复杂性。

许多章节主要关注的是适用于口咽重建的组织类型，针对如何设计皮瓣以实现最佳重建的具体过程很少有文献有专门研究。然而，设计是非常重要的，因为如果皮瓣设计不当，过多的组织量会导致吞咽困难和气道阻塞[1-4]。此类文献的缺乏可能反映了皮瓣设计的困难性。如何估计皮瓣的大小并考虑到皮瓣怎样适应重塑的下颌骨，要想将这些总结成文是很困难的。通常，经验丰富整复外科医师的指导是学习皮瓣重建细节最好的方法。

TORS 的出现带来了口咽重建方式的转变。尽管开放式手术仍然是目前主流的手术方式，但是经口机器人重建手术（transoral robotic reconstructive surgery，TORRS）修复口咽缺损越来越受欢迎。重建方式的选择以及是否有必要重建，最终取决于手术方式、患者因素、缺损范围，以及手术是初治还是挽救手术[5, 6]。

在评估口咽缺损以及确定最合适的重建方法时，必须牢记重建的目标（表 13-1）。这些目标不仅包括修复软组织缺损和保护大血管，还包括功能重建，例如保持腭咽功能、保证舌根的活动性，这些对于吞咽功能至关重要。人们常常忽略

了舌根厚度的重要性，舌根需要保持一定的体积才能维持和实现舌与软腭接触，这种接触对于吞咽和言语功能都至关重要。

二、相关解剖

口咽部位于鼻咽和下咽之间。口咽上界由"Passevant 脊"围成，即软腭游离缘与咽后壁连接，下界是会厌根部，即会厌舌面与舌根连接的位置。口咽前界包括软腭和舌根，后界为咽后壁。口咽侧壁为扁桃体前、后柱（分别为腭舌肌、腭咽肌）和腭扁桃体。

传统的切除方法需要对由表面到深层的解剖学有深入的了解。相反，经口入路需要对口咽部解剖结构从深层到表面解剖的了解。虽然经验丰富的腔镜头颈外科医师已经掌握了这种路径的解剖，但对于那些接受过开放式手术训练的人来说，这种模式的转变会更加困难。

经口根治性扁桃体切除术通常需要通过内镜暴露口咽的相关解剖结构。术中口咽外侧壁和扁桃体需要与腭舌弓、腭咽弓一起切除。在某些特定的情况下，为了实现黏膜切缘阴性，必要时可切除咽后壁的外缘。根治性扁桃体切除术中，当咽上缩肌和咽中缩肌连同扁桃体一起被整块切除后，解剖层面会深达咽旁脂肪。颊咽筋膜将扁桃体窝与咽旁脂肪分隔。由于颊咽筋膜极薄，手术中无法观察到，但可以从咽旁脂肪与括约肌之间分离。咽旁脂肪深面是颈外动脉分支及颈内动脉。在修复重建该区域时，必须注意覆盖保护大血管，以避免唾液污染侵蚀动脉壁导致动脉破裂。扁桃体水平的咽旁间隙的前外侧界是翼内肌和下颌升支。如果术中切开颊咽筋膜，可以在扁桃体窝外侧看到茎突咽肌。在这个区域可以找到舌咽神经，它位于茎突舌骨韧带和茎突舌骨肌之间。在咽侧壁找到并暴露这些结构有利于保护舌咽神经功能。舌咽神经主要负责咽、腭扁桃体、软腭、扁桃体前、后柱和舌后 1/3 的黏膜感觉。同时，它还支配茎突咽肌和咽缩肌的运动[7, 8]。

表 13-1　口咽重建目标

保护大血管
维持腭咽功能
避免舌根活动受限
维持舌根体积以保证舌与软腭接触

三、评估口咽缺损以及制订重建方案

（一）评估缺损

每一个口咽缺损大小、位置和其他存在的复杂因素都是重要特征。评估缺损大小很重要，因为它可能有助于决定最佳的供区。较大的缺损可能需要像 ALTF 这样可以提供大的皮岛的皮瓣进行修复。相反，RFFF 供区可能无法提供足够的皮肤来覆盖大范围的缺损。缺损的位置也同样重要。为适应复杂的口咽部口腔区的缺损，需要精细的皮瓣裁剪，桡侧前臂游离皮瓣能提供柔韧的组织以适应复杂不平整的解剖结构。对于这种性质的缺损，ALTF 相对过于臃肿，容易导致气道阻塞或呼吸困难。对重建方案的深入思考，以及对语言和吞咽机制的充分理解有助于外科医师制订重建方案[9]。

口咽部在吞咽功能中起着重要的作用。它在吞咽中的作用包括：吞咽起始阶段软腭向前，在吞咽预备和吞咽口腔阶段将舌根抬高。这一系列动作可以防止食物入喉。若手术损伤软腭和（或）舌根将增加误吸的风险。当吞咽的口腔阶段完成时，食糜被推到舌与腭之间，开始进入吞咽的咽部阶段。这一阶段通过腭咽闭合、喉部的抬高和关闭、咽部肌肉的收缩和舌根的后缩将食物推入食管。舌根传递是食糜通过吞咽的咽部阶段最主要的力量。在言语功能方面，超过 50% 的软腭缺损常常导致腭咽功能不全和长期的言语障碍。此外，手术时烧灼可导致吞咽困难以及手术后咽部狭窄导致的误吸，而舌根的功能障碍可能导致舌根粘连、舌根体积缩小或感觉缺失[10]。

在评估口咽缺损时，供区的选择和皮瓣设计应仔细考虑每个功能要素，包括言语、吞咽、腭咽闭合及气道保护。虽然局部皮瓣和游离组织皮瓣无法提供诸如肌肉收缩和运动之类的功能要素，但恢复原本的解剖轮廓将有助于功能保持。

软腭缺损是处理口咽缺损时最需要考虑的因素之一。50% 或以上的软腭缺损需要进行软组织重建。虽然也可以使用假体进行修复，但总体来说，假体修复后的效果多不理想，而且患者常常会主诉疼痛和咽刺激，特别是既往接受过放射治疗的患者尤为明显。软组织重建可使用咽黏膜关闭软腭游离缘（图 13-2）。再使用软组织瓣重建腭咽部以帮助愈合，同时重建咽侧壁。

> **临床要点**：评估口咽缺损需要仔细考虑术后可能导致的功能影响。应仔细评估缺损对言语、吞咽和气道保护功能的影响。

（二）制订重建方案

最佳供区的选择需要仔细考虑患者的健康状况、职业、娱乐兴趣等相关因素。全面评估患者的整体健康状况是非常重要的。不利于伤口愈合的并发症是必须要评估的项目，如动脉疾病、糖尿病、类固醇药物的使用、放疗史和营养不良。若存在冠状动脉疾病、慢性阻塞性肺疾病和身体功能不佳等并发症有可能会无法耐受时间较长的外科手术，因此鼓励外科医师寻求简单、便捷和有效的重建方案。其他考虑因素还包括患者的职业及娱乐兴趣。如果患者的工作或娱乐兴趣非常需要依赖手来完成，那么鉴于 RFFF 术后会影响手部的活动范围和手部力量，这些患者可能不适合使用 RFFF。相反，如果患者存在下肢畸形就不适合使用 ALTF。

> **临床要点**：在确定重建方案时，除了社会和职业因素外，详尽的病史也是决策过程中重要的考虑因素。

在评估了以上这些因素之后，应该对缺损进行全面的分析，包括缺损的大小及软组织和骨骼侵犯情况。缺损大小的测量可以使用直尺或者通过构建缺损模型来测量。

最重要的是，外科医师必须牢记口咽重建的最终目标是尽可能地提高每个患者的生活质量、恢复语言功能、能够经口进食、无须气管造瘘。

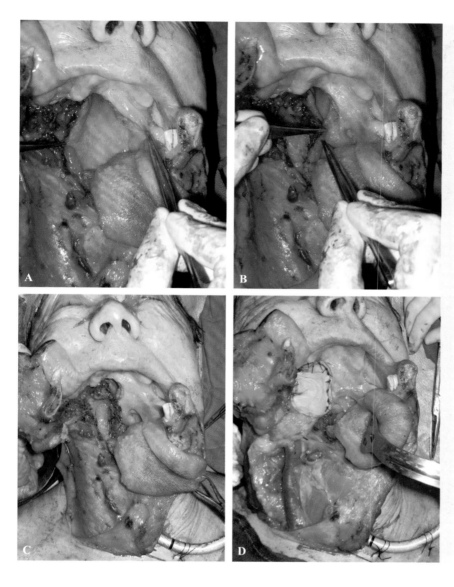

◀ 图 13-2　A. 软组织重建可使用
咽黏膜关闭软腭游离缘；B. 游离缘
拉拢缝合；C. 使用软组织瓣重建
腭咽部以帮助愈合；D. 同时重建
咽侧壁

关于最佳重建方案将在下一节中详细解释[11]。

四、口咽缺损的分类

机器人手术中口咽缺损的分类（CORD）提供了一个大致的重建分类（见第 8 章，图 8-3 至图 8-6）。CORD 基于两个重要的标准：①所累及亚区的数量；②是否存在不良特征，如颈内动脉的暴露，是否与颈部相通，以及是否有超过 50% 软腭被切除。

简单来说，Ⅰ级缺损是指仅涉及一个亚区且没有不良特征。Ⅱ级缺损涉及多个亚区且没有不良特征。Ⅲ级缺损涉及一个亚区，并且还具有至少一个不良特征。最后，Ⅳ级缺损涉及多个亚区，并且具有至少一个不良特征。

由于每个缺损的比例和病理都具有独特性，因此重建的供区无法用公式计算确定。但是，CORD 分类为口咽重建提供了指导框架。Ⅰ级和Ⅱ级缺损通常可以旷置愈合，一期缝合或局部皮瓣处理。小型缺损，如不与颈部相通的 $T_1 \sim T_2$ 扁桃体癌切除后形成的缺损，可以通过旷置愈合。小的腭部缺损可以将剩余的软腭组织固定于鼻咽，以避免腭咽闭合不全。关于舌根缺损，不超过 50% 的缺损通常可以旷置愈合。整复外科医师应该知道，那些使用类固醇药物、有颈部放疗史、骨暴露 / 颈部瘘管、营养状况不佳的患者，不应进行一期缝合。这些缺损最好使用血供丰富的组织来处理，如局部转瓣或游离组织皮瓣修复。

Ⅲ级和Ⅳ级缺损通常需要局部瓣或游离皮瓣修复。中等大小的缺损包括超过 50% 的舌根缺损、大部分软腭切除或咽切除术后形成的缺损。这些缺损可以使用局部转瓣如胸大肌皮瓣进行重建，其他常用的局部皮瓣还有下斜方肌皮瓣和带蒂背阔肌皮瓣。由于胸大肌皮瓣含组织量大，可能会影响言语和吞咽功能。Ⅲ级和Ⅳ级缺损，我们倾向推荐使用游离皮瓣。同样地，较大的缺损虽然可以用带蒂皮瓣（胸大肌、背阔肌皮瓣）修复，然而带蒂皮瓣和肌皮瓣的缺点是肌肉萎缩会导致难以预测最终的软组织体积和厚度。此外，带蒂皮瓣受重力牵拉，会导致解剖结构的扭曲和功能受损。因此，对于这些病例，我们更推荐使用游离皮瓣，RFFF 尤其适用[12]。

RFFF 可用于重建全腭部、扁桃体、舌根和下咽的缺损。根据我们的经验，游离皮瓣能够改善感觉和吞咽功能。其他可用的游离皮瓣还包括臂外侧皮瓣、腹直肌皮瓣、空肠瓣和胃网膜瓣。

> 临床要点：CORD 分类系统为口咽重建提供了指南，但是为了选择合适的供区需要对缺损和供体 组织进行严格的评估。

在接下来的部分，我们介绍了口咽缺损的各种重建方案。这部分是根据重建阶梯来组织的。我们阐述了植皮、邻近皮瓣、局部皮瓣和游离皮瓣的外科手术方法，重点介绍了如何按缺损分类选择最合适的皮瓣来进行口咽重建。

五、游离厚皮片植皮

（一）患者选择

植皮可用于修复不能直接缝合的咽侧壁、咽后壁和扁桃体区的小缺损。在选择植皮的患者时，必须考虑缺损的大小及术床的血供。术区健康无放疗史的肌肉会有助于植皮愈合。还必须考虑供区的并发症。游离皮片植皮（split-thickness skin graft，STSG）通常取自不外显的身体部位，如大腿上部。供区部位可能出现术后疼痛，但通常没有严重并发症的风险。

（二）手术技巧和注意事项

游离皮片由表皮层和真皮层组成。可以使用取皮刀获得皮片（厚度 < 0.254mm）。取皮工具包括手动取皮刀和电动取皮刀。我们推荐使用电动取皮刀，它能使所取皮片厚度保持均匀一致性。皮片的大小通常需要比缺损区域大15%～20%。取皮时，供区需要先被润滑并且尽可能保持平整，以确保获得均匀厚度的皮片。助手需在取皮全程保持皮肤张力。皮片与不规则缺损对位缝合。皮片下积液积血会增加植皮失败的风险，而且可能成为感染源，因此可以在皮片上做小切口，以防止液体或血液在皮片下积聚。注意用软垫敷料固定皮片，这样可以减少皮片张力，促进愈合。将皮片缝合于术床上有助于提高皮片的成活率。供区可以使用含肾上腺素海绵减少出血，然后使用干纺（三溴酚铋）敷料覆盖供区。或者，可以使用纤维蛋白胶涂抹于供区，然后使用洁净的塑料敷料覆盖。这种重建方案虽然简单但需要选择合适的人群[13, 14]。

（三）围术期处理

供区愈合通常需要 7～14d。供区可使用人造或生物敷料以促进愈合。相关术后并发症包括皮片挛缩、植皮失败和皮片脱落。皮片继发性挛缩通常是由于皮片真皮层瘢痕化导致，可以通过削薄皮片及制取大于创面的皮片来避免这种情况的发生。皮片原发性挛缩是指获取皮片后立即出现的皮肤弹性回缩。中等厚度的 STSG 将出现约20% 的收缩，而薄的 STSG 收缩比例较少，约为10%[15]。固定皮片能够极大程度地预防挛缩的发生。植皮失败的常见原因包括血供不足、皮片下积血、皮片移位或固定不充分、感染、技术失误和（或）患者营养不良。

（四）小技巧

大腿内侧较大腿外侧作为皮片供区更为隐蔽，建议选择大腿内侧作为皮片的供区。

> 临床要点：移植皮存活需要术床有良好的血供。因此，植皮不适用于既往接受过放疗的患者。

六、面动脉肌黏膜瓣

（一）患者选择

面动脉肌黏膜瓣（facial artery musculomucosal，FAMM）是一种带蒂的局部瓣，术后供区较少出现并发症；瓣制取容易，有糖尿病、高血压和伤口愈合不良等并发症的患者依然可以适用该瓣。1992 年，该瓣由 Pribaz 第一次报道[16]。它是一种口内的轴型瓣，由面动脉供血。该瓣最适用于重建中等大小的软腭缺损。其禁忌证包括颈清扫导致的面动脉损伤、放疗史，以及沿面动脉走行路径无法探测到多普勒信号的患者（绝对禁忌证）。

（二）手术技巧和注意事项

术前最重要的准备步骤是通过多普勒来确定面动脉功能完好。这对于既往接受过同侧颈淋巴结清扫术或既往头颈部接受过放疗的患者尤其重要。面动脉和 FAMM 的动脉分支跨越下颌骨下缘。在口角水平，面动脉在口角外侧约 15mm 处发出 3～5 支终末支供应颊肌和颊黏膜。它走行于笑肌和颧肌深面，颊肌、提口角肌和口轮匝肌的浅面[17]。

在准备手术时，患者经鼻气管插管后，使用多普勒仪沿龈颊沟探测面动脉走行。瓣蒂可位于上方（上蒂型）或下方（下蒂型）。下蒂型瓣在计划瓣区域的远心端或口角处切开，切开颊肌寻找面动脉，在瓣远心端结扎面动脉。瓣解剖由远心端到近心端逐步完成，保留部分颊肌纤维以保护面动脉。为了避免损伤 Stensen 导管（即腮腺导管），瓣设计不应超过 2～3cm。局部转瓣完成后，原瓣切口形成的缺损可直接拉拢缝合（图 13-3）。瓣可通过直接旋转或黏膜下隧道至缺损处。术中应注意防止蒂扭转引起面动脉血供不足。多普勒可用于确保面动脉的完整性。供区需分层缝合，即先缝合肌肉层再缝合黏膜层。

上蒂型瓣血供依赖于内眦动脉的逆向血流。术中在瓣远心端（靠近磨牙后区）逐层解剖面动脉。该瓣活动性好，可自由旋转至缺损区域[16-18]。

（三）围术期处理

可能出现的并发症有部分或全部瓣坏死。此外，还可能有瓣裂开、血肿形成和感染的风险。

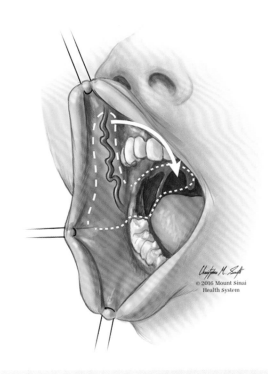

▲ 图 13-3　面动脉黏膜肌瓣可以被上提和旋转用以重建咽侧壁缺损

临床要点：FAMM 瓣依赖于完整的面动脉系统。为确保血管的完整性，设计瓣时需使用动脉多普勒进行检查。这一点对于那些既往曾接受过颈淋巴结清扫的患者尤为重要。

七、胸大肌肌皮瓣

（一）患者选择

胸大肌肌皮瓣（pectoralis myocutaneous，PMC）是一种由胸肩峰动脉的胸肌支供血的肌皮瓣。这个部位是非常可靠的供区，几乎没有任何禁忌证。但是，在选择患者时，高体重指数（body mass index，BMI）或肌肉过度发达的患者由于皮瓣过厚，组织量过多而使口咽重建更加困难。

（二）手术技巧和注意事项

PMC 皮瓣是头颈部手术常用皮瓣。主要供血血管是胸肩峰动脉的胸肌支回流至腋静脉的分支。蒂部大约位于胸骨上切迹与三角肌间沟连线中点处的胸肌深面。皮瓣设计应用记号笔画于皮肤上（图 13-4），并且标出关键的体表标志，包括锁骨、剑突和同侧胸骨缘。沿胸大肌下、内、外侧缘顺序切开皮肤及皮下组织，穿过胸肌筋膜达胸壁（图 13-5）。上切缘切开至部分肌纤维，用可吸收缝合线将皮岛与胸大肌缝合，这有助于保护皮瓣的肌皮穿支血管。皮瓣由下往上被牵拉过程中，需要时刻注意皮瓣蒂的位置并加以保护。在切开附着于胸骨端肌纤维时，小心避免损伤内乳穿支血管。皮瓣远心端可以用来重建。皮瓣的设计可以保留胸三角皮瓣以备未来不时之需（图 13-6）。如果皮瓣远心端太大，外科医师可以缩窄蒂。皮瓣制备完成后，皮瓣沿皮下隧道放置于受区（图 13-7）。在皮瓣过于臃肿的情况下，可以通过局部润滑，同时抬高同侧肩部，以方便皮瓣通过皮下隧道转移至颈部。如需要更薄的皮瓣，可以通过去除皮瓣的皮肤以及皮下脂肪

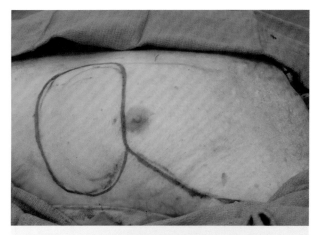

▲ 图 13-4　胸大肌肌皮瓣可以提供大型瓣体用于重建大型缺损

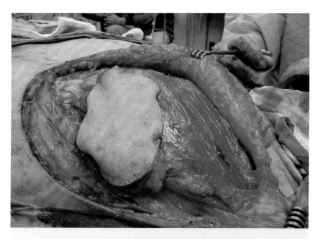

▲ 图 13-5　皮瓣需深达胸大肌深面

获得。如果需要更长的皮瓣，皮岛可以以任意皮瓣延伸至肌腹下缘。也还可以通过削薄近心端蒂部的肌纤维来分离胸大肌的锁骨部分，借此延长皮瓣。胸大肌肌皮瓣最大的缺点是组织量过大有可能会导致气道阻塞。组织量过多还会牵拉皮瓣从而导致皮瓣裂开和伤口撕裂[19-21]。但反过来，皮瓣的大块肌肉可以用来保护大血管（图 13-8）。

（三）围术期处理

很重要的一点是，由于血管蒂穿过锁骨，术后不要对该部位加压。因此，该区域不可使用加压敷料包扎。

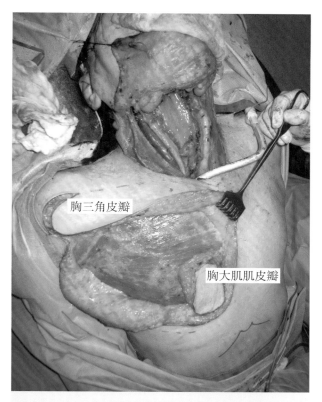

▲ 图 13-6 皮瓣设计可以保留胸三角肌筋膜皮瓣，同时制备胸大肌肌皮瓣

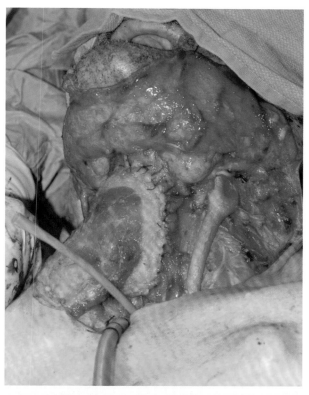

▲ 图 13-8 皮瓣所含的肌肉成分可用来覆盖受区的同侧大血管，为重建提供可靠保障

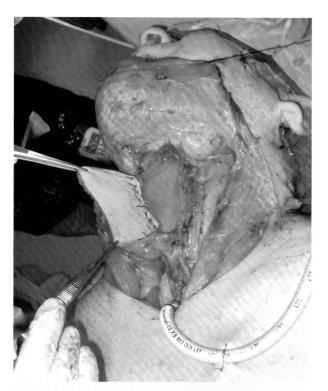

▲ 图 13-7 皮瓣可以旋转到缺损处以实现重建

（四）小技巧

除了那些恶病质的患者不适用以外，胸大肌几乎是一个万用皮瓣。在修复口咽部的缺损时，肌皮瓣通常显得过于臃肿，只能使用胸大肌肌瓣来重建缺损。

临床要点：虽然 PMC 皮瓣提供了良好的血管化肌肉和可靠的皮岛，但是患者的选择依然很关键。臃肿的皮瓣会对言语、吞咽功能和患者的气道产生不利影响。即使是使用胸大肌肌皮瓣也不足以弥补这一缺陷。

八、前臂桡侧游离皮瓣

（一）患者选择

前臂桡侧游离皮瓣是一种倍受欢迎的皮瓣，

它有许多优点，包括血管解剖恒定、易于解剖、蒂长，以及具有薄且柔韧性好的皮岛。该皮瓣由桡动脉供血，通过伴行静脉回流。皮瓣可以与头静脉一起切取以提供额外的静脉回流，特别是当伴行静脉口径太小时。皮岛含有数支来自桡动脉的穿支，因此使得皮瓣能够适用于口咽复杂的三维缺损。

（二）手术技巧和注意事项

手术应选择非优势手作为供区。供区静脉回流将会受影响。术前需行 Allen 试验。RFFF 是筋膜皮瓣，因此供区能够提供薄而柔韧的组织以适应口咽的复杂轮廓。为了尽可能增加无毛皮肤的面积，外科医师应该在掌侧前臂上设计皮瓣。皮瓣应从远心端开始解剖直到前臂筋膜。皮瓣的切取应包含前臂筋膜。解剖需深达桡侧腕屈肌和掌长肌肌腱表面。术中需寻找并结扎桡动脉和伴行静脉。取皮瓣时需牢记口咽缺损的形状和尺寸。当外科医师解剖皮瓣近心端时，需注意血管蒂走行于肱桡肌及其肌腱的深面。桡神经的桡背分支在近心端走行于肱桡肌（译者注：原文写成肱桡神经 brachioradialis nerve）深面，后于远心端逐渐走行于肱桡肌肌腱表面。识别神经并仔细解剖肱桡肌肌腱外侧有助于防止损伤该神经，若该神经损伤可能会导致术后拇指麻木。

RFFF 可以作为筋膜皮瓣，若需要薄的面部皮瓣时也可以作为筋膜瓣使用（图 13–9）。这种皮瓣的好处包括血供良好、伤口容易愈合、供区缺损不大、可用于小型缺损、可能恢复皮瓣的感觉神经功能，以及手术可以同时分两组进行从而缩短手术时长。该皮瓣的缺点包括供区术后并发症发生风险高 [3, 6]。

（三）围术期处理

患者术后需使用手掌夹板 2 周，同时我们建议抬高患处以尽可能地减少水肿。术后 1 个月内皮瓣需用敷料充分保湿。

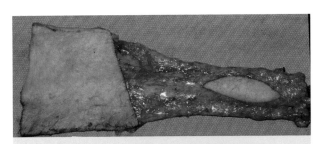

▲ 图 13-9　由于前臂桡侧游离皮瓣仅能提供菲薄的组织，因此无法用其重建大体积的缺损

（四）小技巧

为了避免额外的植皮创面，植皮皮片可以从皮瓣的皮岛中获取，这样就不需要另外从大腿上获取皮片 [22]。

九、TORS 重建

（一）患者选择

目前口咽 T_1、T_2 病灶接受 TORS 后造成的缺损通常可以旷置愈合。然而，大型缺损（T_3、T_4）和（或）切除一半以上的舌根，颈动脉暴露以及扁桃体癌切除后形成的广泛的软腭缺损，这些缺损都需要使用游离皮瓣重建（表 13–2）。除非行唇裂切口的中线下颌骨切开术，否则由于暴露范围有限，口咽的重建可能非常困难。然而，TORS 可以提供通道进入口咽部，并且具有一定的灵活性，可以协助皮瓣的导入 [5, 12, 23, 24]。

在为这项技术挑选合适的患者时，机器人手臂可以被放置于口内是至关重要的。因此，张口困难、颈部伸展受限、舌体肥大和肥胖均有可能会阻碍机器人通道，导致经口机器人皮瓣重建困难。对这些患者，通常需要通过唇裂切口的经下颌路径才能完成重建。

（二）手术技巧

如何制取所选皮瓣上文已述。机器人装置与床底成 30° 就位。达·芬奇机器人位于皮瓣供区的对侧，放置在距离患者外侧大约 30° 的位

表 13-2　经口机器人游离皮瓣重建手术的适应证

大型缺损（T_3、T_4）
切除一半以上的舌根
颈动脉暴露
软腭切除
挽救手术

置，使用 30° 内镜（可以更好看清舌根和下咽部），两个机械臂均使用 5mm 的持针器。根据标准的机器人手术设置，主刀外科医师在操控台进行操作。一个助手位于患者头侧，辅助缝线导入术区、剪线及牵拉周围组织。

皮瓣蒂是通过一个 2.54cm 的 Penrose 导管经口至同侧颈部。皮岛被放置在和缺损相应的位置。在这个阶段，可以修剪皮瓣。皮瓣需分别与软腭和磨牙后三角区的黏膜缝合，固定皮瓣以防血管蒂扭转。根据外科医师的偏好，可以佩戴放大镜或使用手术显微镜进行微血管吻合。皮瓣恢复再灌注之后，使用 RB- 锥形针和 3-0 Vicryl 缝合线固定皮瓣。应尽可能用手工将缝合线放入口咽部。达·芬奇机器人可以在传统非机器人方法无法缝合的区域完成缝合。机器人辅助技术允许在空间狭小的区域进行缝合[23, 25-29]。

（三）围术期处理

经口机器人游离皮瓣重建过程中，我们会做气管切开，如果患者没有胃营养管，我们还会在术中放置鼻胃管。通过动脉的植入式多普勒（Cook Medical）进行患者皮瓣的监测，也可以经口观察或通过纤维鼻咽内镜来检查皮瓣。植入式多普勒可维持 5 天。在术后第 3 天，开始逐级更换小号气管套管，在术后第 4 天开始堵管试验以促进上气道肿胀消退。患者通常在术后第 5~7 天考虑拔管。拔管后，患者配合语言训练师进行吞咽功能康复。根据吞咽功能的恢复情况，患者可以在出院时或门诊复诊时拔除鼻胃管。患者通常在手术后 7 天出院。

> **临床要点：** 经口机器人重建的优点是它避免了中线下颌骨劈开术。这样就保留了附着于下颌骨的肌肉，这有助于更快的功能恢复。

（四）小技巧

对于肿瘤累及会厌根部或难以经口暴露的病例，可以采用混合入路的方法。混合入路包括通过舌骨水平的咽侧切开术处理病变下半部分，结合经口机器人入路处理病变上半部分。这种混合入路的优点是，对于那些难以经口暴露的患者或肿瘤较大的患者，该路径能够使复杂的口咽病变得到安全地切除和重建。

十、结论

经下颌骨裂开入路手术尽管在口咽癌的肿瘤控制方面有效，但是往往会导致严重的功能损害。由于这种开放式手术可能引起严重并发症，因此非手术治疗越来越受欢迎。经口微创手术的改进扩大了微创重建方法的适用范围。整复外科医师能够根据缺损、患者因素和他 / 她的专业知识选择最佳的重建方案。最终目标是实现肿瘤控制的同时也恢复患者的功能。传统手术术中常常需要离断咽部肌肉，而机器人手术和微创手术则不需要。因此，机器人手术和微创手术术后功能恢复比传统方法更快并且功能保留更完整。不管手术方法如何，口咽重建是一项极具挑战性的工作，需要仔细斟酌最佳供区的位置，同时也要注意患者并发症的限制。对吞咽、言语功能的生理机制以及气道动力学的充分理解对于外科医师来说是至关重要的。一位经验丰富的整复外科医师所需要考虑的不仅仅是重建软组织缺损。重建腭咽单元、恢复舌根体积、保持吞咽咽部阶段的活动性和功能都是必须考虑的关键因素。面对挽救手术，重建任务将会变得更加复杂。本章旨在强调每一个关键因素并提供缜密的方法来解决口咽重建的复杂性。

第 14 章 下咽癌
Carcinoma of the Hypopharynx

Matthew Mifsud   John R. de Almeida   Meredith Giuliani   Aaron R. Hansen   David P. Goldstein   **著**

张溪微 赵 婷 **译**

安常明 **校**

一、概述

下咽部恶性肿瘤相对罕见，约占所有头颈部鳞癌（head and neck squamous cell carcinomas，SCCs）的 5%[1]。治疗模式也从先前的"根治性"开放手术时代（如全喉全下咽切除术）逐渐转变为偏向于器官保留的治疗策略。主要治疗手段包括传统/经口手术切除，非常规分割放疗或联合放化疗。在过去的 20 年中，各种技术创新不仅帮助优化了治疗效果，还潜在地改善了患者的功能结局。最新的放疗技术，包括调强放疗（intensity modulated radio therapy，IMRT）和图像引导放疗（image-guided radiotherapy，IGRT），在保护正常组织的同时提高了肿瘤的放射剂量。外科手术的进展，包括先进的重建技术和最近的经口机器人，有潜力降低手术并发症，缩短住院时间，并增加器官功能保留的可能。

尽管有多种治疗手段，目前仍然没有高级别的证据来支持最佳治疗策略是什么[1]。关于下咽癌的文献大多局限于回顾性研究，且患者数量相对较少。由于分期系统随时间的变化，不同的原发亚区和治疗手段导致的入组选择偏倚，以及缺乏统一的治疗策略，不同研究之间也很难相互比较[1, 2]。因此，这些复杂肿瘤的治疗策略制订应由多学科团队完成，包括外科、放疗科、肿瘤内科、放射科、病理科及辅助性学科，如语言治疗、营养、护理和社会工作。本章将回顾下咽部鳞癌的临床表现、诊断和多学科管理。这里我们仅对现有的治疗方法及其适应证进行总体概述，并不对各个治疗手段及各个研究详细阐述。下咽部重建将在单独的章节中详细阐述。

二、流行病学

下咽癌在北美并不常见，占所有头颈部癌的 4.3%～7%，每年发病率为 1/10 万[3, 4]。在世界范围内，法国发病率最高，每年每 10 万人中有 9.4 人患病[5, 6]。根据 SEER（Surveillance, Epidemiology, and End Results）数据库的结果，在过去 30 年中，发病率有所下降[4, 7]。美国 78% 的下咽癌患者为男性，大多数发病年龄为 50—70 岁[3, 4, 8]。

95% 以上的下咽恶性肿瘤为鳞癌，且通常分化程度较低[2-4, 8, 9]。其余 5% 中腺癌占大多数，其他罕见肿瘤如恶性纤维组织细胞瘤、脂肪肉瘤、滑膜肉瘤和黏膜黑色素瘤亦有报道[9-11]。下咽分为三个解剖亚区。根据 SEER 数据库的资料，肿瘤最常见于双侧梨状窝（65%），其次是咽后壁（25%～35%），环后区较少见[8, 12, 13]。北美梨状窝与环后区癌的比例约为 19：1[4, 8, 14]。

三、病因学

下咽鳞癌相关的潜在环境风险因素包括吸烟、饮酒、营养缺乏、致癌性病毒感染和罕见的职业暴露。而抽烟是其中最显著的致病因素（＞90%的患者）[7, 12, 15]。酒精与烟草有协同致癌作用，高酗酒率也常见报道（＞70%的患者）[2, 12, 16, 17]。需要强调的是，戒烟/戒酒至关重要，与下咽癌初始治疗后第二原发肿瘤的潜在发病风险降低密切相关。

下咽癌与 Plummer–Vinson 综合征（也称 Paterson–Brown–Kelly 综合征）之间有着独特的联系[18-20]。该综合征的主要表现为吞咽困难（下咽/食管蹼引起）、体重减轻和慢性缺铁性贫血，其他表现有唇炎、牙齿脱落和舌炎[18-20]。患者常为30—50 岁的女性，无烟草/酒精嗜好，肿瘤位于环后区。该综合征的诊疗关键是早期诊断和治疗潜在的铁/维生素 B 缺乏症，防止进展为恶性肿瘤[19]。

致癌病毒株的慢性感染，特别是人类乳头状瘤病毒（HPV）和 EB 病毒（Epstein–Barr virus, EBV）是已知的可引起上呼吸消化道恶性肿瘤的病毒。在过去的几十年里，HPV 感染已经变得特别普遍，并且现在与相当比例的口咽 SCCs 有关。然而，在下咽癌患者中高危 HPV 株的检出率相对较低（＜10%～20%）[21, 22]。因此认为 HPV 引起的恶性肿瘤比例较低，临床意义尚不确定[21, 22]。EBV 病毒感染也似乎与这些肿瘤没有关联或关联有限[4, 23]。

> **临床要点**：下咽癌的一个独特病因是 Plummer–Vinson 综合征。其特征是下咽或食管蹼，体重减轻和慢性缺铁性贫血。

四、下咽解剖和疾病扩散模式

（一）解剖毗邻

图 14-1 详细描述了下咽的亚区解剖。下咽位于喉骨架的后方和侧面，（上方）从舌骨延伸到环状软骨的下缘，在此与颈段食管相连。梨状窝呈倒金字塔型，位于喉的外侧，其基底在上，侧壁和前壁向下逐渐变窄至梨状窝尖。上界为咽会厌皱襞和杓会厌皱襞的游离缘[24]。内侧壁由杓会厌皱襞和杓状软骨的外侧表面，喉室后部和环状软骨的外侧组成。外侧壁上部由甲状舌骨膜包围，下部由甲状软骨包围[24]。

下咽后壁由下咽缩肌包绕，从舌骨水平延伸到环状软骨的下缘，从一侧梨状窝尖延伸到另一侧梨状窝[24, 25]，其向后对应了第 3 至第 6 颈椎体。咽后壁与椎前筋膜、椎体和脊柱附着肌肉间存在潜在的间隙。环后区位于环状软骨及杓状软骨后方，向下与颈段食管相连。周围重要的器官包括环杓关节、喉内肌和喉返神经[25, 26]。

下咽的感觉由舌咽神经、迷走神经咽丛、喉上神经和喉返神经支配[24, 26]。喉上神经内侧支与迷走神经耳支（Arnold nerve）在颈静脉神经节内有联结，这就解释了下咽癌患者出现的耳痛症状。下咽的运动神经来自咽丛和喉返神经，血管供应来自喉上动脉、舌动脉和咽升动脉[24]。

（二）局部扩散模式

下咽癌倾向于向多部位扩散，尤其是体积大，分化差的肿瘤[2]。梨状窝癌向内侧常侵犯喉（图 14-2）[14, 27, 28]，向外侧生长导致甲状软骨受侵，而下外侧生长可通过环甲膜侵犯环状软骨、甲状腺或其他喉外组织[27]。10% 的下咽癌有甲状腺受侵，常见于环后区或声门下肿瘤的病例，可能是因为肿瘤直接浸润突破了喉骨架的限制。当进行外科手术切除时，如果伴有喉外扩散（如甲状软骨浸润或气管切开术后）则通常需要进行甲状腺部分切除[27-29]。较大的梨状窝肿瘤可扩散至舌根、颈部软组织、咽后壁，或经环后区至对侧梨状窝。喉内肌、环杓关节和喉返神经的侵犯都可导致声带固定[14, 27, 30, 31]。

咽后壁癌倾向于局限在后壁上下扩散，但很少累及颈段食管[24, 26]。当肿瘤局部浸润可能累及

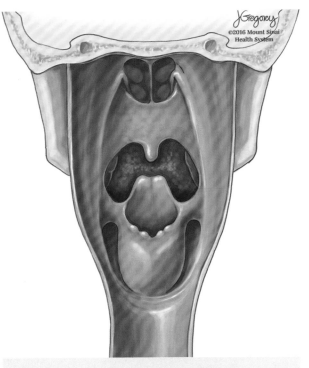

▲ 图 14-1　下咽的亚区

下咽位于喉骨架的后方和侧面，上方从舌骨延伸到环状软骨的下缘，在此与颈段食管相连。梨状窝是呈倒金字塔型位于喉的外侧，其基底在上，侧壁和前壁向下逐渐变窄至梨状窝尖。上界为咽会厌皱襞和会厌皱襞的游离缘。内侧壁由杓会厌皱襞和杓状软骨的外侧表面、喉室后部和环状软骨的外侧组成。外侧壁上部由甲状舌骨膜包围，下部由甲状软骨包围

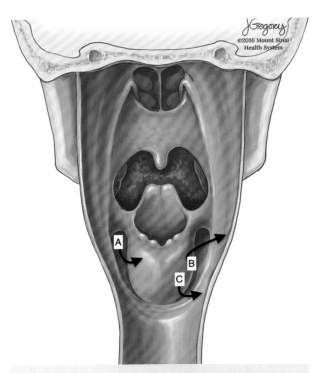

▲ 图 14-2　对于梨状窝恶性肿瘤

A. 肿瘤位于内侧，向内扩散（箭）可侵犯喉部；B. 对于累及下咽侧壁的肿瘤，肿瘤往往会侵入甲状软骨，然后突破喉骨架（箭）；C. 更靠后的环后区肿瘤将通过环甲膜（箭）出喉，侵犯环状软骨、甲状腺和（或）其他喉外颈部组织

椎前筋膜或椎体会限制治疗方案的选择。另一方面，环后区肿瘤常侵犯周围结构，包括杓状软骨、喉内肌、喉返神经和环状软骨 [28, 32]（图 14-3），肿瘤向下可能会侵犯颈段食管或侵入气管 [33]。下咽癌，特别是环后区癌，以跳跃性病变和广泛的黏膜下扩散而闻名，这已在高达 60% 的标本中被证实 [12, 32, 34]。黏膜下扩散的程度向下最严重（可达 30mm），其次是横向（介于 10～20 mm），向上方向最小（介于 5～10 mm）[12, 32, 34]。需要注意的是，这些特征可能宏观上不明显，特别是在放疗之后 [12]。

> 临床要点：当进行外科手术切除时，如果伴有喉外扩散（如甲状软骨浸润或气管切开术后）则通常需要进行甲状腺部分切除。

（三）区域扩散模式

下咽的淋巴管网络特别丰富，这也是其区域性转移高发的原因。梨状窝的淋巴沿喉上神经血管蒂经甲状舌骨膜引流至颈静脉二腹肌，颈静脉中段（Ⅱ区和Ⅲ区）和咽后淋巴结 [24, 26]。咽后壁的淋巴穿过下咽缩肌，引流到咽后和上颈静脉淋巴结（Ⅱ区），而环后区的淋巴则沿着咽后淋巴结到达气管旁、食管旁和下颈静脉淋巴结（Ⅳ区和Ⅵ区），有时还会扩散至纵隔淋巴结 [24, 35]（图 14-4）。咽后壁、环后区和梨状窝内侧有向双侧引流的模式 [36]。

> 临床要点：下咽癌，特别是环后区癌，以跳跃性病变和广泛的黏膜下扩散而闻名，这已在高达 60% 的标本中被证实。

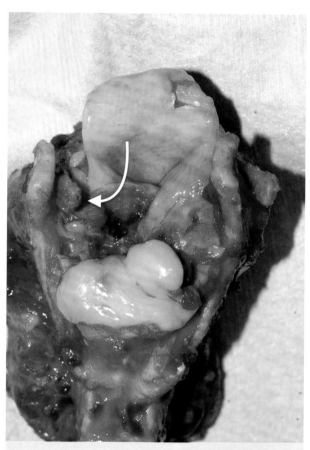

▲ 图 14-3 另一方面，环后区病变经常侵犯周围结构，包括杓状软骨、喉内肌、喉返神经和环状软骨（白箭）

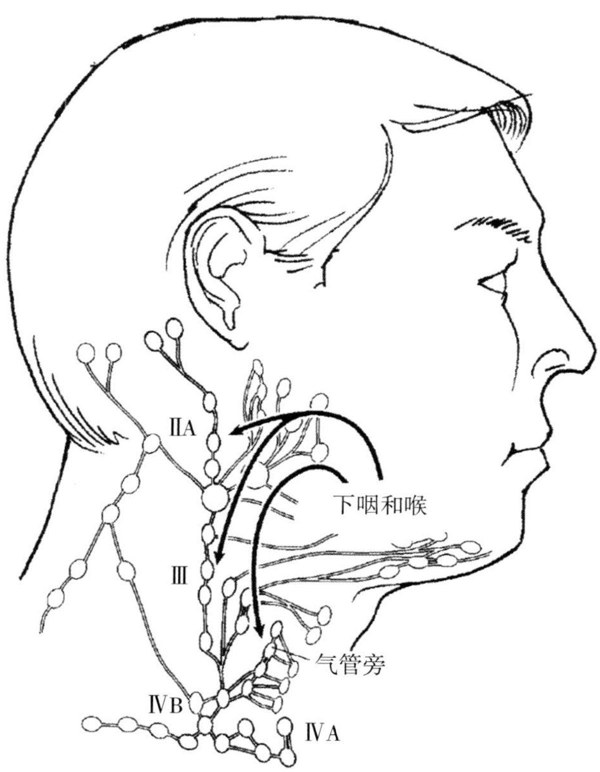

▲ 图 14-4 梨状窝的淋巴沿着喉上神经血管蒂经甲状腺舌骨膜引流至颈静脉二腹肌、颈静脉中段（Ⅱ区和Ⅲ区）和咽后淋巴结。咽后壁的淋巴穿过下咽缩肌，引流到咽后和上颈静脉结（Ⅱ区），而环后区的淋巴则沿着 RLNs 到达气管旁、食管旁和下颈静脉淋巴结（Ⅳ区和Ⅵ区），有时还会扩散至纵隔淋巴结

五、分期

美国癌症联合委员会（American Joint Committee on Cancer，AJCC）提出的 TNM 分类是下咽鳞癌的主要分期系统[25]（表 14-1）。下咽癌患者的预后差，与大多数其他上呼吸消化道恶性肿瘤相比（同期）生存率更低[4, 8, 17, 36]。可能是因为发病时多为晚期（> 50% 为Ⅳ期），周围结构的早期侵犯（肿瘤扩散缺乏防御结构），经常发生淋巴结 / 远处转移，更容易合并其他恶性肿瘤[2, 17, 36]。

患者相关的不良预后因素包括高龄、多种并发症、普遍较低的社会经济地位和治疗前营养不良[17, 24]。除了发病期晚，下咽癌本身的特点，尤其是黏膜下扩散和多中心病变，也造成其独特的

治疗难度[1, 12-14, 33, 34]。尽管存在这些困难，下咽癌的 5 年生存率（SEER 数据）也从 1990 年的 37.5% 缓慢上升到 2003 年的 41.3%。

六、临床表现

（一）病史

下咽癌往往在很长一段时间内无任何症状，而大多数患者表现为局部晚期病变。70%～84% 的患者局部为 T₃ 或 T₄ 病变，70% 以上的患者为Ⅲ期或Ⅳ期疾病[4, 12, 13, 17, 37]。50%～75% 的患者初诊时查体可扪及转移淋巴结[4, 13, 37-39]。当肿瘤达到相当大的尺寸或侵犯周围结构时，才会出现相

表 14-1　美国癌症分期联合委员会下咽癌分期概要

A. 原发肿瘤（T）	
T_x	原发肿瘤无法评估
T_0	无原发肿瘤证据
Tis	原位癌
T_1	肿瘤局限于下咽的一个部位，或者肿瘤最大径 ≤ 2cm
T_2	肿瘤侵犯下咽的多个亚区或邻近的一个部位，或者 2cm < 肿瘤最大径 ≤ 4cm，无半喉固定，无食管侵犯
T_3	肿瘤最大径 > 4cm，或者伴有半喉固定，或者食管侵犯
T_{4a}	中度进展期，肿瘤侵犯甲状 / 环状软骨、舌骨、甲状腺腺体，或者食管或中央区软组织 [a]
T_{4b}	重度进展期，肿瘤侵犯椎前间隙，包绕颈动脉，或累及纵隔结构

注：下咽包括梨状窝、下咽侧壁和后壁、环后区
a. 中央区软组织包括喉前带状肌和皮下脂肪

B. 区域淋巴结（N）	
N_x	不能评估有误区域性淋巴结转移
N_0	无区域性淋巴结转移
N_1	同侧单个淋巴结转移，转移灶最大径 ≤ 3cm
N_2	同侧单个淋巴结转移，3cm < 转移灶最大径 ≤ 6cm；同侧多个淋巴结转移，转移灶最大径均 ≤ 6cm；双侧或对侧淋巴结转移，转移灶最大径均 ≤ 6cm
N_{2a}	同侧单个淋巴结转移，3cm < 转移灶最大径 ≤ 6cm
N_{2b}	同侧多个淋巴结转移，转移灶最大径均 ≤ 6cm
N_{2c}	双侧或对侧淋巴结转移，转移灶最大径均 ≤ 6cm
N_3	淋巴结转移最大径 > 6cm

C. 远处转移（M）	
M_x	远处转移无法评估
M_0	无远处转移
M_1	有远处转移

D. 分期			
0 期	Tis	N_0	M_0
Ⅰ期	T_1	N_0	M_0
Ⅱ期	T_2	N_0	M_0
Ⅲ期	T_3	N_0	M_0
	T_1	N_1	M_0
	T_2	N_1	M_0
	T_3	N_1	M_0
ⅣA 期	T_{4a}	N_0	M_0
	T_{4a}	N_1	M_0
	T_1	N_2	M_0
	T_2	N_2	M_0
	T_3	N_2	M_0
	T_{4a}	N_2	M_0
ⅣB 期	任何 T	N_3	M_0
	T_{4b}	任何 N	M_0
ⅣC 期	任何 T	任何 N	M_1

应的症状，如进行性吞咽困难、颈部肿块、吞咽障碍、耳痛[8, 38]。

其他不常见的症状包括声音嘶哑、咯血、咳嗽和体重减轻。咽后淋巴结肿大的患者可能会出现枕部或后颈部疼痛，并放射至眶后区[24]。其他重要的病史包括营养状况、并发症、吸烟和饮酒史。

（二）体格检查

体格检查应着重评估原发肿瘤的范围，检查区域性转移，排除同期其他恶性肿瘤。在纤维内镜下，下咽恶性肿瘤往往表现为溃疡性或浸润性病变。外生性病变不太常见，往往发生在咽后壁。分泌物淤积提示梨状窝尖或颈段食管受累[8, 17, 24]。喉及声带活动度评估对分期、预后和治疗计划有重要意义。环后肿瘤如果引起喉后黏膜水肿，可能会很难观察。当肿瘤增大时，它们会向前挤压喉部，使颈前区饱满，左右摇晃喉部时，喉擦音也会随之消失[8]。

七、诊断和检查

（一）内镜检查和活检

在治疗下咽癌之前，必须进行病理学确认和适当的肿瘤定位。当存在颈部淋巴结转移时，可以进行细针穿刺活检。全身麻醉下的全内镜检查可以评估肿瘤的整个范围，这有助于制订治疗计划并检测其他原发病变。这些信息将影响治疗决策，并有助于外科医师计划切除范围和重建方法。咽后壁肿瘤的深层固定可通过将肿瘤移至颈椎进行评估[39]。

（二）影像学诊断与转移灶检查

应该使用计算机断层扫描（computed tomography，CT）和（或）MRI 来评估肿瘤范围、淋巴结状态和潜在的喉、声门旁间隙受累或软骨侵犯。此外，如果影像学上发现肿瘤包绕颈动脉，侵犯颈椎或颅底，那么即便根治性切除通常也无法将疾病治愈[40]。在评估喉软骨的侵犯时，CT 尤其有价值，而且比 MRI 更具特异性[1]。CT 通常会显示正常组织平面的消失（图 14-5）。MRI 可检测到黏膜下隐匿性疾病，肿瘤沿喉上神经血管蒂扩散、喉内肌组织受累、声门旁和前会厌间隙的深部浸润[41]。MRI 和 CT 检查相互补充，共同提供了下咽和肿瘤生长模式的详细横断面解剖，这有助于发现和评估肿瘤的完整范围。

正电子发射断层扫描（positron emission tomography，PET）结合 CT（PET/CT）检查对治疗前后的评估有一定的作用。它对解剖学成像有一定辅助性作用，特别是对确认原发肿瘤位置（肿瘤较小时）及鉴别颈部或远处转移有帮助。然而，PET/CT 的局限性包括假阳性（由于活动性的炎症），高花费和未能全面普及。值得注意的是，与其他头颈部恶性肿瘤相比，下咽癌的淋巴结和远处转移扩散率特别高（在报道的系列中为 6%～24%）[12, 38, 42-44]。最常见的远处转移部位包括肺（> 50%）、纵隔淋巴结、肝和骨[42]。

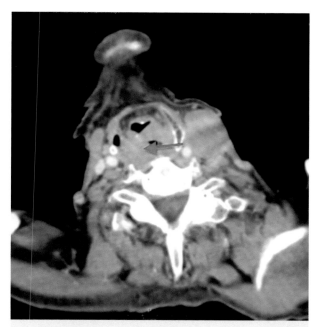

▲ 图 14-5　下咽癌的 CT 扫描常表现为正常组织平面消失（红箭）

> **临床要点：** PET/CT 检查对治疗前后的评估有一定的作用。然而，PET/CT 的局限性包括由于活动性的炎症导致的假阳性。这应该在评估 PET 扫描时考虑到。

影像学研究也有助于内镜检查寻找第二原发性肿瘤，约 7% 的患者可以检测到这些肿瘤[45]。鉴于这些风险，大多数患者应进行必要的远处筛查，至少应包括胸部 CT[1, 44]。对 PET/CT 全面的评估显示，对于远处转移的高危患者有帮助，高危因素包括Ⅲ期或Ⅳ期肿瘤、下颈部淋巴结肿大或有远处转移相关的征象（如骨痛或肝功能升高）[44]。

> **临床要点：** MRI 可检测到黏膜下隐匿性疾病，肿瘤沿喉上神经血管蒂扩散，喉内肌组织受累，声门旁和会厌前间隙的深部浸润。

八、预后因素

下咽鳞癌在所有头颈部鳞癌中预后最差，其

5 年总生存率在 15%～45%[1, 4, 7, 12]。例如，瑞典癌症登记处的数据报告了 1960—1989 年的结果，所有患者的总生存率均为 15%[45]。美国类似时期的数据，分别来自国家癌症（1985—1989）和 SEER 数据库，报告 5 年生存率为 31%～33%[4, 7]。最近发表的基于人群的数据详细介绍了 1990—1999 年加拿大安大略省 595 名患者的治疗情况，报告接受根治性治疗的患者的 5 年特异性疾病生存率约为 35%[17]。

霍夫曼（Hoffman）等报道了迄今为止最大的下咽恶性肿瘤研究，评估了 20 世纪 80 年代和 90 年代美国多家医院系统中的 1 317 名患者。所有患者的总体 5 年疾病特异性生存率为 33.4%，不同分期结果分别为 Ⅰ 期 63.1%，Ⅱ 期 57.5%，Ⅲ 期 41.8%，Ⅳ 期 22%[12]。所有已知的不良预后因素（包括分期）均在表 14-2 中列出。疾病特异性生存的最重要预测因素是颈淋巴结状态（N 分期）和原发肿瘤大小（T 分期）[33, 46, 47]。在确定患者的总体预后时还应考虑其他因素，如患者年龄、其他并发症、功能状态、不良嗜好等[46]。如前所述，远处转移及上呼吸消化道第二原发肿瘤也相对普遍（初诊时为 7%，其后每年为 2.3%）[12, 44, 46, 48]。肿瘤的远处播散通常会在初次

表 14-2　下咽癌的不良预后因素

临床因素	病理学因素
肿瘤 AJCC 分期晚	Ⅳ 区转移
淋巴结转移	多个淋巴结转移
高龄（> 50 岁）	淋巴结 > 3cm
其他并发症	淋巴结被膜外侵犯
声带麻痹	肿瘤邻近切缘（如 < 2mm）或切缘阳性
梨状窝尖、咽侧壁病变	淋巴管及神经受侵
肿瘤解剖部位：环后癌预后好于其他亚区，咽后壁癌预后最差	基底样及梭形细胞样 SCC
	甲状软骨受侵

AJCC. 美国癌症联合会；SCC. 鳞状细胞癌

诊断后 9 个月内发生，包括肺、肝、纵隔和骨骼的转移[42, 44]。远处转移患者的中位生存期不到 1 年[49]。

九、治疗

在考虑下咽恶性肿瘤的初次治疗策略时，有 3 种主要选择：①一期手术切除；②放疗；③计划性同时（或交替）放疗 + 化疗。治疗选择需要平衡对组织解剖保留和疾病治疗的需求，同时尝试优化气道消化道功能，以防止慢性吸入和永久性气管切开 / 鼻饲管依赖[1, 45]。下咽癌不同治疗方式的随机对照试验很少，因此在做出治疗决定时，必须认识到现有文献天然稀缺的局限性。

（一）整体治疗理念

1. 早期疾病（T_1/T_2 且 N_0/N_1）

早期肿瘤的理想治疗方法是一个有争议的领域，一期放疗和传统手术都被认为是有效的选择[30]。局部区域控制（LRC）和生存率两者相似，但比较这些方法的前瞻性证据有限[1, 50, 51]。如许多重要的器官保留试验，包括通过美国退伍军人事务部（Veterans Affairs，VA）、欧洲癌症研究和治疗组织（European Organization for Research and Treatment of Cancer，EORTC）或放射治疗肿瘤组（Radiation Therapy Oncology Group，RTOG）进行的试验，都集中在喉恶性肿瘤上，不包括原发性下咽疾病[48]。考虑固有的患者选择偏倚，对个体模式的研究也必须谨慎地进行审视，这可能会限制其对整体人群的概括性。

> 临床要点：大多数器官保留临床试验（退伍军人事务、EORTC 和 RTOG）都集中在喉部恶性肿瘤上，不包括原发下咽肿瘤。因此，很难将这些研究的结果推广到下咽疾病。

在早期患者中，手术和放疗都有可能保留头颈部受累区域的解剖结构及功能。放疗（通常包

括同步化疗）的经验更为成熟，5 年的保喉率超过 70%[52-54]。然而，经口外科技术和器械的创新使原发性肿瘤切除变得越来越可行。手术的支持者指出多个单中心研究显示有希望提高喉功能保留率（＞80%）[55,56]（表 14-3）。主张放疗用于早期疾病的学者认为，放疗可能会带来更好的功能结果。还需要注意的是，对于初治为手术的患者，常需要术后放疗提高局控，这很可能增加总体毒性（仅与放疗相比）[1]。在获得更严格的前瞻性数据之前，适当选择治疗方法需要考虑患者（如年龄、职业、并发症）和肿瘤（如大小、位置、侵袭范围）的具体情况以及患者的个人偏好和可用的医疗资源[48,52-54]。

2. 晚期疾病（T_3/T_4 或 $\geqslant N_2$）

根据疾病控制 / 生存率，对晚期下咽癌的最佳治疗手段包括同步放化疗，非常规分割放疗［如超分割放疗联合颈部手术（hyperfractionated radiation delivered with integrated neck surgery，HARDWINS）］或外科手术 + 辅助放疗[45,52,57-61]。由于咽喉广泛切除术后造成的残疾，在器官保留方案可行时，通常提倡非手术治疗策略。但是，对于局部病变非常严重的患者（如软骨广泛受侵袭、声带固定或治疗前依赖气管切开呼吸），喉功能保留率并不理想[48]。即使肿瘤达到了根治，患者仍需气切呼吸和鼻饲营养，因此更好的方法是全喉全下咽切除。诱导化疗已被用于筛选适合器官保留策略的晚期患者（包括 T_4 疾病），但是该方法尚未得到广泛采用[48,62]。

（二）手术入路

1. 开放手术

历史上曾描述过各种不同的下咽手术入路（表 14-4）。对于较小的病变（T_1/T_2），可通过唇正中和下颌舌切开术、经舌骨咽切开术、咽侧方切开术或联合入路进行部分咽切除术。然而，在大多数情况下，这些技术已被一期放疗或经口技术所取代。而局部晚期的肿瘤（T_3/T_4）需要完整下咽联合部分或全喉切除术（± 重建手术）。

表 14-4　下咽癌的开放手术入路

保　喉	不保喉
下咽部分切除术	全喉、部分下咽切除术
唇下颌舌正中劈开入路	
经舌骨咽腔切开入路	
下咽侧方切开入路	
联合入路 ± 下颌骨劈开	
喉部分切除术 + 全下咽切除术	全喉、下咽环周切除术
垂直半喉 + 下咽切除术	全喉全下咽切除术
声门上部分喉切除术 + 下咽切除术	

(1) T_1/T_2 病变：对于位置靠上（如咽后壁）的肿瘤，可选择经舌骨咽切开或唇下颌舌体正中裂开入路[63,64]。经舌骨入路是通过离断舌骨上肌肉组织、下压舌骨或切除舌骨中央部分进入咽腔的（图 14-6）。肿瘤切除后，伤口可一期缝合或

表 14-3　小瘤负荷的下咽癌保喉手术控制率（± 辅助治疗）

作　者	时　间	样本量	方　法	5 年局区控制率
Laccourreye 等[166]	1993	34	开放 PL	T_2: 93%
Chevalier 等[68]	1997	48	开放 PL + RT	T_1/T_2: 84%
Steiner 等[55]	2001	33	TOLS + /–RT（18.2%）	T_1/T_2: 70%
Martin 等[155]a	2008	69	TOLS + /–RT	T_1: 84% T_2: 70%
Karatzanis 等[83]	2015	119	TOLS + /–RT vs. CRT（83%）	T_1: 90% T_2: 83.1%

CRT. 同步放化疗；PL. 部分喉、咽切除术（如环状软骨上或声门上喉、咽切除术）；RT. 放疗；TOLS. 经口激光手术
a. 2001 年 Steiner 等更新

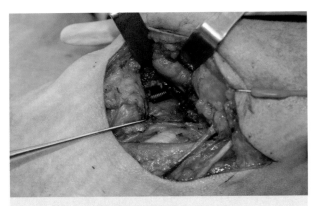

▲ 图 14-6　经舌骨入路
通过离断舌骨上肌肉组织，下压舌骨或切除舌骨中央部分进入咽腔。它为早期肿瘤提供了极好的入路

植皮后直接关闭。唇下颌舌正中裂开相较于经舌骨入路，能够广泛显露肿瘤。它包括下唇、下颌骨裂开和舌正中裂开[63, 64]。这种入路虽然有利于广泛显露病灶，但由于严重的术后后遗症，现已基本淘汰[45, 63, 64]。

下咽侧方切开是一种较为通用的入路，需要在一侧甲状软骨后方的梨状窝纵行切开进入，显露整个咽喉复合体[45, 64]。在操作过程中，应尽量解剖保留喉上神经的内支。这种入路适用于下咽所有亚区的病变，但最适合梨状窝外侧或咽后壁靠下的肿瘤。误吸可能是广泛切除（如声带麻痹或重建组织过大）的一个问题，因此这种入路不应该用于晚期疾病。这种方法对于不能经口暴露的体积小的肿瘤可能也有一定作用（特别是在挽救手术中）[45]。

(2) T₃/T₄ 病变：局部晚期肿瘤可通过多种手术入路治疗。术前评估肺功能非常重要，因为留喉将不可避免的导致一定程度的术后误吸。另一个重要的考虑因素是切缘的计划，特别是下切缘（食管切缘）[2, 28, 33, 34]。跳跃性病变及黏膜下浸润需要较宽的切缘，然而，研究表明，与传统的（1～1.5cm）边缘相比，扩大切缘（3～5cm）在局控或生存上并无获益。这可能是因为，大多数晚期患者进行了术后辅助放疗[65]。

对于体积较小或中等的下咽癌，可将下咽

部分切除术与留喉手术（垂直半喉切除术、声门上部分喉切除术或环状软骨上部分喉切除术）相结合来治疗[66-70]。Laccourreye 等发表了大量的此类手术经验文章[66, 67]。他们最新的文章报道了 135 例梨状窝恶性肿瘤患者，采用了诱导化疗（96%）和环状软骨上半喉下咽切除术。5 年生存率约为 46.7%，所有患者均拔除气管套管（平均 9 天），91.9% 患者术后 1 年内恢复了经口进食（无胃造瘘）[67]。开放手术的成功关键在于了解环杓单位，其包括：①一侧杓状软骨；②环状软骨；③同侧喉返 / 上神经；④同侧喉内肌。上呼吸消化道功能要求至少保留一个环杓功能单位[71]。危及环杓单位的垂直或水平部分喉手术的禁忌证详见表 14-5。

表 14-5　喉保留手术的禁忌证

垂直部分喉 + 下咽切除	水平部分喉 + 下咽切除
同侧的环杓单元受侵（声带固定或活动受限）	双侧杓状软骨受侵 / 声带固定
声门旁或会厌前间隙受侵	咽后壁肿瘤侵犯： 杓间区 后联合 双侧杓状软骨黏膜表面
甲状软骨受侵	会厌前间隙受侵
对侧声带受侵 > 1/3	声门下受侵
	甲状腺 / 环状软骨广泛受侵
	舌骨受侵或喉外扩散

对于最晚期的下咽肿瘤［如 T₄ 伴有软骨侵犯、声带固定和（或）食管侵犯］，为保证最好的肿瘤和功能结果，需要进行全喉切除术 + 部分或环咽切除术[48]。大多数患者术后应该进行语言治疗。气管食管穿刺发音很可能（> 90%）让患者获得可以交流的语音[72, 73]。

如前所述，大约 10% 的下咽癌会直接侵犯甲状腺实质。因此，部分患者需要进行甲状腺半切或全切除术（喉外肿瘤严重侵犯的患者）。在挽救性手术中，术前必须排除甲状腺功能减退，因为放疗对甲状腺血管系统的影响进而会导致甲状腺功能紊乱。在一项前瞻性队列研究中，Lo Galbo 等报道了 137 名喉 / 下咽患者治疗后甲状腺功能减退的发生率为 47.4%，而经随访最终 80% 的术后患者发展为甲减 [74, 75]。因此，在这一人群中对甲状腺激素进行常规的术前和术后筛查，并进行早期替代治疗是非常必要的。在环咽切除和（或）气管旁 + 纵隔淋巴结清扫术后，甲状旁腺功能减退也可能发生。因此，甲状旁腺的识别、保存或再植入非常重要 [65]。

2. 经口入路

经口入路尽管早在 50 多年前就已有描述，但在过去的几十年中，经口进入上呼吸消化道才逐渐普及 [76]。经口激光手术（transoral laser surgery，TOLS），最初主要用于喉癌治疗，但后来扩展到下咽恶性肿瘤 [55, 56, 77, 78]。据报道，与常规手术切除相比，其优点包括术中气管切开术较少、术后功能恢复更快、住院时间缩短、成本更低 [79]。根据局部控制和无复发生存率结果，其治疗效果与单纯放疗和传统手术相当，尤其是对于 T_1/T_2 病变 [55, 80-83]。Karatzanis 等报道，119 例 T_1 和 T_2 病变患者的 5 年疾病特异性生存率和局部控制率分别为 72.6% 和 85.4%。长期的气管带管和胃造瘘率仅为 2.5% [83]。然而，与其他 TOLS 报道一样，83% 的患者需要术后辅助治疗（放疗或同步放化疗）以达到治疗效果 [80-83]。

> 临床要点：TOLS 具有术中气管切开率低、术后功能恢复快、住院时间短、费用低等优点。

经过 TOLS 切除后，手术缺损会被肉芽化和黏膜化。从理论上讲，这利于梨状窝的恢复，但也可能导致喉、咽部粘连闭塞，造成一定程度的慢性误吸 [81]。其他的手术并发症包括瘘、肉芽组织形成，以及术后出血可能引起致命的气道梗阻 [80-83]。通常可通过同期颈淋巴结清扫术并结扎该区域的动脉供应（通常为咽升动脉和舌动脉升支）来解决 [84]。梨状窝内侧壁和环后病变较难显

露，可能需要广泛地切除声门旁间隙、声门上结构和环杓单元 / 喉返神经 [80]。TOLS 治疗局部晚期疾病（T_3，T_4）的数据有限，因此对于这些病变的作用（如果有的话）仍不得而知 [81, 82]。

在过去的几年中，有关下咽癌的经口机器人手术（transoral robotic surgery，TORS）的文献逐渐增多 [84-86]。与 TOLS 相比，TORS 的优势在于是通过机器人仪器增强了可视性和显露程度。从理论上讲，TORS 可以提高喉下咽完整切除的能力，而不会受到经口显微外科手术的 "视线" 限制 [84-86]。尽管 TORS 在口咽恶性肿瘤的治疗越来越流行，但对下咽癌的文献仅限于少数个案报告和可行性试验。虽然这种入路显示出发展前景，但在获得更全面的数据之前，其在下咽癌治疗中的作用仍不清楚 [84-86]。

十、颈部处理

淋巴结转移

所有下咽癌患者都很可能发生颈部淋巴结转移 [87, 88]。梨状窝癌的颈部转移率最高（> 75%），而咽后壁癌和环后癌的淋巴结转移率在 30%~60% [42, 87-89]。如果初治选择外科手术，对临床颈部淋巴结阴性（cN0）病例，必须清扫高危淋巴结。对于越过中线的较大肿瘤以及咽后壁，梨状窝内侧壁或环后区域原发的肿瘤，建议行双侧颈淋巴清扫术 [36, 88]。

> 临床要点：下咽癌患者颈淋巴结转移率接近 75%。因此，必须处理颈部淋巴结。

在 cN0 的情况下，镜检阳性的淋巴结转移一般都位于侧颈 II 和 III 区 [1, 88, 90, 91]。因此，对于这些患者应对 II~IV 区颈淋巴结进行清扫。对于临床淋巴结阳性（cN+）的患者，建议行颈 I~V 区淋巴清扫。尽管 I 区和 V 区转移的发生率较低，但风险增加到需要清扫的地步。当肿瘤

侵犯颈内静脉（internal jugular vein，IJV）、胸锁乳突肌和副神经时应考虑将其切除。

应该注意咽后和气管旁淋巴结（Ⅵ区）也有转移的可能[1, 44]。咽后淋巴结病变尤其常见于咽后癌和梨状窝外侧壁肿瘤及 40% 的 T 分期较晚的患者[35]。如果不切除喉下咽，咽后淋巴结通常很难通过手术处理。因此，咽部后淋巴结应该是辅助放疗计划中的一个考虑因素。当中晚期患者初诊时，临床 / 放射学检查提示咽后淋巴结呈阳性是非手术治疗的指征[35]。气管旁淋巴结转移（Ⅵ区）最常见于环后区或梨状窝尖的肿瘤[88, 92-95]。例如，Chung 等最近报道，有 27.9% 的患者存在隐匿性Ⅵ区淋巴结，这些患者预后非常差（5 年疾病特异性生存率 26% vs 55%）[95]。因此，无论是为了清除肿瘤还是疾病的准确分期，对于这些患者，气管旁淋巴结清扫都应得到高度重视。

> 临床要点：气管旁淋巴结转移最常见于环后区或梨状窝尖的肿瘤。

十一、放射治疗

在过去的半个世纪里，放疗技术的改进、标准化，以及对剂量增加必要性的认识，极大地提高了放疗的利用率和有效性，使其在下咽癌中成为一种关键的治疗手段[37]。对于晚期疾病，可通过应用改变分割方案或增加化疗进一步加强治疗[96, 97]。在过去的二十年中，除了提高剂量 / 改变分割外，技术的改进还促进了放射肿瘤学的发展[52]，包括基于 CT 的高精度放疗计划 / 剂量传输（如适形放射治疗和 IMRT）及图像引导放疗（image-guided radiotherapy，IGRT）。这些技术可将剂量集中于原发肿瘤，同时减少对周围组织的附带损害并减少与治疗有关的并发症[98]。新的数据表明这些新的"精确"技术与标准疗法相比，可明显改善下咽癌的局部区域控制[52, 98, 99]。

尽管有这些改进，放疗仍伴有各种急性和迟发的毒性（表 14-6）。虽然如放射性皮炎（图 14-7）等大多数急性毒性是短暂的（治疗 6～12 周内可改善），一定程度的永久性口干症总是会出现。治疗后还可能出现慢性吞咽困难和误吸，需要长期使用饲养管。这些风险会随着治疗方案的强化（如同步放化疗）而增加。现代"精确放疗"（特别是在患者数量较少的中心）时代所面临的挑战包括必须进行"高质量"放疗，以实现文献报道的效益[100]。因此，需要适当的专业知识和有效的质量保证机制来优化结果和限制与治疗相关的毒性。

表 14-6　常见的放射治疗毒性

急性毒性	迟发毒性
全身乏力	口腔干燥
味觉改变	语言改变
口腔黏膜炎 / 食管炎	吞咽困难
严重的吞咽困难（需要胃造瘘）	食管 / 咽腔狭窄
发音困难	颈部纤维化
皮肤红疹	慢性喉软骨坏死
脱发（放疗期间）	下颌骨放射性骨坏死（放疗野内）

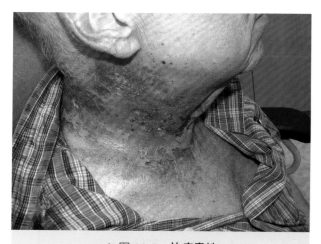

▲ 图 14-7　放疗毒性

皮肤烧伤常表现为深部组织所承受的全层皮肤烧伤，会导致慢性吞咽困难

（一）早期病变（T_1/T_2 且 N_0/N_1）

早期下咽癌放疗后的控制率和生存率与手术治疗相似[50, 51]。如前所述，目前仍没有前瞻性头对头试验来比较初治放疗和保喉手术的治疗效果[1]。因此，早期病变需要在多学科（肿瘤委员会）环境中针对个体讨论治疗方案。支持放疗的学者认为，吞咽和说话等功能保留结果优于手术治疗，尽管证据有限。保喉手术的另一个主要缺点是很可能术后需要辅助放疗（或放化疗）。

> **临床要点**：目前仍无前瞻性头对头试验比较初治放疗和保喉手术的治疗效果。因此，早期病变需要在多学科（肿瘤委员会）中针对个体讨论，以确定最佳的治疗方案。

放疗后 T_1 病变的局部控制率为 68%～90%，T_2 的局部控制率约为 75%[50, 101-103]（表 14-7）。这些患者的 5 年特异性生存率为 50%～100%（表 14-8）。这些治疗结果是常规分割放疗实现的，即每次 1.8～2Gy，总剂量 66～72Gy，共需 6～7 周完成。较短的治疗方案，例如，每次 2.5Gy 在 4～5 周内给到 50～60Gy 的剂量，可以用于那些有并发症的患者，避免相关治疗延误，但这会牺牲一定治疗效果。

因为对常规治疗的反应不好，我们将大于 2.5cm 或累及梨状窝尖的 T_2 肿瘤归为"高危"[51, 103]。通过改变分割方案改善这类疾病的局部控制[50, 51, 104, 105]。使用的方案包括：①总剂量 76～81.6Gy，每次 1.2Gy，每天 2 次，共 6～7 周；或②总剂量 64Gy，每次 1.6Gy，每天 2 次，共 4 周。作为一种减少了患者总体治疗时间的非常规分割方案，玛格丽特公主医院对后者（HARDWINS）进行了研究。患者在一项 60Gy、62Gy 和 64Gy 的剂量递增研究中，在 4 周内每天接受 2 次放疗。结果显示在 N+ 患者(低剂量照射)中使用 64Gy 放疗联合计划性颈清扫时，毒性可接受[58]。

表 14-7　早期下咽癌单纯放疗后的局部和总体控制率[a]

作者	时间	样本量	局部控制率	总体控制率
Meoz-Mendez 等[156]	1978	164	T_1: 91% T_2: 73% T_3: 61% T_4: 37%	T_1: 100% T_2: 78% T_3: 71% T_4: 41%
Bataini 等[157]	1982	48	T_1～T_3: 53%	
Dubois[158]	1986	209	T_1/T_2: 54% T_3/T_4: 23%	
Fein 等[102]	1993	41, 88	T_1: 100% T_2: 74% T_3: 49% T_4: 36%	T_1: 100% T_2: 81%
Wang[159]	1997	105	T_1: 88% T_2: 55% T_3～T_4: 49%	T_1: 90% T_2: 83.1% T_3: 56% T_4: 36%
Amdur 等[51]	2001	101	T_1: 90% T_2: 80%	T_1: 95% T_2: 91%
Hull 等[160] b	2003	60	T_1: 93% T_2: 82%	T_1: 93% T_2: 87%
		88	T_3: 59% T_4: 50%	T_3: 61% T_4: 50%

a. 总控制率包括了放疗失败后手术挽救的局部控制；b. Hull 的报道是 Amdur 等报道的更新，并加入了局部晚期的病例
译者注：表 14-7 Dubois[158] 有误，原始文献样本量为 60 和 148，局部控制率 T_1/T_2: 73%、T_3/T_4: 73%

（二）进展期病变（T_3/T_4，或任意 T 分期合并 N_2/N_3）

晚期病变的局部控制率在 38%～80%，单纯放疗后 5 年疾病特异性生存率低（< 25%）（表 14-8）[36]。单纯放疗（标准分割）作用有限，因此只适用于拒绝或不能耐受积极治疗的患者（患者应对治疗效果差知情）[1, 57, 61]。为了提高局部区域控制和患者生存时间，强化治疗是必要的，如非常规分割放疗、同步放化疗（concurrent chemoradiotherapy，CRT）或手术 + 辅助放疗[106, 107]。由于下咽癌治疗总体目标转向器官保留，非手术方法往往在这些患者中受到青睐[107]。单纯交替分割放疗可用于中晚期肿瘤（如 T_2～T_3，

表 14-8　下咽癌放疗或放化疗的单中心生存结果

作　者	时　间	治疗[a]	5 年 OS	5 年 DSS
Bataini 等[157]	1982	CRT	I～IV期：19%	I～IV期：41%
Fein 等[102]	1993	CRT	I期：50% II期：36% III期：26% IV期：28%	I期：100% II期：72% III期：56% IV期：75%
Hull 等[160]	2003	CRT	I期：56% II期：52% III期：24% IV期：22%	I期：89% II期：88% III期：44% IV期：34%
Tombolini 等[61]	2004	CRT	III～IV期：15.6%	III～IV期：28.1%
Gupta 等[161]	2009	CRT± 化疗		I期：100% II期：54.7% III期：43.8% IV期：28.8%
Mok 等[52]	2015	CRT± 化疗 IMRT± 化疗	I～IV期：51%[b] I～IV期：50%	
Edson 等[54]	2016	IMRT± 化疗	I～IV期：56% T₄：50%	

CRT. 同步放化疗；DSS. 疾病特异性生存率；IMRT. 调强放疗；OS. 总体生存率
a. 放疗方案采用标准方案和超分割方案；b.3 年（而非 5 年）生存率

$N_0 \sim N_1$）。但是对IV期肿瘤，应增加化疗（诱导化疗或同步放化疗）以增强治疗效果[107, 108]。本章将详细讨论多学科器官保存策略。

（三）辅助性放疗

对于接受一期手术治疗的患者，局部晚期以及具有高危因素（如切缘阳性，$> N_1$ 颈淋巴结转移，淋巴结被膜受侵）的早期患者均建议行术后放疗，如表 14-9 所示。晚期下咽癌患者术后放疗可提高局部区域控制、无病生存率和总体生存率[101, 109-112]。建议术后 4～8 周开始放疗，长时间延误可能造成肿瘤扩散，并削弱辅助放疗的益处。我们建议放疗靶区应包括原发灶和双侧颈部，剂量为 60Gy（每次 2Gy）。当出现阳性切缘或淋巴结结外受侵时，为达到最大控制，应对高危区域给予 66Gy 剂量照射[109]。对于极高风险的患者（阳性切缘或淋巴结包膜外侵犯），应根据最近的随机试验结果考虑同时给予化疗[113-115]。

表 14-9　术后放疗的指征

放疗指征
肿瘤为进展期（T_3/T_4）
显微镜下累及（或邻近＜ 5mm）切缘
术后病理 N_2 或 N_3
淋巴结被膜受侵
多个中等危险因素，如神经周围侵犯、淋巴血管侵犯、原发灶体积大（＞ 4cm）、邻近切缘

临床要点：对于接受一期手术治疗的患者，局部晚期及具有高危因素的早期患者均建议行术后放疗。60Gy 剂量治疗原发部位和颈部可能比 70Gy 更具功能优势，因为高剂量组食管狭窄风险较高。

十二、化疗

对局部晚期头颈部肿瘤，放疗加化疗与单

纯放疗相比，局部区域控制和生存率更高，与手术 + 放疗的治疗效果相当[104, 116, 117]。头颈部鳞癌的主要化疗药物是顺铂加或不加氟尿嘧啶（5-FU）。

当在患者中考虑应用化疗的时候，必须认识到器官保留方案并不适用于所有晚期癌症，因此必须仔细选择患者[104]。对基础器官功能异常和一般情况较差的患者，效果不会太好。例如，就诊时出现吞咽困难的患者在治疗后很少会好转。治疗前声带固定和依赖气管切开呼吸是治疗后功能结局较差的另一预测因素[118]。器官保留方案的治疗目标必须是保留上气道消化道的功能，而不是简单地保留解剖结构[36, 119, 120]。这些方案中的两个主要治疗策略（除了非常规分割放疗）为诱导化疗和同步放化疗[115]。

（一）同步放化疗

北美使用的标准方案是在标准分割放疗的第 1 天，第 22 天和第 43 天以 100mg/m² 的剂量给予 3 个周期的顺铂。我们研究了顺铂和放疗的其他联合方案，一些中心标准分割放疗同时每天给药 6mg/m²[107]。目前同步放化疗的最佳照射分割方案尚未达成共识，因此仍然建议进行标准分割治疗，直到进一步的试验确定非常规分割的作用[108, 115]。报道显示同步放化疗治疗晚期头颈癌在生存，局部 / 区域控制及喉保留方面均优于单独放疗和诱导化疗方案[117, 121]。

2011 年更新的头颈癌化疗 Meta 分析（meta-analysis of chemotherapy in head and neck cancer，MACH-NC）包括了 2767 例下咽癌以及其他头颈部肿瘤[116, 122]。对于所有患者来说，化疗在 5 年的绝对总生存获益为 4.5%（HR0.88，95%CI 0.85～0.92）。然而，这一获益仅出现在同步放化疗患者身上，而非诱导化疗[116, 122]。其中下咽癌患者中化疗也可以获得类似的生存获益（HR 0.88，95%CI 0.80～0.96）。诱导化疗与同步放化疗之间没有区别，这可能是因为缺乏统计效力所致[116, 122]。值得注意的是，化疗的获益是依赖于

年龄的，在 71 岁以上的人群化疗并不能明显获益。因此，这些患者可能非常适合用非常规分割方案进行强化治疗。

（二）诱导化疗及序贯放化疗

有两个问题一直限制着诱导化疗的实验研究。首先，最佳的化疗方案始终无法确定，因此各种研究治疗方案无法统一。其次，由于最初过多对喉癌的关注导致了对下咽癌缺乏可靠的经验。例如，Pignon 等的三项有关器官保留试验的 Meta 分析，仅有一项专注于下咽癌[121]。EORTC 的三期实验中发现了梨状窝癌（T_2～T_4，N_0～N_3）在诱导化疗组和即刻手术组的总生存率（30% vs 35%）或局部（19% vs 12%）和区域（23% vs 17%）复发率上没有显著差异[123]。诱导化疗组远处转移的发生率较低（25% vs 36%），但这并不能转化为生存获益。5 年喉功能保留率约为 35%[123]。虽然在其他研究中也发现了相似的控制率和喉功能保留，但是 MACH-NC 分析提示同步放化疗可能优于诱导化疗 + 放疗[33, 94, 116, 122, 124, 125]。

然而，人们仍然对优化诱导化疗感兴趣，因为它可以用于选择治疗方案。对诱导化疗有反应（如肿瘤体积减小 50% 以上）的患者适合非手术（放疗与同步放化疗）器官保留方案[107, 115]。例如，EORTC 24954 将晚期喉癌 / 下咽癌患者随机分为（诱导）TP 方案化疗 + 放疗组和同步放化疗组[107, 115, 126]。对于那些在诱导化疗后肿瘤体积的缩减没有达到要求的患者，立即进行挽救性手术 + 辅助放疗。两个研究组的急性 / 迟发毒性反应相似，3 年和 5 年生存率相似。诱导化疗组有趋势改善喉保留，但未达到统计学意义[107, 115, 126]。

为了进一步提高诱导化疗的效果，对 TAX 324 试验的回顾性分析显示，多西他赛、顺铂和氟尿嘧啶联用方案（TPF 方案）优于单用 PF 方案[127]。两组诱导化疗后，均采用同步放化疗（每周使用卡铂）。然而这项研究并没有结合早期 / 晚期病变来评估喉保留效果，这限制了这些

结果的临床应用[107, 115]。TREMPLIN 喉功能保留 Ⅱ 期试验比较了 153 例 Ⅲ～Ⅳ 期喉癌和下咽癌应用 3 周期 TPF 诱导化疗的治疗效果[79]。那些反应超过 50%（80%）的患者被进一步随机分为铂和西妥昔单抗联合同步放疗方案。在研究早期（18 个月），那些能够顺利完成治疗的患者喉功能保留率很高（> 80%）。然而随后发现其三、四级毒性反应更高，并有 2 名患者早期死于诱导化疗[79]。

> **临床要点**：在一些研究显示诱导化疗的远处转移发生率较低（25% vs 36%），然而这并没有转化为生存获益。

（三）辅助性放化疗

辅助放化疗是指在手术切除后进行同步化疗和放疗。这一方案主要用于有高复发风险的肿瘤[113]。一项纳入 4 个试验的 Meta 分析表明，对于 Ⅲ 期、Ⅳ 期或高危的早期患者，术后同步放化疗的局部区域控制和生存均显著优于单纯放疗[114]。根据这些结果，对于病理提示复发风险高的患者（表 14-9）及耐受化疗的患者，术后应考虑同步放化疗。

应权衡同步放化疗所伴随的急性和长期毒性反应，包括长期吞咽困难、胃管依赖、不可逆的化疗不良反应（如肾损伤和神经毒性）以及增加挽救手术的术后并发症。急性毒性，如严重的黏膜炎或吞咽困难、皮肤反应、恶心呕吐、体重减轻和血液毒性，可导致中断和（或）无法完成整个疗程。治疗带来的毒性并非无关紧要，患者应在有经验的中心进行治疗。患者必须被告知器官保留治疗的利弊，并亲自参与他们的治疗决策。

> **临床要点**：辅助性同步放化疗可以显著改善患者的局部控制率和生存率。然而，应该与其相应增加的急性、迟发毒性进行权衡。

十三、治疗后监测

患者治疗后需要定期的随访以评估治疗效果，早期发现复发，并确定第二原发肿瘤。大多数局部复发发生在治疗后 2 年内，早期诊断对启动治疗至关重要[14, 128, 129]。病史、体格检查、内镜和影像检查是随访的重要内容。提示复发的症状包括耳痛、吞咽痛、吞咽困难和持续加重的颈部疼痛。内镜检查的可疑征象包括杓状突区持续水肿、下咽溃疡和声带活动变差。通常很难将持续性疾病或复发与术后的改变和相关炎症区别开来。这些炎症可能与放疗 / 同步放化疗、喉软骨坏死、在放疗期间吸烟相关[130-132]。放疗后水肿的风险与总剂量和放射面积有关，可持续长达 18 个月[128, 133, 134]。由于颈部出现如纤维化等变化会导致局部复发的体格检查也同样困难。

常规复查和可疑复发的患者，应完善影像学检查。治疗后局部残留或复发的诊断通过单一 CT 或 MRI 检查可能难以确定，而多种检查结合会更加可靠。PET/CT 在这种情况下特别有效，并且比 CT 和 MRI 的准确性更高[128, 130, 135]。

作为常规复查的一部分，治疗后 3 个月应进行 CT、MRI 和（或）PET/CT 扫描[136]。治疗 3 个月后 PET/CT 扫描更具特异性，它可减少治疗后活动性炎症引起的假阳性结果。阴性的 PET/CT 结果可靠地排除残留或复发性疾病，而阳性结果则需要进一步仔细检查，包括内镜和活检。无论 PET 或其他影像学结果如何，如果临床强烈怀疑持续性疾病则必须活检。甚至可能需要多次内镜和活检来区分复发和治疗后反应。

> **临床要点**：常规复查应包括治疗 3 个月后的 CT、MRI 和（或）PET/CT 扫描。治疗 3 个月后 PET/CT 扫描更具特异性，它可减少治疗后活动性炎症引起的假阳性结果。

十四、复发的治疗

（一）区域复发

据报道，颈部淋巴结对放疗的完全缓解率在59%～83%。这取决于治疗前淋巴结的大小，当淋巴结＞3cm 时治疗反应较差[137-139]。目前的证据表明，对于晚期头颈部恶性肿瘤，计划性（放疗后）颈淋巴结清扫术没有益处，反而做好治疗后随访更有帮助[140]。如前所述，治疗后 3 个月应考虑影像检查（如 PET/CT），以帮助制订治疗计划。临床或影像学上发现了反应不完全的淋巴结（如残留淋巴结≥2～3cm）应进行颈清扫达到区域控制[140, 141]。其他所有患者应继续积极随访，定期进行临床检查（尤其是治疗后的前 2 年），并根据症状 / 查体的需要完善影像学检查[140, 142, 143]。即便区域控制良好，高远处转移率也会影响患者生存[49, 141]。因此，计划性颈淋巴结清扫术只能让少部分患者获益。

（二）局部及远处复发

器官保留治疗后，局部区域失败的最理想治疗方法是手术切除。然而，大多数局部复发病变比原发性肿瘤期别更晚，这大大限制了可挽救患者的数量[144]。在这种情况下，无论是否同步化疗都可以考虑行再程放疗。有报道称，鼻咽癌或喉癌复发时应用这一策略后，有患者达到长期生存，但下咽癌的疗效数据有限，且来源于高度异质性的患者群体。所有接受再放射治疗的患者，5 年生存率为 13%～93%（精选患者），局部控制率为 12.5%～42%。严重或致命的并发症发生率为 9%～32%[145]。再程放疗加用化疗虽然能略微提高中位生存率，但相关毒性却显著增加[146]。因此，治疗小组必须平衡这些挽救手段产生严重并发症的风险，同时考虑到这些并发症对生活质量的损害，特别是考虑到长期疾病控制的可能性相对较小。

然而，对于无法切除的复发或转移性疾病，传统上是通过化疗来缓解症状和（或）一定程度上减轻肿瘤负荷[117, 147]。这种情况一般使用顺铂＋氟尿嘧啶化疗方案。随机试验显示卡铂＋紫杉醇方案疗效相似，而这一方案耐受性更强，急性毒性更小[148]。然而，这些传统的细胞毒性化疗的治疗效果有限，中位生存期仅为 6～8 个月，罕有长期控制生存超过 2 年[148, 149]。西妥昔单抗加入化疗中，如Ⅲ期 EXTREME 试验所证明，可以稍提高中位生存率（10 个月），且患者耐受性尚可[150]。然而，这种方法没有改变长期结局。对于有一般情况和基础器官功能尚可的患者，参与临床试验是一个合理的选择。

鉴于复发性和（或）转移性头颈肿瘤的治疗选择有限，为这些患者开发新的靶向药物已成为重点。这些药物主要针对恶性细胞中过度表达或异常激活的特定蛋白质 / 通路发挥抗癌作用。由于（80%～90% 的患者）表皮生长因子受体（epidermal growth factor receptor，EGFR）过表达，单克隆抗体（如西妥昔单抗）和小分子酪氨酸激酶抑制药（如厄洛替尼、吉非替尼）的应用，已成为一个研究的重点[151]。迄今为止，只有西妥昔单抗与常规药物联合使用或者在铂类药物抵抗患者的挽救使用中，产生了显著的抗肿瘤作用[148, 150]。阿法替尼（一种 ERBB 家族受体阻滞药）最近已被用作复发 / 转移患者的二线治疗，它与常规药物相比可轻度改善无进展生存期[152]。对各种潜在分子靶点的探索正在进行中，希望能找到一种对头颈部恶性肿瘤具有显著抗肿瘤活性的药物。

> **临床要点：** 再程放疗为复发性疾病提供了一种治疗选择，其 5 年生存率为 13%～93%，局部控制率为 12.5%～42%。然而，9%～32% 的患者可能出现严重或致命的并发症。

最近的研究表明，免疫疗法可以提高铂类抵抗头颈肿瘤患者的总体生存率[153]。其中主要药物是针对程序性细胞死亡蛋白 1（PD-1）及其配体（PD–L1）通路的免疫检查点抑制药。这一通路可导致免疫抑制，因此通过抑制该通路相互作用，药物即可诱导 T 细胞的抗肿瘤反应。试验的数据显示 Nivolumab 和 Pembrolizumab 在二线及二线以上的治疗中显示出良好的生存结果。这些药物与（其他）免疫检查点抑制药和（或）目前一线用药的联合方案正在积极招募及进行中[154]。

十五、结论

下咽癌是一种罕见的恶性肿瘤，成功的治疗尤具有挑战性。低风险疾病（$T_1 \sim T_2$ 和 $N_0 \sim N_1$）通常可以通过单一治疗手段（放疗和保喉性手术切除）控制。早期疾病的理想治疗方法是选择一期放疗还是经口手术，仍需继续研究。虽然已发表的一系列经口手术在局部疾病控制和喉保存方面取得了很好的效果，但这些患者往往需要术后辅助放疗。因此仍不清楚哪种方法的急性和长期治疗相关并发症最低。

然而大多数患者初治即表现为晚期疾病。在这种情况下，治疗方案必须高度个性化，在器官解剖结构保留和上呼吸消化道功能保留这一目标中进行平衡。尽管可以使用强化治疗方案，但治疗失败的可能性仍然很高。未来的研究必须努力将现有的处理方案与新的治疗策略更好地结合起来，以期改善下咽癌患者的预后。

十六、临床病例

（一）病例 1：右梨状窝鳞癌 $T_2N_{2b}M_0$

1. 临床表现

患者男性，63 岁，因右侧颈部肿块伴吞咽疼痛 6 个月就诊。患者否认腹痛、吞咽困难或体重减轻，既往有重度吸烟和酗酒史，否认既往其他疾病史。鼻咽喉镜检查显示右侧梨状窝结节样病变，双侧声带活动良好，无分泌物淤积。

家庭医师把他转诊至耳鼻喉科，行右颈部肿物细针穿刺检查，结果提示低分化肿瘤。随后，患者被送往手术室于全麻下行全上消化道内镜检查，包括纤维食管镜、支气管镜及喉镜。直达喉镜检查显示右侧梨状窝结节样病变，侵犯至右侧杓会厌皱襞外侧。梨状窝尖和颈段食管未受侵。没有第二个原发性病变的迹象。活检结果证实为低分化鳞状细胞癌。随后，他被转诊到一家三级肿瘤医院治疗。

2. 诊断、检查和分期

患者行头颈部 CT 扫描，并在喉部薄层扫描（图 14-8）。结果提示右梨状窝和杓会厌皱襞增厚，未见软骨、骨、喉旁间隙及颈段食管受侵。CT 还发现右颈Ⅲ区有一枚内部坏死淋巴结，约 2.1cm，Ⅱ区一淋巴结约 1.0cm。同时行胸部 CT 检查，结果为阴性。肿瘤分期为右侧梨状窝鳞状细胞癌 $T_2N_{2b}M_0$。

3. 治疗的选择

早期下咽癌（$T_1 \sim T_2$，$N_0 \sim M_0$）的治疗选择包括一期放疗或手术。可以采用单纯常规或非常规放射治疗，其控制率和生存率与手术相似。由于该患者淋巴结病变较为晚期，可以考虑加用化

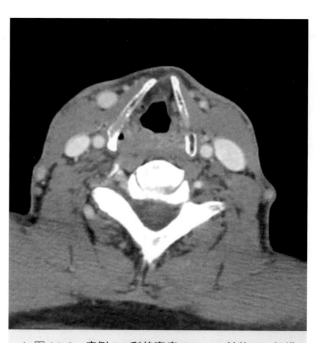

▲ 图 14-8　病例 1：梨状窝癌 $T_2N_{2b}M_0$ 轴位 CT 扫描

疗能稍微改善患者生存，但是，必须预想到其额外的不良反应。

手术选择包括经口激光切除或经咽侧方入路的标准部分下咽切除术。除非是器官保留（手术和非手术）方案排除的病例，早期病变不应该行全喉切除术。对有激光手术经验的中心，当病变局限于梨状窝外侧时，经口是最适合的手术入路。由于该患者病变累及杓会厌皱襞，激光手术可能较为困难。对于原发灶通过手术切除的患者，颈部应行颈清扫或术后放射进行治疗。对于有不良病理特征的患者，术后也应进行放疗。

4. 原发肿瘤及颈部的治疗

多学科肿瘤团队会上讨论了该患者病情，并为他提供了一期手术或放疗两种选择。我们推荐对原发部位，颈部和气管旁淋巴结进行一期放射治疗。采用 IGRT，分为 35 次总剂量 70Gy。推荐放疗的原因是，与手术相比其治疗结果相当，但功能性后遗症较少，而且患者可能已有多个淋巴结转移，很可能术后需要辅助性放疗。本例使用了图像引导技术，肿瘤的覆盖率比传统放射治疗要好，并且仅对一侧腮腺放疗，这样就可以保留常规放疗无法保留的唾液分泌。

（二）病例 2：梨状窝鳞癌 $T_{4a}N_2M_0$

1. 临床表现

患者男性，60 岁，因进行性吞咽困难 4 个月，体重减轻 20 磅就诊。患者同时存在固体和液体吞咽困难。相关症状包括吞咽痛和右侧耳痛。他还发现一个右侧颈部肿物，大约 1 个月前慢慢增大。他的吸烟史达 40 包 / 年，每天喝啤酒 2～3 瓶。无明显的其他并发症。查体患者有轻度的喘鸣，但无呼吸窘迫。患者营养状况差，身体消瘦。口腔和口咽检查未见异常。耳镜检查未见中耳异常。触诊右颈扪及一个直径 3.5cm 淋巴结，位于 Ⅱ、Ⅲ 区，质硬，无固定。左侧颈部无明显肿块。纤维内镜检查发现右侧梨状窝巨大的肿物侵及咽后壁。右杓会厌皱襞似乎有累及，右侧声带活动度降低。

2. 诊断、检查和分期

CT 扫描（图 14-9）显示了右侧梨状窝被一个巨大的外生型肿物填充，累及右侧杓会厌皱襞、咽后壁和左侧梨状窝外侧壁。颈段食管未受侵。肿块向后紧贴椎体前间隙，未见椎旁肌或颈椎受侵迹象。甲状腺软骨外侧有异常软组织影，提示有受侵。右侧 Ⅲ 区可见坏死淋巴结 3.1cm，左侧咽后淋巴结肿大 1.5cm。胸部 CT 未见肺转移迹象。

患者随后被带到手术室进行全胃镜检查和气管切开术。直达喉镜证实了 CT 扫描和纤维喉镜检查结果。纤维食管镜下颈段食管大体正常，未见合并其他原发性肿瘤。活检证实为低分化鳞状细胞癌。肿瘤分期为 $T_{4a}N_{2a}M_0$。患者入院时还放置了经皮胃造瘘营养管。

3. 治疗的选择

该患者需要多学科联合治疗，如传统手术

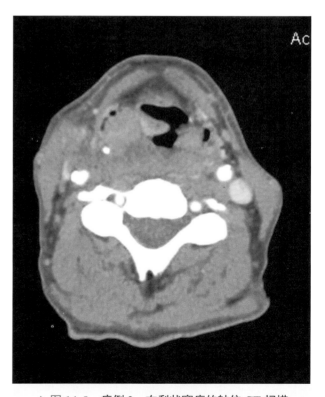

▲ 图 14-9　病例 2：右梨状窝癌的轴位 CT 扫描

联合术后放疗，或者采取器官保留方案行同步放化疗。手术需要全喉全下咽切除术，双侧颈淋巴结清扫，游离皮瓣（空肠或管状筋膜皮瓣）重建。这个患者的治疗需要在多学科团队会议上讨论，两种方案都须与患者进行讨论。对这类晚期疾病，没有数据表明哪种方法的疾病控制或功能结果更好，一期手术或同步放化疗都是合理的。由于一期手术比放化疗后挽救手术的术后并发症发生率低，建议对有软组织侵犯的 T_4 肿瘤进行手术治疗。如果进行手术，患者很可能需要皮瓣（局部或游离）重建和术后辅助放疗或放化疗。尽管同步放化疗可以治愈疾病并保留喉部，但考虑到治疗前的功能状态，无法预测其长期的功能效果。声带固定、明显的吞咽困难和软骨受侵是放化疗后不良结局的预测因素。这个患者有很高的远处转移风险，加强化疗可能会降低其发生，但是没有确凿的数据来证明能提高总生存。

4. 原发肿瘤及颈部的治疗

该患者经多学科全队评估，提出手术治疗的建议。然而，该患者选择了器官保留方法的同步放化疗。在放化疗前需要仔细评估患者的一般状况，包括血液学、肝和肾功能的评估。在进行标准分割放疗（7 周内，70Gy，每次 2Gy）的第 1 天、第 22 天和第 43 天，同步给予连续 3 个周期的 $100\,mg/m^2$ 顺铂化疗方案。

淋巴结病变采用双颈部放疗。该患者放疗后临床评估为完全缓解，然而，在放疗后 3 个月的 PET/CT 随访中，同侧颈部残留淋巴结病变有持续性摄取，原发部位无摄取。细针穿刺提示淋巴结残留。建议进行挽救性颈清扫。在颈清扫前进行直达喉镜检查以评估原发灶的反应情况。检查显示完全缓解，原发部位活检的冰冻切片分析为阴性，因此我们进行改良根治性颈清扫，保留副神经。最终病理发现 52 个淋巴结中有 4 个有转移性鳞癌。尽管他的气管切开术可以拔管，但患者声带功能受损，只能维持经口软食。

（三）病例 3：环后区癌同步放化疗后复发 $T_4N_0M_0$

1. 临床表现

患者男性，62 岁，于 2003 年因环后鳞癌 $T_3N_{2b}M_0$ 接受了同步放化疗。他在治疗过程中需要胃造瘘管营养和气管切开呼吸，治疗结束后仍无法拔出造瘘管及气管套管。治疗约 6 个月后，他出现进行性吞咽疼痛。纤维喉镜检查可见环后区持续性水肿和溃疡病变。双侧声带活动严重受限。由于颈部纤维化，查体困难。

2. 诊断和检查

PET/CT 扫描显示原发部位和颈部均有摄取。颈部 CT 扫描显示，环状软骨后区软组织增厚，延伸至环状软骨下段。在全身麻醉下进行直达喉镜检查证实了纤维喉镜的检查结果。病变未延伸至颈段食管。溃疡取活检，冰冻切片证实复发性鳞癌。根据影像学和内镜检查，复发病灶尚可通过手术切除。

3. 治疗的选择

在可能的情况下，挽救性手术是治疗复发性下咽癌的首选方法。再程放疗合并或不合并同步化疗都与严重的并发症相关，因此不推荐用于该患者。该患者的主要临床问题是如何选择最佳的重建方法，这取决于切除的范围和以前的治疗（放疗加或不加化疗）。无须食管切除的喉咽环周缺损的重建方法包括局部组织瓣和游离组织瓣。胸大肌皮瓣是应用最为广泛的局部瓣，但由于该皮瓣卷管困难，功能效果差，故不建议用其进行重建。游离皮瓣包括筋膜皮瓣或肠瓣。股前外侧皮瓣是我们首选的筋膜重建皮瓣，因为供区并发症发生率和瘘发生率均较低。最广泛使用的肠瓣是游离空肠，而笔者对这种高危重建的方法倾向于使用胃网膜游离瓣。先前接受过同步放化疗的患者有较高的风险发生咽瘘、伤口并发症及潜在大血管破裂的可能。胃网膜瓣具有高度血管化的大网膜可以包绕咽吻合口及大血管，而且我们认为其吞咽功能优于空肠。

4. 原发肿瘤及颈部的治疗

患者经与语言治疗师讨论如何进行语音康复后同意了治疗方案。遂行全喉全下咽切除术，同时为清楚是否存在隐匿性转移的淋巴结行双侧的 Ⅱ～Ⅳ区的淋巴结清扫和血管准备（图 14-10）。

因为放化疗后的伤口愈合能力差，我们选择胃网膜瓣（图 14-11 至图 14-13）进行重建。术后患者恢复正常，没有任何并发症，后来患者为了发音还做了气管食管穿刺术。

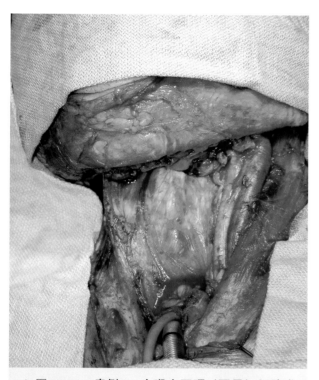

▲ 图 14-10　病例 3：全喉全下咽（环周）切除术后缺损

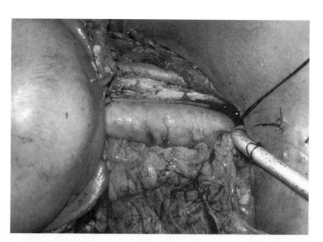

▲ 图 14-12　将胃网膜瓣置入全喉咽切除术后缺损处

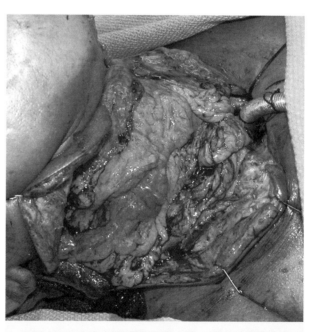

▲ 图 14-13　吻合胃网膜游离皮瓣，将大网膜覆盖在皮瓣和颈部，覆盖颈动脉和左颈内静脉

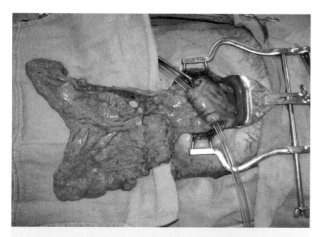

▲ 图 14-11　病例 3：胃网膜瓣制取完毕。取胃大弯和网膜。在胃部穿入一根胸管，然后在胸管上方使用胃肠吻合器（GIA）将胃部分开

第 15 章　喉癌
Carcinoma of the Larynx

Moustafa W. Mourad　Sami P. Moubayed　Raymond L. Chai　**著**
张　明　**译校**

一、流行病学

目前喉癌发病率在每年 3.2/100 000 人，终身发病风险为 0.4%[1, 2]。大多数确诊喉癌的患者年龄超过 50 岁，且整体发病率有下降趋势[3, 4]。近来，喉癌发病率的下降归因于年轻人群中吸烟者减少，以及烟草相关的法律和营销的逐渐形成[5-7]。接近 95% 的喉癌是鳞状细胞癌，这是本章讨论的重点[8, 9]。

> 临床要点：烟草相关的喉癌发病率呈下降趋势。

二、病因学

喉癌的首要致病因素是长期的烟草消耗，并且终身发病风险随着暴露时间的增加而增加[4, 5]。其他可能的致病因素包括胃食管反流和伴有人乳头状瘤病毒感染，尽管两者的致病作用尚未完全确定[10-12]。HPV 感染在头颈其他部位癌症的预后作用已得到很好的确认，如口咽部，但对喉部的影响很小[13, 14]。

三、喉的解剖

了解喉部复杂的三维解剖结构对指导合适的治疗是必要的[10, 15, 16]。喉上至会厌尖，下达环状软骨下缘，由三对非成对的软骨（会厌软骨、甲状软骨、环状软骨）和三对成对的软骨（杓状软骨、楔状软骨、小角软骨）构成。喉进一步被分割为特殊的解剖学间隙，包括会厌前隙、声门旁间隙、声门下间隙，这些间隙能够影响肿瘤的生长和扩散（图 15-1）。

会厌前间隙由甲状舌骨膜和甲状软骨前上部、会厌谷、舌骨下部、侧后部声门旁间隙的上部分及后方的会厌软骨围绕而成。会厌前间隙包含有丰富的血管和淋巴管，因此早期肿瘤可循此扩散，会厌前间隙受侵则是肿瘤预后的负面影响因素[15, 17, 18]。此外，肿瘤侵犯会厌前间隙能进一步扩展至杓状软骨、杓会厌皱襞、喉室、舌底或梨状窝的上内侧面，从而直接影响治疗方式的选择。

> 临床要点：会厌前间隙包含有丰富的血管和淋巴管，因此早期肿瘤可循此扩散，会厌前间隙受侵则是肿瘤预后的负面影响因素。

喉的解剖非常重要，因为它影响喉癌的扩散方式。早期声带癌可扩散至前联合或后联合，从而侵及声门旁间隙（图 15-2）。但其通常难以发现，最好是经影像学确认。相反，晚期声带癌则可以通过 1～4 种不同的方式扩散，包括向上向

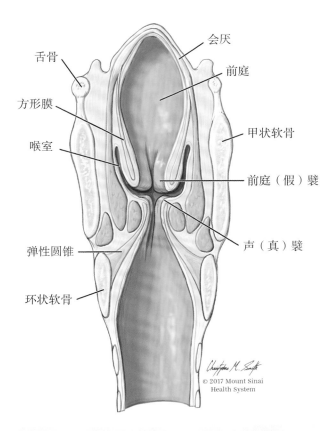

▲ 图 15-1 喉被分割为特殊的解剖学间隙，包括会厌前隙、声门旁间隙、声门下间隙，这些间隙能够影响肿瘤的生长和扩散

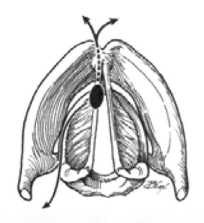

▲ 图 15-2 早期声带癌的常见扩散途径
早期声带癌可向前或向后扩散进入声门旁间隙

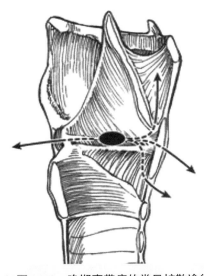

▲ 图 15-3 晚期声带癌的常见扩散途径
晚期声带癌可通过 1~4 种不同的方式扩散，包括向上向前侵及会厌前间隙，向前穿透甲状软骨板，向下穿透环甲膜，或向后侵犯

前侵及会厌前间隙，向前穿透甲状软骨板，向下穿透环甲膜，或向后侵犯（图 15-3）。

> 临床要点：早期声带癌可扩散至声门旁间隙，而晚期声带癌可直接穿透甲状软骨侵及会厌前间隙。

声门旁间隙由 Tucker 和 Smith 首先描述，上内侧为方形膜、下内侧为弹性圆锥、前外侧为甲状软骨、后界为梨状窝[19, 20]。声门旁间隙将喉室、喉小室及甲杓肌间隔开来。声门旁间隙的存在，便于肿瘤在声门上区及声门下区的交通和扩散，另外还与梨状窝有复杂的联系。此外，该间隙对喉癌向上方和下方的扩展有轻度的抵抗作用[21, 22]。

声门下区的范围自声带平面下 1cm 至环状软骨的下缘。原发或继发的声门下区侵犯都被认为是不良预后因素，原因在于可通过气管环间薄弱的屏障直接侵犯至喉外，声门下区丰富的血管和淋巴管网络，或者通过与声门旁间隙的交通而进一步的向上侵犯[10, 19, 21, 23, 24]（图 15-4）。

喉的主要神经支配有喉上神经（SLN）和喉返神经（RLN），均源于迷走神经，分别支配喉

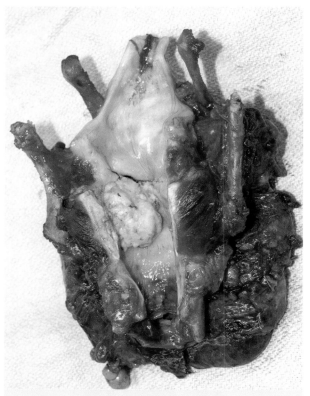

▲ 图 15-4　原发性声门下区癌

这种罕见的肿瘤预后差，因为声门下区高度富含血管和淋巴管网络，并且极少有喉外间隙侵犯的阻碍。该图中肿瘤或许经环气管膜扩散，但在声门下区仍有孤立的肿瘤。弹性圆锥与声带下缘的结合处对肿瘤向上侵犯有屏障作用

的运动功能和感觉。喉上神经起于迷走神经的下神经节，与颈交感神经纤维结合，并最终分为内支和外支两支。喉上神经外支是运动支，支配环甲肌，内支是感觉支，穿过甲状舌骨膜入喉，支配声门上区至声门水平的感觉。喉返神经走行于气管食管沟，支配除环甲肌外所有喉内肌的运动，另外还支配声门下区的感觉。

四、分期

目前喉癌的分期基于 AJCC TNM 分期系统。喉癌完整的分期包含组织病理学、体格检查、内镜和放射学图像及肿瘤转移检查[1, 25, 26]。肿瘤分期（T）基于肿瘤侵犯亚区、肿瘤侵犯范围和声

带活动度；淋巴结分期（N）与淋巴结的大小、数目、累及的颈侧有关；转移分期（M）决定于是否存在远处转移。

在声门上型喉癌中，T_1 指肿瘤限于声门上仅一个亚区；T_2 指肿瘤侵犯多个亚区，或侵犯声门或声门下区；T_3 指肿瘤侵犯声门旁间隙或会厌前间隙，或轻微侵犯甲状软骨板；T_4 指局部晚期病变，侵犯全层甲状软骨板或侵犯口咽部。声门型喉癌中，T_1 指肿瘤限于一侧声带（T_{1a}），或侵犯两侧声带，但声带活动正常（T_{1b}）；T_2 指肿瘤侵犯声门上或声门下或影响声带活动；T_3 指肿瘤侵犯声门旁间隙或声带固定；T_4 指局部晚期病变，侵犯全层甲状软骨板或侵及喉外组织。原发性声门下型喉癌中，T_1 指肿瘤局限于声门下；T_2 指肿瘤向上侵及声门区，但声带活动正常；T_3 指声带固定；T_4 指肿瘤局晚期病变，侵犯环状软骨、甲状软骨，或侵犯喉外组织。淋巴结分期（N）在各亚区的喉肿瘤是相似的，并且在所有喉肿瘤中是一致的。有远处转移即为 M_1，无远处转移即为 M_0（表 15-1 和表 15-2）。

五、临床表现

喉的三个主要功能包括发音、呼吸和保护机制，该部位的肿瘤表现为影响一项或者多项功能。症状高度依赖于肿瘤的大小、部位和患者相关的因素。常见的主诉包括发音困难、吞咽困难、呼吸困难或咯血。此外，病变累及上呼吸消化道可导致经口进食不佳，进而体重下降和营养不良，以及吸入性肺炎。无症状的病变，特别是声门上和声门下肿瘤，可表现为颈部肿块。最后，声门上肿瘤可伴有放射性耳痛或由于迷走神经侵犯导致的吞咽痛。

临床要点：声门型喉癌常见的主诉包括发音困难、吞咽困难、呼吸困难或咯血。临床表现和症状主要与肿瘤部位和侵犯范围相关。

表 15-1　按喉的亚区分类的喉癌 TNM 肿瘤分期系统

A. 原发肿瘤（T）喉声门上区

T_x	原发肿瘤不能估计
T_0	无原发肿瘤证据
Tis	原位癌
T_1	肿瘤限于声门上仅一个亚区，声带活动正常
T_2	肿瘤侵犯声门上一个邻近亚区以上的黏膜，或侵犯声门或声门上区以外区域（如舌根黏膜、会厌谷、梨状窝内侧壁），无喉固定
T_3	肿瘤限于喉内，声带固定，和（或）侵犯下列任一部位：环后区、会厌前间隙、声门旁间隙和（或）甲状软骨内板
T_{4a}	局部中晚期病变。肿瘤侵透甲状软骨板和（或）侵及喉外组织（如气管、包括舌外肌在内的颈部软组织、带状肌、甲状腺或食管）

B. 原发肿瘤（T）喉声门区

T_x	原发肿瘤不能估计
T_0	无原发肿瘤证据
Tis	原位癌
T_1	肿瘤侵犯声带（可侵及前联合或后联合），声带活动正常
T_{1a}	肿瘤限于一侧声带
T_{1b}	肿瘤侵犯两侧声带
T_2	肿瘤侵犯声门上和（或）声门下，和（或）声带活动受限
T_3	肿瘤限于喉内，声带固定，和（或）侵犯声门旁间隙和（或）甲状软骨内板
T_{4a}	局部中晚期病变。肿瘤侵透甲状软骨板和（或）侵及喉外组织（如气管、包括舌外肌在内的颈部软组织、带状肌、甲状腺或食管）
T_{4b}	局部非常晚期病变。肿瘤侵及椎前间隙，包裹颈动脉，或侵犯纵隔结构

C. 原发肿瘤（T）喉声门下区

T_x	原发肿瘤不能估计
T_0	无原发肿瘤证据
Tis	原位癌
T_1	肿瘤限于声门下区
T_2	肿瘤侵犯声带，声带活动正常或受限
T_3	肿瘤限于喉内，声带固定
T_{4a}	局部中晚期病变。肿瘤侵透环状软骨或甲状软骨板，和（或）侵及喉外组织（如气管、包括舌外肌在内的颈部软组织、带状肌、甲状腺或食管）
T_{4b}	局部非常晚期病变。肿瘤侵及椎前间隙，包裹颈动脉，或侵犯纵隔结构

注：喉包括从会厌尖到环状软骨下缘的喉的全部结构，被分为 3 个特定部位：声门上、声门、声门下

表 15-2　基于 TNM 原则的最终肿瘤分期：喉

A. 区域淋巴结（N）	
N_x	区域淋巴结不能评估
N_0	无区域性淋巴结转移
N_1	同侧单个淋巴结转移，最大直径 ≤ 3cm
N_2	同侧单个淋巴结转移，最大直径 > 3cm 但 < 6cm；或同侧多个淋巴结转移，最大直径 < 6cm；或双侧或对侧淋巴结转移，最大直径 < 6cm
N_{2a}	同侧单个淋巴结转移，最大直径 > 3cm 但 < 6cm
N_{2b}	同侧多个淋巴结转移，最大直径 < 6cm
N_{2c}	双侧或对侧淋巴结转移，最大直径 < 6cm
N_3	转移淋巴结最大直径 > 6cm

B. 远处转移分级（M）	
M_x	远处转移不能评估
M_0	无远处转移
M_1	有远处转移

C. 分期			
0 期	Tis	N_0	M_0
Ⅰ期	T_1	N_0	M_0
Ⅱ期	T_2	N_0	M_0
Ⅲ期	T_3	N_0	M_0
	T_1	N_1	M_0
	T_2	N_1	M_0
	T_3	N_1	M_0
ⅣA 期	T_{4a}	N_0	M_0
	T_{4a}	N_1	M_0
	T_1	N_2	M_0
	T_2	N_2	M_0
	T_3	N_2	M_0
	T_{4a}	N_2	M_0
ⅣB 期	任何 T	N_3	M_0
	T_{4b}	任何 N	M_0
ⅣC 期	任何 T	任何 N	M_1

六、诊断和检查

喉部病变的初步诊断和检查从基本病史和体格检查开始。病史应该包括患者的主要主诉、吸烟史、先前手术史和伴发疾病。对于缺乏明显的病理改变，但伴有咯血病史、长期持续性发音困难、颈部肿块、吞咽痛或单侧耳痛的高风险患者（如重度吸烟者），临床医师应高度怀疑喉癌并给予积极检查。在最近的 2009 年临床治疗指南中建议对声音嘶哑持续 3 个月而不缓解，或者有严重的可疑病因的患者应给予喉部视诊 [3, 27]。

> **临床要点**：临床治疗指南建议对声音嘶哑持续 3 个月而不缓解，或者有严重的可疑病因的患者应给予喉部视诊。

体格检查应该包括头颈部完整的全面检查。口腔除全面视诊外，需对舌根和双侧扁桃体窝触诊。另外，需对颈侧和颈中央区触诊，以排除淋巴结转移性病变。应采用间接喉镜或直接喉镜检查来全面视诊喉咽腔，喉镜检查可在诊室或手术室内完成。诊室内可行的纤维喉镜或间接喉镜检查能快速地完成，并能对检查和诊断提供重要的信息。对清醒患者的动态可视喉镜检查能提供声带活动度的信息，这对患者的分期和预后有重要影响。手术性喉镜检查因不能提供动态信息而受限，但是可以提供机会组织采样和病理分析。当然，如果配备了能够容纳使用纤维器械的侧端，诊室内的纤维内镜检查也可方便地进行组织学诊断。频闪喉镜使用卤素光照明，能够提供诸如黏膜浅层和黏膜波的活动度和柔顺度等额外的信息 [5, 28-30]。据报道，频闪喉镜最高可改变 47% 的诊断，但是，对其在常规应用中的作用并没有一致性的意见 [8, 31, 32]。当纤维喉镜评估发现的病变与声音嘶哑的程度不符时，频闪喉镜是有益的帮助 [5, 33, 34]。

临床要点：据报道，频闪喉镜最高可改变 47% 的诊断，当纤维喉镜评估发现的病变与声音嘶哑的程度不符时，频闪喉镜是有益的帮助。

喉部病变的视诊和喉镜检查应特别关注声带活动度、气道通畅性和肿瘤侵犯的范围，临床医师应注意病变与声门上、声门、声门下特殊亚区的关系。杓会厌皱襞、环后区、杓状突、会厌谷和声门下区侵犯尤其重要，因为能指导治疗的选择及影响肿瘤的分期。此外，应评估邻近组织的侵犯，如梨状窝、舌根、咽侧壁。对任何存在的喉部病变都应取活检。

根据喉部病变侵犯的亚区和侵犯的范围来选择相应的辅助检查。鉴于吸烟史在大多数患者中的重要性，应考虑胸部影像学检查。从颈部开始的薄层增强 CT 和（或）MRI 检查有助于发现影像学上阳性的淋巴结病变，并有利于发现肿瘤黏膜下和软骨的侵犯情况。应特别注意会厌前间隙、声门旁间隙、环状软骨和甲状软骨的情况[10, 35]。此外，鉴于临床上 Ⅲ～Ⅳ 期患者较高的远处转移率，应考虑对这些患者行 PET/CT 检查[13, 36]。当考虑行保喉手术治疗时，应做肺功能检查来定量肺储备情况，以此判断该患者是否适合该治疗方式。

临床要点：由于大多数喉癌患者均有严重的吸烟史，胸部影像学检查应该作为辅助检查的一部分。可以采用高分辨率 CT 肺部扫描或 PET/CT 扫描。

七、区域淋巴结转移

晚期局部区域性病变的发生率与病变的亚区高度相关，更易发生在声门上和声门下病变中[15, 36, 37]。声门上区丰富的、双侧引流的淋巴管网络，导致不论肿瘤 T 分期如何，隐匿性淋巴结转移率达 75%，其中 18%～26% 的患者可有双侧淋巴结受累[15, 18, 38]。与此相似，由于声门下区缺乏强有力的纤维弹性组织屏障，导致声门下病变易向喉外侵犯。Strome 等对软骨组织的研究发现，尽管肿瘤组织对软骨结构的侵蚀性改变很小，但肿瘤可经气管软骨环间隙直接侵犯至喉外[19, 31]。相似的，该区域丰富的淋巴管引流网络易分别向前经环甲膜和后外侧经环气管膜发生淋巴结转移[21, 39]。

临床要点：声门下区缺乏强有力的纤维弹性组织屏障，导致声门下病变易向喉外侵犯。声门下区肿瘤常易通过直接侵犯而发生转移性病变。

然而，由于喉部强有力的纤维组织结构阻碍了喉外侵犯，声门型喉癌更低地发生区域性淋巴结转移[10, 40]。据报道，早期声门型喉癌区域淋巴结转移率低至 0%，T_3 和 T_4 病变发生率在 20%～30%[25, 26, 41]。

（一）治疗

喉癌的治疗方式仍存在很大的争议，目前的研究聚焦在手术和非手术干预的作用。由退伍军人喉癌研究组（VA）完成的里程碑式研究发现，晚期喉癌的非手术治疗和手术治疗获得相似的效果，两组间无明显的生存差异[27, 33]。这样的研究建立了保喉治疗方案在喉癌治疗中的作用。自从 1991 年的 VA 研究，诸多机构将研究扩展到诱导化疗和同步放化疗对喉癌的作用，以期发现最佳治疗模式，但并没有出现明确的一致性的方案[10, 28-30]。最佳的治疗方案被认为是能显著影响肿瘤的体积，并能够发现化疗 / 放疗敏感性。此外，微侵袭技术的发展将喉癌的外科治疗和器官保存方式带入了新的时代[31, 32, 42]。

1. 外科治疗

喉癌存在多种外科治疗方式，具体方式由肿瘤的分期和侵犯的部位决定。外科治疗方式可大体的分为功能保存手术和非功能保存手术。功能保存手术又可进一步分为经颈开放式手术和经口微创手术。

（1）喉功能保存治疗：经口微创手术。

近来技术的进步使经口微侵袭手术得到了发展，包括经口机器人手术（TORS）和经口激光显微手术（TLM）。经口手术切除遵循 Biller 等为开放手术设定的同样的适应证（表 15–3），另外还要看直接喉镜下可暴露的情况及可见病变的完整性 [10, 33, 34]。20 世纪 80 年代末，Steiner 等发展了经口激光显微手术，通过直接喉镜、手术显微镜、显微外科器械和 CO_2 激光分块切除来治疗上呼吸消化道肿瘤。该技术被广泛接受，增加了在早期声门区、声门上区、口咽部和下咽部病变的应用。在一项由 Agrawal 等完成的针对 I ～ III 期喉癌应用 TLM 治疗的多中心研究发现，其 3 年整体生存率和无病生存率分别为 88% 和 79%[43]。但是，TLM 对专业技术的高要求妨碍了其被广泛地接受 [38, 44, 45]。此外，由于 TLM 需要对肿瘤分块切除而不能做到整块的切除而受到批评。对经验不足的术者，这会造成对肿瘤切缘评估出现偏差，从而低估原发肿瘤的分期 [27, 31]。TORS 的应用，特别是对内镜下声门上喉切除，由于肿瘤可做到整块切除，则可改善对外科切缘判断的信心（图 15–5）。

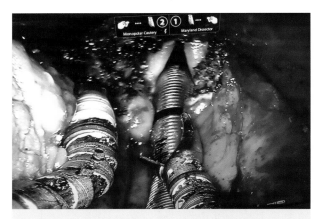

▲ 图 15-5　TORS 喉声门上切除术后缺损
小心避免损伤声带和杓状软骨

表 15–3　经口手术切除遵循 Biller 等为喉部分切除术设定的同样的适应证

经口切除适应证
肿瘤侵犯对侧声带不超过 3mm
杓状突（为保存声带突）未受侵犯
声门下区侵犯不超过 5mm
声门上区侵犯横向不超过喉室
残余声带可活动
无软骨侵犯

目前，TLM 被用于 T_1、T_2 和选择性 T_3 声门上喉癌 [39, 46]。TLM 可采用的具体技术取决于肿瘤的范围，是高度多样的，从声带切除（ I ～ IV 型）、声门上部分切除到喉部分切除术。TLM 一般通过悬吊显微喉镜直视下用 CO_2 激光手术。肿瘤被分块切除，然后重新定位并由病理科医师评估以获得干净的切缘。

（2）喉功能保存手术：经颈开放式手术。

喉功能保存手术由 Piquet 等在 1963 年首先介绍，试图改善全喉切除的不利影响 [40, 47]。在 20 世纪 90 年代中叶，这些术式再次引起了世界范围内的兴趣 [41, 48]。功能保存手术的适应证由 Biller 等描述，以保证能获得切缘可靠的肿瘤学切除的同时，能保存喉部功能或结构上的完整性 [33-49]（表 15–3）。尽管起初描述的手术过程多种多样，但这些手术都根据切除的范围和重建的方法来定义 [10, 28]。大体上的定义，喉部分切除术可分为喉垂直部分切除术（VPL）或喉水平部分切除术（HPL）。

> **临床要点**：喉功能保存手术的适应证基于以下原则：在保证获得切缘可靠的肿瘤学切除的同时，保存喉部功能上或结构上的完整性。

通过垂直正中或旁正中切开甲状软骨，喉垂直部分切除术（VPL）很容易到达声门区水平，能够直视整个喉腔，提供处理声门区、声门上区及声门下区水平的路径。能够整块的切除肿瘤，并且能直接获得组织行切缘分析。VPL 适用于大的 T_1 病变、轻微侵犯声门上和声门下的小 T_2 病变、由于不能足够暴露而不适合经口切除的早期病变、早期复发的挽救手术 [42, 50, 51]（图 15-6）。然而，上述提及的经口技术的发展已经很大程度上取代了 VPL 在声门区喉癌的治疗 [10, 52]。

喉水平部分切除术（HPL）是水平通过甲状软骨或其上方切口以到达声门区、声门上区和声门下区病变 [10, 53]。根据进入喉腔的部位、切除的水平和重建的方法，HPL 可被分为：①声门上部分喉切除术（SPL）；②环状软骨上喉切除环状软骨舌骨会厌固定术（SCL-CHEP）；③环状软骨上喉切除环状软骨舌骨固定术（SCL-CHP）[10, 54]。手术遵循的原则为喉的亚单位的整块切除（相对于简单的切除肿瘤），这可能包括切除了正常的组织，目的是增强重建以保存喉功能的完整性。根据肿瘤的范围，这些亚单位可能包括环状软骨上喉腔内所有结构（SCL）或声门区上方的所有结构（SPL，图 15-7）。如果会厌保留，通过拉紧固定环状软骨和会厌进行重建（CHEP），否则拉紧固定环状软骨和舌骨（CHP）。这些术式的

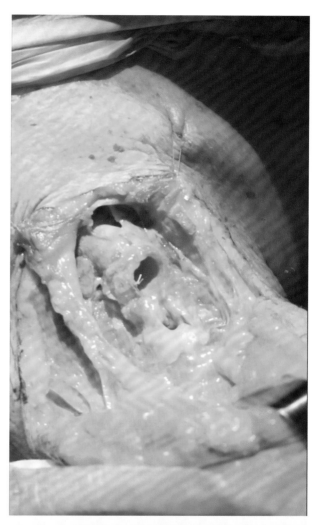

▲ 图 15-7　环状软骨上喉切除术后的缺损，保留了会厌根部。左侧杓状软骨向前缝合以重建生理性位置

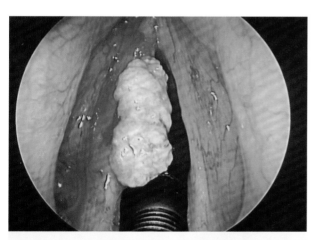

▲ 图 15-6　1 例早期声带癌（VPL 适用于）T_1 病变、轻微侵犯声门上和声门下的小 T_2 病变、由于不能充分暴露而不适合经口切除的早期病变、早期复发的挽救手术

适应证包括：①早期 $T_1 \sim T_2$ 声门区、声门上区或贯声门区肿瘤；②选择性 T_3 声门区、声门上区或贯声门区肿瘤；③选择性 T_4 病变，灶状侵犯甲状软骨但未透过甲状软骨外膜 [28, 55, 56]。喉功能保存手术的 3 年、5 年整体生存率分别为 71%～95% 和 79%～88% [44, 45, 57]。

(3) 非功能保存喉部手术：喉全切除术。

手术切除从会厌到声门下区喉的全部结构被称为喉全切除术。由于晚期病例常常需切除侵犯的全部或部分咽部，被称为全喉下咽切除术（图 15-8）。因为喉全切除术带来的相关致残

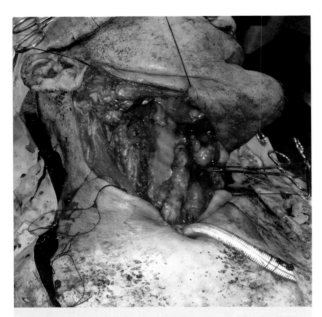

▲ 图 15-8　全喉下咽切除术，切缘到口咽部，悬雍
垂暴露在视野中

家癌症数据库完成的相似的人群研究中也发现，在 20 世纪 90 年代中叶，伴随着喉癌的整体治疗模式向器官保存模式的改变，喉癌患者的生存率下降了。最重要的是，他们发现相对于手术治疗组，采用器官保存治疗的 $T_3N_0M_0$ 的喉癌患者 5 年生存率下降[64]。

> 临床要点：最近的资料显示，相对于手术治疗组，采用器官保存治疗的 $T_3N_0M_0$ 的喉癌患者 5 年生存率下降。

和社会歧视，研究者试图确定手术的适应证及对比手术与选择器官保存治疗的效果。在 1991 年的 VA 研究中，与单纯手术相比，在无生存差异的情况下，诱导化疗加放疗在晚期病例中获得了 64% 的器官保存率[27, 58, 59]。欧洲癌症研究和治疗组织（EORTC）完成的相似的研究发现器官保存治疗组和非器官保存治疗组获得了相同的生存率[46, 60]。但是，该研究包含了需全喉切除的下咽癌患者的结果，而不是局限于喉部的病变。但是最佳治疗模式仍旧是有争议的，其他的研究显示了相反的结果，手术加辅助放疗组较首选化疗组获得更好的生存率[47, 61]。其他的研究探讨了诱导化疗在晚期癌症治疗中的作用。Beauvillain 等研究发现，相对于单用诱导化疗加放疗，诱导化疗加手术和放疗的患者改善了局部控制率和整体生存率[48, 62]。他们的研究表明加上手术治疗后，优于器官保存的诱导化疗治疗模式。

然而，最近由 Megwalu 和 Sikora 完成的以人群为基础的 5000 多名患者研究发现，手术治疗组比非手术治疗组在整体生存和无病生存都获得显著改善[49, 63]。在 Hoffman 等 2006 年利用国

肿瘤放射治疗组（RTOG）91–11 研究对比了同步放化疗和诱导化疗的结果。该研究发现，相对于诱导化疗组和首选放疗组，同步放化疗组的患者有更高的喉保存率。但是该研究只限于 III 期病例，而排除了更不易保存喉功能的 T_4 期病例[28, 65]。对晚期喉癌患者的最佳治疗方式，尽管缺乏明确的一致性意见，在全部的治疗选择中全喉切除术仍旧是重要的手术治疗手段（图 15–9）。全喉切除术在处理原发性 T_4 喉癌患者、适合器官保存治疗但已经无功能喉患者，以及吞咽功能比声音质量更为重要的患者中，仍发挥着重要的作用。此外，除外可行喉部分切除手术的早期复发病例，全喉切除术是挽救性手术的金标准[50, 51, 66]。

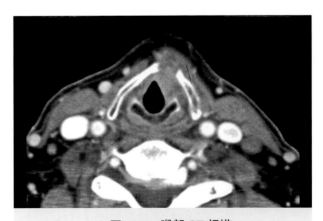

▲ 图 15-9　喉部 CT 扫描
CT 扫描显示软骨受侵。对于能耐受手术的喉癌患者，若软骨受侵，则喉切除术是最佳治疗模式

临床要点：在处理原发性 T_4 喉癌患者中，全喉切除术发挥着重要的作用。这些患者通常表现为无功能喉，并且随后的治疗并不能改善功能。

（二）非手术治疗

1. 放疗

放射治疗在早期声带癌的治疗中发挥重要的作用。在不同的分割剂量下，T_1 病变可给予总剂量 63～70Gy 治疗。研究显示每天最低剂量 2.25Gy 优于每天 2Gy 的方案，并且可将总剂量减少至 63Gy，但是有增加远期毒性的潜在风险[52]。T_2 病变的治疗是相似的，由于有轻微的颈部区域性转移增加的风险，特别是气管前和气管旁淋巴结，故要增加放射野覆盖的范围。然而，早期喉癌的最佳治疗方式仍旧是难下定论。手术和放疗都可以达到非常好的局部控制率和生存率。但是，由于在挽救性治疗无法再采用放射治疗，首选放疗而失败的情况下是非常不利的。Mourad 等发现早期病变的治疗选择受地区、社会经济状况和种族的影响，且接受放疗的患者获得的总生存率更高[53]。但是 Brady 等研究发现，对于 T_1 病例，手术治疗比放疗有更好的 5 年无病生存率，但在 T_2 病例中则未发现相同的生存获益[54]。因此，他们建议手术作为 T_1 病变的一线治疗。

对晚期声门区病变，放疗作为单一的治疗方式也是可以考虑的。在 RTOG 91-11 研究中，单一放疗组与其他同时接受化疗的两组得到相似的总生存率[28]。然而，10 年随访结果表明同步放化疗组（CRT）的整体生存率下降了，原因可能是与单纯放疗相比，同步放化疗治疗相关的毒性作用的结果。因此，对于不适合手术和化疗的晚期肿瘤患者，可给予放疗的单一治疗。对于晚期病变，放疗在辅助治疗中发挥了核心作用。无论是器官保存治疗还是非器官保存治疗模式，在整个治疗策略中放疗都是重要的辅助方法。术后不良预后因素包括两个或以上淋巴结受侵、淋巴结结外侵犯、近切缘或阳性切缘、神经浸润、肿瘤体积大、淋巴血管侵犯，都有必要进行辅助放疗。术后肿瘤区通常在 6 周内给予总量 60～66Gy 的放射量。

然而，由于声门下区肿瘤具有更高的侵袭性、更易出现淋巴血管和区域性转移以及整体更差的预后，非手术治疗作为首要的治疗模式更受限制[57]。原发性声门下喉癌较其他喉肿瘤极为少见，但是大多数发表的研究都建议给以手术和放疗的联合治疗，即使是早期病变[58, 59]。Dahm 等对早期声门下癌研究发现，相对于手术组（42%）和手术加辅助放疗组（100%），单一放疗组无病生存率显著降低（22%）[60]。Santoro 等对晚期声门下癌研究发现，单一放疗组患者 5 年整体生存率为 0%，而手术组为 47%，联合治疗组为 83%[61]。

非手术治疗在声门上型喉癌中的作用也仍有争议。Sessions 等研究了 600 多例声门上型喉癌的不同治疗方案，并没有发现哪种治疗方式有生存获益。然而，他们发现接受声门上喉切除的患者提高了喉功能保存率[62]。Jones 等研究早期声门上型喉癌患者发现，手术和放疗两种治疗方式并没有生存差异[63]，但单纯接受手术的患者，在切除肿瘤的同时并没有行计划性或选择性颈清扫术。然而，Spriano 等研究表明，除了提高了喉功能保存率，手术治疗并没有获得比放疗组更好的肿瘤学结果[65]。最近，Arshad 等完成的一项以人群为基础的研究发现，对早期声门上型喉癌行器官保存手术加颈清扫术比单纯接受放疗者提高了生存率[66]。由于声门上型喉癌患者的非手术治疗中照射野需包括原发灶和双侧颈部（图 15-10），辐射可导致咽部纤维化和长期的吞咽困难。

临床要点：多个研究证实对于声门上型喉癌的患者，手术比放疗能获得更好的肿瘤学和功能性结果。

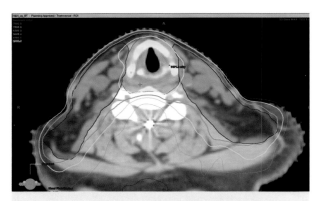

▲ 图 15-10　声门上型喉癌患者的放疗计划
声门上型喉癌患者的照射野需包括原发灶和双侧颈部。
这个范围的治疗与早期和迟发的并发症都显著相关

2. 化疗

化疗用于晚期病变的治疗，可改善局部控制率，降低远处转移率。Hong 等在 1985 年研究发现喉癌对化疗的反应性能够预测放疗敏感性，这建立了 VA 喉癌研究的理论基础[67]。VA 喉癌研究组结果表明，以肿瘤对化疗的反应性为基础指导后续治疗，化疗为基础的非手术治疗与外科治疗在晚期喉癌中获得同等的疗效[27]。RTOG 91-11 研究表明，与诱导化疗相比，同步化疗提高了患者的保喉率[28]。此外，像西妥昔单抗一类的生物药与放疗联合应用时，通过阻断表皮生长因子受体（EGFR）途径而增强放射敏感性，从而发挥疗效[68]。

Hong 等在 1985 年的研究也为通过化疗给药来确定后续治疗开创了先例[30]。密歇根大学的一项 II 期临床研究表明单程诱导化疗的反应性（50% 或更高）能够强烈的预测放射敏感性。经选择的接受器官保存治疗模式患者 3 年整体生存率在 85%，保喉率在 70%[30]，而对诱导化疗无反应的肿瘤则被认为是放疗抵抗的，应选择手术治疗。

临床要点：RTOG 91-11 研究表明，与诱导化疗相比，同步化疗提高了患者的保喉率。

由 RTOG 和 EORTC 完成的一项大型 III 期临床研究报道了术后辅助化疗的作用[69, 70]，发现主要在伴有淋巴结结外侵犯或阳性外科切缘的患者有临床获益。

八、颈部的处理

喉恶性肿瘤易发生淋巴结转移的区域是 II～IV 区，且淋巴结受侵提示预后更差[15]。通常 N_1 病变患者可以采用单一模式治疗。作为联合治疗的一部分，RTOG 91-11 研究中的 N_2 患者在完成放疗 8 周后接受计划性颈清扫术。然而，随着 PET 扫描的出现，部分作者建议对患者治疗后行 PET 扫描，并且仅对显示有高代谢活性病灶的患者进行外科干预[71]。近来，Mehanna 等研究表明，在晚期头颈癌患者中计划性颈清扫术与 PET/CT 监测得到相似的生存率，而 PET/CT 监测成本更低[72]。但是他们的研究中绝大部分病例是口咽癌（84%），且其中大多数是 HPV 阳性（75%）的患者。但是，PET/CT 扫描的敏感性已受到了质疑，研究中发现在放疗后 3 个月接受计划性颈清扫术时，治疗后 PET 扫描阴性的患者中仍有隐匿性残留病变[73]。

颈部 N_0 患者的颈部处理存在争议，治疗选择包括观察和选择性颈部干预。择区性颈部干预可分为外科干预（颈清扫）和非外科干预（放疗），具体类型受原发肿瘤的治疗影响。肿瘤首选放疗者，更适合将颈部纳入照射野。但是，外科择区性颈部干预能提供有价值的病理学信息，从而指导辅助治疗。

临床要点：颈部 N_0 患者的颈部处理没有共识，但肿瘤的具体亚区在指导颈部 N_0 的治疗中发挥关键作用。

早期声带癌有很低的隐匿性转移率，因此观察是可行的治疗选择，特别是原发灶在内镜下切除的患者。而晚期声门区病变则可以从颈部的治疗性干预中获益。T_2 或分级更高的声门上区病变有较高的隐匿性转移率（> 20%），因此颈部 N_0 也需要干预，此外，其双侧转移率为 18%～26%，应该给予双侧颈部干预[22, 74]。

九、临床病例

（一）病例 1：$T_3N_0M_0$ 声门型癌

1. 临床表现

患者男性，49 岁，吸烟史 30 年，声嘶 7 个月。目前工作是电话销售员，需每天讲话。否认任何吞咽困难、吞咽痛和耳痛相关症状。

2. 体格检查

体检可见左侧声带明显的外生性肿块，声带固定，但杓状软骨似乎可动，颈部触诊未见临床阳性淋巴结。

3. 诊断和检查

患者接受了直接喉镜下活检术。检查在全麻下进行，见肿瘤占据左侧声带全长，但未侵犯前联合，肉眼下未见声门上区和声门下区侵犯。颈部增强 CT 扫描未见阳性淋巴结或软骨侵犯，但显示左侧声门旁间隙侵犯（图 15-11）。胸部 X 线、肝功能和肺功能检查均未见异常。

4. 治疗评估和选择

患者为 49 岁男性，声门型喉癌，$T_3N_0M_0$，侵犯声门旁间隙，该患者的治疗选择如下。

(1) 喉全切除加同侧颈清扫术：该患者隐匿性淋巴结转移的可能性大于 20%，尽管临床和影像学检查未见阳性淋巴结，仍有必要行颈清扫术。是否辅助放疗由病理分期决定。该患者可用气管食管假体或电子喉来修复声音，然而，考虑到患者的职业对语言的必需性，可选择其他的治疗方式。

(2) 联合放化疗：由于该患者的职业特点，可选择尝试器官保存措施。根据 RTOG 91-11 研究，单纯放疗不适合于 III 期病变，同步放化疗则有潜在的器官保存的可能。该患者没有穿透甲状软骨

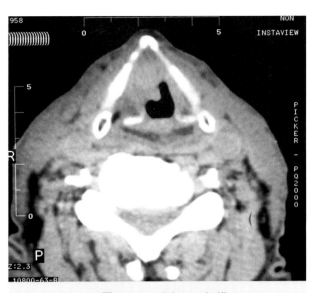

▲ 图 15-11　喉部 CT 扫描

CT 扫描显示左侧声门旁间隙侵犯，这通常是明显发音困难的原因

的软骨侵犯、杓状软骨可活动、无喉外侵犯、无声门下区侵犯，因此可适合非手术治疗。

(3) 喉功能保存手术：该患者或许适合经颈开放式喉功能保存治疗。考虑到杓状软骨的活动性、无甲状软骨侵犯及无明显的声门下区侵犯，该患者可行环状软骨上喉切除环状软骨舌骨会厌固定术（SCPL-CHEP）。整体生存和局控率与其他的治疗选择相仿，但声音质量或许比非手术治疗要差，并且考虑到术后吸入性肺炎的风险，必须要考量患者的肺储备状态。

由于患者的喉功能保存意愿，他接受了放化疗治疗并得到了完全缓解。鉴于治疗后无颈部病变，因此未行颈清扫术，第一年随访期间每 3 个月做一次 PET/CT 检查，未见疾病复发。

（二）病例 2：$T_1N_0M_0$ 声门型喉癌

1. 临床表现

患者男性，55 岁，25 年吸烟史，声嘶 9 个月，否认任何吞咽困难、吞咽痛和耳痛相关症状。

2. 体格检查

体检仅见左侧声带斑片状病变，声带活动

好，无明显声门上区侵犯，颈部触诊无临床可及淋巴结。

3. 诊断和检查

患者接受了直接喉镜下活检术。检查在全麻下进行，见肿瘤占据左侧声带全程，但未侵犯前联合，肉眼下未见声门上区和声门下区侵犯。颈部增强 CT 扫描未见阳性淋巴结或软骨侵犯，未见声门旁间隙侵犯。胸部 X 线、肝功能和肺功能检查均未见异常。

4. 治疗评估和选择

患者为 55 岁，$T_1N_0M_0$ 声门型喉癌，该患者的治疗选择如下。

(1) 外科治疗：该患者适合经口手术切除肿瘤。该肿瘤是早期（T_{1a}），且经口能够完全暴露。病变未侵犯前联合，喉外侵犯及预后差的概率低，也不会导致经口暴露不全。无声门下区及声门旁间隙侵犯则降低了淋巴结播散的风险，排除了颈部 N_0 期病变外科处理的必要性。手术可行

经口激光显微手术（TLM）。需注意的是，经口切除或许需要反复多次以获得足够的局部控制，并在术后接下来的时期内密切的监测随访。

(2) 放疗：该患者可选择放疗。在这种早期病变中单一治疗是适应证，并可获得非常好的局部控制和整体生存。但需与患者讨论，如果病变复发则不能再次使用放疗。

(3) 喉功能保存手术：该患者或许适合经颈开放式喉功能保存治疗。这是位于左侧声带的早期病变，无喉外侵犯，因此是喉垂直部分切除术的适应证。然而，考虑到病变的部位和经口能完全暴露的特点，相比于 TLM，VPL 可能会导致更差的功能效果。

初始治疗计划是行经口切除肿瘤，但在术中暴露后新发现前联合有病变，导致完全暴露受限。随即决定治疗改为放疗，未处理同侧颈部。该患者随访 3 年，仍无病生存。

第 16 章　喉和下咽术后缺损的修复
Reconstruction of Laryngeal and Hypopharyngeal Defects

Han Zhang　David P. Goldstein　John R. de Almeida　著

金正雄　夏莉莉　译

安常明　校

一、概述

喉和下咽癌是位列口咽癌之后的头颈部第二位恶性肿瘤[1]。超过 40% 的喉和下咽癌患者就诊时已是晚期，需要综合治疗[2]。早期患者可以采用保喉治疗如内镜手术或部分喉手术，而晚期患者需采用喉下咽切除术。

自从美国退伍军人医院的研究结果证实喉癌可以利用同步放化疗作为保喉策略以来[3]，外科手术就退居作为局部治疗失败的挽救手段。放化疗后伤口愈合能力差，高达 25%～30% 的患者会出现伤口坏死、感染、咽瘘等并发症。伤口坏死后的大血管暴露将导致致死性的并发症[4, 5]。

> 临床要点：放化疗后伤口愈合能力差导致高达 25%～30% 的患者出现伤口坏死、感染、咽瘘等并发症。

喉下咽重建的目标包括重建吞咽通道、恢复声带活动和预防诸如咽瘘和大血管破裂等并发症。了解喉下咽的解剖和生理特点是达到上述目标的关键。尽管以前多是用局部和区域组织瓣来修复，但目前来说带血管蒂的游离组织瓣更是喉下咽重建外科医师需要掌握的重要手段[1]。游离组织瓣的应用将减少主要并发症和咽瘘的发生[4, 6, 7]。

本章将会对喉下咽术后缺损的各种修复方法展开讨论。减少并发症的同时重建功能将改善患者术后整体的生活质量，这也是这个复杂的解剖区域修复成功的意义。

（一）解剖结构

上呼吸消化道（upper aerodigestive tract，UADT）是一个复杂的解剖部位。喉位于 C_3～C_5 水平的颈前区类似于瓣膜结构，具有保护气道、发音和呼吸的功能。喉体中有三个相当于瓣膜的结构分别是真声带、假声带和会厌。三个瓣膜的协调运动和功能正常是预防误吸、呼吸道梗阻和嗓音变化的关键。

咽部一直从颅底延续至环状软骨水平，被分为鼻咽、口咽和下咽三部分。漏斗状的下咽又被分为四个亚区：咽后壁、环后区和双侧对称的梨状窝。咽部由水平走行的咽上、中、下缩肌所环绕从而推进食物团下行。咽下缩肌和环咽肌相当于协调吞咽和呼吸的括约肌。

颈段食管自环状软骨水平延续自下咽，从环状软骨下缘至锁骨水平。颈段食管将食物团由下咽推向胸上和中段食管。

（二）生理功能

吞咽是复杂的生理活动，具有四个阶段：①口腔准备期；②口腔期；③咽部期；④食管期。当食物在口腔准备期和口腔期时，食物团在舌和软腭的推动下激发咽部期。此时咽部咽上、中、下缩肌相继收缩推动食物团进入食管上段。当食物团通过咽缩肌进入颈段食管后吞咽的食管期开始了，而咽部的吞咽活动随之结束。

喉的功能主要通过上文所述的三个瓣膜样的结构实现保护气道和呼吸。声带闭合、室带闭合和会厌盖上杓状软骨这一系列的动作对于分开吞咽和呼吸是非常关键的。喉和下咽通过咽鼓管咽肌、腭咽肌和茎突咽肌的垂直向上运动在保护呼吸道的情况下让食物团顺利进入颈段食管。这种复杂反应是高度协调的，在头颈恶性肿瘤（head and neck cancer, HNC）患者的术后常常遭到破坏。因此，我们应高度重视气道和吞咽功能的分离。

> **临床要点**：喉主要通过声带闭合、室带闭合和会厌遮盖杓状软骨这一系列的动作实现保护气道和呼吸的功能。

保喉方案和喉功能保留手术将有助于 UADT 患者的发音功能。然而，晚期或复发的喉下咽癌在治疗中常常需要全喉切除。无喉患者的术后嗓音康复一般有三种方法，即电子喉、食管发音和气管食管发音（tracheoesophageal speech, TE）。选择哪种发音方式对患者最好需要结合言语病理学家（speech-language pathologist, SLP）的建议和患者的个人特点进行认真评估。

> **临床要点**：患者最优的术后言语康复选择需要言语病理学家进行评估。患者个人的病情、动手能力、认知状况在决定最优的言语康复措施中起到主导作用。

（三）缺损分类

UADT 的缺损修复策略要视肿瘤术后缺损的程度而定。修复的最终目就是要恢复这一区域相关的言语、吞咽和呼吸的三大功能。UADT 的每一个部位都在完成这些功能中发挥着特殊的作用。因此，需要考量系统性的修复策略从而完全恢复这一复杂区域的功能。本章包含以下三类缺损的修复：保留喉的部分下咽缺损（图 16-1A）；全喉及部分下咽切除术后缺损（图 16-1B）；全喉全下咽切除术后的环周缺损（图 16-1C）；

二、部分下咽切除术后缺损的修复

（一）部分咽壁缺损

部分下咽往往是小缺损，局部可以用多种方式进行关闭。此区域的缺损又可以进一步分为后壁和侧壁的缺损。此区域缺损修复的最终目标是重建咽侧壁的运动和密闭性以便完成呼吸和吞咽功能。缺损修复的方法包括直接拉拢缝合、局部或区域瓣和游离组织瓣。

> **临床要点**：部分咽壁缺损修复的最终目标是重建咽侧壁的运动和密闭性以便完成呼吸和吞咽功能。

（二）咽后壁缺损

没有和颈部沟通的咽后壁小缺损可以旷置等它逐渐愈合或者利用中厚皮片移植。如果咽后壁的缺损可以利用周围黏膜的延展性拉近且避免造成狭窄，那么便可以尝试直接拉拢缝合。对于 2～3cm 以上的缺损或者伤口愈合情况比较复杂的放疗后患者不要进行这些尝试 [8]。

> **临床要点**：咽后壁修复后缺乏感觉，尤其是修复部位邻近食管入口时更容易对吞咽功能造成影响，导致术后持续性的误吸。

（三）咽侧壁缺损

梨状窝外侧壁的小缺损可以直接拉拢缝合或者如果没有和颈部相通的话旷置待二期自行愈合。诸如咽瘘、感染和狭窄等并发症在经慎重选

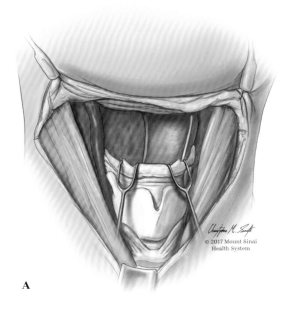

A

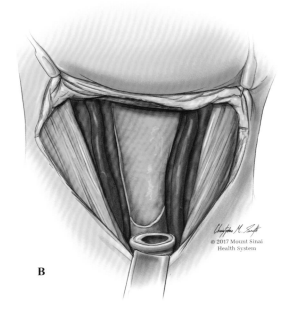

B

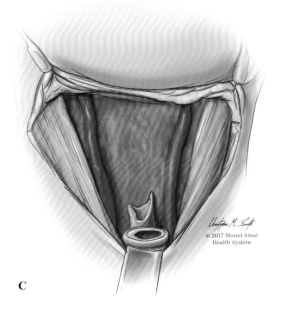

C

▲ 图 16-1　喉切除术后缺损分类
A. 保留喉的部分下咽缺损；B. 全喉及部分下咽切除术后
的缺损；C. 全喉全下咽切除术后的环周缺损

择的非放疗患者中非常罕见。理想状况下关闭应
避免不必要的张力从而预防术后咽部的狭窄。

　　通常情况下诸如切除方式、放疗后、切除深
度和颈清扫等因素引导选择何种修复方式。一系
列局部和区域皮瓣可以帮助加强咽壁的修复。局
部肌瓣诸如二腹肌、茎突舌骨肌和胸锁乳突肌肌
瓣可以用来加强直接拉拢缝合后的咽侧壁和后
壁，尤其是放疗后的患者。这些肌肉也可以修复

小缺损从而让肌肉表面重新黏膜化[8]。需要注意
的是，肌瓣修复后往往会收缩从而让下咽腔狭
窄。而另一方面，肌瓣表面重新黏膜化的感觉黏
膜特别有助于防止误吸的发生。

　　如果缺损大于 3cm，修复时应当考虑到对于
解剖位置的变化将导致吞咽功能受损。此时区域
皮瓣或游离组织瓣会是更好的选择。区域瓣可以
提供皮肤修复从而减少狭窄的发生，常见的区域

瓣包括颏下岛状皮瓣（图 16-2A 和 B）、锁骨上岛状皮瓣[9]、胸三角皮瓣和胸大肌皮瓣。区域瓣非常适合那些并发症较多需要尽可能缩短手术时间的患者或者没有显微血管经验的中心。游离组织瓣也可以用来修复这类下咽缺损，游离前臂桡侧皮瓣就可以重建咽部分缺损。

对于保留喉的咽后壁和外侧壁的共同缺损患者，修复时应注意避免皮瓣过于臃肿从而容易导致术后误吸。无感觉的组织瓣重建下咽时必须告知患者术后误吸的风险，尽量避免无感觉的组织瓣修复喉口处区域的缺损。

> 临床要点：肌瓣的优点是可以提供可靠的组织愈合和重新黏膜化，缺点是它们有收缩和使咽腔缩窄的可能。

涉及梨状窝内侧的肿瘤或涉及环后区的肿瘤通常需要部分或全部喉切除术和部分咽切除术，该内容将在下一章节论述。

三、全喉部分下咽切除术后缺损的修复

全喉部分下咽食管缺损也有不同的区域修复选择。根据切除后可利用的咽部组织的情况可以采用直接拉拢缝合、带蒂局部区域瓣修复和游离组织瓣修复。此区域的修复首要目标是达到密闭的咽腔以有利于呼吸和吞咽。其次的目标是利用不同技术重建言语功能，这将会在以后的章节中讨论。

（一）直接关闭

术后如果残留从下咽延续至颈段食管部分的咽部黏膜可以考虑直接拉拢缝合（图 16-3A 和 B）。充分关闭咽腔又避免狭窄是此类缝合的关键。环周缝合瘢痕可导致远端和近端的狭窄从而影响吞咽功能，要尽量避免。术后并发症包括咽瘘、感染和狭窄，但在经过选择的非放疗患者中并不常见。理想情况下，术腔的关闭避免不必要的张力从而预防术后此区域的狭窄（图 16-4B）。据报道，为避免咽部黏膜明显变形影响吞咽功能，最窄应保留宽 1.5~2.5cm 的咽腔黏膜[10]。当残留黏膜少于 1.5cm 时应当选择更高级的修复手段。

咽腔直接关闭和缝合方法由于外科医师的习惯不同而不同。重要的是，根据我们经验不同的关闭方法和缝合技术似乎并没有影响咽瘘的发生（图 16-4A）。有几个研究比较了 T 形和 I 形关闭方式，结果并没有证据显示两者的咽瘘发生有明显差异（图 16-4B）[11, 12]，然而，在两个小规模的研究中，拉拢缝合采用 Connell 连续缝合法（图 16-4C）比间断缝合（图 16-4D）有更低

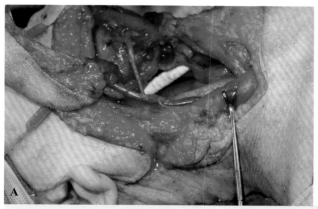
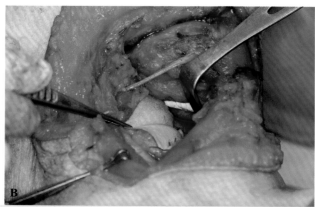

▲ 图 16-2 颏下岛状皮瓣修复部分下咽切除术后的缺损

A. 下咽切除术后的缺损和颏下岛状皮瓣的设计；B. 颏下岛状皮瓣修复缺损

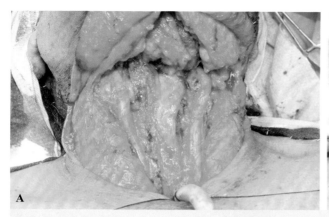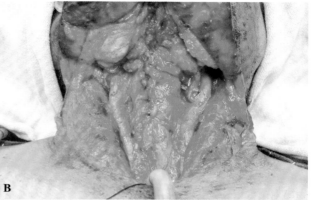

▲ 图 16-3 全喉切除术后直接拉拢缝合

A. 保留部分完整下咽黏膜的缺损；B. 咽部黏膜直接拉拢缝合

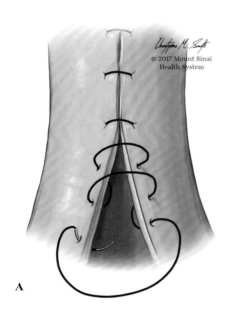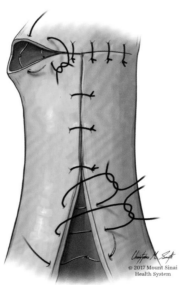

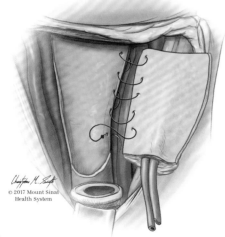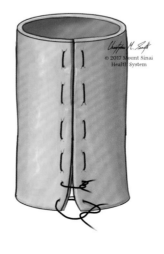

◀ 图 16-4 缝合技巧

A. 直接拉拢缝合：Connell 连续直线缝合法、T 形伤口间断缝合关闭；B. 皮瓣修复：部分缺损的皮瓣修复、管状皮瓣关闭方法

的咽瘘发生率，提示连续缝合可能是更好的关闭方法。也有一些研究评估吻合器关闭咽腔，但得出的结论不同。一项研究发现利用吻合器关闭咽腔较手工缝合降低了咽瘘的发生（7% vs 37%，P=0.0047）[13]。然而其他研究结果发现和传统缝合技术并无差别[14, 15]。

临床要点：直接拉拢缝合关闭咽腔至少需要宽约 1.5cm 的正常咽黏膜。当黏膜少于 1.5cm 时应当选择更高级的修复方法。

（二）直接关闭后组织瓣加固修复

20 世纪 90 年代美国退伍军人医院喉癌研究组和 2003 年放射治疗研究组 91-11（RTOG 91-11）的研究结果开启了利用化疗和（或）放疗进行保喉治疗的新时代[3, 16]。结果导致挽救治疗中各种各样的咽部缺损迅速增多。因咽部放化疗后的改变也导致术后咽瘘的发生率持续增高，文献报道至少在 30% 以上[17]。另外，主要并发症的发生率也高达 50%～60%。并发症发生的相关因素在许多研究中被证实：如低血红蛋白、放疗和（或）化疗、甲状腺功能低下及同期的颈清扫手术[4]等。

由于挽救手术的患者容易发生严重的并发症，利用多种组织瓣进行修复不仅降低咽瘘发生率而且促进伤口愈合[18-20]。挽救手术方案中利用局部带蒂组织瓣或游离皮瓣修复创面或覆盖创面作为支撑都获得良好效果。局部带蒂皮瓣的选择有胸大肌肌皮瓣、胸三角皮瓣、锁骨上皮瓣，文献报道均可以降低咽瘘和其他并发症的发生率[6, 9, 19]。

在众多可选的组织瓣中，过去十年文献报道中有两种比较新颖的游离组织瓣作为喉癌挽救手术患者的修复手段：胸背动脉前锯肌支的前锯肌游离瓣和颞顶部游离瓣。

前锯肌游离瓣自 1982 年开始被用来修复各种头颈部缺损。该肌肉向前附着于第 1 至第 9 肋，血供来自胸外侧动脉、角动脉和胸背动脉的穿支。由于分支和穿支较多，因此可以根据大小和肌肉厚度来设计多种多样的瓣。Khan 报道了 7 例利用前锯肌游离瓣作为喉癌挽救手术直接拉拢关闭后的加固瓣（图 16-5A 和 B）[21]。

颞顶部游离瓣可以修复多种缺损。由于它很薄、血供丰富、供区损伤小，因此在修复头颈缺损中应用越来越广。它由颞浅动静脉供血，可以单独制备，也可以制备成带皮肤或颅骨的复合瓣。Higgis 报道了利用颞顶筋膜瓣作为喉癌挽救手术中的加固瓣以减少咽瘘发生[22]。他报道的 12 名患者中仅 1 例出现咽瘘，用伤口包扎处理，另 2 例轻微并发症的患者进行保守处理。所有患者术后 3 个月均可以正常进食。

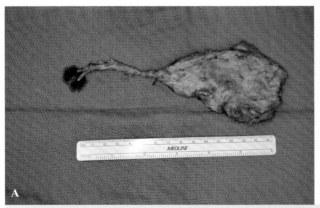
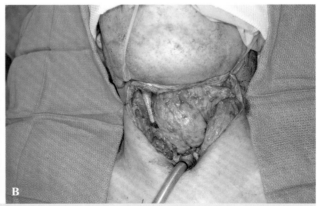

▲ 图 16-5　全喉切除患者直接关闭并用游离前锯肌瓣加固
A. 游离前锯肌瓣的设计；B. 直接关闭咽腔后前锯肌瓣加固

临床要点：喉癌挽救手术时的伤口并发症高的令人难以接受。利用血供良好的组织瓣加固或修复咽食管缺损能有效地降低并发症的发生。

（三）局部修复：区域组织瓣

区域组织瓣转移是当前修复部分咽食管缺损的有效手段。正如之前所述，区域组织瓣可以用来修复初次手术时的小范围咽侧壁缺损或作为挽救手术时预防咽瘘的加固措施。对于较大的缺损，区域瓣很少应用，主要用于一些具有严重并发症进行复杂缺损修复时风险较高的患者。区域组织瓣如胸大肌肌皮瓣、胸三角肌皮瓣和背阔肌肌皮瓣都是较好的选择。作为游离瓣的替代者这些皮瓣有其不足：肌皮瓣较臃肿，血管蒂的限制，可塑性较小而且容易出现皮瓣远端的部分坏死。然而，在血管缺乏的颈部和一些特殊情况下，这些组织瓣也是整形外科医师的有力武器。

1. 胸大肌肌皮瓣

胸大肌肌皮瓣自 20 世纪 70 年代用来修复头颈部的缺损[23]。该皮瓣优于其他区域瓣在于以下几点：血供丰富、包含大范围的皮岛、可同期修复、旋转的弧形覆盖范围大、组织量大、供区可以一期关闭、可以同时修复内部黏膜和外部皮肤缺损。皮瓣可以设计成皮岛修复咽侧壁的缺损也可作为喉癌挽救手术时的加固修复措施。

该皮瓣可以有效地降低喉癌挽救手术后患者的咽瘘风险。近期一项系统性回顾显示同直接关闭相比，利用该皮瓣减少了 22% 的咽瘘发生[24]。另一项多中心研究对比了直接关闭、胸大肌皮瓣加固修复、游离皮瓣直接修复三种修复方法，结果发现胸大肌肌皮瓣修复后咽瘘发生率最低，仅为 15%，而直接关闭为 34%，游离皮瓣为 25%[25]。该皮瓣中的肌肉部分可以说是最重要的修复成分。一般认为肌肉不仅填充了咽腔缝合处的无效腔也为预防唾液进入无效腔提供了血供丰富的组织。

要点（译者注：原文可能有误，写成潜在并发症 Potential Complications）

① 胸大肌肌瓣或肌皮瓣修复喉咽部缺损拉至颈部时几乎没有困难。

② 对于需要皮肤修复的缺损，皮岛设计时应以锁骨中点处为旋转点。

③ 如有必要皮岛大小应和黏膜缺损相当。

④ 由于皮瓣组织量太大因此不适合修复咽喉部的环周缺损。

⑤ 肌皮瓣可能会改变乳头的位置从而造成外观问题，因此女性患者采用此皮瓣前应首先考虑带来的影响。

⑥ 女性患者采用乳房下的切口可以让切口更隐蔽。

⑦ 选用游离组织瓣或者其他区域瓣如锁骨上皮瓣可以避免患者出现不雅观的非对称乳头。

⑧ 肌瓣应当覆盖咽部缺损的缝合线，可以固定在靠近食管和上方舌根的椎前筋膜上。

⑨ 同时伴有部分皮肤缺损的喉缺损利用胸大肌肌皮瓣修复时，可利用皮岛修复内部黏膜侧，而外露的肌肉面需要植皮。

胸大肌皮瓣解剖恒定，可靠度高，文献报道皮瓣全部坏死率很低，为 1%～7%[26-29]，而皮瓣部分坏死是较常见的问题，高达 14%[30]。皮岛大小和放置方式、血管蒂压迫、患者年龄大于 70 岁、肥胖和营养不良是报道中皮瓣坏死的相关因素[28]。胸大肌皮瓣制备后也会造成肺部相关的并发症包括气胸、胸腔积液或胸膜肺不张[31]。

尽管胸大肌皮瓣在修复头颈部缺损用途广泛，但当利用它修复头部（如面和头皮的缺损）时往往增加了皮瓣的牵拉和张力，导致皮瓣坏死。而且胸大肌皮瓣并不是咽喉部环周缺损的良好修复选择，在这种情况下游离皮瓣是更好的选择。

临床要点：尽管胸大肌肌皮瓣能够提供皮岛和血供丰富的肌肉组织，但它仍有诸多不足，因此当前并不是修复的一线选择。

2. 胸三角皮瓣

Bakamjian 自 20 世纪 60 年代将胸三角皮瓣用于头颈修复并推广应用[32]。皮瓣设计的多样性可以修复不同的缺损，较长的蒂也是这个用途多样皮瓣的诸多优点之一。

胸三角皮瓣可以进行多种设计，可以用来进行一期或二期重建修复咽喉部缺损。Bakamjian 最初报道了利用该皮瓣进行二期修复，先进行可控的咽部造口，之后再利用两层覆盖的方法关闭该造口[32]。一期修复时该皮瓣也可以修复部分喉或全喉下咽切除后的缺损。皮岛设计时可以靠近胸三角肌间沟，皮下的宽蒂可以获取更多的穿支血管。尽管以前曾发挥重要作用，但当前该皮瓣用来修复全喉术后的缺损或部分咽部切除术后缺损已经不常见。

要点（译者注：原文可能有误，写成潜在并发症 Potential Complications）

① 胸三角皮瓣是修复颈前皮肤的良好区域组织瓣，尤其当直接关闭有张力或因肿瘤切除该区域皮肤时。

② 设计胸三角皮瓣时切口应当在胸大肌肌皮瓣切口的上方，以便挽救手术时制备胸大肌肌皮瓣。

皮瓣远端坏死是最常见的并发症[33]，这往往由皮瓣的长度和延迟措施决定。既往放疗的患者、感染、糖尿病和营养不良是皮瓣坏死的其他因素，文献报道的皮瓣坏死率在 9%～16%[34-37]。

3. 背阔肌肌皮瓣

背阔肌肌皮瓣尽管早在 1896 年医学文献中就有报道，但直到 1978 年才由 Quillen 等用来进行头颈部的重建[38]。背阔肌的优点包括较大的皮瓣、较薄而且易塑性的肌肉、更大的旋转角度、皮瓣可以折叠。该皮瓣可以根据缺损区的需求制成带蒂或游离皮瓣。

背阔肌皮瓣可以制成肌瓣，如上文中提到的作为全喉切除手术时直接关闭咽腔后的支撑和加固，也可以制成皮岛修复咽喉部的术后缺损。同胸三角皮瓣一样，带蒂翻转的背阔肌肌皮瓣曾经用来修复全喉或部分下咽切除术后缺损，目前已经很少应用。

潜在的并发症：

皮瓣边缘坏死是背阔肌肌皮瓣潜在的并发症之一[39]。蒂扭转、不合理的设计、超出皮瓣边界都是常见的原因。转移皮瓣经过皮下隧道到颈部时应当注意，科学的设计皮瓣时预防并发症的关键。

臂丛损伤是制作皮瓣另一个需要关注的主要问题[38]。皮瓣制备时的体位和这种潜在灾难性的损伤有关[40]。小心牵拉上肢防止受压，在预防此类损伤时是必需的。肩功能受损在背阔肌皮瓣制备后也比较常见。研究表明尽管患者术后出现肩功能受损，但随着时间和物理治疗活动范围会得到恢复[41]。

> **临床要点**：带蒂的区域组织瓣诸如背阔肌肌皮瓣和胸大肌肌皮瓣由于组织量大和旋转弧度有限而仅仅作为咽食管缺损的修复手段之一。

4. 游离皮瓣

显微血管技术的出现和游离组织瓣移植革新了全喉切除术后缺损的选择。这也导致了游离皮瓣是修复全喉切除后咽部缺损最主要的修复方法。前臂桡侧皮瓣和股前外侧皮瓣可以用来修复咽部缺损或者如前文所述的加固修复。游离组织瓣生长能力旺盛、设计多样可以满足初治或者挽救手术患者的各种修复需求。最大的优点是供区可用组织量大，创伤小，术后言语康复好。

(1) 游离前臂桡侧皮瓣：和较厚的股前外侧皮瓣相比，游离前臂桡侧皮瓣修复全喉切除后的咽部缺损的优点在于它比较薄、柔软且容易塑形。利用前臂皮神经还可以重建皮瓣的感觉。较薄的前臂皮瓣还可以做成管状修复咽部的缺损，我们在下一个章节将会讨论。

(2) 股前外侧皮瓣：正如前臂桡侧皮瓣一样，股前外侧皮瓣可以提供血供丰富、较薄、易于塑形的修复组织。然而，研究表明股前外侧皮瓣的厚度随不同个体的生活习惯而变化，因此肥胖患者过厚的皮瓣也成为修复时的问题[42]。该皮瓣制备可以很大而供区创伤较小，因此在修复全喉或咽部分切除术后缺损时优于前臂桡侧皮瓣。管状的皮瓣也可以修复咽部的环周缺损，我们也在下面的章节讨论。

四、全喉全下咽切除术后缺损的修复

同部分下咽术后缺损相比，全喉全下咽切除后的缺损有更高的术后和远期并发症发生率，如吻合口狭窄[43]。目前咽部的环周缺损一般选择游离皮瓣修复，尽管也可以采用其他皮瓣修复。选择供区主要由医师的经验、组织瓣的设计和可塑性、相关并发症、供区创伤、患者习惯和既往治疗而决定[44]。近端和远端吻合口无张力的缝合是预防狭窄和瘘形成的关键[7]。

> 临床要点：咽食管的环周缺损同部分咽食管缺损比起来修复后狭窄的风险更高。尽可能地保留一条连续的咽部黏膜，就会降低狭窄的发生率。

（一）胃肠组织瓣替代

胃肠替代的方法可以用来修复全下咽切除后的环周缺损。胃上提或结肠替代特别适合修复下界达颈段或胸段食管的患者，这些患者用管状皮瓣修复时远端吻合是非常困难甚至是不可能的。如果患者的食管缺损下达胸廓入口下方，那么手工吻合非常不便，此时可以考虑胃肠替代的方法。利用该方法吻合时仅有一个吻合口，能减少吻合口瘘的发生率。该方法的不利点是需要打开多个体腔和随之而来的较高的并发症发生率和死亡率。有严重的心肺疾病、门静脉高压、胃底静脉曲张和胃部手术史的患者不适合选择该方法。但是，该方法是经过严格筛选患者有符合相应条件缺损的有效治疗手段。

（二）胃上提

自 1960 年 Ong 和 Lee 第一次报道该方法以来[45]，胃上提是修复下界达胸段食管的咽食管环周缺损特别有效的手段。胃上提术仅留一个吻合口，胃的血运主要来自于胃右和胃网膜右血管，而胃左和胃网膜左血管因为食管的游离拉伸而结扎。

潜在的并发症：这种方法的主要缺点是需要将食管通过腹腔和胸腔拉至颈部[46]。我们研究表明胃上提的伤口相关并发症、咽瘘和总体的并发症发生率都比较高[43]，总并发症发生率为 86%，瘘发生率为 48%，狭窄发生率为 29%。其他研究报道潜在致死性并发症如动脉破裂的风险为 6%，以及其他严重的并发症如胃排空延迟[47]。另一项研究报道的院内死亡率为 9%[48, 49]。另外患者既往有心肺疾病、门脉高压或胃手术史都不适合该手术。术后最常见的问题包括肺炎、持续性的胸腔积液和气胸[50]。利用该方法进行挽救手术也有很高潜在吻合口瘘的风险，也是潜在的非适应证[51]。

> 临床要点：胃上提修复咽食管缺损患者发生伤口并发症、咽瘘和死亡的风险很高。利用该方法修复时一定要小心。

（三）结肠替代

结肠替代是另一种胃肠替代的方法来修复喉咽部术后缺损。尽管 20 世纪 60 年代开始流行，但由于该方法同胃上提相比有诸多不利点而渐渐被冷落。利用结肠替代后的并发症较多，如吻合口瘘发生率高达 50%，死亡率高达 20%[52]。然而，这种方法在一定的条件下仍有可取之处。如果食管由于腐蚀性狭窄或腔内食管癌不能利用的情况下，结肠替代可以转移至咽部进行吻合。

潜在的并发症：结肠替代的死亡率高达20%。修复的并发症会高达 25%，包括器官坏死、吻合口瘘和狭窄。45% 的患者中会出现腹、胸部相关并发症[53]。由于结肠在替代后容易出现膨胀和失动力，因此修复后相当部分的患者会出现吞咽困难。

（四）游离胃肠瓣

空肠和胃大网膜组织瓣都是游离胃肠瓣。两种瓣均可以带一部分分泌功能的胃肠道黏膜从而改善吞咽功能。组织瓣供应充分、较低的围术期并发症、可以同时进行即时的一期修复使游离胃肠瓣成为咽部环周缺损修复的可靠选择。

游离空肠瓣

Seidenberg 在 1960 年第一次报道了利用游离空肠修复咽食管缺损[54]。得益于较低的围术期死亡率、天然的黏膜管道和即时的同期修复，直到 20 世纪 80 年代这种方法才流行起来。这个方法的主要缺点是术后无喉发音康复较差。许多文献报道言语质量为湿嗓音。另外，吞咽动作也会因不协调的肠蠕动引起的间歇性吞咽困难而干扰。

空肠能作为黏膜管或可根据缺损的状况调整管状形态。术前评估主要排除颈部无供区血管可用以及肿瘤下界到达胸腔的情况。患者也需要检查排除腹水、慢性肠道性疾病如 Crohn 病、既往有腹腔广泛手术等情况。术前术后预防性的应用抗生素非常重要。肠瓣的长短取决于缺损的大小。制备后的肠段必须由独立的血管弓供血，一般从 Treitz 韧带远端 150mm 开始截取。

因为空肠不能耐受长时间缺血，因此肠瓣应当在受区血管准备完成后再断血管蒂。相应措施也尽量提高空肠对缺血的耐受性。空肠瓣缺血时间应当少于 2h 以防止再灌注引起的损伤。制备空肠瓣时可以构建低体温状态来延长对缺血的耐受性直到再灌注完成。

> **临床要点**：空肠对缺血耐受性差，因此在修复过程中尽可能地缩短缺血时间。

潜在的并发症：空肠瓣成功率 91%，吻合口

瘘的发生率为 18%[55]。腹腔操作会引起一系列腹部的并发症，伤口裂开、肠梗阻、胃肠道出血、胃造口管瘘和长时间的肠绞痛等并发症的发生率高达 5.8%[55]。

（五）游离皮瓣

正如前文所述，游离前臂皮瓣和股前外侧皮瓣可以用来修复部分咽部缺损，也可以制成管状修复环周缺损。管状的皮瓣修复术后吞咽效果好，而且因为未进入其他体腔手术并发症也较少。

1. 游离前臂桡侧皮瓣

游离前臂皮瓣 1981 年最先由杨果凡报道，之后便成为口腔内最重要的修复手段[56]。该皮瓣设计多样、血供可靠，可以制作成皮瓣、复合皮瓣和神经支配皮瓣。其最大的优点是皮瓣较薄、血运丰富，设计时有高度的可靠性和灵活性。

整个前臂的皮肤从肘窝到腕横纹均可以制备成皮瓣。皮瓣的厚度因人而异，但向腕横纹处逐渐变薄。诸多的皮瓣设计和模板均在头颈部多样的缺损修复中应用过。对于全喉下咽术后的缺损，前臂皮瓣是否制成管状来修复环周缺损要视咽部术后缺损而定。

潜在的并发症：掌弓的解剖显示 77.3% 患者有完整的掌浅弓血管支配[57]。术前进行 Allen 试验并检测血氧饱和度是避免出现严重并发症的关键。供区植皮吸收脱落主要因为下方肌肉未充分制动带来的剪切力。供区感觉丧失主要是由于损伤桡神经浅支和切断前臂皮神经引起的。

> **临床要点**：利用游离前臂桡侧皮瓣修复咽食管环周缺损时需要制备大皮岛。这将会导致供区明显的并发症包括移植皮片脱落和供区前臂活动度下降。

2. 游离股前外侧皮瓣

Baek 在 1983 年报道了制备大腿直接穿支皮瓣的可行性[58]。Hayden 在 1994 年进一步推广了股前外侧皮瓣并将其应用于头颈部缺损的重

建[59]。之后股前外侧皮瓣被用于头颈部多个亚区的缺损修复，包括全喉下咽切除后的缺损。而最常用的就是将游离股前外侧皮瓣制成管状修复咽部的环周缺损（图 16-6）。

皮岛设计应当在肌间隔体表投影前方 2/3 或 3/4 的位置进行。最大尺寸的皮岛术前不可能预测到。皮瓣大小不同，最大可以到 25cm×14cm。由于皮瓣较厚、血供丰富，在作者的单位也是最常用来做成管状皮瓣修复咽部的环周缺损。

潜在的并发症：股前外侧的主要皮肤穿支变化较大。高达 15% 的人群可能有 2 或 4 支主要穿支[58]，此时制备的皮瓣可能包含更远端或近段的皮岛。下肢缺血或动脉粥样硬化是其他可能潜在影响皮瓣灵活性的因素。尽管在制备该皮瓣时无须对下肢进行血管造影，但患者如果有下肢血管疾病时应当审慎。

供区并发症可能和术后患者制动相关，尤其是老年人群。制备的皮瓣大小不同，直接关闭供区有时会导致筋膜间隙综合征。尽管并发症较罕见，但关闭供区时应当给予足够的重视。

五、唾液分流管

许多中心建议在管状组织瓣修复食管缺损时应用唾液分流管。唾液分流管分流的唾液减少了皮瓣吻合口涎液感染的可能。尽管缺乏大宗研究报道对重建有益处，但不少研究认为可以减少吻合口瘘的发生[60]，是否能改善远期的吻合口狭窄并不明确。在我们中心，唾液分流管如果应用的话将在术后 3～4 周拔除，分流管拔除之后吻合口处的伤口继续瘢痕愈合。

六、吞咽康复

对于喉癌术后患者恢复正常吞咽功能有助于改善生活质量[61]。开始进食的时间取决于患者和

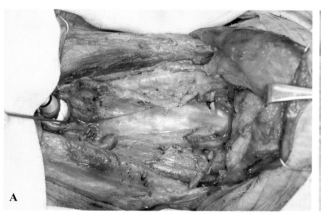

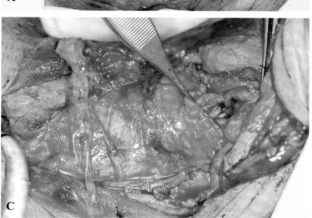

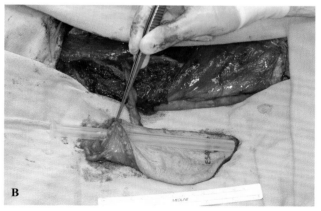

▲ 图 16-6　管状游离股外侧皮瓣修复全喉切除术后环周缺损

A. 咽部环周缺损；B. 股前外侧皮瓣制成管状；C. 股前外侧皮瓣修复缺损关闭创面

手术方式。一般患者如果没有营养不良或之前放化疗的话可以在术后 5～7d 开始吞咽训练。而挽救手术的患者则需要推迟到 7～10d 开始吞咽训练。不要过高依赖接受专业的头颈言语病理师的治疗。这些患者术后亟须恢复安全和充分的吞咽功能以减少鼻饲时间。

七、言语康复

患者全喉切除术后言语交流功能丧失将对精神方面有一定影响，降低生活质量。因此，言语康复对这部分患者非常关键。目前有三种重建无喉患者发音的方法：电子发音、食管发音和气食管钮发音（tracheoesophageal puncture，TEP）。食管发音先将气体压进食管然后吐出造成咽食管黏膜振动来发音，尽管是一种有效的言语方法，但比较难学。事实上，仅 26% 的患者日常能用此方法发音[62]。气食管发音钮是目前言语重建的金标准。1979 年，Singer 和 Blom 首次报道该方法，之后获得广泛好评，其优点包括在非放疗野操作、进食正常不会引起误吸、发音成功率可靠、外科操作简单、康复迅速、技术可靠且可重复性高、费用低等[63]。同皮瓣修复相比起来，TEP 在肠瓣修复的患者中效果不一。空肠和结肠替代时成功率在 75% 左右[64]。也有部分患者抱怨由于黏液分泌太多导致湿嗓音。游离皮瓣修复后言语康复比较流畅，声音质量也更清晰。

> **临床要点：** 同肠瓣相比，游离皮瓣修复后言语康复更流畅，声音质量也更清晰。

TEP 发音重建可以在行全喉切除时一期或二期进行重建。Maves 和 Lingeman 初次介绍 TEP 时是主要为未行放化疗的全喉切除患者安装[65]。TEP 唯一的绝对禁忌证是穿刺部位的气管咽部黏膜分离。相对禁忌证包括患者由于精神受损或动手能力下降而不能应用植入体[66]。二期穿刺时间要依靠手术切除范围和术后放疗来决定，一般在术后放疗结束 8 周后或者全喉切除重建 6 周后[67]。肺功能下降和双耳严重的神经性耳聋也是初次和二次穿刺的潜在禁忌证。气管造瘘口大于 2cm 时也会影响植入体的通气。

八、结论

喉下咽切除后的缺损修复给头颈重建外科医师带来严峻的挑战。同时兼顾伤口安全愈合和修复术后吞咽和言语功能非常困难。这个复杂区域重建的原则应当是促进伤口良好愈合避免伤口瘘的出现、恢复正常吞咽运动和获得良好的言语康复。过去二十年的进展为头颈修复医师提供了多种修复选择而能够达到对患者的个体化修复。尽管将来还会出现更新的修复方法，筛选合适的患者和精细的手术方案是修复成功的关键。

第 17 章　甲状腺癌

Carcinoma of the Thyroid

Seth Kay　William S. Duke　David J. Terris　**著**

宋韫韬　**译**

于文斌　**校**

一、概述

甲状腺癌是一个越来越受到国家重视的健康问题。2012 年，全球接近 300 000 甲状腺癌新发病例被确诊，这使它成为全球第 16 位高发的恶性肿瘤 [1]。2014 年，美国大约诊断了 63 000 例新发甲状腺癌 [2]。1975—2009 年，美国的甲状腺癌年发病率几乎翻了 3 倍，从 4.9/10 万人到 14.3/10 万人。这种发病率的增长在男女之间不成比例，女性被诊断为甲状腺癌的概率是男性的 3 倍。发病率的急剧上升几乎完全可以归因于甲状腺乳头状癌的增加，尤其是小于 1cm 的病变 [3]。根据目前的发病趋势，预计在 2030 年，美国仅针对甲状腺癌的医疗费用就将超过 35 亿美元 [4]。尽管美国甲状腺癌的发病率有所上升，但同期死亡率仍保持稳定。这表明甲状腺癌诊断率的上升是由于检查的普及（进行更多的影像学诊断和对手术标本进行更仔细的病理检查的结果），而不是甲状腺癌发病率的真正上升 [3]。未来对甲状腺癌，特别是微小乳头状癌的治疗所面临的挑战，将是区分哪些癌可以临床随访，哪些需要手术治疗。

> **临床要点**：甲状腺癌诊断率的上升似乎是由于检查的普及，而不是甲状腺癌发病率的真正上升。

二、甲状腺的解剖学和胚胎学

（一）甲状腺的解剖学

甲状腺是一个蝴蝶形的腺体，由两个侧叶组成，由中央的峡部相连，成人甲状腺重 15～30g。每个腺叶的高度为 40～60mm，上极被甲状软骨板后方和下咽缩肌包裹，而下极向下延伸到第五到第六气管环的水平。峡部的高度为 10～15mm，通常覆盖在第二至第四气管环表面 [5]。在多达 55% 的患者中，可以发现大小不等的锥体叶，来源于双侧腺叶中的一个或从峡部向上延伸，来源于左侧更多见 [6]（图 17–1）。

甲状腺腺体本身位于带状肌的深层，由颈深筋膜包裹。在手术中通常会遇到两层筋膜。深层是真被膜，与腺体组织融合形成隔膜。较薄、较表浅的一层筋膜是假包膜，与真被膜有松散的粘连。包裹的筋膜层在后方融合形成 Berry 韧带，将腺体附着到环状软骨和下方的几个气管环上。这种附着关系使甲状腺在进行吞咽动作时上下移动。通常，喉返神经在 Berry 韧带的表面走行，但在后外侧也可能穿过 Berry 韧带。

甲状腺的动脉血供来源于发自颈外动脉的甲状腺上动脉，和发自甲状颈干的甲状腺下动脉。在罕见情况下，当一条或两条甲状腺下动脉缺如时，最常起源于头臂干的甲状腺最下动脉可能有

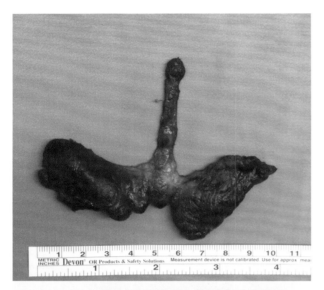

▲ 图 17-1　甲状腺全切标本，展示较大的锥体叶

助于甲状腺的血供。更罕见的是，它可能是唯一的供血血管。甲状腺有三条成对的静脉回流。甲状腺上静脉，与甲状腺上动脉形成血管束，甲状腺中静脉，汇入颈内静脉。甲状腺下静脉引流至左右头臂静脉。有时候，这两条静脉可能会汇成一条共同的甲状腺最下静脉，引流到左侧头臂静脉。

甲状腺的淋巴引流很不固定，通向各个方向。第一站一般是喉前上组淋巴结（Delphian 淋巴结），或者是气管前下方和气管旁淋巴结（Ⅵ区），然后进入上纵隔淋巴结（Ⅶ 区）。然而，淋巴引流也可能横向通往 Ⅱ～Ⅴ 区。

> 临床要点：甲状腺的第一站淋巴引流是到上面的喉前淋巴结（Delphian 淋巴结）或到下面的气管前方和气管旁淋巴结。

（二）胚胎学

甲状腺腺体的中部起源于第一和第二咽囊的内胚层，它们融合在舌根盲孔处形成憩室。然后在妊娠第 4～7 周沿前中线下降至其最终在气管前的位置。舌盲孔和移行甲状腺之间的组织延伸为甲状舌管。这条导管通常会消失，然而，如果它持续存在会导致甲状腺舌管囊肿或异位甲状腺组织的形成。这条通道远端残留的甲状腺组织形成锥体叶。甲状腺的侧方腺体由第 4 和第 5 咽囊形成，在两侧以同样的方式下降并与中间的腺体融合。在这个侧方迁移路径上残余的甲状腺组织可能形成 Zuckerkandl 结节（图 17-2）。滤泡旁 C 细胞由后腮体的外胚层神经嵴细胞形成，下降后与腺体的上部、外侧部融合。这些细胞可形成甲状腺髓样癌，发生在甲状腺侧叶的上 1/3。

（三）解剖标志

了解以下解剖标志，包括它们的典型位置和变异，对安全地实施甲状腺手术至关重要。

1. 喉上神经

喉上神经（SLN）起源于上颈部迷走神经的结节状神经节。SLN 向前下方斜行下降，经颈内动脉和颈外动脉深方，在距甲状腺上极约 2cm 处分成内外支。内支在后方进入甲状腺舌骨膜支配声门上感觉。外支继续沿着主干的方向，与甲状腺上血管束（甲状腺上动脉和静脉）伴行，直到甲状腺上极上方约 1cm 处，进入并支配环甲肌。在结扎甲状腺上血管束时应尽可能靠近上极，以减少对 SLN 外支的损伤。有时候，SLN 外支会沿着上极血管束到达或低于甲状腺上极的水平。如果遇到这种情况，在结扎血管之前，必须小心地将 SLN 从血管束和（或）腺体中分离出来。

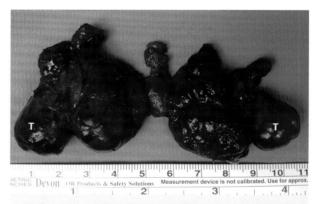

▲ 图 17-2　多结节的甲状腺全切标本，展示较大的 Zuckerkandl 结节（T）

临床要点：在甲状腺切除术中结扎上极血管时应尽可能靠近上极腺体，使对喉上神经外支的损伤降到最低。

2. 喉返神经

喉返神经（RLN）不仅支配声门下感觉，也支配除环甲肌外的所有喉内肌的运动。右侧喉返神经自迷走神经发出后，先向外绕过右锁骨下动脉，然后向上向内倾斜走行至环甲关节。左侧喉返神经靠内侧绕过主动脉弓，以相比之下更垂直的路径沿气管食管沟向上走行。喉返神经在 30% 的患者中有喉外分支，保留这些分支，特别是支配喉的前支是非常重要的[7]。

喉不返神经（NRLN）是一种罕见的变异，约 1.6% 的患者发生[7]，最常见于右侧。常与右锁骨下动脉解剖变异有关，变异动脉在左锁骨下动脉发出后自降主动脉发出，经过食管后方到达右侧。如果遇到这种情况，NRLN 大约在环状软骨水平自迷走神经发出，水平走行直接到达入喉点（图 17-3）。如果在术前检查中包括了颈部的计算机断层扫描（CT）或磁共振成像（MRI），发现右锁骨下动脉的位置变异可能有助于预测 NRLN 的发生。

临床要点：喉返神经在 30% 的患者中有喉外分支，保留这些分支，特别是支配喉的前支至关重要。

3. 甲状旁腺

保留甲状旁腺及其血供是维持术后正常血钙水平的关键。上甲状旁腺一般位于喉返神经与甲状腺下动脉（ITA）交叉处附近 1~2cm 范围内，靠近甲状腺中上叶后方，在 RLN 形成的冠状平面后方。下甲状旁腺通常位于神经血管交叉点的下方，靠近甲状腺中下叶后方，在 RLN 形成的冠状平面之前（图 17-4）。在分离甲状旁腺时，在甲状腺浅筋膜深方解剖（如前所述）将有助于

保护甲状旁腺。保护上、下甲状旁腺的血供（主要来自 ITA）对维持术后功能也很重要。如果血供已经受损，缺血的甲状旁腺应切成碎块，植入到带状肌或胸锁乳突肌（SCM）内。

4. Zuckerkandl 结节

如上所述，Zuckerkandl 结节是甲状腺外侧腺体胚胎发育迁移时残留甲状腺组织向外的突起。它发生于 7%~55% 的患者[8]，位置恒定，在喉返神经入喉之前覆盖于神经表面（图 17-5）。为了充分显露 Zuckerkandl 结节，甲状腺叶必须在上极松解后向内侧牵拉。

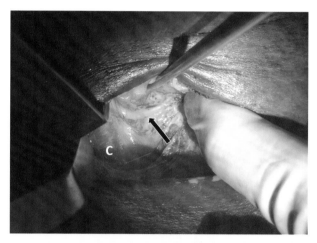

▲ 图 17-3　右颈中央区视图显示颈动脉（C）后方露出的喉不返神经（黑箭）

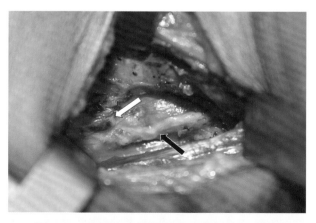

▲ 图 17-4　左颈中央区视图显示喉返神经（黑箭）和下甲状旁腺（白箭）的解剖关系，下甲状旁腺通常位于神经冠状面的腹侧

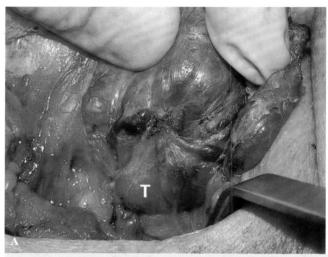
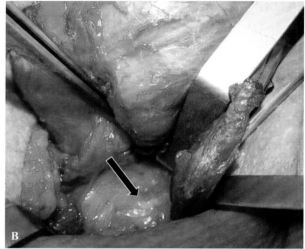

▲ 图 17-5　A. 左侧较大的 **Zuckerkandl** 结节（**T**）；B. 将 **Zuckerkandl** 结节向腹侧翻起后显露结节正下方的喉返神经（黑箭）

三、甲状腺癌的诊断与评估

（一）病史

几个重要因素可能会增加患者甲状腺癌的患病风险。女性罹患分化型甲状腺癌（DTC）的可能性是男性的 3 倍，而患未分化癌的可能性是男性的 2 倍[2]。年龄也很重要，因为女性甲状腺癌的发病率在 45—50 岁达到高峰，男性则在 65—70 岁达到高峰[1]。生活在碘缺乏地区和地方性甲状腺肿高发地区的患者甲状腺滤泡癌（FTC）发病率增高。有低剂量外照射电离辐射暴露史，特别是在 10 岁以前因骨髓移植术前准备接受过全身照射，和暴露在核辐射尘的电离辐射下（如切尔诺贝利或福岛核反应堆事故，或原子弹爆炸），会大大增加日后患甲状腺癌的风险。

家族史也很重要。高达 6% 的甲状腺乳头状癌是与遗传相关的，30% 的甲状腺髓样癌归因于常染色体显性胚系突变引起的，还有一些综合征如 Gardner 综合征和 Cowden 病也与甲状腺乳头状癌有关[2]。疼痛、吞咽困难和呼吸困难这些症状，以及诸如声音变化、喘鸣或颈部肿块快速生长等症状都应倾向于甲状腺恶性肿瘤的诊断，特别是在已知有甲状腺结节的情况下。

> 临床要点：低剂量外照射电离辐射史，特别是 10 岁以前，因骨髓移植术前准备接受过全身照射，以及核辐射尘引起的电离辐射，会极大地增加以后患甲状腺癌的风险。

（二）体格检查

应进行完善的头颈部体格检查，特别要注意触诊甲状腺以及中央区和侧颈部。质硬的、固定的和（或）疼痛的病变会增加恶性肿瘤的可能性。在甲状腺手术前，每位患者都建议使用间接喉镜或纤维鼻咽喉镜检查声带的功能，尤其是在怀疑恶性肿瘤的情况下。如果怀疑肿瘤侵及气管或食管，应进行气管镜和食管镜检查。

（三）实验室检查

在甲状腺结节大于 1cm 的情况下，美国甲状腺协会（ATA）指南[2]建议行血清促甲状腺素检测（TSH，正常范围 0.4~5.0mU/ml）。如果 TSH 低于正常值（提示甲状腺功能亢进），建议进行放射性核素扫描以作进一步评估。如果 TSH 正常或升高（提示甲状腺功能减退），则无须放射性核素扫描，但应行细针穿刺活检（FNA）以评估结节良恶性。血清甲状腺球蛋白（Tg）检测不适用于有甲状腺腺体的患者，因为此时它对恶性肿瘤并不敏感和特异[2]。

（四）影像学

甲状腺超声（US）是初步评价甲状腺结节的首选影像学检查方法。对于所有确诊或怀疑甲状腺恶性肿瘤的患者，也推荐使用超声评估颈部中央和侧颈部[2]。用123I或锝（99mTc）标记的甲氧异腈的放射性核素扫描在评估甲状腺结节时已不再常规使用，但仍可用于评估甲状腺结节的恶性风险。恶性甲状腺细胞会失分化，丧失功能活性，因此，低功能结节（"冷结节"）的恶性风险增加，应接受 FNA。而 FNA 不应用于正常功能结节（"温结节"）和高功能结节（"热结节"）[2]。

如果怀疑肿瘤侵犯邻近结构，如喉、气管或食管，可能导致手术方式的改变，应考虑行计算机断层扫描（CT）。但是，碘造影剂的使用引起分化型甲状腺癌出现顿抑现象，导致术后辅助性碘治疗（RAI）的延迟。如果增强 CT 能对肿瘤切除有指导意义，这种延迟是合情合理的。MRI是 CT 的一种替代方法，可以避免碘造影剂的使用及儿童和孕妇的辐射暴露。正电子发射断层扫描（PET）不推荐用于甲状腺结节的初步检查。而且，分化型甲状腺癌和髓样癌一般 PET 亲和性差。然而，在 PET 上偶尔也会发现甲状腺局灶性摄取的增加，这一发现与恶性肿瘤的风险增加相关，应该通过 FNA 进一步评估[2]。

> **临床要点**：甲状腺超声是初步评估甲状腺结节的首选影像学检查方法。

（五）细针穿刺活检

目前的 ATA 指南对甲状腺结节进行 FNA 的指征是根据甲状腺结节的大小和超声特征[2]。超声表现为良性，如纯囊性的结节，由于恶性的风险很低（＜1%），因此无论大小都不推荐 FNA

检查。极低风险结节以海绵状或部分囊性为特征，如果大于 2cm，可考虑行 FNA。相反，这些结节通过超声进行连续观察随访是合理的，因为恶性的风险低于 3%。低风险结节是伴有实性、等回声或高回声，或部分囊性伴偏心实性区的低回声结节，有 5%～10% 的恶性风险，如果结节≥1.5cm，建议行 FNA。中、高风险结节为实性、低回声，大于 1cm 者应行 FNA。这些结节的恶性风险在 10%～90%，取决于是否存在边缘不规则、微钙化、横切面上的纵横比大于 1 或甲状腺外的侵犯[2]。

FNA 细胞学结果根据 Bethesda 分级系统来报告（表 17-1），该系统可对每一类别的诊断估计其恶性风险，以帮助指导手术决策[9]。对于无法诊断或取材不满意的标本，应重复 FNA。良性诊断有 1%～4% 的恶性风险。一般不建议对这些结节进行手术，除非有其他的手术指征（如伴随症状、患者意愿）。恶性 FNA 结果有 97%～99%的恶性风险，建议手术治疗。

表 17-1　甲状腺细胞学的 Bethesda 报告系统

诊断类别	估计恶性风险（%）
无法诊断或标本不满意	1～4
良性	0～3
AUS/FLUS	5～15
FN/SFN	15～30
可疑恶性	60～75
恶性	97～99

AUS. 意义不明的非典型病变；FLUS. 意义不明的滤泡性病变；FN. 滤泡性肿瘤；SFN. 可疑滤泡性肿瘤
引自 Cibas 和 Ali[9]

最后三个 Bethesda 分级类别与中等范围恶性风险相关。对于穿刺结果属于其中之一的患者，在制订治疗方案时，应考虑到患者病史、临床危险因素、个人意愿和影像学表现。意义不明的非典型病变或滤泡性病变（AUS/FLUS）有5%～15% 的恶性风险。重复 FNA，或结合分子检测结果，可能有助于对这些病变的恶性风险进行进一步分层，或者积极地随访监测或诊断性手术切除也是可接受的治疗方法。

> 临床要点：对于不确定结节，在制订治疗方案时，应充分考虑患者的病史、临床危险因素、个人偏好和影像学表现。

滤泡性肿瘤或可疑滤泡性肿瘤（FN/SFN）的诊断有 15%～30% 的恶性风险。由于 FTC 的诊断需要对肿瘤的包膜或血管侵犯进行全面的评估，FNA 细胞学无法确诊。因此，对 FN/SFN 病灶传统上还是建议手术切除。ATA 指南认为，对这类病变进行分子检测可能有助于制订治疗方案，但推荐级别为弱。如果不能进行分子检测或检测没有明确结果，ATA 强烈建议进行手术切除来明确诊断这些病变。

> 临床要点：诊断为滤泡性肿瘤的结节：对这类病变进行分子检测可能有助于制订治疗方案。如果不能进行分子检测或检测没有明确结果，ATA 强烈建议进行手术切除来明确诊断这些病变。

可疑乳头状癌（SUSP）的诊断可预测有 60%～75% 的恶性风险。ATA 指南对 SUSP 有一个弱的建议，可考虑基因突变检测（BRAF 或多基因试剂盒：BRAF、RAS、RET/PTC、PAX8/PPARγ），以帮助进一步恶性风险分层和为患者制订手术决策。ATA 指南也强烈建议，这类有突变的病变应该和细胞学结果为恶性的病变一样考虑手术 [2, 9]。

四、分化型甲状腺癌

分化型甲状腺癌（DTC）起源于甲状腺滤泡细胞。它们保留了一定程度的正常滤泡细胞的功能和结构，可以进行碘的摄取和有机化，以及完整的 p53 信号通路以引起细胞的程序性死亡。总的来说，它们比分化差的甲状腺癌侵袭性小，预后好。DTC 占所有甲状腺癌的 90% 以上，包括甲状腺乳头状癌（PTC）、FTC、Hürthle 细胞癌（HCC）及其各自的亚型 [2]。

（一）甲状腺乳头状癌

1. 流行病学

甲状腺乳头状癌是成人和儿童最常见的甲状腺癌，占所有甲状腺恶性肿瘤的 80% 以上。如前所述，PTC 的发病率，特别是小于 1cm 的病变，与所有其他类型的甲状腺癌相比，持续不成比例的上升。这主要归因于诊断率的上升，而不是疾病的流行 [3]。PTC 的平均确诊年龄为 35 岁，女性与男性比例大于 3∶1。

2. 病因学

甲状腺乳头状癌主要是自发发生的，与低剂量辐射暴露（尤其是＜ 10 岁时）和伴有遗传综合征相关的病例占 PTC 的比例不到 5%。与 PTC 相关的综合征包括家族性非髓样癌（FNMTC）、家族性腺瘤性息肉病（FAP）、Cowden 病、Gardner 综合征、Werner 综合征和 Carney 综合征。

3. 临床表现

大多数 PTC 表现为体检时触及的无症状的甲状腺肿块，或在影像学检查时被偶然发现。FNA 细胞学对 PTC 诊断有很高的敏感度和特异度。PTC 容易发生淋巴结转移，在确诊时，有 30% 的成人患者和 90% 的儿童患者同时伴有区域性颈部淋巴结转移 [10]。

> 临床要点：大多数甲状腺乳头状癌表现为体检时触及的无症状的甲状腺肿块，或在影像学检查时被偶然发现。

4. 治疗

ATA 指南建议，乳头状癌行甲状腺全切除术的指征为：直径大于 4cm（T_3，见下面的分期），在影像上表现为明显的甲状腺外侵犯（ETE，

T$_4$），或临床 N$_1$ 或 M$_1$ 的患者。对于任何大于 1cm 但小于 4cm 的 PTC（T$_{1b}$ 和 T$_2$），无 ETE，临床 N$_0$ 的低风险患者（无对侧结节，无家族史，无病理学或影像学高危因素），手术范围可以是甲状腺全切除或腺叶切除。对于任何甲状腺微小乳头状癌（PTMC）〔< 1cm（T$_{1a}$），无 ETE 和临床 N$_0$〕，只行甲状腺腺叶切除可能就已经足够，除非有明确的指征需要切除对侧腺叶（类似于低风险患者的上述因素）[2]。

尽管目前的 ATA 治疗指南建议对所有确诊的 PTC 都进行手术治疗，但最近的研究表明，对低风险 PMC 患者，密切监测可能也是一种选择。Ito 等已经证明，低风险的 PMCs 很少在体积上发生进展或发生区域淋巴结转移，即使观察到了进展，手术治疗的效果也不会因为观察的时间而受到影响[11, 12]。考虑到偶然诊断的 PMCs 数量的急剧增加，以及未来对这些患者进行手术可能造成的医疗负担，有选择性的对低风险 PMCs 患者进行观察可能会成为一种合理的治疗方式。

关于颈部中央区的处理，ATA 指南强烈建议对任何临床考虑转移的淋巴结（cN$_{1a}$）行治疗性中央区颈清扫术（CND），反对对原发灶小于 4cm（T$_1$ 和 T$_2$）、临床淋巴结阴性（N$_0$）的 PTC 行选择性中央区淋巴结清扫术。对原发灶大于 4cm 和（或）伴有 ETE（T$_3$ 和 T$_4$），临床上无中央区淋巴结受累（cN$_0$）或侧颈淋巴结有转移（cN$_{1b}$）的 PTCs，指南没有给出明确推荐。对于这类患者，指南建议可考虑行选择性 CND，证据级别较弱。虽然有限的数据表明在预防性 CND 后可提高患者的疾病特异性生存率、降低局部复发率和术后 Tg 水平，其他研究表明，患者的远期预后并没有改善，并且增加术后并发症的风险，即甲状旁腺功能减退和 RLN 损伤[2]。虽然这些患者行选择性 CND 后确实检测到很多潜在的 pN$_1$ 患者，从而使 45 岁以上的患者分期上升（见下面的分期），并影响到术后是否行辅助 RAI，但这些淋巴结中的大多数仅在显微镜下为阳性，可能不具有与大体阳性淋巴结相同的复发风险[13]。

> 临床要点：关于中央区的处理，ATA 指南强烈建议对任何临床受累淋巴结行治疗性中央区清扫，反对对小于 4cm 且淋巴结为阴性的甲状腺乳头状癌做选择性中央区清扫。

ATA 指南对侧颈淋巴结清扫的建议更加简明。强烈建议对已经活检证实的转移性侧颈淋巴结（pN$_{1b}$）做治疗性侧颈淋巴结清扫，而即使在有中央区淋巴结转移（cN$_{1a}$）的情况下也反对进行选择性侧颈淋巴结清扫术[2]。

5. 辅助治疗

放射性碘在 PTC 术后处理中有多种应用。清甲的目的是消灭任何残留的正常甲状腺组织（< 1cm），以提高术后监测的特异性，并可能增加无病生存率。ATA 指南建议对于 PTC 大于 4cm（T$_3$）、镜下微小 ETE、任何 N 和高龄（> 45 岁）的中危患者，考虑使用 30mCi 剂量的清甲消融。辅助治疗用于处理可疑但未经证实的残留镜下微小病灶，已被证实可提高无病生存率和疾病特异性生存率。对于任何伴有肉眼下 ETE（任何 T$_4$）的 PTC，建议使用 150mCi 的剂量。RAI 也可用于治疗确定的残留病灶。对于局部残留病灶，建议使用 150mCi 的剂量，对于不适于手术切除的转移性病灶，建议使用 100～200mCi 的剂量，以提高疾病特异性生存率和（或）降低死亡率，对于持续性病灶，如果持续有临床反应，并且病灶仍然吸碘，可以每 6～12 个月重复治疗[2]。

如果病灶能够通过手术完全切除，对原发部位或中央区或侧颈部的辅助性外照射放疗（EBRT）都是无用的，无论 T 分期和 N 分期如何。对于手术无法完全切除的局部或淋巴结病灶，尤其是当 RAI 不吸碘时，EBRT 可被用作辅助治疗或姑息治疗。目前，除了之前讨论的 RAI 适应证外，其他全身辅助治疗都没有作用。

临床要点：如果病灶能够通过手术完全切除，无论 T 分期和 N 分期如何，对原发部位或中央区或侧颈部的辅助性外照射放疗（EBRT）都没有作用。

6. 变异亚型

PTC 存在多种变异亚型，按大小和组织学分类。PTMC 是 PTC 的一个特殊分类，包括任何小于 1cm（T_{1a}），无 ETE 且临床 N_0 的病变。PMCs 的预后通常比 PTC 好得多，提示不需要太积极的手术治疗。如前所述，PMCs 的真正临床意义可能是在不久的将来，最初的处理方式将是密切观察。一般来说，PTC 的组织学亚型，如高细胞型、柱状细胞型、弥漫硬化型和岛状细胞型，都比经典 PTC 更具侵袭性，因此应进行相应的治疗。特别是对于高细胞型变异，往往对 RAI 治疗抵抗。PTC 的滤泡亚型与经典的 PTC 预后相似，应该以同样的方式处理。

（二）甲状腺滤泡癌

1. 流行病学

甲状腺滤泡癌是第二常见的甲状腺癌，约占所有甲状腺恶性肿瘤的 10%。过去几十年来，由于诊断率的提高，美国的 PTC 发病率急剧上升，但 FTC 的发病率保持相对稳定，仍为 1/10 万[3]。在碘缺乏地区和地方性甲状腺肿高发地区，FTC 发病率更高，这也解释了它在世界范围内因补碘而发病率下降的原因[14]。FTC 的平均患病年龄约为 50 岁，男女比例为 1：3。

临床要点：甲状腺滤泡癌多发于碘缺乏地区和地方性甲状腺肿高发地区，这解释了它在世界范围内因补碘而发病率下降的原因。

2. 病因学

大多数的 FTC 是散发性的，也有部分与儿童期的低剂量辐射暴露有关，尽管其影响程度低于 PTC。一些肿瘤综合征如 FNMTC、Cowden 病、Werner 综合征和 Carney 综合征等在总体发病率中所占比例也很小。

3. 临床表现

与其他分化型甲状腺癌类似，FTC 通常表现为无症状可触及的甲状腺肿块或在影像学上的偶然发现。FTC 有血行播散的倾向，因此与 PTC 相比，FTC 表现出相对较少的区域淋巴结转移（< 10%）。然而，继发于这种血行播散，发生于骨、肝、肺和脑的远处转移可能性是 PTC 的 2 倍以上。如前所述，FNA 细胞学不能诊断 FTC，需要手术切除得到组织学证据。

临床要点：甲状腺滤泡癌有血行转移的倾向，因此与乳头状癌相比，其区域淋巴结转移相对较少（< 10%）。

4. 治疗

基于不确定 FNA 结果［FLUS/AUS、滤泡性肿瘤（FN）或 SFN］，FTC 的治疗通常开始于腺叶切除术。然后根据最终病理结果决定是否行补充性甲状腺全切除术。目前的 ATA 指南并没有区分 PTC 和 FTC，然而，一些研究表明，对于有包膜侵犯的微小侵袭性病变（< 1cm，无 ETE 和 cN_0），仅行腺叶切除术就已足够，该术式也可用于微小血管侵犯的病变（< 3 支血管）[15]。甲状腺补充全切除术通常推荐用于所有其他 T 分期的 FTC，和那些有广泛血管侵犯（≥ 3 支血管）或高风险特征或家族史的 FTC[16]。ATA 指南没有评价冰冻切片对确诊 FTC 的作用。虽然理论上这种方法可能会节省二次手术的花费，但实际上 FTC 的冰冻切片分析并不十分可靠，灵敏度在 36%～77%，特异度在 68%～100%[17, 18]。

考虑到 FTC 淋巴结转移率远小于 PTC，对区域淋巴结的处理也相应不同。颈部中央区和侧颈区清扫只适用于临床确诊转移的病变。不建议行预防性颈淋巴结清扫[2]。

5. 辅助治疗

ATA 指南中 FTC 的辅助治疗与 PTC 相同。

（三）嗜酸细胞癌（Hürthle 细胞癌）

1. 流行病学

嗜酸细胞癌（Hürthle Cell Carcinoma，HCC）是一种罕见的甲状腺恶性肿瘤，约占所有甲状腺恶性肿瘤的 3%。HCC 曾一度被认为是 FTC 的一个亚型，现在因其独特的分子机制和临床预后被认为是一个独立的类别[19]。HCC 有时也被称为甲状腺嗜酸性癌。HCC 通常比其他 DTC 发病年龄稍晚，在 50—60 岁，但女性仍多见，男女发病比例为 1∶3[20]。

2. 病因学

嗜酸细胞癌起源于甲状腺内的 Hürthle 细胞，被认为与滤泡细胞相关，只是后者体积更大并可产生甲状腺球蛋白。根据定义，嗜酸细胞癌的 Hürthle 细胞比例必须占 75% 以上，与 FTC 相似，对良性嗜酸细胞腺瘤和嗜酸细胞癌的鉴别主要根据组织学上的包膜和血管侵犯。没有明确的环境致病因素或肿瘤综合征与 HCC 相关，散发性突变可能占大多数[21]。

> **临床要点：**Hürthle 细胞必须占病变的 75% 以上才能诊断为 HCC。

3. 临床表现

与其他的 DTC 类似，HCC 表现为无症状的可触及甲状腺肿块或在影像学上的偶然发现。尽管 HCC 与 FTC 相似，但它更常出现区域性淋巴结转移，约 20% 左右的患者会伴有淋巴结转移。HCC 的远处转移也比其他 DTC 更多见，约 30% 的患者有远处转移[22]。

4. 治疗

虽然最初认为 HCC 比其他的 DTC 更有侵袭性，但最近的文献，包括一篇数据较多的综述，提示其预后接近 PTC 和 FTC[20]。但因为关于 HCC 的总体预后没有一致的结论，还没有关

于 HCC 治疗方式的官方指南。尽管对其预后仍有争议，但一般认为在诊断性腺叶切除术后应行甲状腺补充全切术。冰冻切片在诊断中的可靠性与 FTC 不同，Maxwell 等推荐了一种依赖于冰冻切片的诊断方法[19]。对于临床可见的颈部淋巴结转移应对相应区域行治疗性中央区和侧颈淋巴结清扫术，无须行预防性颈淋巴结清扫术。

5. 辅助治疗

与外科治疗相似，由于其发病率低，缺乏大规模的前瞻性研究，对 HCC 的术后辅助治疗也没有真正的指南。HCC 以前被认为摄碘率低，一般对 RAI 治疗抵抗。但是，Jillard 等最近的一项包括 1900 多名患者的数据综述发现，对于肿瘤大于 2cm 和（或）有区域淋巴结或远处转移的患者接受术后 RAI 后，5 年和 10 年生存率有所提高[23]。如果 HCC 不吸碘，EBRT 可作为晚期疾病的辅助治疗方式。

6. 变异类型

最近发现一种由 RET/PTC 基因融合引起的 HCC 乳头状变异，现称为 Hürthle 细胞乳头状甲状腺癌（HCPTC）。一般认为 HCPTC 的侵袭性不如经典的 HCC。RET/PTC 分子检测目前在一些中心被用来对良性 Hürthle 细胞肿瘤进行进一步的风险分层和指导治疗[19]。

（四）分化型甲状腺癌的分期和预后

美国癌症联合委员会（AJCC）的 TNM 分期指南对所有分化型甲状腺癌都是一样的。原发灶肿瘤（T）的分期取决于病变的大小、甲状腺外侵犯和邻近器官侵犯的程度。区域淋巴结（N）的分期取决于区域淋巴结是否有转移以及转移发生的部位［中央区淋巴结（N_{1a}）与侧颈淋巴结或纵隔淋巴结（N_{1b}）］。远处转移（M）的分期是基于是否有远处转移（表 17-2）。AJCC 分期分组指南对所有的 DTC 也都是一样的，M 分期对 45 岁以下的患者很重要，T、N 和 M 分期对 45 岁以上的患者都有影响（表 17-3）。

DTC 的总体预后非常好，10 年生存率接近

表 17–2 美国癌症联合委员会（AJCC）的甲状腺癌 TNM 分期

原发肿瘤（T）	
T_x	原发肿瘤无法评估
T_0	未见原发肿瘤
T_1	肿瘤最大直径≤ 2cm，局限于甲状腺内
T_{1a}	肿瘤≤ 1cm，局限于甲状腺内
T_{1b}	肿瘤最大直径＞ 1cm，但不大于 2cm，局限于甲状腺内
T_2	肿瘤最大直径＞ 2cm，但不大于 4cm，局限于甲状腺内
T_3	肿瘤最大直径＞ 4cm，局限于甲状腺内或任何大小肿瘤伴微小被膜外侵犯（如侵犯胸骨甲状肌或周围软组织）
$T_{4a}*$	中度局部进展病变。肿瘤超过甲状腺被膜并侵犯皮下软组织、喉、气管、食管或喉返神经
T_{4b}	重度局部进展病变。肿瘤侵犯椎前筋膜或包绕颈动脉或纵隔血管
区域淋巴结（N）	
N_x	区域淋巴结无法评估
N_0	无区域淋巴结转移
N_1	有区域淋巴结转移
N_{1a}	Ⅵ区淋巴结转移（气管前、气管旁和喉前 / Delphian 淋巴结）
N_{1b}	单侧、双侧或对侧颈淋巴结转移（Ⅰ、Ⅱ、Ⅲ、Ⅳ或Ⅴ区）或上纵隔淋巴结转移（Ⅶ区）
远处转移（M）	
M_x	远处转移无法评估
M_0	无远处转移
M_1	有远处转移

引自 Edge 等 [60]
注：所有未分化癌都被认为是 T_4 肿瘤。甲状腺由左右两叶组成，两叶之间由峡部相连
* 译者注：此处原文错为喉癌的 T_{4a} 期，特按照 NCCN 指南的甲状腺癌 T_{4a} 标准进行翻译

表 17–3 美国癌症联合委员会（AJCC）的分化型甲状腺癌肿瘤分期

45 岁以下			
Ⅰ期	任何 T	任何 N	M_0
Ⅱ期	任何 T	任何 N	M_1
45 岁及以上			
Ⅰ期	T_1	N_0	M_0
Ⅱ期	T_2	N_0	M_0
	T_3	N_0	M_0
Ⅲ期	T_1	N_{1a}	M_0
	T_2	N_{1a}	M_0
	T_3	N_{1a}	M_0
Ⅳ A 期	T_{4a}	N_0	M_0
	T_{4a}	N_{1a}	M_0
	T_1	N_{1b}	M_0
	T_2	N_{1b}	M_0
	T_3	N_{1b}	M_0
	T_{4a}	N_{1b}	M_0
Ⅳ B 期	T_{4b}	任何 N	M_0
Ⅳ C 期	任何 T	任何 N	M_1

分化型甲状腺癌包括乳头状癌、滤泡状癌和嗜酸细胞癌
引自 Edge 等 [60]

一个预测指标，FTC、HCC 和 PTC 的变异型（特别是高细胞型）与生存率降低相关 [25]。

五、甲状腺髓样癌和低分化癌

甲状腺髓样癌和低分化癌（PDTCs）由于其起源的细胞性质不同或通过去分化，不再拥有浓聚或有机化碘的能力，并且在某些病例中不再具有通过 p53 通路诱导细胞凋亡。它们比 DTC 侵袭性更强，预后也更差。

（一）甲状腺髓样癌

1. 流行病学
甲状腺髓样癌（MTC）占甲状腺癌的 5%～10%，

90%。生存率随着年龄的增长（＞ 45 岁）、肿瘤大小（＞ 4cm）、ETE 和远处转移的存在而降低 [24]。因此，这些因素也是 AJCC 指南中分期上调的依据。组织学分型也被发现是影响生存率的

男女发病率相同。75% 的患者是散发型，通常发生于 50—60 岁的患者。遗传型的患者占 25%，通常发病更早，多发内分泌肿瘤 2B 型（MEN2B）的患者甚至可以在婴儿期发病。

2. 病因学

甲状腺髓样癌起源于滤泡旁 C 细胞，来源于第四腮囊的末梢体神经嵴细胞。这些细胞迁移并汇入甲状腺的侧叶上部，这也是 MTC 发生的部位。MTC 分泌降钙素和癌胚抗原（CEA），可以成为治疗后随访监测的肿瘤标志物。大约 50% 的散发性 MTC 起源于体细胞 RET 原癌基因突变（在转染过程中发生重排）。几乎所有的遗传性 MTC 都是由常染色体显性遗传的 RET 胚系突变引起的 [25]。

遗传性 MTC 可以根据与特定 RET 突变相关的疾病表现型进行分类。大体可分为两组综合征：多发性内分泌肿瘤 2A（MEN2A）和 MEN2B。MEN2A 占所有遗传性 MTC 的 95%。MEN2A 进一步细分为四种：经典型［MTC 伴有嗜铬细胞瘤和（或）甲状旁腺功能亢进］、经典型伴皮肤苔藓淀粉样变性、经典型伴先天性巨结肠病和家族型 MTC（经典型不伴有嗜铬细胞瘤或甲状旁腺功能亢进）。除 MTC 外，MEN2B 的表现型还包括嗜铬细胞瘤（50%），骨骼发育异常如马方体型、眼部异常和黏膜神经瘤，但无甲状旁腺功能亢进 [25]。

> **临床要点**：遗传性甲状腺髓样癌可以根据与特定 RET 突变相关的疾病表型来进行分类。

3. 临床表现

散发型 MTC 最常见的表现为无症状的甲状腺肿块或在影像学上的偶然发现。高达 70% 的散发性 MTC 患者在诊断时有区域性淋巴结转移，10% 有远处转移。遗传性 MTC 可能因为 MEN2 的典型表现而发病，也可能因亲属患有 MEN 在检查时被诊断。FNA 是诊断 MTC 的可靠方法，当 FNA 结果不确定或提示可能为 MTC 时，可检测 FNA 洗脱液的降钙素水平以帮助明确诊断 [26]。

4. 治疗

一旦确诊为 MTC，术前应测定血清降钙素和 CEA 水平。如果降钙素水平超过 500pg/ml，应进行影像学检查以排除肿瘤转移。包括颈部和胸部的增强 CT 扫描，肝脏的三相多排增强 CT 或增强 MRI，轴向骨骼 MRI 联合骨扫描。PET 扫描不太敏感，不幸的是，没有一种单一的成像方式能够充分地检查全身转移情况 [25]。

> **临床要点**：如果降钙素水平超过 500pg/ml，应进行影像学检查以排除肿瘤转移。

所有怀疑为散发性 MTC 的患者都应进行 RET 基因胚系突变的 DNA 分析，以排除遗传性 MTC。所有 MTC 患者都应进行嗜铬细胞瘤（血浆或 24h 尿儿茶酚胺和甲氧基肾上腺素检测或肾上腺 CT）和甲状旁腺功能亢进［血钙和甲状旁腺素（PTH）］的相关筛查。如果有嗜铬细胞瘤，应在甲状腺手术前先切除。甲状旁腺功能亢进患者在甲状腺手术时应同时进行甲状旁腺的手术。对 MEN2A 患者，手术可包括甲状旁腺全切除术，同时可将残留甲状旁腺移植或不移植，甲状旁腺次全切除术，或在术中 PTH 检测指导下选择性切除病理性肿大的甲状旁腺。

> **临床要点**：所有怀疑为散发性甲状腺髓样癌的患者都应进行 RET 基因胚系突变的 DNA 分析，以排除遗传性髓样癌。

ATA 指南建议，对无颈淋巴结转移证据和无远处转移证据的患者行甲状腺全切除术加双侧中央区清扫术。只有在临床上累及侧颈淋巴结的情况下才应行侧颈清扫。关于术前血清降钙素水平对选择性侧颈淋巴结清扫术的影响尚未达成一致意见。对于 MEN2B 患者（取决于 RET 突变位点），应在其出生后的前几个月行预防性甲状腺切除。对 MEN2A 患者应在 5 岁或 5 岁之前（取决于血清降钙素水平和 RET 突变位点）行预防性甲状腺切除术[25]。

5. 辅助治疗

由于滤泡旁 C 细胞缺乏吸收碘的能力，RAI 在 MTC 的治疗中不起作用。EBRT 可考虑用于已知持续存在的局部残留病灶或复发风险高（ETE 或广泛淋巴结转移）的患者。如果可行的话，对位于脑、肺、肝或骨的单发远处转移灶也可以考虑手术切除。在以前，对远处转移灶的全身治疗仅限于姑息治疗，尽管有效率通常比较低。目前，正有进行中的临床试验，研究以 RET 基因为靶点的酪氨酸激酶抑制药对晚期 MTC 患者的疗效[25]。

6. 分期和预后

AJCC 对 MTC 的 TNM 分期与 45 岁以上的 DTC 患者相同。而 AJCC 对 MTC 的肿瘤分期与 DTC 不同，是否有淋巴结转移及其位置、ETE、局部浸润和远处转移都与不良预后相关（表 17-4）。Ⅰ期、Ⅱ期、Ⅲ期和Ⅳ期疾病患者的 10 年生存率分别为 100%、93%、71% 和 21%[26]。

7. 术后随访

术后 3 个月测定血清降钙素和 CEA 水平。如果检测不到或在正常范围内，应每 6 个月复查 1 次，持续 1 年，此后每年复查 1 次。如果术后血清降钙素水平升高但低于 150pg/ml，则应进行体检和颈部超声检查。如果检查结果为阴性，降钙素、CEA 和颈部超声应每 6 个月复查一次。如果术后降钙素水平高于 150pg/ml，则应进行更彻底的影像学检查，包括颈部超声、胸部增强 CT、肝脏增强 MRI 或三相增强 CT 检查，以及骨扫描和轴向骨骼 MRI 检查。在没有远处转移的情况下，建议对残留或复发的局部病灶进行手术，包括对病理或影像学阳性的淋巴结所在区域行颈淋巴结清扫[25]。

（二）甲状腺未分化癌

1. 流行病学

甲状腺未分化癌（ATC）约占全世界甲状腺

表 17-4　美国癌症联合委员会（AJCC）对甲状腺髓样癌和低分化癌的分期

甲状腺癌			
分期			
甲状腺髓样癌（所有年龄组）			
Ⅰ期	T_1	N_0	M_0
Ⅱ期	T_2	N_0	M_0
	T_3	N_0	M_0
Ⅲ期	T_1	N_{1a}	M_0
	T_2	N_{1a}	M_0
	T_3	N_{1a}	M_0
ⅣA 期	T_{4a}	N_0	M_0
	T_{4a}	N_{1a}	M_0
	T_1	N_{1b}	M_0
	T_2	N_{1b}	M_0
	T_3	N_{1b}	M_0
	T_{4a}	N_{1b}	M_0
ⅣB 期	T_{4b}	任何 N	M_0
ⅣC 期	任何 T	任何 N	M_1

引自 Edge 等[60]

癌的 3.6%[27]。它通常发生于老年患者，平均诊断年龄为 65 岁左右，然而，在很少情况下会发生于青少年晚期和 20 岁出头的患者。女性发病的概率是男性的 2～3 倍。总的来说，ATC 是最具侵袭性和致死性的人类实体肿瘤之一。

2. 病因学

甲状腺未分化癌被认为是甲状腺滤泡细胞来源的肿瘤，即 PTC 和 FTC 去分化的最终结果。支持这一理论的证据是 PTC 或 FTC 经常会同时存在于 ATC 的病理标本中。

3. 临床表现

与其他甲状腺癌不同，ATC 最常见的表现是迅速增长的颈部肿块，通常是在长期甲状腺肿块的背景下。此外，与其他甲状腺癌不同，它通常伴有颈部疼痛、声音改变、呼吸梗阻和（或）吞咽困难等症状。大多数 ATC 在诊断时已经处于晚期。侵犯周围器官很常见，60% 的患者伴有淋巴结转移，近 50% 有远处转移[28]。很少情况下，它会在较大的 DTC 标本中被偶然发现而确诊。FNA 可以用于诊断，但也可能取到无法诊断的坏死标本，需要进行空心针穿刺或手术活检。

> **临床要点：** 与其他甲状腺癌不同，ATC 最常见的表现是迅速增长的颈部肿块，通常伴有长期甲状腺肿块的背景。

4. 治疗

确定 ATC 的诊断对制订治疗方案至关重要。如果诊断不确定，应进行手术活检以明确诊断。一旦确诊，应通过仔细的影像学评估 [US、CT 和（或）MRI] 来确定切除原发灶和转移淋巴结的可能性，并用 PET 排除远处转移的存在。

ATA 指南建议，在腺叶切除标本中偶然发现 ATC 时，应进行补充甲状腺全切除术。对于肿瘤完全位于甲状腺内的患者（只占 ATC 的 10%），应行甲状腺全切除术，同时行双侧中央区和侧颈淋巴清扫。对于存在 ETE 的患者，如能够手术，则行连续整块切除，以达到肉眼下切缘阴性。因肿瘤侵犯邻近器官行整块切除所产生的并发症，和达到肉眼下切净肿瘤带来生存获益，两者之间应充分权衡[29]。之前在 2012 年的 ATA 指南中，不鼓励进行过分积极的根治性手术，如喉切除、气管切除和颈段食管切除术等，因为并发症的增加并没有能改善预后。而 2013 年的一项新的研究报告了 16 名患者接受了积极的根治性外科手术（包括喉切除术、气管切除术和颈段食管切除术）的经验，在局部控制率和总生存率方面均取得了良好的结果，平均随访 4.8 年时 50% 的患者仍然生存[30]。

对不可切除的肿瘤进行减瘤手术是不可取的，因为在治愈率、局部控制或生存期方面并没有改善[29]。对于不可切除的病变，应与患者探讨行气管切开或气管支架置入术来缓解气道梗阻，以及放置营养管以便于肠内喂养和给药的可

能性。肿瘤不可切除的患者也应考虑行姑息性 EBRT，因为它可能有助于控制病灶，延长生存期，提高生活质量，防止窒息或大出血导致的死亡[31]。已经有转移或术后发生转移的患者不宜手术治疗，可以考虑姑息性 EBRT 和（或）全身治疗。

考虑到 ATC 的高侵袭性、与此相关的不良预后和高死亡率，治疗目标必须与患者充分沟通，并在进行任何治疗计划之前都要事先说明。

> **临床要点：** 最近的一项研究表明，对甲状腺未分化癌进行彻底的、积极的手术切除可获得良好的结果，平均随访 4.8 年生存率可达 50%。

5. 辅助治疗

对于偶然诊断的甲状腺内 ATC，不推荐辅助治疗。对于所有其他有切缘阴性或有镜下残留病灶、一般状况良好、无远处转移的 ATC 患者，术后应给予调强放疗（IMRT）形式的 EBRT。术后还应考虑以紫杉类和（或）蒽环类和（或）铂类药物联合应用的同步化疗，并密切监测中性粒细胞减少症[29]。

6. 分期和预后

AJCC 对 ATC 的 TNM 分期与所有其他甲状腺癌完全不同。所有的 ATC 都被认为是 T_4，ETE 是 T_{4a} 和 T_{4b} 之间唯一的区别因素。同样，AJCC 的肿瘤分期也将所有的 ATC 归为 Ⅳ 期，ETE 和远处转移是预后不良的指标（表 17-5）。中位生存期只有 5～6 个月，1 年生存率接近 20%[32]。其他不良预后因素包括男性和年龄超过 60 岁[28]。

表 17-5　美国癌症联合委员会（AJCC）对甲状腺未分化癌的分期

甲状腺未分化癌			
Ⅳ A 期	T_{4a}	任何 N	M_0
Ⅳ B 期	T_{4b}	任何 N	M_0
Ⅳ C 期	任何 T	任何 N	M_1

引自 Edge 等[60]

7. 治疗后随访

希望继续积极治疗的患者应每隔 1～3 个月对脑、颈部、胸部、腹部和骨盆进行影像学检查，持续 1 年，然后每隔 4～6 个月复查再至少 1 年。PET 扫描应该在初始治疗后 3～6 个月，或当有临床或影像学提示有残留、复发性或新的转移病灶时检查。如果发现复发，应考虑手术和（或）姑息治疗的方案。血清 Tg 测定和 RAI 扫描对 ATC 的治疗后监测起不到作用[29]。

六、其他恶性肿瘤

（一）淋巴瘤

原发性甲状腺淋巴瘤（PTL）是一种罕见的甲状腺癌，占甲状腺恶性肿瘤的 1%～5%。大多数患者在 60—80 岁发病，女性与男性发病率比为 3～4 : 1[33]。桥本甲状腺炎似乎与本病密切相关，患桥本甲状腺炎使 PTL 的发病风险增加了 70～80 倍[34]。类似于 ATC，PTL 可以表现为快速增长的甲状腺肿块，伴有疼痛、嗓音变化、呼吸困难和吞咽困难等症状，通常有长期甲状腺肿病史。诊断本病和排除 ATC 需要手术活检。气管切开术、气管支架置入术和（或）大剂量皮质类固醇可用于治疗呼吸道梗阻。PTL 采用非手术治疗，EBRT 联合化疗［环磷酰胺、羟基柔红霉素、长春新碱和泼尼松（CHOP）］效果最佳，5 年生存率接近 60%[33]。

（二）鳞状细胞癌

甲状腺原发性鳞状细胞癌（PSCC）非常罕见，不到所有甲状腺癌的 1%，文献中很少有病例报道[35]。在诊断时必须要排除来自呼吸道和消化道的转移性鳞状细胞癌。PSCC 通常表现为快速增长的甲状腺肿块，伴有疼痛、呼吸困难和吞咽困难等症状。FNA 对诊断有效。鉴于 PSCC 发病率低，目前还没有统一的治疗指南。如果原发病灶可以切除，一般采用全甲状腺切除术和治疗性中央区和侧颈淋巴清扫术进行积极的外科治疗。术后辅助性全身治疗和 EBRT 也可采用。PSCC 具有很强的侵袭性，预后不良，中位生存期低于 6 个月[36]。

（三）转移癌

甲状腺转移癌占甲状腺癌的 1.4%～3%。甲状腺转移通常发生较晚，平均时间为 53 个月，在肾细胞癌中时间更长，平均间隔为 9.4 年[37]。少数情况下，甲状腺转移癌是其他原发恶性肿瘤的首发表现。通常，甲状腺转移癌表现为无症状的可触及的甲状腺结节，不太常见为偶然的影像学发现或伴有临床症状。最常见的原发肿瘤部位是肾脏，其次是肺、头颈部、乳腺和结肠。较不常见的是，它们也可能起源于食管、皮肤、胃、神经内分泌器官及卵巢或子宫[38]。治疗取决于身体其他部位是否存在转移。如果转移只发生于甲状腺，一般可行手术切除，长期生存的可能性较大，特别是对于转移性肾细胞癌的病例[39]。

七、手术技巧

（一）传统开放手术

患者仰卧在手术台上，颈部轻轻伸展，使甲状腺向上提起。手术台调至轻度的头高脚低位可有助于术中静脉引流。诱导全身麻醉，患者插管。如果需要喉神经监测，可使用喉肌电图专用的气管插管。插管时最好使用电视喉镜，这样外科医师可以确保喉部电极的位置正确，并且和麻醉团队应事先沟通，以避免在诱导过程中使用长效肌松剂。

手术野铺单应从胸骨切迹显露到颏部，两侧应显露至胸锁乳突肌（SCM）的外侧缘，以便于在手术过程中最大限度地帮助定位和暴露术野。在同期进行侧颈清扫时，铺单范围的上缘应包括乳突尖部、下颌缘和下唇，以适应较大的切口，并有助于术中识别面神经下颌缘支。

切口的设计必须在保证暴露充分并可以取出腺体与最佳美容效果之间取得平衡。在很大程度上，这取决于患者的解剖结构、甲状腺的大小及准备实施手术的范围。理想情况下，甲状腺切除术的切口位于胸骨切迹上方 2～3cm 的自然皮肤皱褶处，大致在甲状腺峡部表面。最好于术前当患者坐直时在手术部位确定，因为这样能最真实地预测最终瘢痕在静息状态下的位置。对静息状态下颈部没有皱纹的年轻患者，轻微的颈部屈曲可以帮助在皮肤上产生自然的皱褶。如果在需要做切口的位置不存在这种自然皮肤皱褶，则应在与自然皱褶平行的适当位置做切口。切口的长度将根据腺体的大小而调整，对于较小的肿瘤，通常从 25mm 开始，根据需要增加长度。延长切口时应向上外侧朝向乳突尖的方向，沿着自然皱褶的曲线（如有），以便进行侧颈淋巴结清扫。

沿切口切开颈阔肌。只有在计划进行侧颈清扫时，才会于颈阔肌下分离皮瓣。识别两侧带状肌之间的中线并纵行切开。将胸骨舌骨和胸骨甲状腺肌和其下方的甲状腺被膜钝性分离，并向两侧拉开。如果在剥离腺体上的带状肌时遇到阻力，必须考虑到肿瘤外侵入带状肌，可能需要对受侵肌肉进行整块切除。如果因为患者的解剖结构或因为甲状腺本身的大小导致腺体显露不充分，可将带状肌横行切断，最后再重新缝合，这样并不会明显的影响功能。胸骨甲状肌斜行插入甲状软骨板侧方，可能妨碍甲状腺上极和血管束的显露。为了更好地解剖这个区域，可以沿着胸骨甲状肌的附着线切开。鉴于此操作并不会影响功能，无须将肌肉再缝合。

采取以下步骤分离甲状腺，顺序可能不尽相同，最终目的是在切除甲状腺的同时保留甲状旁腺和 RLN 的功能。本章节只探讨了一个这样的操作顺序，但是，无论以何种顺序进行操作，每个步骤的一般概念都保持不变。

首先集中注意力松解甲状腺上极。甲状腺上极血管束（包括甲状腺上动脉和静脉）的分离主要分为三步，包括将上极轻柔的向下牵拉，使

用直角拉钩在最接近胸骨甲状肌在甲状软骨板上的附着点处将肌肉向上外侧拉开，解剖位于下咽缩肌和甲状腺上极背侧之间的无血管缝隙（称为 Joll 三角），小心避免对 SLN 造成损伤。如前所述，为了暴露充分，可疑将胸骨甲状肌在甲状软骨板附着处横断。

> **临床要点**：在下咽缩肌和甲状腺上极背侧之间的无血管缝隙（称为 Joll 三角）中进行解剖，将有助于避免损伤喉上神经。

SLN 的外支通常在甲状腺上极上方约 1cm 处与血管蒂的走行分离，继续向前在下咽缩肌表面进入环甲肌。在分离上极血管束之前，应尽量识别 SLN。但大约有 20% 的概率是找不到的，因为有些 SLN 在下咽缩肌内走行。对下咽缩肌进行电刺激能引发环甲肌运动可以证实神经在肌肉内走行[40]。

上极血管束分出后可使用能量器械离断，然后通常能在甲状腺中上部背侧找到上甲状旁腺。一旦确定，即可从甲状旁腺的腹侧（或更前面）开始解剖甲状腺表面筋膜（假包膜）。这将使甲状旁腺能从甲状腺表面剥离，同时保持其血供。然后，沿着同一平面解剖上极的剩余部分，直到它可以被自由的向下方和中线方向牵拉。此时也应检查是否存在锥体叶。

当甲状腺被进一步向中线方向松解，并开始翻到气管表面时，腺体后外侧的暴露会更充分。这将有助于探查下甲状旁腺，它通常位于腺体中下叶的后部。一旦确定，自此处的腹侧将浅筋膜从甲状腺真被膜上分离开，甲状旁腺可被解剖到下外侧，从而保留其血供。腺体下极的其余部分可以沿着这一类似的平面轻松解剖，进而有助于腺叶向中线方向牵拉。

接下来应该注意辨认 RLN，可以在 Berry 韧带的近端寻找，并使用 Zuckerkandl 结节作为解剖标志。值得注意的是，右喉返神经向上向内斜行经过颈中央区进入环甲关节，而左喉返神经沿

气管食管沟走行方向更垂直。垂直于神经走行的方向轻柔分离，同时保持甲状腺向内侧方向、带状肌 / 颈动脉向外侧方向反向牵拉。右侧喉不返神经的发生率为 1.6%。在这种少见病例中，RLN 从迷走神经发出后直接横行走向环甲关节。

一旦找到 RLN，应沿神经追踪到远端，直到它走行到下咽缩肌下方。高达 60% 的患者的喉返神经有喉外分支。当确定时，喉返神经的每个分支都应该保留，尤其是最靠前的分支，它通常提供喉的大部分神经支配。

一旦甲状腺叶和 Berry 韧带完全脱离 RLN，Berry 韧带可沿着气管前筋膜向内侧继续分离到峡部。此时，峡部可被断开以完成腺叶切除术，或将注意力转向对侧腺叶，并重复上述步骤进行甲状腺全切除术。

冲洗伤口创面并止血后，应检查甲状旁腺的活性和供血血管的完整性。如果甲状旁腺出现明显的缺血，应考虑将其自体移植到胸锁乳突肌或带状肌。如果在手术中带状肌已被切断，此时应将其重新缝合。为了防止皮肤与气管粘连，对于体型较瘦的患者，应将带状肌沿中线重新缝合。该步骤可用可吸收缝线做 8 字形缝合，保证渗血能从颈深部伤口流出到皮下的宽阔空间（图 17-6）。这个技巧可以防止在术后血肿的情况

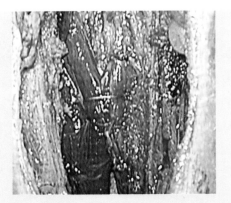

▲ 图 17-6　带状肌在中线处的一个点处用可吸收缝线 8 字形缝合

这可以防止气管与皮下组织粘连，同时提供一个宽敞的通道使液体可以从颈中央区流出到皮下空间。这个操作可以防止淋巴静脉回流压力升高导致的致命性气道阻塞

下，淋巴静脉回流压力升高，导致致命的气道阻塞（因此，在大多数患者中，带状肌根本不用缝合）。中央区清扫手术不需要放置引流管，除非患者在术后需要抗凝（如透析患者）。在闭合伤口之前，可以用锋利的眼科剪修剪皮肤边缘，以使伤口更好愈合，降低增生性瘢痕的风险。

（二）微创甲状腺切除术和微创电视辅助下甲状腺切除术

微创甲状腺切除术（MITh）已被证明是一种安全有效的治疗方法，对甲状腺癌患者同样如此 [41, 42]。MITh 的适应证包括结节大小小于 5cm 的低风险 DTC，无局部侵犯、转移或复发的肿瘤。可通过 25～30mm 的小切口进入甲状腺区。避免颈阔肌下皮瓣分离，常规使用先进的能量器械，以及小心放置的拉钩，为识别和保留喉返神经和甲状旁腺提供了充分暴露的条件，同时也彻底地完成了甲状腺肿瘤的切除。

微创电视辅助甲状腺切除术（MIVAT）采用内镜器械进一步缩小了切口和解剖分离的范围。Miccoli 等改进了这项技术，并报道了其安全性和有效性，包括在甲状腺癌中的应用 [43, 44]。手术步骤主要分为三部分，首先是开放术腔，然后是内镜操作部分，最后以开放手术的方式完成。手术从做一个 15～20mm 长的切口开始，从皮肤直接到达带状肌。颈阔肌通常在中线处缺如，既不需要暴露也不需要分离。打开中线后，将带状肌自甲状腺表面剥离。结扎甲状腺中静脉，使甲状腺可以在气管上被牵开。随后置入内镜器械，使用 5mm 30° 内镜向上倾斜来观察上极。牵开器用于向侧方拉开带状肌，向内侧牵拉甲状腺。在甲状软骨板附近的附着点处切断少部分胸骨甲状肌，以利于显露上极血管束。仔细分离后用超声刀结扎切断上极血管束，注意不要损伤 SLN（图 17-7）。上极的其余部分被松解，如前所述暴露并保留上甲状旁腺。随后将内镜调整角度向下，分离甲状腺下极，使腺叶进一步向内侧牵拉。识别 RLN（图 17-8），保留下甲状旁腺。

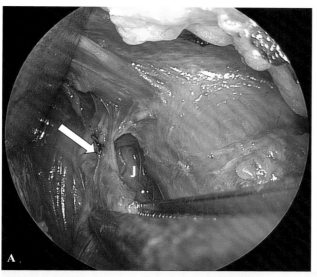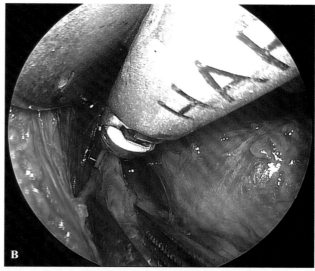

▲ 图 17-7　A. 内镜下所见打开 Joll 三角后分离出的甲状腺上极血管束（箭）（J）；B. 然后使用先进的能量器械切断血管束

临床要点：微创电视辅助甲状腺切除术采用内镜技术进一步缩小切口和解剖范围。

取出腺体时需要恢复到开放手术。首先通过伤口将上极腺体使用中等大小的钳子顺序钳夹。此时上方残留的粘连都将被离断。剩下的腺体通

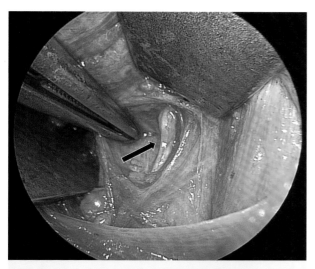

▲ 图 17-8　微创电视辅助甲状腺切除术中内镜下所见喉返神经（箭）

过伤口取出。一旦完全取出后，腺叶会向中线方向收缩，RLN 可被显露到喉部入口处。Berry 韧带的其余部分即被松解。然后在靠近对侧腺叶处切断峡部。此时或者已经完成了腺叶切除术，或者可将注意力转移到对侧的腺叶上，对侧切除后即完成整个甲状腺切除术 [41, 42]。甲状腺癌行 MIVAT 的指征包括肿瘤大小小于 3cm 的低风险 DTC，没有局部侵犯、转移性或复发性病灶，无甲状腺炎或腺体延伸至胸骨后。

（三）颈外入路甲状腺手术

颈外入路甲状腺手术是指在颈前区外露部分不做切口的情况下切除甲状腺。这可以通过内镜或机器人辅助外科技术来实现。在美国最常用的两种颈外入路是经腋下和耳后除皱切口手术。虽然该术式在适当选择的患者中被证明是安全和有效的，但是在韩国以外的地区使用颈外入路手术治疗甲状腺癌的数据有限。在美国，该术式在甲状腺癌中的适应证非常有限，包括患者有避免颈部切口的意愿，微小的 DTC，没有局部侵犯、转移性或非复发性病变 [45]。

（四）颈部中央区清扫术

颈部中央区由Ⅵ区和Ⅶ区淋巴结组成（图 17-9），其上界为舌骨，下界为无名动脉，侧方以颈动脉为界，后方以椎前筋膜为界，前方以胸骨甲状肌内面为界。Ⅵ区和Ⅶ区淋巴结的分界是胸骨切迹。2009 年，ATA 关于甲状腺癌中央区淋巴清扫的共识将中央区分为四个手术相关的部位：喉前区（也称为 Delphian 淋巴结）、气管前区和左、右侧气管旁区[46]。行中央区淋巴清扫时，应进行全面的、以分区为标准的切除，不建议行只切除临床受累淋巴结的所谓"摘草莓"式切除（图 17-10）。

喉前区的清扫应在切除锥体叶时或甲状腺切除术后进行。淋巴结的清扫应分步骤进行，从峡部上界开始，向上跨过环状软骨和环甲膜，沿甲状软骨前方直到舌骨。应保留相应软骨的软骨膜。必须特别注意保护环甲肌，因为它很薄，损伤后会导致发声功能障碍。

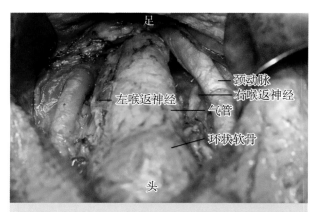

▲ 图 17-10　双侧中央区淋巴清扫，切除喉前、气管前和双侧气管旁淋巴结后的结果（由 Thieme 出版社提供）

> 临床要点：当需要行中央区淋巴清扫时，应进行全面的、以分区为导向的切除，不建议行只切除临床受累淋巴结的所谓"摘草莓"式切除。

气管前清扫开始于峡部下方，包括清除覆盖在气管前部的纤维脂肪组织，直到无名动脉水平。可以通过手指触摸无名动脉来帮助划定最下边界。当清扫至下界时，一定要定位并避开位于腹侧的头臂静脉。气管前淋巴结的供血血管可能会很粗，应结扎牢固。

呈矩形的气管旁区上界为环状软骨的水平，下界为无名动脉和气管的交叉处，外界为颈动脉，内界为气管。为了保护甲状旁腺及其供血血管，在开始清扫前应确认下甲状旁腺，并与甲状腺下动脉一起轻轻剥离气管旁区。如果不能做到，下甲状旁腺可以被切除，经冰冻切片确认后自体移植到合适的受体肌肉中。由于上甲状旁腺通常位于环状软骨之上，因此它们受损伤的风险较低。

气管旁区清扫包括从甲状软骨水平到无名动脉水平之间打开颈动脉鞘开始，从而确认清扫的外侧边界。在颈动脉鞘内确认迷走神经有助于刺激和评估 RLN 的完整性。在清扫过程中，将喉气管复合体向内侧牵拉有助于扩大气管旁区的显

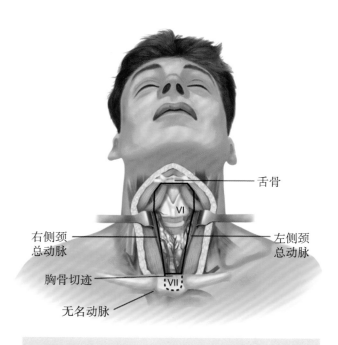

▲ 图 17-9　颈中央区包括Ⅵ区和Ⅶ区淋巴结，上界为舌骨，侧方以颈动脉为界，后方以椎前筋膜为界，下界为无名动脉水平，前方以胸骨甲状肌内面为界（由 Thieme 出版社提供）

露范围。接下来全程解剖喉返神经，从入喉点开始向下至纵隔颈动脉后方反折处。矩形的右侧气管旁区被斜行经过的 RLN 大体分为两个三角形区域（图 17-11）。解剖神经时应尽量减少刺激，避免使用神经拉钩和烧灼引起的热损伤。

左侧气管旁区的纤维脂肪组织可以作为一个独立的标本，沿后方的椎前筋膜、内侧的食管肌层和气管将清扫的组织整块取下。再次强调，在确定大血管附近的清扫下界时应格外谨慎。冲洗伤口，做 Valsalva 动作后仔细止血。中央区淋巴清扫也不需要放置引流管。

（五）侧颈清扫术

颈侧区淋巴结转移可发生在Ⅱ—Ⅴ区，其中Ⅳ区是最常见的部位[47]。Ⅰ区很少受累，通常仅发生在侵袭性很强的恶性肿瘤，同时合并Ⅱ区淋巴结转移时。2012 年，ATA 对 DTC 侧颈淋巴结清扫术的共识建议，在临床需要时，应对ⅡA、Ⅲ、Ⅳ和Ⅴ区淋巴结行择区性颈清扫术。此外，

清扫应该以完整的方式进行，仅对临床受累淋巴结摘除的所谓"摘草莓"式手术是非常不可取的[48]（图 17-12）。本书的其他章节介绍了侧颈清扫的方法。

> 临床要点：Ⅰ 区很少受累，通常仅发生在侵袭性很强的恶性肿瘤，同时合并Ⅱ区淋巴结转移时。

八、甲状腺手术的并发症

（一）术后血肿

甲状腺手术后血肿很少见，发生率不到 2%[49]。但一旦发生，可导致危及生命的气道梗阻。手术中应尽量细致地止血。冲洗伤口和 Valsalva 动作可能激发不易发现的出血点。然而，最重要的方法是不缝紧（或不缝合）带状肌，使血液或积液能够流入皮下组织，避免引起淋巴静脉压力升高和声门上水肿，最大限度地减少发生灾难性后果

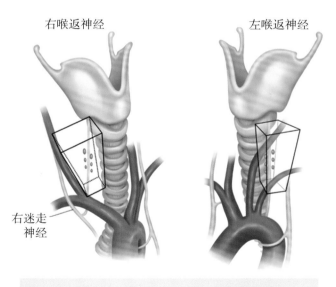

▲ 图 17-11　左右气管旁沟的比较
左喉返神经（RLN）沿气管食管沟呈相对垂直的路径上升，神经内侧淋巴结转移较少见。右侧 RLN 在气管旁区沿更倾斜的路径经过，导致神经内侧和外侧都有淋巴结。这就需要对右 RLN 进行环周解剖，以清除右侧中央区的淋巴结（由 Thieme 出版社提供）

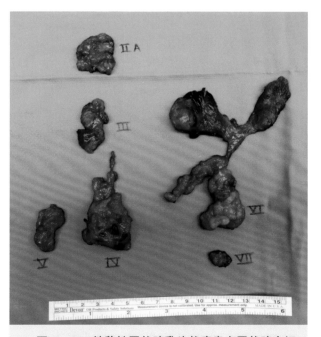

▲ 图 17-12　转移性甲状腺乳头状癌患者甲状腺全切除和双侧中央区和右侧颈（ⅡA、Ⅲ、Ⅳ和Ⅴ区）清扫标本

的可能性。应尽可能在麻醉状态下拔气管插管，以防止患者剧烈咳嗽和突然挣扎。如有指征，围术期也可以使用催吐剂，以减少术后恶心和呕吐的风险。预防性放置引流管不会改变术后血肿发生率 [50-52]。

> **临床要点：** 在伤口闭合之前，冲洗伤口和 **Valsalva** 动作可能激发不易发现的出血点。

小的无症状伤口积液不一定需要外科医师处理。当发现有症状的血肿形成时，应在床边打开伤口，以减轻压力，防止气道阻塞。然后患者需要被送回手术室进行血肿清理、伤口探查和止血。

（二）喉返神经损伤

在没有统一的标准化的声带麻痹检查方案（如常规的术前和术后喉镜检查）的情况下，很难判断 RLN 损伤的真实发生率，这可能导致发生率被低估。已报道的 RLN 损伤发生率在 2.5%～18.6%。这些数据来源于手术量多的中心的专家级外科医师，但在美国，有高达 50% 的甲状腺手术是由每年完成 5 例或更少手术量的外科医师完成的，这表明 RLN 损伤的真实发生率可能大大高于公布的数据 [53]。

RLN 的损伤可能是暂时性的或永久性的，如果术后没有进行过喉镜检查，许多暂时性损伤的病例可能会被患者和外科医师忽视。RLN 损伤可导致发音喘息、失音、吸气费力或呼吸困难，双侧麻痹可导致喘鸣和威胁生命的气道梗阻，需要人工通气 [54, 55]。

> **临床要点：** RLN 的损伤可能是暂时性的或永久性的，如果果术后没有进行过喉镜检查，许多暂时性损伤的病例可能会被患者和外科医师忽视。

如果在手术过程中发现神经被切断，建议将

神经原位缝合。或者，也可以进行颈襻 –RLN 吻合术或对较长段的损伤 / 缺失神经进行桥接移植。对于有症状的声带麻痹，声带内移术可作为一种临时干预措施。对有症状的永久性声带麻痹病例，声带注射长效填充材料（特别是自体脂肪）、甲状软骨成形术（包括或不包括杓状软骨内收术）和（或）颈襻神经移植都是可选的治疗方案。

> **临床要点：** 如果在手术过程中发现神经被切断，建议将神经原位缝合。

（三）喉上神经损伤

SLN 外支损伤可能发生在高达 58% 的患者中，最常发生在解剖甲状腺上极血管的过程中 [56]。喉上神经损伤会导致环甲肌功能障碍，表现为音调范围缩小和声音单调。在分离上极血管束的过程中识别神经，必要时用轻柔的手法将神经拨开，以及在接近神经时谨慎使用能量器械，可以最大限度地减少 SLN 的损伤。

（四）甲状旁腺功能减退

甲状旁腺功能减退是甲状腺手术后最常见的并发症。暂时性甲状旁腺功能减退（持续时间 ≤ 6 个月）发生在 10%～15% 的患者中，而永久性甲状旁腺功能减退（＞ 6 个月）发生在 1%～3% 的患者中 [57]。手术范围的扩大、恶性肿瘤手术、再次手术和同时行中央区清扫，这些因素会增加甲状旁腺功能减退的发生风险 [58]。甲状旁腺功能减退的原因可能是直接损伤、意外切除或间接影响甲状旁腺血供恢复。甲状腺切除标本应仔细检查是否有残留的甲状旁腺组织。对于出现血供受损或是无意中被切除的所有的甲状旁腺，应考虑进行自体移植。

> **临床要点：** 甲状旁腺功能减退是甲状腺手术后最常见的并发症。

甲状旁腺功能减退的症状和体征包括口周麻

木 / 刺痛感、肌肉痉挛、手足抽搐、Chvostek 征和 Trousseau 征阳性及 Q-T 间期延长。虽然术后检测血钙和甲状旁腺素水平可以有助于指导甲状旁腺功能减退的治疗和（或）预测病情变化，但术后经验性补充钙和维生素 D 并逐渐减量也是减少甲状腺全切术后低钙血症症状的一种经济有效的方法[59]。

九、临床病例

（一）病例 1：$T_{4a}N_{1b}M_0$ 甲状腺乳头状癌侵犯气管

1. 临床表现

白人妇女，58 岁，咯鲜血 6 个月病史。否认有呼吸困难、吞咽困难、疼痛或颈部肿块的症状。没有射线暴露史，也没有甲状腺疾病的家族史。有一个已知的甲状腺结节，6 年前做了活检，但样本量不足，也没有进一步的随访。CT 显示右侧甲状腺肿块伴气管侵犯（图 17-13），被转诊到专科医院。

2. 体格检查

患者的声音正常，没有呼吸困难和喘鸣。右叶甲状腺可触及明显肿大，无孤立的结节。没有明显的病理性肿大淋巴结。超声显示右叶甲状腺靠中线侧有一个巨大的不规则低回声肿块，边界不清，与气管分界不清。在诊所行纤维喉镜和气管镜检查可见黏膜下肿块占据 60% 的气管腔，起始于环状软骨下方（图 17-14）。远端气道通畅。双侧声带活动正常。

3. 诊断和检查

患者的表现倾向于侵袭性甲状腺恶性肿瘤伴气道侵犯。右侧甲状腺肿块的 FNA 结果为恶性肿瘤，未见未分化癌特征，降钙素染色阴性。血清降钙素正常。胸部 CT 无明显异常。

4. 治疗方案

内分泌肿瘤多学科会诊讨论了该患者，建议喉科和头颈部内分泌外科团队进行食管镜检查、

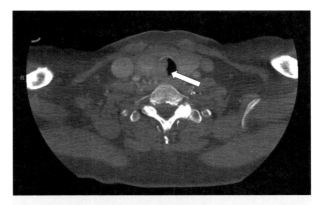

▲ 图 17-13 计算机断层显像显示甲状腺乳头状癌侵入气管腔（箭）

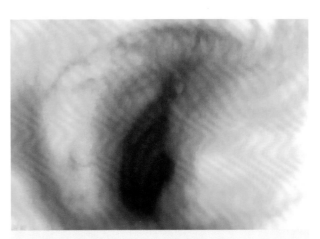

▲ 图 17-14 纤维气管镜显示甲状腺乳头状癌侵入气管腔，起始于环状软骨下方

甲状腺全切除术、中央区清扫、右侧颈清扫、受侵气管切除和气道重建。可能的气管重建方式包括带蒂肌皮瓣、甲状软骨或肋软骨移植、气管切除再吻合术。

5. 治疗

患者被送到手术室进行硬质食管镜检查、甲状腺全切除术、双侧中央区清扫、右侧颈 II A～V 区淋巴清扫术，并切除受累部分气管。没有发现食管受侵，首先进行右侧颈淋巴结清扫术。将甲状腺完全松解，仅保留肿瘤穿透右前外侧气管壁处，在此过程中，双侧 RLN 都被识别和保留。然后进行双侧中央区清扫术。然后集中精力进行气管切除术。

用 15 号刀片在气管受侵部位周围切开气管。环状软骨下部被切开，但环状软骨环保持完整。第一、第二和第三气管环的右前部大约 50% 被切除，使气管受侵部分的肿瘤和甲状腺全切除标本一起整块切除。切除过程中双侧 RLN 保持完整。肿瘤切除后刺激双侧 RLN，双侧反应均正常。拔出经口气管插管，将 6.0mm 气管插管插入远端气管（图 17–15）。

由于气管切除范围的需要，气管重建时首先切除第二和第三气管环的残余部分。这样可以使远端气管与第一气管环左侧吻合，用甲状软骨片移植填充右侧的缺损。进行舌骨上气管松解术。切取 15mm×7mm 甲状软骨移植片，保持甲状软骨下缘和甲状软骨内软骨膜完整。然后用内 Grillo 减张缝合法将远端气管缝合到甲状软骨上。在缺损处的下方两个环处行气管切开术，通过这个切口更换气管插管。完成无张力气管吻合术，将移植的甲状软骨缝合在右侧气管缺损处（图 17–16）。将胸骨舌骨肌瓣覆盖在气管重建处。关闭伤口，在导丝引导下将气管插管更换为气管造瘘管并用外 Grillo 法减张缝合。她在术后第 4 天出院。她最终的病理结果显示一个 2.9cm 的滤泡型 PTC，伴有广泛的淋巴管和甲状腺外侵犯，以及淋巴结包膜外侵犯，分期为 $T_{4a}N_{1b}M_0$。

术后第 10 天，患者回到手术室行气道检查。结果显示吻合口完好，略有狭窄和肉芽组织，即用显微电动吸切术和球囊扩张术治疗（图 17–17）。患者当天顺利拔管。术后喉镜检查显示右声带轻度无力，9 个月后消失，声音正常。术后 2 个月她接受了 152mCi 的 ^{131}I 治疗。治疗后 1 年，颈部超声和全身扫描均未见复发，Tg 为 1ng/ml，Tg 抗体检测不出。患者继续在内分泌和耳鼻喉科专家处定期随访。

（二）病例 2：$T_2N_{1b}M_0$ 甲状腺髓样癌

1. 临床表现

50 岁的西班牙裔男子，因为发现左侧颈部淋巴结肿大、压痛 3 个月而就诊于急诊室，经 2 周

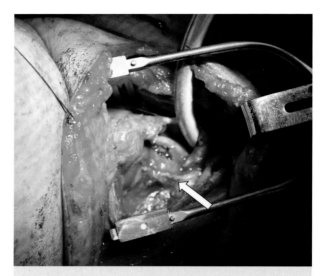

▲ 图 17–15　甲状腺乳头状癌侵犯气管切除术后的缺损，喉返神经得以保留（箭头）

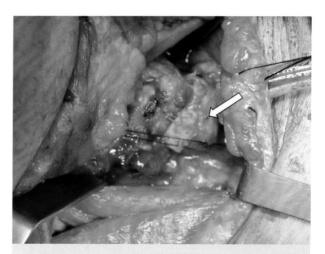

▲ 图 17–16　甲状腺乳头状癌侵犯气管切除后气管重建的右侧斜位观
节段性气管切除吻合后，采用甲状软骨补片（箭头）覆盖残留的右前外侧气管壁缺损

的抗生素治疗后没有缓解。无头颈部放疗史，否认吸烟或酗酒史，无已知的甲状腺癌家族史。患有左侧痛风，无发音困难、吞咽困难、咽痛或咯血。患者没有保险，一直在急诊室接受所有的医疗护理。

2. 体格检查

耳鼻喉科对患者进行了检查，发现左侧甲状腺有一质硬肿物，左侧颈多发质硬、压痛、固定

的肿大淋巴结，最大者为 3cm×5cm。未发现其他头颈部病变。纤维喉镜检查显示双侧声带活动正常。

3. 诊断和检查

根据已有检查结果，我们做了颈部 CT 扫描，并对最大的左颈部淋巴结进行 FNA。CT 显示左侧甲状腺肿块，左侧颈多发肿大淋巴结（图 17-18）。FNA 提示为分化差的癌。SCC 免疫组化指标为阴性。标本的甲状腺转录因子 1、降钙素、CEA 为阳性，Tg 为阴性。这些结果与甲状腺髓样癌一致。他的血清降钙素为 4 645pg/ml（正常 < 5pg/ml），CEA 为 414ng/ml（正常 ≤ 5ng/ml）。胸部或腹部的 CT 上没有远处转移的迹象，尿中的去甲肾上腺素和儿茶酚胺检查为阴性。他负担不起 RET 基因检测。肿瘤分期为 $T_2N_{1b}M_0$。

4. 治疗方案

向患者告知了 MTC 伴颈部淋巴结转移的诊断。尽管他的疾病无法彻底治愈（< 10%，考虑到他的淋巴结转移情况）[25]，但建议通过手术来减轻他的肿瘤负荷，改善他的症状，并降低对肿瘤侵犯周围器官的风险。鉴于他的影像学表现和降钙素水平大于 200 pg/ml，建议行甲状腺全切除术、中央区清扫和双侧侧颈淋巴清扫术[25]。肿瘤科医师也对他进行了评估，认为他没有远处转移，不适合使用酪氨酸激酶抑制药进行全身治疗。

5. 治疗

患者接受了并不复杂的甲状腺全切除，双侧中央区清扫和双侧侧颈ⅡA、Ⅲ、Ⅳ和Ⅴ区淋巴清扫术，术后降钙素和 CEA 分别降至 33.2pg/ml 和 2.72ng/ml。耳鼻喉科医师和内分泌科医师每 3 个

月对他进行一次随访。手术 2 年后，他发现了一个新的伴压痛的左颈后部淋巴结。他的降钙素上升到了 190 pg/ml，CEA 上升到 13.9ng/ml。淋巴结 FNA 显示复发性 MTC。又行颈后区清扫术后降钙素和 CEA 分别降至 26pg/ml 和 2.6ng/ml。患者继续每 3 个月随访一次。

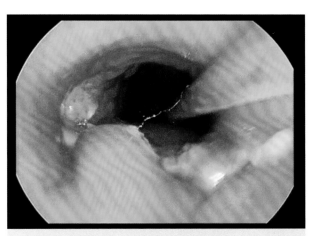

▲ 图 17-17　外侵性甲状腺乳头状癌节段性气管切除重建术后 10 天，气管吻合口愈合良好。存在轻度的肉芽增生和狭窄

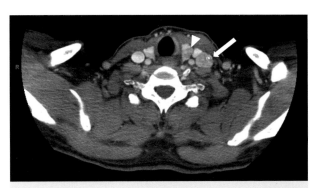

▲ 图 17-18　计算机断层扫描显示甲状腺髓样癌患者的左甲状腺肿块（箭头）和侧颈转移性淋巴结（箭）

第 18 章　涎腺癌
Carcinoma of the Salivary Glands

Mark K. Wax　Savannah G. Weedman　**著**

张亚冰　**译**

于文斌　**校**

一、概述

　　涎腺癌是头颈部肿瘤中种类最丰富的癌，它有多种组织学亚型及不同的生物学行为。这些亚型一般不适用于常用的组织学分级系统。这类肿瘤相关的分类系统和术语也在不断改进。涎腺癌并不常见，占所有头颈部原发肿瘤的 5%～8%[1, 2]。但任何一个因素都会增加研究结果对比、预测疾病临床进程和形成诊疗共识的难度。

　　涎腺癌主要治疗方式依然是手术，发现不良病理学特征时要做辅助性放射治疗。化疗在涎腺癌的治疗中尚未显示出获益。在过去的十年中，涎腺癌的治疗在遗传学和免疫治疗领域取得了相当大的进展，许多临床试验正在研究靶向治疗对涎腺恶性肿瘤治疗的有效性[3-5]。但在将靶向治疗列为推荐治疗之前，还要做进一步的研究。

> **临床要点**：涎腺癌主要治疗方式是手术，存在不良病理学特点时需要辅以放射治疗。

　　本章重点介绍大涎腺恶性肿瘤，小涎腺癌的诊治和头颈部其余部分肿瘤遵循了该区域其他癌的诊治方式。本章也不再讨论化学治疗和免疫治疗在辅助治疗中的差异。

二、流行病学

　　依据 2009 年美国国家癌症数据库报告，涎腺癌占所有癌症的 0.9%。根据美国最新的监测、流行病学以及最终结果（SEER）数据，原发性大涎腺癌的发病率为每年每 10 万人中 1.3 人发病，诊断时的平均年龄为 60 岁，无性别差异。从 2006—2012 年，涎腺癌的发病率平均每年增长 0.6%，男性增长略快于女性[1, 6]。

　　涎腺癌可大致分为上皮性肿瘤、非上皮性肿瘤或间质性病变。上皮细胞来源的涎腺恶性肿瘤比非上皮细胞来源的恶性肿瘤更加常见，70% 来自腮腺，8% 来自颌下腺，22% 来自上消化呼吸道浆液性腺体。在上皮细胞恶性肿瘤中，之前认为黏液表皮样癌（MEC）最常见，占所有肿瘤的近 15%，其次是腺样囊性癌（ACC）、腺癌和恶性混合瘤[7, 8]。但依据最近美国 SEER 数据报告，腺癌是最常见的大涎腺癌，占所有涎腺癌的一半以上。荷兰的数据显示，按照 1972 年 WHO 分类标准，腺样囊性癌（ACC）是涎腺恶性肿瘤中最常见的组织学类型[9]。

> **临床要点**：腺癌是最常见的大涎腺癌，占所有涎腺癌的一半以上。

　　间质肿瘤在组织学上非常多样，占所有涎腺

肿瘤的 2%～5%。1990—2010 年的最新文献回顾总共发现 187 例恶性间质涎腺肿瘤病例，并鉴定出 42 种不同的组织学类型。恶性间质性大涎腺肿瘤的原发部位约 80% 位于腮腺，15% 位于颌下腺，1% 位于舌下腺[10]。

三、病因学

涎腺癌的病因被认为是多因素的，环境因素及某些基因异常改变的综合作用促进了涎腺肿瘤的发生发展（表 18–1）。

表 18–1　可能促进涎腺癌发生发展的因素

环境因素	
放射线	月经初潮时间较早
电离辐射	多胎
危险的核电站暴露	EB 病毒
紫外线灯	遗传学
饮食因素	等位基因缺失
多不饱和脂肪酸的高摄入	结构重排
二氧化硅粉尘暴露	单体 / 多体
激素	

涎腺肿瘤代表了多种类型的肿瘤，其生物学恶性程度从惰性到高度侵袭性不等。不同于表皮样癌，涎腺癌的病因尚不清楚。吸烟和饮酒与涎腺肿瘤发生发展的关系尚不明确，但辐射被认为是可能的促成因素。

> 临床要点：吸烟和饮酒与涎腺肿瘤发生发展的关系尚不明确。

与头颈部的其他内分泌肿瘤和实体器官肿瘤一样，电离辐射会增加涎腺癌变的风险。暴露于放射线的患者更容易发生涎腺良性或恶性肿瘤。长时间累积的数据已表明，因头颈癌接受放射治疗的患者在治疗后的 11 年内发生涎腺肿瘤的风险高出 4.5 倍，其中最常见的组织学类型是黏液表皮样癌[3, 11]。

有证据表明，接触二氧化硅粉尘可能导致发生涎腺癌的风险增加。其他因素，如月经初潮较早、多胎等也可能增加风险。一些研究检测了 EB 病毒在某些种类涎腺肿瘤发生发展中的作用，这是否因为 EB 病毒在这些患病人群中普遍存在尚未可知。

考虑到饮食因素与许多其他癌症有关，这些因素也在涎腺癌中被作为诱因或预防因素来研究。蔬菜（尤其是黄色和橙色的蔬菜）、每日维生素 C 的摄入量高于 200mg、肝脏和膳食纤维都被证实能够降低涎腺癌的发生风险，也就可以认为有保护作用[12, 13]。只有胆固醇的摄入被证实会增加涎腺癌的发生风险。

1973—2011 年的 SEER 数据报告显示先前患有癌症的患者涎腺癌的发生风险增加，即使剔除那些先前患有头颈癌的患者，结果也是一样。

> 临床要点：胆固醇的摄入被证实会增加涎腺癌的发生风险。

四、涎腺解剖学

涎腺系统由三对大涎腺（腮腺、颌下腺、舌下腺）（图 18–1）和 700～1000 个小涎腺组成，这些小涎腺主要分布于上消化呼吸道，集中于口腔及口咽（图 18–1）。

（一）胚胎学

大涎腺是从妊娠的第 7 周开始，通过口腔外胚层外翻进入内胚层而产生的。腺泡细胞形成分泌结构并产生唾液，唾液在经过一系列导管结构时会经过修饰，然后通过排泄导管排入口腔。细胞外基质由肌上皮细胞、成肌纤维细胞、免疫细胞、内皮细胞、基质细胞和神经纤维组成。每个大涎腺的内部解剖结构都非常相似，除了腮腺及其与面神经和附近淋巴管的独特关系。腮腺在发

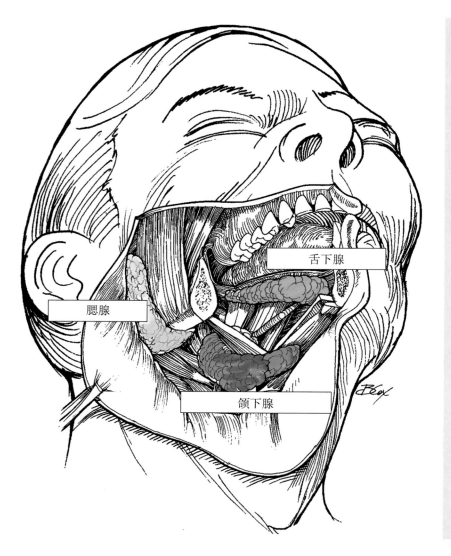

◀ 图 18-1　头颈部三对大涎腺包括腮腺（黄色）、颌下腺（紫色）、舌下腺（红色）

舌下腺

腮腺

颌下腺

育过程中，腺体向后生长，面神经向前方生长，直到腺体包围神经。腮腺被膜的形成晚于淋巴组织的形成，导致淋巴组织被包埋在腮腺被膜内。小涎腺发育较晚，来源于口腔外胚层和鼻咽内胚层。

（二）腮腺

腮腺是大涎腺中最大的腺体。腺体位于下颌骨升支和咬肌的上方，腺体的下部亦被称为腮腺尾叶，向下延伸至上颈部。腮腺被膜与颈深筋膜浅层相连续。被膜浅层与胸锁乳突肌（SCM）、咬肌以及颧骨相连续，深层从二腹肌后腹的筋膜开始延伸，并形成茎突下颌骨韧带膜，分隔腮腺和颌下腺。

茎突下颌骨缝隙成为连接腮腺深叶和浅叶的通道。腮腺深叶穿过茎突下颌缝隙，并延伸至咽旁间隙的茎突前间隙（图 18-2）。起源于腮腺深叶的肿瘤在咽旁茎突前间隙可延伸至下颌骨内侧，这是因为腮腺组织可以通过茎突下颌膜疝出（图 18-3）。因此起源于腮腺深叶的肿瘤通常表现在口咽部。

尽管腮腺深叶与浅叶间无筋膜分隔，但面神经和下颌后静脉被认为是两者间的解剖标志。腮腺内部，面神经首先分为 2～3 个主干，然后向前穿过腺体时变得越来越表浅。面神经下支主要由下颌缘支神经组成，负责下唇的运动，中支负责支配颊部、颧骨及下眼睑区域，上支负责支配

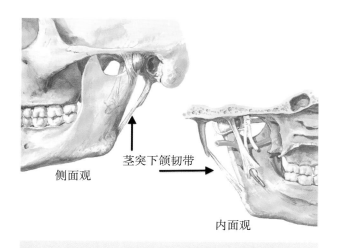

▲ 图 18-2 茎突下颌韧带是颈筋膜后部的加厚部分，它从颞骨茎突的顶端附近延伸到下颌角和下颌骨角的后边缘，位于咬肌和翼内肌之间

额部和上眼睑区域。当考虑进行缺损重建时，对离开腮腺的神经远端分支的识别非常重要。

耳颞神经与颞浅动脉和静脉平行，它提供了从耳神经节到腮腺的节后副交感神经支配，也是腮腺被膜、颞皮肤和耳郭皮肤的感觉神经。

腮腺的动脉供应来自颞浅动脉的分支面横动脉。静脉系统为下颌后静脉，它穿过腺体行至面神经深面，于腺体下极一部分汇入耳后静脉，形成颈外静脉，一部分汇入面前静脉，并形成面静脉。

腮腺的淋巴管汇入腮腺旁淋巴结及少部分腮腺内淋巴结，并最终汇入颈部淋巴结。腮腺旁淋巴结引流区域为颞区、头皮及耳郭，腮腺内淋巴结引流区域为内耳、软腭及后鼻咽。

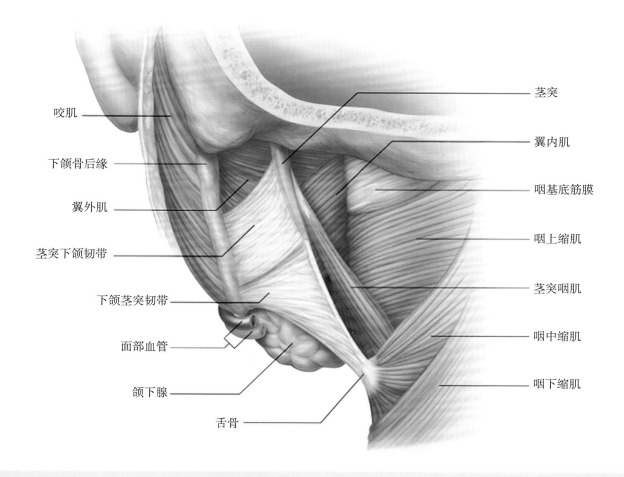

▲ 图 18-3 茎突下颌韧带与涎腺的关系非常重要，肿瘤可通过茎突下颌韧带进入咽缩肌并侵犯邻近咽部

唾液通过腮腺导管（Stenson 导管）排入口腔，腮腺导管长约 5cm，直径 5mm，并与第 Ⅶ 对脑神经（CN）的颊支一起走行于颧弓下约 1.5cm，且与颧弓平行。腮腺导管穿过颊肌在腮腺乳头处开口于口腔，邻近第一或第二上磨牙[14]。

> **临床要点**：腮腺淋巴结管汇入腮腺旁淋巴结和少数腮腺内淋巴结，并最终汇入上颈部淋巴结。

（三）颌下腺

颌下腺位于颌下三角区，分为连续的浅、深两叶。腺体的深部围绕下颌舌骨肌的后边界延伸，深叶占腺体的大部分。颌下腺的被膜也与颈深筋膜浅层相连续。

颌下腺与舌神经及颌下神经节关系密切，受副交感神经支配。面神经的下颌缘支在腺体被膜前缘浅行至面静脉。

交感神经来自颈上神经节并和舌动脉伴行，副交感神经支配由舌神经经颌下神经节到达腺体。

血液供应来源于面动脉和面静脉（或面前静脉）的分支。面动脉在腺体深部的凹槽中行进，并在到达下颌骨之前穿过腺体被膜。面前静脉走行于腺体表层，在动脉和静脉汇合处穿过下颌骨的下边界。

淋巴引流是通过颈深淋巴结和颈静脉链淋巴结。原发性颌下腺癌通常侵袭面周淋巴结，应一并切除。

颌下腺导管（Wharton 导管）长约 5cm，它离开腺体内侧，走行于下颌舌骨肌和舌骨舌肌之间，然后到达颏舌肌表面，平行走行于第 Ⅻ 对脑神经上方，与舌神经关系密切。颌下腺导管起始于舌神经内侧，终止于舌神经外侧，开口于舌阜，位于邻近舌系带的前口底。

> **临床要点**：淋巴引流是通过颈深淋巴结和颈静脉链淋巴结。原发性颌下腺癌通常侵袭面周淋巴结，应一并切除。

（四）舌下腺

舌下腺呈杏仁状，是三对大涎腺中最小的一对。值得注意的是舌下腺包含多个腺体，一个较大的腺体和多个较小的腺体（8～30 个）。每个舌下腺都位于口底黏膜薄层的深处，舌系带和颏舌肌的外侧，下颌骨的舌下窝内，下颌舌骨肌的浅面。不同于其他的大涎腺，舌下腺没有筋膜囊。

与颌下腺相似，来自下颌下神经节的副交感神经纤维通过舌神经向舌下腺和导管提供神经支配。交感神经支配由颈链神经节发出并伴行于面动脉的分支。

血液供应由面动脉和面静脉的颏下分支及舌动脉和舌静脉的舌下分支提供。

淋巴引流进入颌下淋巴结，继而汇入颈部淋巴结。

舌下腺主要分泌黏液，具有独特的导管系统。8～20 条较小的导管从腺体的上表面发出，在舌下皱褶处开口于前口底。几个位置比较靠前的导管可能会汇聚成一个共同的 Bartholin 导管，并注入颌下腺导管。

> **临床要点**：舌下腺的淋巴引流首先是颌下淋巴结，然后是颈部淋巴结。

（五）小涎腺

小涎腺有 500～1000 个腺体，广泛分布于上消化呼吸道的黏膜下层。每一个腺体都通过自己的导管分泌唾液。尽管小涎腺也存在于鼻腔、喉和气管，但更多的小涎腺位于口腔及口咽。口腔的颊、唇、腭及舌部均有腺体富集区域。扁桃体上极集中在一起的腺体被称为 Weber 腺体，舌根部聚集的腺体被称为 Von Ebner 腺体。

小涎腺的血液供应及淋巴引流要依据腺体的解剖位置而定。口腔中小涎腺的神经支配与颌下腺及舌下腺一样，节后副交感神经通过舌神经支配腺体。腭部小涎腺的节后副交感神经由腭神经从蝶腭神经节传出支配腺体。

五、进展

当前涎腺肿瘤的细胞起源存在两种可以接受的理论，即多细胞理论和双细胞理论[15]。多细胞理论认为肿瘤起源于腺体内一种特定类型的细胞，如腺泡细胞癌起源于腺泡细胞，鳞状细胞癌和黏液表皮样癌起源于排泄导管细胞。另一种理论，也就是双细胞理论认为，腺体中每一个小叶中较小的分泌导管及其汇合而成的较大的排泄导管的基底细胞是成熟分化细胞的储备细胞，这些基底细胞可分化为排泄导管的柱状和鳞状上皮细胞，因此鳞状细胞癌和黏液表皮样癌起源于排泄导管的基底细胞，而腺泡细胞癌和混合瘤起源于分泌导管基底细胞。分泌导管储备细胞起源的肿瘤恶性程度低于排泄导管储备细胞起源的恶性肿瘤。

六、涎腺癌的分类和分期

（一）不断改进的分类系统

涎腺肿瘤分为良性和恶性上皮肿瘤、良性和恶性间质肿瘤、淋巴瘤和继发肿瘤（表 18-2）。世界卫生组织（WHO）发布的最新头颈肿瘤组织学分类是在十几年前的 2005 年[16]，而在这十几年中，用于分类肿瘤的组织学和分子学方法有很大进步，一些新的肿瘤类型已被发现并在文献中报道。涎腺肿瘤也可分为低级别和高级别（表18-3），这种分类方法显示出明显的实用性。

北美头颈病理学会和欧洲头颈病理学工作组一起列出了一份改进分类系统的"愿望清单"，他们希望在下一次世界卫生组织头颈肿瘤分类中看到这些变化。他们希望将低级别筛状囊腺癌改为低级别涎腺导管癌，将涎腺导管癌改为高级别涎腺导管癌，另外增加鼻腔鼻窦肾细胞样腺癌[17]。其他需要增加的涎腺肿瘤分类包括硬化性多囊腺病、乳腺类似分泌癌、舌和其他小涎腺的筛状腺癌及肌上皮瘤的黏液性亚型[17-19]。

表 18-2　涎腺肿瘤世界卫生组织分类系统

组织学分类
上皮肿瘤（癌）
腺泡细胞癌
黏液表皮样癌
腺样囊性癌
多形性低度恶性腺癌（终末导管腺癌）
上皮 – 肌上皮癌
基底细胞癌
皮脂腺癌
乳头状囊腺癌
黏液腺癌
嗜酸细胞癌
涎腺导管癌
腺癌
恶性肌上皮瘤（肌上皮癌）
癌在多形性腺瘤中（恶性混合瘤）
鳞状细胞癌
小细胞癌
未分化癌
其他癌
非上皮性肿瘤
恶性淋巴瘤
继发性肿瘤（转移）

表 18-3　涎腺恶性肿瘤分类

低级别（低度恶性）	高级别（高度恶性）
低级别黏液表皮样癌	鳞状细胞癌
腺泡细胞癌	高级别黏液表皮样癌
多形性低级别腺癌	腺样囊性癌
	未分化癌
	涎腺导管癌恶性混合瘤

（二）分期

涎腺肿瘤的分期由美国癌症联合委员会（AJCC）于 2002 年修订。当时的修改内容包括：直径大于 4cm 的肿瘤划分为 T_3（腺外侵犯者除外），将 T_4 期分为 T_{4a}（可切除且肉眼切缘干净）和 T_{4b}（有延伸部位无法达到切缘干净），导致Ⅳ期又进一步分为Ⅳ A、Ⅳ B、Ⅳ C 期（表 18-4）。

与其他肿瘤一样，TNM 分期中 T、N、M 分别指肿瘤原发灶、淋巴结转移和远处转移。T 分期主要根据肿瘤大小和是否存在腺外侵犯（定义为临床可见或大体标本可见的腺体外侵犯，或存在侵犯周围软组织的证据），如颌下腺癌或舌下腺癌侵犯舌外肌，或者腮腺癌侵犯面神经。淋巴结转移和远处转移的分期方法与所有位于上消化呼吸道的肿瘤都是相同的。影像学检查可用于分期，但并非强制，除非怀疑有淋巴结转移。AJCC 分期系统见表 18-5。

小涎腺的分期依据其解剖部位（如口腔、咽、鼻腔鼻窦等）而定，比如原发于口腔的小涎腺癌依据口腔癌的 TNM 分期系统进行分期。这可能导致难以对原发性舌下涎腺癌进行分类，因为临床上难以辨别口底的原发性涎腺肿瘤为小涎腺来源还是舌下腺来源。例如原发于口底的直径 3cm 的涎腺肿瘤侵犯相邻的外部舌肌，在舌下腺肿瘤分期系统中归为 T_3 期（Ⅲ期），而在口底小涎腺肿瘤分期系统中应该分为 T_{4a} 期（ⅣA 期）。

> **临床要点**：涎腺癌的淋巴结转移和远处转移的分期方法与所有位于上消化呼吸道的肿瘤都是相同的。

（三）分级

涎腺癌的恶性程度通常依据肿瘤分级来判定。例如，黏液表皮样癌可分为高级别、中等级别和低级别，高级别黏液表皮样癌表现为迅速且高度恶性的临床进程，如早期出现颈部淋巴结转移、局部复发倾向或出现远处转移[20, 21]。相反，

表 18-4　大涎腺癌的 TNM 分期系统

肿瘤原发灶（T）	
T_x	无法评估肿瘤原发灶
T_0	未发现肿瘤原发灶
T_1	肿瘤最大径≤ 2cm，无腺外侵犯[a]
T_2	2cm <肿瘤最大径≤ 4cm，无腺外侵犯[a]
T_3	肿瘤最大径> 4cm 和（或）出现腺外侵犯[a]
T_{4a}	肿瘤侵犯皮肤、下颌骨、外耳道和（或）面神经
T_{4b}	肿瘤侵犯颅底和（或）翼状骨板和（或）包绕颈动脉
区域淋巴结（N）	
N_x	无法评估区域淋巴结
N_0	区域淋巴结无转移
N_1	同侧单个淋巴结转移，且转移淋巴结最大径≤ 3cm
N_2	同侧单个淋巴结转移，且 3cm <转移淋巴结最大径≤ 6cm；或者同侧多个淋巴结转移，且转移淋巴结最大径均≤ 6cm；或双侧或对侧淋巴结转移，且转移淋巴结最大径均≤ 6cm
N_{2a}	同侧单个淋巴结转移，且 3cm <转移淋巴结最大径≤ 6cm
N_{2b}	同侧多个淋巴结转移，且转移淋巴结最大径均≤ 6cm
N_{2c}	双侧或对侧淋巴结转移，且转移淋巴结最大径均≤ 6cm
N_3	转移淋巴结最大径> 6cm
远处转移（M）	
M_x	无法评估是否远处转移
M_0	无远处转移
M_1	远处转移

a. 腺外侵犯指临床可见或大体标本可见侵犯腺体周围软组织。就分类而言，仅在显微镜下观察到的侵犯周围软组织不归为腺外侵犯

低级别黏液表皮样癌表现为慢性、惰性的生物学行为。因此，临床治疗策略的制订较多的依据肿瘤分级，而不是肿瘤细胞类型（表 18-5）。

典型的高级别涎腺癌包括鳞状细胞癌、恶性混合瘤及未分化癌。

腺泡细胞癌和多形性低级别腺癌相对来说是

表 18-5　分期

分期	T	N	M
I 期	T_1	N_0	M_0
II 期	T_2	N_0	M_0
III 期	T_3	N_0	M_0
	T_1	N_1	M_0
	T_2	N_1	M_0
	T_3	N_1	M_0
IV A 期	T_{4a}	N_0	M_0
	T_{4a}	N_1	M_0
	T_1	N_2	M_0
	T_2	N_2	M_0
	T_3	N_2	M_0
	T_{4a}	N_2	M_0
IV B 期	T_{4b}	任何 N	M_0
	任何 T	N_3	M_0
IV C 期	任何 T	任何 N	M_1

低级别涎腺恶性肿瘤。

腺样囊性癌表现出独特的生物学行为，且同时具有高级别和低级别涎腺恶性肿瘤的特征，例如易侵犯神经，易出现局部复发，出现肺转移，但较少出现颈部淋巴结的转移。腺样囊性癌的复发和肿瘤的扩散可能会在很多年后才显现出来。即使出现远处转移，患者依然能够生存几十年 [21]。因此，腺样囊性癌患者的治疗策略及治疗后的长期监测是一个复杂的过程，不能借鉴其他肿瘤的治疗经验来推测。

> **临床要点**：腺样囊性癌具有独特的临床特点：易侵犯神经，易局部复发，易出现肺转移。

尽管有了这些普遍的特征，临床医师也必须清楚，由于涎腺组织学的复杂性，分级系统仍需改进。不同的病理学医师尽管使用着相同的分级标准，但他们也许并不赞成目前的分级标准。当将不同时间段进行的不同研究进行比较时，相同的分级标准就显得尤为重要。

七、涎腺癌预后相关因素

1983—1997 年，早期涎腺癌的预后已经从 83% 提高到 89%[1]。准确原因尚不明确。这是否与更好的影像学技术、更便捷的卫生保健系统及不同的诊治模式相关仍未可知。

荷兰的一项回顾性研究观察了近 600 名患者，随访时间长达 10 余年，确认了有关局部控制率、远处转移率及总生存率的多种独立预后指标。

临床 T 分期、切缘阳性及侵犯骨质均与局部复发有关。

完全性面神经麻痹、病理淋巴结分期及切缘阳性是区域复发的独立危险因素。

远处转移的最重要预测指标就是病理学 T 分期和 N 分期。性别、神经侵犯、组织学类型及临床可见的皮肤侵犯均与远处转移相关 [22, 23]。

与生存相关的重要独立预后因素包括切缘阳性、转移的淋巴结数、神经侵犯、包膜外侵犯及血管侵犯 [9]。

> **临床要点**：远处转移的最重要预测指标就是病理学 T 分期和 N 分期。性别、神经侵犯、组织学类型及临床可见的皮肤侵犯均与远处转移相关。

（一）手术治疗

高风险的患者（T_3/T_4 期、切缘阳性、骨质侵犯及高级别肿瘤）中，与那些接受手术 + 术后辅助放疗的患者相比，只接受手术治疗的患者局部复发率升高 10 倍，区域复发率升高 2 倍。

> **临床要点**：高风险的患者中，与那些接受手术 + 术后辅助放疗的患者相比，只接受手术治疗的患者局部复发率升高 10 倍，区域复发率升高 2 倍。

（二）分期

就诊时涎腺恶性肿瘤患者的临床分期是研究最充分的预后因素。如腺样囊性癌治疗后的 10 年生存率与分期密切相关，Ⅰ期、Ⅱ期、Ⅲ期或 Ⅳ期患者的生存率分别为 75%、43%、15%[22]。

（三）手术切缘

大量研究发现手术切除是否彻底与最终生存率密切相关[24]。甚至有研究发现腺样囊性癌患者中，手术切缘阴性的患者无病生存率为 83%，而手术切缘阳性的患者无病生存率只有 17%[25]。有证据表明，切缘阳性的患者进行术后辅助放疗可明显改善生存率，因此推荐切缘阳性的患者接受术后辅助放疗[26]。

> 临床要点：大量研究发现手术切除是否彻底与最终生存率密切相关。

（四）分级或组织学分类

涎腺恶性肿瘤有很多不同的组织学类型，为了确定组织学类型是否与预后相关，已经做了很多研究工作。大多数研究者将涎腺癌分为高级别和低级别两类。

腺样囊性癌虽然被认为是高级别肿瘤，但它通常表现为缓慢连续生长，局部复发或远处转移出现时间较长。

一些研究者发现了黏液表皮样癌的高级别组织学类型，主要表现为局部复发率和区域复发率较高，生存率较低[27, 28]。

（五）面神经麻痹

多名研究者发现涎腺癌患者术前面神经麻痹是预后不良的相关指标。由于面神经麻痹的患者往往肿瘤较大，临床医师不得不考虑分期对预后的影响。然而，一些研究者[29, 30]已经证实，在疾病进程中出现面神经麻痹的患者预后相对较差（图 18-4）。

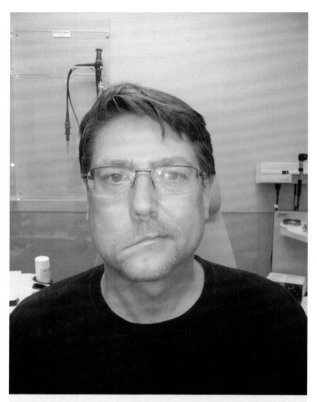

▲ 图 18-4　该患者患有腮腺深叶的腺样囊性癌，侵犯神经，具有面神经麻痹的所有征象

（六）颈部淋巴结转移

与其他头颈部恶性肿瘤一样，涎腺癌伴颈部淋巴结转移的患者预后较差。

八、临床表现

（一）病史

涎腺恶性肿瘤的病史各不相同，通常表现为腺体内质硬、无痛性肿块。高级别恶性肿瘤转移至颈部淋巴结的可能性不大，所以这种涎腺肿瘤较少表现为颈部肿块。

尽管良性和恶性肿瘤都可表现为质硬肿块，但恶性肿瘤可向肿块周围软组织侵犯，因此晚期病例可表现为腺体周围神经的麻痹。

临床要点：高级别恶性肿瘤转移至颈部淋巴结的可能性不大，所以这种涎腺肿瘤较少表现为颈部肿块。

疼痛被认为是预后不良的征兆，通常与神经侵犯有关，如腺样囊性癌[9]。其他神经侵犯的症状要依据所侵犯的是哪根神经，如下唇、牙齿或舌头的麻木或感觉异常或疼痛（V_3），面部抽搐或部分面部麻痹（Ⅶ），吞咽困难（Ⅸ），由于声带轻度麻痹引起的语音变化（Ⅹ）或因部分舌麻痹而引起的构音障碍（Ⅻ）。

（二）体格检查

临床表现取决于肿瘤的分期和腺体被侵犯的程度。体格检查应该是一套完整的头颈部检查，包括原发灶的性状、大小和位置，颈部淋巴结的触诊，口腔及口咽的检查，纤维鼻咽镜检查，以及脑神经的检查。面神经麻痹与区域复发有关，皮肤侵犯是初次手术后 10 年以上出现远处转移的独立危险因素。

（三）腮腺

腮腺尾叶是典型无痛性肿块最常见的部位，依据每个人体质不同，肿瘤可能会发展到晚期才被发现。肿瘤体积的增大很少影响面神经的功能。当面神经功能受到影响时，往往提示肿瘤恶性程度较高，如鳞状细胞癌、高级别黏液表皮样癌及腺样囊性癌。恶性程度较低的腮腺肿瘤在出现面神经功能麻痹之前可能已经广泛浸润[20]。咽旁的腮腺肿瘤可表现为口咽部黏膜下肿块，导致吞咽困难，如果肿瘤延伸至翼状肌，导致牙关紧闭。

（四）颌下腺

颌下腺肿瘤的典型表现为颌下三角区无痛性肿块，这一区域的组织，如舌神经和舌下神经一般不会受到影响，除非肿瘤出现包膜外侵犯。晚期颌下腺癌可侵犯下颌骨，导致病理性骨折和下牙槽神经麻痹，侵犯翼内肌可导致牙关紧闭。

（五）舌下腺

舌下腺肿瘤的典型表现是前口底的无痛性肿块。溃疡很少见，但晚期肿瘤可表现为溃疡性损伤。更加晚期的患者可侵犯舌神经和舌下神经，与颌下腺癌相似。

（六）小涎腺

小涎腺肿瘤的典型表现也是无痛性肿块，伴随症状因小涎腺的部位不同而不同。下唇的肿块通常是无症状的，偶尔出现咬肿胀嘴唇而引起的疼痛。如果下唇的感觉神经受侵犯，通常伴随下唇的感觉异常。硬腭的小涎腺癌可侵犯翼状肌导致牙关紧闭，或者是生长在上颌牙列周围引起牙齿不适。

九、诊断和检查

（一）细针穿刺活检

细针穿刺活检（FNAB）在性质不明的颈部肿块的检查中是非常重要的一部分。然而，细针穿刺活检在涎腺肿瘤中的作用不是非常明确，这也导致了许多争议。这种矛盾主要来源于通过 FNAB 确定涎腺恶性肿瘤的组织学诊断在病理学上的困难。大多数颈部肿块的性质是容易鉴别的，如鳞状细胞癌。然而，由于涎腺组织学的多样性，通常需要特定的专业知识才能分辨。低级别的恶性肿瘤很容易与良性肿瘤相混淆，即使是术后石蜡病理也很难鉴别。与颈部肿块的组织学诊断在很大程度上影响后续治疗策略不同，细针穿刺活检结果很少改变涎腺肿瘤的初次手术治疗方案。对于腮腺肿瘤，范围最小的可接受的可疑病损切除术是腮腺浅叶切除术。同样，颌下腺切除活检也是任何颌下腺肿瘤的核心治疗方案。尽管存在这些逻辑上的限制，很多临床医师也会依赖细针穿刺活检结果为可疑涎腺癌患者选择合适的术前检查。

> **临床要点**：细针穿刺活检（FNAB）在性质不明的颈部肿块的检查中是非常重要的一部分，然而，涎腺恶性肿瘤的组织学诊断存在病理学上的困难。

涎腺恶性肿瘤细针穿刺活检的安全性和准确性已非常明确。可能会种植在针道上的早期担心已被消除 [31, 32]。在拥有合格人员的大容量中心，细针穿刺活检是一项简单、安全，而且有价值的检查。全球多项研究已经证实，当由经验丰富的细胞病理学家进行时，FNAB 是非常准确和可靠的。良性和恶性肿瘤的差异大多数情况下是比较明显的。涎腺肿瘤 FNAB 的敏感性高达 85%～95%，特异性高达 100%。如果由经验较少的医师来阅片，FNAB 的准确性要低很多 [33, 34]。

FNAB 的结果需要谨慎解读。典型的 FNAB 的报告通常只有良性、恶性、无法确定或组织不足四类诊断。"阴性"FNAB 没有什么意义，因为它通常代表一个组织不足或不确定的样本。病损样本不足是最常见的诊断错误，如果要明确诊断，样本不足的患者应该尽早进行第二次活检，即使是在那些无法确定的病例中第二次活检也是有益的 [34]。

即使当 FNAB 的结果是无法确定时，组织学的描述通常也会提供有助于指导进一步检查的线索。因此，临床医师有责任仔细分析书面病理报告的每个细节。例如，FNAB 报告上提到的异型淋巴细胞提示涎腺淋巴瘤可能，需要进一步明确检查。这种不确定的结果虽然有帮助，但重复穿刺也是不可能被明确的。在这些情况下，通常需要采用更具侵入性的方法来明确诊断。

不是所有的涎腺肿瘤患者都需要 FNAB，只有当穿刺结果影响治疗方案或患者咨询建议时，才需要进行 FNAB。FNAB 的结果可能会改变手术切除范围，尤其是 FNAB 结果能够明确是恶性肿瘤的患者，依据肿瘤分期和分级，将会考虑是否进行选择性颈部淋巴结清扫。FNAB 结果明确为腮腺恶性肿瘤的患者值得特别关注，应做好面神经切除与重建的术前计划，但这也是存在争议的，因为许多外科医师在面神经有功能的情况下是不会选择切除的，他们认为保留正常面神经功能的重要性大于切缘阴性。FNAB 对于区分涎腺来源的肿瘤与系统性或转移性肿瘤很重要。例如，FNAB 提示可能为淋巴瘤，如果因为获得较多组织而明确，就可以使患者免于大范围手术。FNAB 对于那些可能不需要手术的前来咨询的患者也是有帮助的，可以明确哪些为 FNAB 提示为良性病变的不需要手术的患者。因此，FNAB 对于明确哪些患者不需要手术更加重要，而不是帮助那些已知需要手术的患者制订手术方案。

> **临床要点**：即使当 FNAB 的结果是无法确定时，组织学的描述通常也会提供有助于指导进一步检查的线索。

（二）影像学检查

影像学检查推荐用于所有涎腺肿瘤，因为它不仅能够明确肿瘤的大小和范围，而且能够观察肿瘤与重要组织的关系，如面神经。对于小涎腺癌患者尤其重要，可用于评估骨质侵犯或黏膜下扩散的程度，这对于制订诊疗计划至关重要。解剖学成像的具体指征包括：临床无法确定的肿瘤范围、深叶或腺外侵犯的评估、面神经侵犯及潜在颈部淋巴结转移的鉴别。解剖学成像对于评估肿瘤与瘢痕很难区分的复发疾病也是有帮助的。功能性成像可用于鉴别少见的远处转移，而评估涎腺恶性肿瘤的作用有限。

电子计算机断层扫描（CT）和磁共振成像（MRI）技术对于评估涎腺肿瘤是有帮助的。如果有临床指征，最新的国家综合癌症网络（NCCN）治疗指南增加了：可参照 CT 或 MRI 影像指南。尽管每种技术都有其固有的优点和缺点，两种技术都能够提供有价值的信息。CT 能够排除涎腺导管结石，而在 MRI 上却很难观察到。CT 也更加适用于评估乳突或下颌骨的侵袭情况。相反，MRI 能更好地反映骨髓的侵袭程度。CT 的价格比 MRI 低，应用更加广泛。增强 CT 的优点是能够更好地确定富于血管的肿瘤的坏死区域，但更容易受到牙齿伪影的影响（图 18-5）。相比之下，MRI 可提供更多软组织的细节。MRI 可在三个正交平面中显示病变，包括轴位、冠状位和矢状位。MRI 与常规 CT 相比可更好地描绘肿瘤结构。MRI 特别适用于区分位于茎突前间隙的腮腺深叶的肿瘤与咽旁间隙的其他病变（图 18-6）。MRI 也能最好地显示肿瘤的神经侵犯。因此，MRI 在

评估腮腺恶性肿瘤中使用更加广泛 [35]。

腮腺恶性肿瘤术前影像学检查的优点是能够明确肿瘤的大致分期。如果临床检查可靠，早期的腮腺癌不需要影像学检查就可处理。晚期恶性肿瘤可能需要 CT 和 MRI 两项检查才能充分评估肿瘤的浸润范围，而且通常能提供临床未能检查到的信息。例如，CT 能评估骨质的破坏程度，检测潜在的颈部淋巴结转移，MRI 能够进一步明确肿瘤的组成部分，与周围软组织的相对位置，以及神经侵犯的情况。MRI 对于评估潜在的颅内扩散至关重要。其他特殊检查也可用于评估恶性、晚期的涎腺肿瘤。磁共振血管造影（MRA）

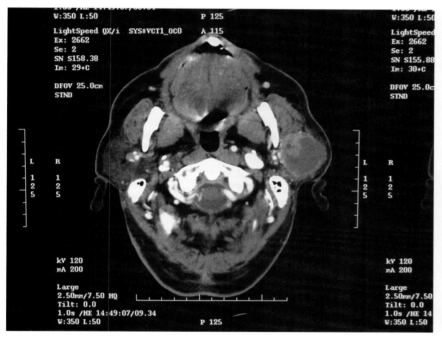

◀ 图 18-5　CT 扫描显示腮腺肿瘤，边界不清，可见周围组织浸润

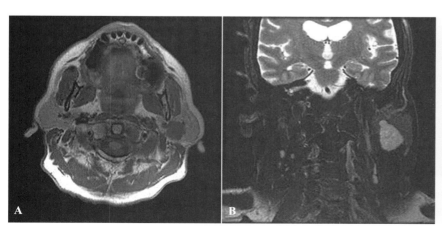

◀ 图 18-6　左侧腮腺深叶肿瘤的 MRI 成像（A）轴位 T_1 加权成像（不含钆）和（B）冠状位 T_2 加权成像

可用于评估颈动脉浸润程度。诸如正电子发射断层扫描（PET）之类的功能成像可用于筛查远处转移。

> **临床要点**：CT 能评估骨质的破坏程度，检测潜在的颈部淋巴结转移，而 MRI 能够进一步明确肿瘤的组成部分，与周围软组织的相对位置，以及神经侵犯的情况。

^{18}F–2– 脱氧 –D– 葡萄糖正电子发射断层扫描（FDG–PET）尚未成为涎腺恶性肿瘤的常规检查手段。FDG–PET 虽然能很好地显示良性和恶性病变，在腮腺癌检测中的敏感性也很高，但假阳性率接近 30%。FDG–PET 最容易混淆 Warthin 瘤或嗜酸性粒细胞瘤与涎腺恶性肿瘤，可能是因为这些病变的线粒体含量都较高（图 18–7）。尽管涎腺恶性病变的标准摄取值高于良性肿瘤，但又有相当多的重叠。就目前的技术而言，功能性成像不能可靠地区分良性和恶性病变。FDG–PET

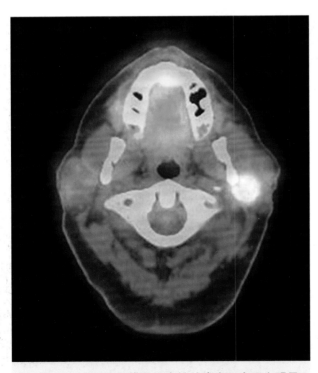

▲ 图 18-7　**PET** 扫描显示良性肿瘤也可表现出明显的摄取。该病灶是线粒体计数较高的腺淋巴瘤

不能提供解剖学信息，因此不能替代 CT 及 MRI 在评估涎腺恶性肿瘤中的地位。FDG–PET 可用于筛查远处转移，然而，远处转移的概率较低，限制了它在涎腺癌常规检查中的应用[36]。

总结：影像学和细针穿刺活检

过去涎腺癌治疗的最大争议是是否需要常规术前影像学检查和 FNAB。这个问题在之前探讨中提到过，已经解决，不是每一个涎腺恶性肿瘤都需要解剖学成像或 FNAB。FNAB 在涎腺癌中的临床应用很大程度上取决于细胞病理学家的兴趣和专业知识。同样，解剖学成像依赖于图像的准确解读。没有检查可以取代临床敏锐度。即使这样，许多临床医师也会常规使用一种或多种检查，使用术前成像或 FNAB 的决定往往更多地取决于个人哲学和逻辑学而非科学。有经验的头颈外科医师会依据每一位患者的肿瘤位置和临床表现针对性地选择解剖学成像或 FNAB。晚期肿瘤的患者通常在这两种检查中都会获益。相反，小的、边界清楚的低级别病变只通过临床检查就能够处理。

十、治疗

大多数涎腺肿瘤患者的治疗是首先手术切除，然后依据术后病理学的不良预后特征选择术后辅助放疗。这些不良预后特征包括：高级别组织病理学，肿瘤较大，腺体外侵犯，侵袭皮肤、颞骨、颅底或下颌骨，面神经侵犯，或颈部淋巴结转移。单纯放疗适用于那些由于技术因素或患者并发症而无法切除肿瘤的病例。手术切除应该重点关注切除的彻底性，保证切缘足够，而且避免不必要的并发症。尤其需要保护的是面神经功能。当面神经没有被侵犯或包裹时，应该尽一切努力去保护它。然而，当不切除全部或部分神经而无法完整切除肿瘤时，就应该牺牲该神经。偶尔，涎腺肿瘤会侵犯面部皮肤、下颌骨或颞骨，所有这些组织都可与肿瘤一起切除，这就代表你要进行比切除肿瘤更具挑战性的重建手术。如果是由于技术原因或患者的要求而无法完整切除肿瘤时，就应该考虑非手术治疗，几乎没有证据表明部分切除对患者的生存有利，可能只会增加治疗的并发症。

> **临床要点**：由于手术切缘是一项非常重要的预后因素，所以当不全部或部分切除神经而无法完整切除肿瘤时，就应该牺牲该神经。

（一）腮腺

肿瘤较小且位于腮腺浅叶时通常可通过腮腺浅叶切除来治疗。深叶肿瘤，或浅叶与深叶都有的肿瘤通常需要全腮腺切除（图 18-8）。全腮腺切除这一说法是不完全正确的，由于腮腺延伸至外耳道且深达下颌骨，全部切除在技术上是非常困难的。当肿瘤延伸至腮腺被膜外时，手术应该以连续整块切除的方式切除包括受侵组织在内的所有肿瘤（图 18-9）。这或许需要切除覆盖在腮腺表面的皮肤、下颌骨或部分颞骨。当这些组织需要切除时，就需要第 19 章中讨论的不同重建方式。

面神经的保护需要重点考虑，除非它被直接侵犯。当外科医师遇到面神经受侵或被恶性肿瘤包裹时，这部分神经应该被切除。如果可以在无张力的情况下直接缝合神经，就可以首先修复神经。这种情况并不常见，大多数情况下需要一段移植神经。少于 4cm 的缺损通常可以通过截取耳大神经进行修复。缺损大于 4cm 或耳大神经不可用时，腓肠神经是一个很好的重建选择。

当肿瘤接近茎突孔，或者神经侵犯延伸至颞骨时，乳突切除术和乳突尖的切除可以更好暴露术野。乳突切除术和面神经的颞骨内识别对于腮腺再次手术的患者尤其有帮助，因为这样能够让术者在之前未手术的区域识别神经。

术中监测

使用特殊仪器辅助术中决策的制订仍然存在争议。神经耳科医师通常在面神经保护困难的情况下使用神经监测。神经监测在全甲状腺切除术中的应用也越来越多。面神经的监测也被提倡，

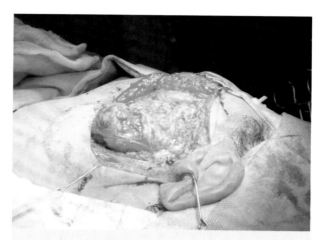

▲ 图 18-8　这张照片可以看到一个腮腺深叶肿瘤，它顶起了面部神经的下支。细致地切除可以使神经得到解剖学上的保留

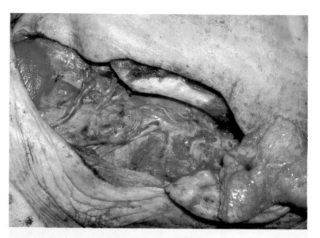

▲ 图 18-9　包含面神经的全腮腺切除术的缺损不仅包括软组织的缺损，还包括神经组织及其功能的缺损。这些都需要重新建立

以便最大限度地减少面神经损伤，并有助于预测腮腺术后面神经功能。当需要牺牲面神经时，面神经监测不能帮助做出这种困难的决定。切除面神经是术中依据神经的肉眼侵犯而做出的临床决定。冰冻切片活检在可疑涎腺恶性肿瘤手术中的应用也是有争议的。与 FNAB 一样，涎腺病损的冰冻切片活检在很大程度上依赖于病理学医师的经验。一些头颈外科医师坚持认为在切除术前有功能的被肿瘤侵犯的面神经之前，应该进行冰冻病理检查以明确恶性肿瘤。冰冻病理的反对者认

为，所有术中的重要决定都应该依据临床判断，而不是病理学检查 [37]。

（二）颌下腺

颌下腺肿瘤比腮腺肿瘤更加少见。通常，颌下腺肿瘤的治疗中损伤面神经的风险较小（除了面神经下颌缘支），但是，有其他神经邻近颌下腺，尤其是舌神经和舌下神经。

颌下腺肿瘤的手术不同于腺体良性炎症病变的手术，因为后者通常行腺体被膜下摘除，而恶性肿瘤的手术过程更加复杂。当肿瘤的确切性质不清楚的时候，手术应该像切除恶性肿瘤那样完整彻底地切除肿瘤。如果最终结果为炎症性病变，对患者来说几乎没有不良后果。

（三）小涎腺

小涎腺的典型表现为口底或口腔的肿瘤。他们起源于软腭或硬腭，表现为黏膜下肿物。他们的治疗与黏膜下癌一样，广泛的局部切除并保证切缘阴性。通常很难保留肿物表面的黏膜，因此会遗留黏膜缺损。手术中不需要像切除黏膜肿瘤那样切除太多黏膜。

颈部的处理

颈部的处理可以被分为两部分：临床证实淋巴结转移和临床 N_0 的患者。临床证实淋巴结转移的患者，颈部淋巴结清扫是手术的必要部分，通常进行根治性颈清扫。非淋巴组织的保留（改良或选择性颈清扫）应该依据术中的表现而决定。几乎没有数据证实超择区性颈清扫的有效性，因此它的使用无法评价。

临床 N_0 的患者，隐匿性颈淋巴结转移的风险依赖于多种因素。肿瘤大于 4cm，组织学高级别病变，腮腺的被膜外侵犯，以及术前面神经麻痹的患者隐匿性颈部淋巴结转移的比例较高，因此，这些患者可行选择性颈部淋巴组织切除。关于颈部清扫的程度没有共识。当然，在这些患者中保留副神经是可以接受的。当然，在这些患者中使用择区性颈清扫以明确肿瘤分期也是一种合理的选择。

局部组织切除的越多越需要进行重建手术，这通常意味着要进行游离皮瓣移植，因此，最好在颈清扫的同时找到可用于吻合的血管。

> **临床要点**：临床 N_0 的患者，肿瘤大于 4cm，组织学高级别病变，腮腺的被膜外侵犯，以及术前面神经麻痹的患者可行选择性颈部淋巴清扫术。

十一、非手术治疗

对于那些局部晚期，在保证切缘阴性的同时没有邻近解剖结构的过度并发症且易于切除的涎腺恶性肿瘤的治疗模式中，手术是首要治疗。当术后病理存在高风险特征时，应该进行术后辅助放疗以预防局部复发。

当由于技术原因或患者并发症无法进行肿瘤切除时，应该直接进行放射治疗。有远处转移或局部不能进行手术或放疗的患者，如果不进行任何治疗将会持续恶化。这种患者可选择化疗、靶向治疗或激素治疗。

非手术治疗目前局限于不能手术的肿瘤治疗或姑息治疗。

（一）放射治疗

术后辅助放疗增加了一部分涎腺恶性肿瘤患者的局部控制率 [24]。有证据表明这也会改善这部分患者的疾病相关生存率 [38]。术后放疗适用于晚期或高级别病变的患者，这部分患者的局部失败率较高。其他术后辅助放疗指征包括切缘阳性、肿瘤复发及其他不良病理学特征。可能是放疗改变了复发模式，大部分的放疗后失败是由于肿瘤远处转移。

> **临床要点**：术后放疗适用于晚期或高级别病变的患者，这部分患者的局部失败率较高。

放疗在缓解无法手术或复发的涎腺恶性肿瘤中的姑息作用也越来越被认可。这种作用在相当比例的患者中被报道过。长期无转移局部控制在超过 50% 的患者中被报道。快速中子放射疗法在治疗无法手术的涎腺癌，尤其是腺样囊性癌中可能具有生物学优势。一项比较中子疗法与常规光子或电子疗法的随机研究证实，中子疗法可改善局部控制率[39]。然而，这项研究没能够发现两组患者在总生存率上的差异。中子放射疗法的患者并发症较多。由于这些原因及能够进行中子治疗的机器较少，传统的光子疗法仍然推荐给大多数无法切除的涎腺癌患者[40]。

（二）系统治疗

涎腺癌的恶性本质，以及高级别涎腺癌易发生远处转移的趋势，使得一部分患者需要系统治疗。然而，考虑到涎腺癌相对少见，且组织学类型较多，收集充足的大量样本以证实治疗的有效性是非常困难的。疾病进展缓慢的特点限制了在特定系统治疗后疾病维持稳定结论的得出，除非研究要求在入组前疾病进展。因此，系统治疗的目的应该是进展疾病的稳定和（或）疾病相关症状的改善[41, 42]。

1. 化学治疗

不幸的是，化疗对涎腺恶性肿瘤的治疗结果是令人失望的，未发现生存获益[43]。

最近的一项数据分析了国家癌症数据库（NCDB）1998—2011 年 2200 多名患者，这些患者已经切除了 Ⅱ～Ⅲ 期的涎腺恶性肿瘤且至少具有一项高风险特征（$T_3 \sim T_4$、淋巴结转移或切缘阳性）。手术治疗后，所有的患者都接受了辅助放疗或辅助放化疗。当辅助放疗的同时增加化疗（单药或两药联合）时，所有的生存结果都是更差或持平[43]。SEER 数据库的最新研究纳入了从 1992—2009 年的接受手术 + 术后辅助治疗的患者，最终得到了相似的结论。结果显示辅助放疗的中位总生存期为 41 个月，而放化疗只有 24 个月。

考虑到目前为止观察到的有效性证据不足，可获得的研究的剂量和方案不同，样本量较小，目前不建议在临床试验之外使用辅助化疗。

即使姑息化疗也只有有限的缓解率，甚至当包括部分缓解时，也只有 0%～40%。全身化疗的总体效果未能改善无病生存率或总生存率。考虑到这些结果，化疗应该仅用于疾病迅速进展或有严重疾病相关症状的患者的姑息治疗。姑息化疗的真正目的是改善生活质量，这就需要疾病相关症状的改善超过治疗不良反应。腺样囊性癌的缓解率完全不同于黏液表皮样癌。

不能进行手术的、疾病相关症状较严重的患者可考虑首先联合使用铂及蒽环类药物以最大限度的提高疗效，或选择单药治疗[44, 45]。

2. 同期放化疗

(1) 单药化疗：单用化学药物治疗的效果非常有限，即使有效，持续时间也较短。

涎腺癌中活性最高的药物是顺铂、阿霉素和氟尿嘧啶（5-FU）。已报道使用多种药物能够达到肿瘤有限消退而使疾病稳定。所有文献都是小样本，获益有限。

(2) 多药化疗：整体来看，多药化疗的缓解率更高，但毒性也更高，研究结果显示与化疗毒性相比多药化疗并没有明确的获益或临床意义。通常，生存获益非常小，而并发症非常严重。虽然报道的缓解率可达到 35%，但这可能并不能真正改善生活质量。多药联合化疗的应用仅限于那些症状严重的患者，因此很难去比较已发表的相关研究。

(3) 分子靶向治疗：分子靶向治疗的结果通常是令人失望的。Ⅱ 期试验中的缓解率非常低，而有些研究报道了较高的初始稳定率和长期稳定率，很多试验就开始在疾病进展之前进行治疗，但由于涎腺恶性肿瘤进展缓慢的本质，很难分辨这种稳定是肿瘤的自然进程还是药物的作用，因此研究发现的短期内疾病稳定是不可靠的。

因此，靶向治疗不推荐作为常规治疗[3-5]。

十二、修复与重建

涎腺肿瘤切除后的缺损修复主要是腮腺的缺损重建。小涎腺肿瘤综合切除的过程与口腔黏膜及周围组织切除的过程无太大不同，他们的修复与特定的解剖学部位的修复也是一样的。颌下腺肿瘤也一样，只有当肿瘤侵及下颌骨或向上侵及舌时才需要修复。

腮腺缺损的修复经历了一系列的演变过程。腮腺肿瘤的治疗在很大程度上依赖于面神经是否受侵。如果面神经受侵就应该切除。而切除了面神经的患者的修复重建是一项复杂的工程。毋庸置疑，眼睑的处理在最初治疗中是至关重要的，我们发现黄金重物的放置和外侧睑板剥除术非常有用。面神经缺损通常可以通过神经移植进行修复。可被移植的神经有很多，腓肠神经最常见，前臂内侧神经和耳大神经也可取得相同效果。面神经被侵犯的患者通常需要术后放射治疗。有人担心放疗会影响面神经的最终结局，但已有证据表明术前或术后放疗不会影响面神经的最终功能[46]。

另一个问题是因肿瘤沿神经侵犯影响手术切缘。有几种类型肿瘤喜欢沿神经生长，并遗留周围或近端的神经切缘阳性。最近的一项研究已经证明这对最终的结果没有影响，不应该影响面神经的修复。大多数腮腺恶性肿瘤的患者，即使肿瘤确实累及了面神经，也会有 2～5 年的良好生存期，这些患者都应该进行修复重建手术[47]。

外侧口角的处理则更加困难。面神经的缺失将会导致口角下垂及口角处的升降肌松弛。这对外观和功能都有很重要的影响（包括流口水和吞咽问题等）。患者通常会因此变得很虚弱。即刻的重建修复能够立刻缓解症状。

全腮腺切除或同时进行颈清扫的患者的其他主要顾虑就是外观缺陷。皮肤是唯一保留的外部组织，下一层就是咬肌和下颌骨。导致颌面部侧方留下明显的凹陷需要被重建。过去使用游离脂肪填充，但他们的存活率和保存的体积变化很大。我们建议所有这些患者都应该进行软组织的修复。使用股前外侧皮瓣或去表皮的前臂桡侧皮瓣进行游离组织移植，能够提供充足的软组织以填充组织缺损。虽然代价是前臂外侧的外观缺损或腿部的长瘢痕，但获得了永久性可预测的颊部软组织填充复原。患者通常对修复效果感到满意，并不觉得他们有外观畸形。真正的生活质量是没有衡量标准的[48]。

十三、治疗后随诊

涎腺癌术后、系统治疗或放射治疗后的随诊与其他头颈癌相同。第 1 年内每 1～3 个月进行头颈部检查，第 2 年延长至 2～6 个月，第 3～5 年可 4～6 个月检查一次。然而这些数字只是建议，几乎没有证据可以证明常规随诊会影响局部复发的发现或影响生存。有充足的数据支持头颈部黏膜表面鳞癌的常规随诊，但在这些数据中仅有很小一部分提到了涎腺肿瘤。常规随诊最有益的方面或许是改善医患关系或保证患者心理健康。

> **临床要点**：治疗后的随诊应该是第 1 年内每 1～3 个月进行头颈部检查，第 2 年延长至 2～6 个月，第 3～5 年可 4～6 个月检查一次。

患者手术治疗后的影像学检查是有争议的。一方面，有些研究者认为涎腺以及肿瘤的位置较深，早期复发不能够通过体格检查或患者的症状发现，因此，建议行影像学检查。另一方面，反对者认为局部复发可能性很大的高级别肿瘤患者很可能已经接受了辅助治疗，因此他们的复发通常表现为转移性疾病，而转移性疾病没有有效的治疗方法，早期发现或许并没有什么获益。那些想要进行影像学检查的患者，我们应该在术后 6 个月内进行肿瘤原发部位及颈部的 CT 或 MRI 检查，以此作为基线，之后是否需要再次影像学检查要依据患者的症状或体征，以及临床检查是否能够触及肿瘤原发部位。没有相关指南提到这些患者治疗后是否要做 FDG-PET/CT 检查。

系统治疗或放射治疗后 1～2 个月肿瘤稳定或进展的患者应该进行 CT 或 MRI 检查，并对比最初影像检查结果，可选择做或不做 FDG-PET/CT 评估远处转移的情况。肿瘤缩小的患者治疗后影像学检查应该推迟至治疗后 2～4 个月，行 CT 或 MRI 检查，并对比之前的影像学结果评估原发灶及颈部的肿瘤变化情况，FDG-PET/CT 评估远处转移情况。

胸部影像学检查只推荐给那些吸烟的患者，应该依据 NCCN 吸烟者肺癌筛查指南进行。头颈癌没有关于胸部影像学检查的相关指南。

头颈部重要解剖区域接受放射治疗后应该进行相应的随访，比如口腔放疗后适当的牙科检查，口咽和下咽放疗后语言和吞咽功能的评估，颈部放疗后每 6～12 个月甲状腺激素的检查。任何头颈癌患者的抑郁症、吸烟、饮酒、营养、语言及吞咽问题都应该持续监测和管理。

十四、临床病例

（一）病例 1：病史较长的腮腺肿物

1. 现病史

83 岁，女性，发现左侧腮腺区肿物 20 余年，肿物大小约 5cm。20 年前就诊时计划切除肿物，但患者中风，在恢复过程中忽略了腮腺肿物的随诊。

2. 体格检查

体格检查发现腮腺尾叶的固定肿块，面神经功能正常，颅面检查及头颈部检查阴性。患者坐轮椅，轻度失语症，有充血性心力衰竭病史，伴身体虚弱。

3. 诊断和检查

CT 和 MRI 检查发现一个边界清楚的囊性肿物，FNAB 证实为 Warthin 瘤。

4. 治疗

依据病理学和影像学检查结果结合患者 20 年的缓慢生长病史可明确为良性肿瘤。考虑到患者虚弱的身体状态和对面部外观的要求不高，我们决定继续观察。

接下来的 2～3 年中，肿块缓慢增大，约 6cm 左右，未采取任何干预措施，最终患者在睡眠中自然死亡。

5. 总结

该病例说明一些组织病理学上很明确的良性肿瘤患者可以进行观察。

（二）病例 2：病史较短的腮腺肿物

1. 现病史

24 岁，男性，发现耳屏前方结节 2～3 个月，大小约 1.5cm，肿物缓慢增大，无症状，耳、鼻、咽喉部检查无异常。近期无感染。

2. 体格检查

体格检查只发现耳屏前下方可移动肿物，大小约 2.5cm。

3. 诊断和检查

鉴于患者近期接触过猫，就进行了 FNAB 检查。病理学特点与细胞学结果一致，为多形性腺瘤。CT 扫描明确肿物位于腮腺浅叶，边界清楚。

4. 治疗

通过标准的腮腺手术切口，在保护好面神经的情况下成功切除肿物。肿物位于面神经颊支和下颌缘支之间，完整保留这些神经，缺损区放置胸锁乳突肌瓣以维持外观。最终病理结果证实为多形性腺瘤，患者术后恢复较好，无并发症。

5. 总结

该病例说明我们需要仔细的询问病史以排除良性肿瘤以外的病因。猫抓热尽管是腮腺区淋巴结病变的少见原因，但也应该被考虑，因此该病例进行了 FNAB 检查。尽管大多数外科医师不会修复这种缺损，但考虑到患者年龄较小，对外观的要求较高，我们使用小块肌组织旋转瓣填充无效腔，改善术后外观。

（三）病例 3：腮腺低级别恶性肿瘤

1. 现病史

56 岁，下颌角面部肿物 3 个月。患者是在刮胡子的时候发现的，无不适。3 个月来患者自觉肿物增大，无其他不适主诉。

2. 体格检查

体格检查发现下颌角处实性肿物，边界不清，大小约 3cm，不固定。面神经及头颈部检查无阳性体征。

3. 诊断和检查

FNAB 检查发现混合细胞，提示恶性，但无法明确诊断。MRI 扫描发现一个延伸至咽旁间隙的双叶状肿瘤。肿瘤边界不清，提示恶性可能性大。

4. 治疗

患者接受了标准的腮腺切除术，面神经保存完好。术中发现肿瘤延伸至咽旁间隙，通过常规颈部入路将肿瘤完整切除。最终病理提示为低级别黏液表皮样癌。由于肿瘤为低级别，所以未进行辅助治疗。

5. 总结

该病例表明一个边界不清的肿物需要影像学检查以明确其解剖学边界。FNAB 的结果有助于外科医师提醒患者面神经切除的可能。黏液表皮样癌的分级依据肿瘤的囊性成分、神经侵犯、坏死、有丝分裂和间变程度。通常，鳞状细胞越多，与组织学相关的黏液越少，肿瘤分级越高。高级别黏液表皮样癌通常需要接受术后放射治疗，而低级别肿瘤术后只需要密切监测。中等级别肿瘤的术后治疗尚有争议，监测或放疗的选择通常依据切缘情况而定。

（四）病例 4：侵犯面神经的腮腺肿瘤

1. 现病史

56 岁，男性，发现右侧腮腺区增大肿物 3月。约 7 年前，患者经历了颞部较大的鳞状细胞癌切除术，当时切缘阴性。随着腮腺肿物不断增大，他发现自己不能像过去那样抬眉，直到最后由于眉毛和上眼睑下垂遮盖眼睛而无法阅读。此外没有其他任何症状。

2. 体格检查

体格检查进一步证实患者面神经上支功能不全。眼睛闭合不严。他虽然能够闭上眼睛，但当检查者试图分开他的眼睑时发现，与对侧相比，患侧更容易被打开。此外，可以看到眼眉垂到眼睛上方，产生一种蒙住眼睛的效果。可以抬眉，但动作迟缓。其余面神经和颅面检查均正常。右侧腮腺肿物，大小约 4cm，实性，质硬，与周围组织粘连。没有淋巴结转移的表现。CT 和 MRI 扫描发现右侧腮腺内质地不均肿物，大小约 4cm，似乎固定于颞突的下半部分，影像学未发可疑淋巴结。

3. 诊断和检查

FNAB 确诊为鳞状细胞癌。腮腺肿瘤应该是原颞部肿瘤的转移，最好的治疗方式是手术联合术后放疗。

4. 治疗

患者接受了全腮腺切除及 Ⅱ～Ⅳ区颈淋巴结清扫，同时切除了面神经。

在患者行颞部手术同时，取（除去表皮的）前臂皮瓣进行软组织缺损的修复和重建。我们还取前臂内侧皮神经将面神经残端与周围远端分支桥连。同时，通过放置 1.2mg 的黄金重物修复上眼睑，行外眦睑板剥离术，放置扩张并稳定鼻翼缝线，以及无细胞真皮条索悬吊下唇。

5. 总结

该病例说明切除包括面神经及面部软组织的大型手术最好进行重建修复，通过神经移植重建面神经以保证面神经功能的长期恢复，通过各种面部整形手术恢复眼睛的功能和外观，包括上眼睑和下眼睑，同时恢复中面部和下面部的功能和外观。软组织缺失之后的面部轮廓由游离组织瓣重建。

第19章　腮腺区缺损修复重建

Reconstruction of the Parotid Defect

Stephen Y. Kang　Matthew O.Old　Theodoros N.Teknos　**著**

张亚冰　**译**

马　骁　**校**

一、概述

对于腮腺原发恶性肿瘤、腮腺转移瘤、颞部恶性肿瘤或侵犯深部的腮腺区皮肤恶性肿瘤进行手术，都有可能导致复杂的组织缺损。这些肿瘤的手术切除可能需要切除肿瘤表面的皮肤、外耳、腮腺、面神经、下颌骨及颞骨，导致面部不对称畸形和外观的显著变化。修复重建外科医师应该准备进行软组织和骨骼的重建及面神经的修复。本章将介绍腮腺区修复重建的原则和目的，以及腮腺区重建和面神经修复的常用方法。

二、相关解剖

腮腺被面神经和下颌后静脉分为浅叶和深叶。面神经在下颌后静脉的浅面。面神经有5个主要的颅外分支，包括颞支、颧支、颊支、下颌缘支和颈支。颞支走行表面标志是从耳屏下方5mm至眉弓外侧缘上方1～1.5cm，支配额肌和眼轮匝肌上部分。颧支支配颧肌、提上唇肌、降鼻中隔肌及鼻孔扩大肌。颊支与腮腺导管关系密切。面神经下颌缘支走行面部血管浅面并在下颌面部切迹处与血管垂直，支配降下唇肌、颏肌、口轮匝肌下部分及笑肌。颈支支配颈阔肌。面神经除了支配颊肌、颏肌和口提肌等浅面肌肉以外，还支配面部深部肌肉。

腮腺筋膜覆盖整个腮腺，并与颈深筋膜浅层相连续。腮腺筋膜分隔腮腺，也完全包裹腮腺。腮腺筋膜浅面为表浅肌肉腱膜系统（SMAS），位于腮腺筋膜与皮肤之间。腮腺筋膜与SMAS是附着的，但在两层之间也可以建立一个平面。SMAS浅面为皮下组织和皮肤。

三、腮腺区缺损评估

腮腺区缺损重建需要仔细评估以下结构。
① 腮腺。
② 面部皮肤。
③ 面神经。
④ 耳郭。
⑤ 颞骨和颅底。
⑥ 下颌骨和上颌骨。
⑦ 患者身体状态和身体质量指数（BMI）。

腮腺缺损可表现为多种形式。一个患者可能表现为腮腺及外部皮肤的缺损，面神经完好，而另外一个患者就有可能表现为腮腺、外部皮肤、耳郭、颞骨的缺损并伴有面神经受损。这些结构的个体化详细评估对优化重建效果至关重要。宽泛地说，腮腺缺损可分为四类，即软组织缺损、软组织缺损伴面神经缺损、软组织和骨骼缺损，以及软组织和骨骼缺损伴面神经缺损。

临床要点：由于侧面部组织结构的复杂性，每一个缺损必须进行个体化评估，应同时考虑到硬组织、软组织和神经的缺损。

四、腮腺区重建的目标

腮腺区重建的基本目标如下。

① 个体化软组织缺损的容积重建，尽量避免修复后组织下坠。

② 面部轮廓的恢复及与周围皮肤颜色相匹配。

③ 使用神经移植、悬吊带和眼部手术（睑板剥除术和黄金置物）恢复面神经功能。

④ 保持外耳郭的解剖学位置，并防止耳道狭窄。

最理想的游离组织移植是筋膜皮肤瓣或穿支皮瓣，这种皮瓣不会出现明显的肌肉萎缩，因此能够很好地满足软组织容积重建的要求，同时能够通过灵活塑造皮瓣形状以保持外耳郭的解剖学位置。理想的皮瓣能提供分隔良好的脂肪组织，以抵抗软组织下垂，这对于腮腺区重建是很重要的。理想的皮瓣能够提供颜色与周围面部皮肤颜色完美匹配皮肤组织。面神经切除时理想的皮瓣还能够提供较长的移植神经用于修复面神经缺损。最后，理想的供区能够允许两组手术医师同时进行手术以缩短时间。

临床要点：侧面部及腮腺重建的理想组织瓣是既不会出现肌肉萎缩，还能够提供与周围皮肤的质地和颜色相匹配的供皮区。

五、微血管重建

（一）上臂外侧皮瓣

上臂外侧游离皮瓣是本书作者行腮腺区缺损游离组织重建的首选皮瓣 [1]（图 19-1 至图 19-4）。侧臂游离皮瓣是一种筋膜皮肤瓣，由后桡副动脉

供应。上臂外侧皮瓣的几点重建优势使它成为复杂腮腺缺损重建的理想皮瓣。首先，上臂外侧皮瓣的脂肪分隔良好，可以抵抗下垂。供区皮肤颜色能够很好地与面部周围皮肤颜色相匹配。这种筋膜皮肤瓣没有肌肉，因此不会出现后期的肌肉萎缩和体积减小。上臂外侧供区还能够提供一段很长的带血管蒂的神经移植物，直达前臂的臂下外侧皮神经（PCNF）（图 19-5）。PCNF 可作为带血管蒂的神经移植物用于修复面神经。如果使用对侧手臂作为供区，上臂外侧皮瓣的制备就可以与原发灶手术同时进行。同侧手臂也可以作为供区，但由于两组术者距离较近，很难同时进行。考虑到以上这些优势，上臂外侧皮瓣成为本书作者修复复杂腮腺缺损的首要选择。

临床要点：上臂外侧供区的一个主要优势是它能够提供一段较长的带血管蒂的神经移植物，即 PCNF，可用于修复面神经。

上臂外侧皮瓣的制备标志是肩峰、肱骨三角肌止点及肱骨外上髁。从肩峰到肱骨外上髁做一连线，该线后方 1cm 处的平行线就是上臂外侧皮瓣的中央轴，或者是从三角肌止点到肱骨外上髁做一连线也可作为该皮瓣的中轴线。多普勒超声有助于鉴别沿皮瓣中央轴走行的肌间隔穿支血管。在后方做切口，然后向深面切至肱三头肌筋膜表面，这样就能够得到带有一层脂肪的皮瓣，脂肪位于皮瓣内侧，可有效预防凹陷畸形。然后进行肱三头肌外侧缘的筋膜下解剖，同时可发现肌间隔穿支血管和后桡副动脉，解剖血管蒂，结扎到达肱三头肌的分支。然后做前切口，深达肱肌和肱桡肌筋膜，同样获得脂肪组织。PCNF 位于肱骨外上髁前方的筋膜内，如果需要神经移植，就需要解剖该神经，并在确定神经分支模式后在远端切断神经。前入路可以明确神经蒂的位置，它将肱肌和肱桡肌从外侧肌间隔中分开。通过前入路可以解剖该神经至桡神经根部，并在桡神经根部切断。直达前臂的臂下外侧皮神经

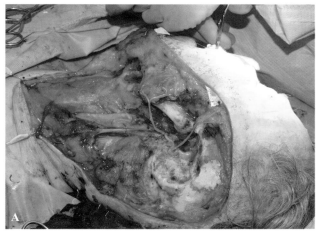

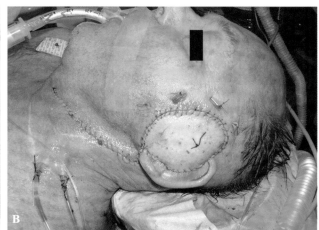

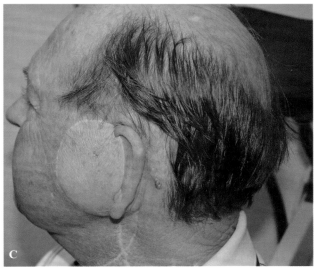

▲ 图 19-1　A. 根治性腮腺切除 + 颞骨切除术后缺损，面神经保留，上臂外侧皮瓣重建；B. 使用套管悬吊法缝合脂肪和筋膜，防止凹陷畸形；C. 由于皮瓣有分隔良好的脂肪组织，所以没有出现下垂。也是由于皮瓣体积的支撑而没出现凹陷畸形

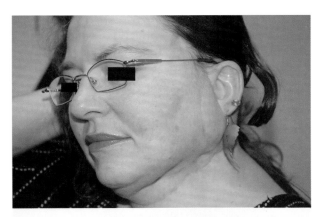

▲ 图 19-2　患者患有腮腺高级别黏液表皮样癌，行根治性腮腺切除及面神经切除术，上臂外侧皮瓣修复。使用 PCNF 修复面神经，12 个月后患者达到了完全闭眼和静息时的面部对称

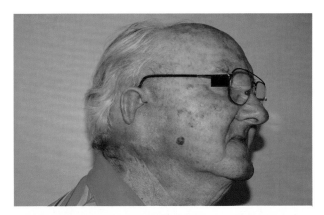

▲ 图 19-3　部分耳郭切除、颞骨切除及腮腺切除术，上臂外侧游离皮瓣修复术后，保留了耳郭上半部分，以便患者术后能够戴眼镜

（PCNF）是皮瓣的感觉神经，在邻近桡神经的部位切断该神经，就制备好了神经蒂。通过解剖神经蒂的近端可增加其长度，向后可解剖至肱三头肌外侧头，向前可解剖至三角肌外侧头。

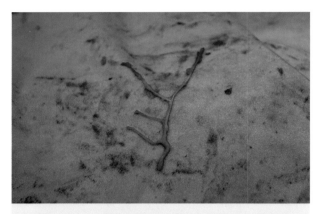

▲ 图 19-4　上臂供区提供的后皮神经，该神经可以很长，而且有多个分支，是神经移植的理想选择

皮瓣远端用于重建缺损的上半部分。皮瓣边缘的脂肪组织应该折叠入皮瓣下方，以使皮瓣边缘整洁。枕动脉在深方与颈内静脉交叉，是缺损区较为理想的受体血管，而且血管口径与上臂外侧皮瓣相似。面动脉和甲状腺上动脉也可以作为受体动脉，尽管口径较大可能会导致血管不匹配。颈内静脉、下颌后静脉、颈外静脉或面静脉可作为受体静脉。

（二）股前外侧皮瓣

股前外侧皮瓣（ALT）是腮腺区重建的另外一个主要供区。这一游离皮瓣通常是肌皮瓣，但 13% 的病例由肌间隔穿支血管供应[2]。旋股外侧动脉降支是 ALT 游离皮瓣的主要血供来源。由于该区的皮肤有时也由旋股外侧系统的斜支或横支供应，所以该供区血管存在变异[3]。

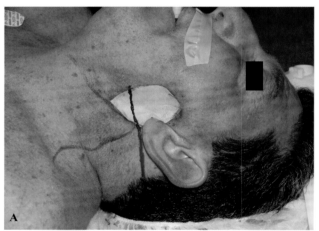

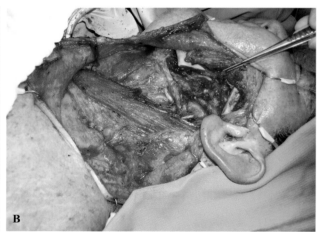

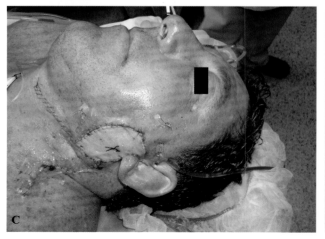

▲ 图 19-5　A，B. 腮腺腺癌患者，进行了根治性腮腺切除、下颌骨节段性体、角、升支切除术；C. 使用肩胛旁骨筋膜皮肤游离皮瓣修复，肩胛骨侧缘重建下颌骨，肩胛旁皮岛重建软组织缺损。请注意，如果使用腓骨重建下颌骨，那就需要第二个游离皮瓣来填充软组织的体积缺损

由于该区脂肪分隔较差，而且该供区通常需要取部分股外侧肌，因此 ALT 皮瓣会出现术后下垂。由于该供区最常是肌皮游离瓣，所以外科医师必须计算去神经支配肌肉萎缩后的皮瓣容积。容积的丢失可以通过使用穿支皮瓣来避免，尽管穿支血管的解剖使他们自身容易痉挛[4]。依据作者的经验，ALT 皮瓣的皮肤颜色与周围面部皮肤颜色的匹配程度不如上臂外侧皮瓣理想。

> 临床要点：ALT 皮瓣脂肪的分隔较差，可能会出现术后下垂。另外，皮肤颜色的匹配程度也较差。

该供区也有一些优势。例如，该供区可以提供充足的移植神经，如沿前切口分布的位于脂肪组织中的股外侧皮神经。而且，该供区可以提供到达股外侧肌的神经。另外，该区还可提供阔筋膜张肌，在切除面神经的患者中，阔筋膜张肌可用于口角的静态悬吊。该供区也允许两组手术医师同时进行。

> 临床要点：ALT 皮瓣可提供阔筋膜张肌，这是静态面部外观恢复的理想选择。

股前外侧皮瓣的解剖标志是髂前上棘和髌骨外侧缘，两点之间连线，穿支血管主要集中在连线中点附近，超声多普勒探测仪可探及。前切口切开皮肤、皮下脂肪、股直肌筋膜。与上臂外侧皮瓣相似，切取皮下脂肪组织以防止皮瓣出现凹陷畸形。切开股直肌筋膜后，股直肌就由其特有的 V 形或倒 V 形肌纤维来识别。向内侧拉开股直肌，在股中间肌的表面可看到血管蒂。将皮瓣筋膜翻向外侧就可看到筋膜内的穿支血管。然后解剖旋股外侧动脉降支，向上直达供应股直肌的分支处。然后做后切口，切开皮肤、皮下组织、阔筋膜。如果取的为肌皮穿支皮瓣，就取一小块股外侧肌肌袖保护血管蒂，然后将皮瓣轻轻地提起，以完成皮瓣深面血管神经蒂的解剖。皮瓣的

置入与前面讨论过的上臂外侧皮瓣相似。

（三）肩胛旁筋膜皮瓣和骨皮瓣

肩胛旁筋膜游离皮瓣可以为一些选择性的腮腺区缺损提供很好的软组织覆盖。该皮瓣由旋肩胛动脉（CSA）降支供应。该供区有以下几点重建优势。肩胛旁区域的脂肪组织分隔很好，可以抵抗下垂，而且该区的皮肤颜色与周围面部皮肤的颜色匹配很好[5]。如果有大块的复合缺损，就可以做肩胛旁骨筋膜皮肤游离瓣，使用肩胛骨侧缘骨质修复下颌骨缺损（图 19-6）。

尽管有以上优势，作者也只是将肩胛旁游离皮瓣作为腮腺区重建的次要选择，主要有以下原因。我们在原发灶对侧制备肩胛旁皮瓣，供区在手术一开始就已经准备就绪，然而，肩胛旁皮瓣的制备与原发灶手术很难同时进行。而且，用于面神经移植的供体神经在这个供体区域不容易获得。

> 临床要点：肩胛旁骨筋膜皮瓣为腮腺区的复杂缺损提供了良好的软组织及骨质。

肩胛旁皮瓣的首要标志是三边孔，在肩胛骨外侧缘上 2/5 的位置可以触及[6]。皮岛的获取主要集中在三边孔区域。先在下方做 270° 切口，皮岛由下向上掀起。延伸至肩胛骨下角的是背阔肌，在背阔肌与大圆肌之间开始由下向上解剖血管蒂，在大圆肌上方可看到旋肩胛动脉的下降皮支。然后完成上切口，将小圆肌向上牵拉，肱三头肌长头向外侧牵拉，就可完成血管蒂的解剖。

（四）前臂皮瓣

BMI 较高和（或）向心性肥胖的患者可选择前臂皮瓣（图 19-7）。BMI 较高的患者腮腺区重建常用的供区都太肥厚，此时就可以使用较为合适的前臂皮瓣。而且，前臂外侧和内侧皮神经可用于面神经移植。制备前臂皮瓣，两组医师很容易同时进行。制备该皮瓣的细节在本书其他章节

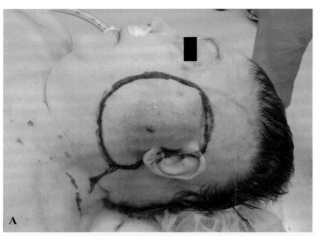
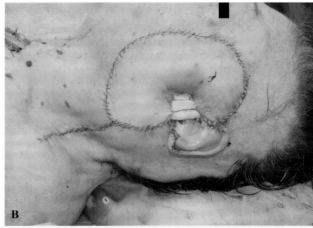

▲ 图 19-6　A. 腮腺腺样囊性癌患者，行根治性腮腺切除，保留面神经，前臂游离皮瓣重建；B. 一些选择性患者中，前臂供区可提供很好的皮肤颜色匹配，能够重建外耳道，并为腮腺切除术后的缺损提供足够的体积重建

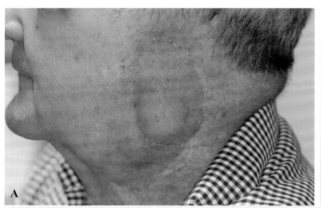
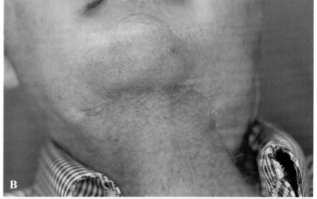

▲ 图 19-7　A. 耳郭皮肤鳞状细胞癌患者，进行了全耳郭切除、腮腺切除、择区性颈清扫，颏下瓣重建。颏下供区提供了最理想的与周围面部皮肤相匹配的皮肤颜色；B 颏下供区是那些患有并发症的老年患者或颈部血管萎缩的患者的最理想供区，老年患者颏下供区更加松弛，术后容易直接拉拢缝合

有描述。

（五）腹直肌肌皮瓣

　　文献中将腹直肌游离皮瓣描述为腮腺和侧颅底重建的主要供区 [7]。该区可以提供足够的组织容积，但其与周围面部皮肤颜色的匹配度较差，该供区脂肪分隔不清，会出现严重的皮瓣下垂 [8-10]。而且，除非制备穿支皮瓣，否则该皮瓣会包含一大块肌肉组织，这对于精确的腮腺和面部的容积重建是很困难的。因此，如果不是存在包括颅底在内的很大范围的容积缺损，腹直肌游离皮瓣很少用于腮腺重建。

六、局部皮瓣和脂肪移植

（一）颏下岛状皮瓣

　　颏下岛状皮瓣是一个区域软组织皮瓣，由面动脉的颏下分支供应。该皮瓣最初被描述为带蒂的或游离组织瓣 [11]，但因为该皮瓣接近腮腺区域，所以几乎总是被用作带蒂皮瓣。而且，如果需要较长的血管蒂，"反向流动"技术可明显增加血管蒂的长度 [12]。该皮瓣甚至可以包括下颌骨内表面带血管蒂的骨骼组织，用于面中部重建 [13]。然而，作者最常将该皮瓣用作腮腺和面部缺损的软组织重建。颏下瓣的组织颜色、体积及质地均能够与面部皮肤相匹配。供区很容易直接缝合关闭，尤其是老年人。或许，该皮瓣的最大优势是能够为颈部血管萎缩的患者提供一个肤色完美匹配且轮廓清晰的带蒂皮瓣。

> 临床要点：颏下瓣提供的组织颜色、体积和质地均与面部皮肤相匹配。

颏下岛状瓣的主要缺点是该皮瓣的制备需要同侧面动脉及颏下血管的精细保留。大多数需要切除皮肤的腮腺切除术患者为晚期恶性肿瘤，这样的患者也需要进行同侧的颈清扫，以及腮腺第一站引流淋巴结，即面部周围淋巴结的彻底清扫。而且，该皮瓣不允许两组医师同时进行。如果该皮瓣的制备与原发灶手术同时进行的话，就需要进行颈部淋巴结清扫的原发灶切除的医师，与制备颏下岛状瓣的重建医师进行仔细的沟通，以确保颏下血管的保留。

颈部Ⅰ区的清扫会妨碍该皮瓣的使用。淋巴结转移较重也是相对禁忌证。设计颈部切口也至关重要，因为颈部切口和腮腺切口应该与颏下瓣的切口相连。可以提捏颏下皮肤以评估可以使用的皮瓣大小，是否能够很容易地直接缝合关闭供区。皮瓣的长度依缺损的大小而定，有需要的情况下皮瓣可以延伸至对侧颈部。颏下动脉起源于面动脉，沿ⅠA区向前走行至下颌舌骨肌的侧缘，继续向前走行于二腹肌前腹的表面或深面。颏下动脉穿支进入颈阔肌，并供应该区域的皮下组织。在同侧下颌骨下缘做切口，下颌骨前缘的骨膜向上掀起，以保留穿支血管在皮瓣上。将皮瓣向下翻，直到显露颏下动脉。同时取下同侧二腹肌前腹以保护血管蒂及穿支血管。然后仔细向后解剖颏下动脉直至面动脉起始处。通过结扎血管蒂的颌下腺分支及在发出颏下动脉分支后的远端面动脉，使皮瓣获得可移动性。Ⅰ区清扫可同时进行。面静脉作为皮瓣的回流血管，也必须解剖出来。将皮瓣向后旋转并置入缺损区。

> 临床要点：严重的淋巴结转移是使用颏下岛状皮瓣进行腮腺区重建的相对禁忌证。

（二）面颈部推进皮瓣

面颈部推进皮瓣可通过推进缺损附近面颈部的皮肤来关闭面颊部的大块缺损。该皮瓣可提供很好的肤色匹配，但是，面颈部推进皮瓣不能提供腮腺缺损区的容积重建，而且可能会导致外观凹陷。当需要颅底或耳道重建时不能使用此皮瓣。在吸烟患者、进行了颈清扫及面动脉切除的患者，以及将要接受辅助放射治疗的患者，该皮瓣也是不可靠的。因此，该皮瓣很少用于腮腺区重建。

（三）腹部脂肪移植

当保留腮腺表面的皮肤时，腹部脂肪移植是腮腺缺损区体积重建的很好选择。在这种情况下，从腹部左下 1/4 处取得的脂肪能够很好地恢复腮腺切除术后的面部对称性和面部轮廓。不推荐用于将要接受辅助放射治疗或已经接受放射治疗的患者。

七、腮腺区重建过程中面神经的处理

面神经切除的患者如果可以进行无张力缝合就可以直接缝合面神经两断端。然而，在腮腺重建手术中可以直接缝合的情况并不常见，除非面神经是被无意间切断。更多情况下是面神经主干远端及其分支被切除。在这种情况下就需要中间移植物来连接神经。常见的供体神经包括 PCNF、前臂内侧和外侧皮神经及腓肠神经。如果可以在原发灶手术区域获得供体神经，就可以使用耳大神经或锁骨上神经。

> 临床要点：面神经重建常用的供体神经包括 PCNF、前臂内侧或外侧皮神经及腓肠神经。

我们使用双人外科显微镜进行神经移植，使用 9-0 尼龙缝线吻合神经外膜。如果近端面神经残端在颞骨内无法缝线时，可以使用组织胶重新定位。与神经直接缝合相似，无张力桥接移植物是关键。理想的供体神经是有很多分支的一长段神经。这样就能够实现无张力吻合，并能够修复多个远端分支。尚未发现神经的极性会影响修复效果[14]。我们建议依据移植神经的分支模式调整神经方向以便最大数量的吻合远端分支。置入的神经移植物应该优先考虑吻合支配眼轮匝肌的上分支，以达到闭眼的目的。如果可能的话，可以使用神经刺激器来识别支配额肌、眼轮匝肌、颧大肌、口轮匝肌及降口角肌的远端分支。优先考虑那些负责闭眼的分支。如果患者需要放射治疗，或已经接受过放射治疗，推荐改善桥接神经移植物的局部环境[15]，例如，神经周围置入游离组织移植。近期动物研究发现，带血管蒂的神经移植物比不带血管蒂的神经移植物在面神经修复效果上有优势[16, 17]，进一步支持了血管环境对于更好修复效果的重要性。

八、面神经辅助手术

（一）置入黄金或铂金重物

如果面神经颞面干被切除，可以使用铂金重物来保护眼睛，防止角膜损伤。在上睑重睑线处做切口，切开皮肤和眼轮匝肌，掀开皮肤肌肉瓣，暴露出睑板。注意不要切断上睑提肌在睑板上半部分的附着点。将睑板暴露至睫毛线附近，以便置入重物的下半部分与睫毛线平行。重物主要集中在内侧缘。使用 6-0 的尼龙缝线穿过睑板的部分厚度以稳定铂金置物。分层缝合关闭肌肉

与皮肤。

（二）口角的静态悬吊

如果面神经颊支被切除，可使用口角的静态悬吊以达到上唇的静态提升。口角的静态悬吊可提供静息时面部的对称性，并预防与口角下垂相关的唾液漏出。作者通常使用阔筋膜张肌或掌长肌腱来悬吊口角。

通过原发灶手术切口或者通过上、下唇红的边缘另做切口暴露口腔口角。使用不可吸收缝线将筋膜缝于口角处。如果使用阔筋膜张肌，可以将其远端切开，以便插入口轮匝肌的上、下肌纤维中。筋膜向上外侧走行，固定在颧骨骨膜上。静态悬吊的过度纠正是因为考虑到阔筋膜张肌或掌长肌腱术后的拉伸。

> 临床要点：口角的静态悬吊可保证静息时面部的对称性，并预防与口角下垂相关的唾液漏出。

（三）下唇楔形切除

如果面神经颈面干被切除，就应该考虑楔形切除麻痹的下唇，以优化语言能力。在距口角 1.0cm 处行麻痹性下唇全层楔形切除术。典型的是 1.5～2.0cm 的麻痹下唇被切除。为了防止术后切口线的凹陷，必须进行细致的多层缝合。

九、结论

腮腺区修复重建的主要目的是提供精确的容积重建以恢复面部轮廓、防止重建组织下垂、修复面神经、维持耳郭的位置，并重建外耳道。复杂腮腺区缺损的重建有多种选择，认真评估缺损的面部皮肤、面神经、耳郭、颞骨或颅底、下颌骨或上颌骨、患者的 BMI 及供区的厚度后，才能选择合适的供区。这些缺损的细致修复与重建将为患者提供有意义的功能、较好的外观及生活质量的改善。

第 20 章　鼻腔鼻窦及前颅底恶性肿瘤
Carcinoma of the Nasal Cavity and Anterior Skull Base

Jean Anderson Eloy　Peter F. Svider　Michael J. Pfisterer　Suat Kilic　Soly Baredes　James K. Liu **著**

徐国辉 **译**

魏　炜 **校**

一、概述

鼻腔鼻窦恶性肿瘤并不常见，占头颈部癌的 3%～5%[1-3]。这些肿瘤的发病率和死亡率很高，预后通常较差。这些病变与一些良性和炎症性疾病具有相似的临床表现，因此，恰当地掌握诊治原则尤为重要。在当前以医疗成本意识增强为特征的医疗环境中，遵循标准化的以患者为中心的原则来决定哪些鼻腔鼻窦疾病患者需要进一步检查是极为重要的。本章涵盖鼻腔鼻窦及前颅底的恶性肿瘤，包括临床表现和诊断，并进一步表述用于这些恶性病变的治疗方法及其新进展。

二、流行病学和病因学

鼻腔鼻窦相关的恶性肿瘤并不多见，在美国发病率约为 10/100 万[4]。大多数鼻腔鼻窦恶性肿瘤是在高加索人中诊断出的（＞80%），在此没有明显的种族偏见，男女比例约 2 : 1[1, 3, 5, 6]。尽管有少量年轻患者，但这些恶性肿瘤好发于六七十岁老年人[1]。最常见的肿瘤原发部位包括上颌窦和鼻腔（这些部位占病变的近 80%），其次是筛窦[1, 7, 8]，来源于其余鼻窦和前颅底的肿瘤非常罕见。尽管没有像其他恶性肿瘤那样细致分类，但已发现了多种危险因素。值得注意的是，吸烟是鼻腔鼻窦部鳞状细胞癌（SCC）很重要的

危险因素[9, 10]。而其与饮酒的关系尚不清楚。尽管有个别研究表明人乳头状瘤病毒（HPV）与鼻腔鼻窦癌有一定关系，但与其他头颈部肿瘤相比，这种关联还不那么明确[11, 12]。HPV 可能是良性病变恶化的相关因素，如内翻性乳头状瘤[13, 14]。传统意义上讲，其他暴露因素在致癌过程中也起着重要作用，包括接触木制品（腺癌）和某些金属，如镍（SCC）[15, 16]。这些危险因素见表 20-1。

表 20-1　鼻腔鼻窦恶性肿瘤的环境危险因素[15, 17-19]

人乳头状瘤病毒（IP 的恶变）
皮革灰尘
木材粉尘 / 家具制造 / 木工
甲醛暴露
吸烟 / 烟草
镍
铬
面包师 / 糕点师
施工作业
纺织工作
农场工作

IP. 内翻性乳头状瘤

> **临床要点**：虽然尚未将 HPV 定为鼻腔鼻窦癌的主要原因，但 HPV 与良性肿瘤的恶变有关，如内翻性乳头状瘤。

279

三、鼻腔和前颅底恶性肿瘤的鉴别诊断

鼻部病变有众多的鉴别诊断，以下将详细描述临床表现和检查的更多细节。重要的是要排除如鼻窦炎、鼻息肉和炎症等良性病变。其他良性和低级别肿瘤性病变也应在全面的鉴别诊断中涉及。例如，内翻性乳头状瘤（IP）具有局部破坏性，其恶变率高达 11%[20-22]。大量研究表明，HPV 与 IP 恶性转化之间存在联系[13, 14]。此外，即使发生恶变，IP 的复发率也很高，在某些研究中超过 50%，复发率取决于手术切除的程度[23]。在恶性病变中，SCC 是主要的病理类型。根据发病部位的不同，较为常见的病理类型包括淋巴瘤[成熟 B 细胞非霍奇金淋巴瘤（NHL）]，腺癌和鼻腔鼻窦黏膜黑色素瘤是次常见的病理类型[1]。腺样囊性癌（ACC）和肉瘤偶有发生。此外，考虑到其他因素，如可能涉及或起源于前颅底的肿瘤，鉴别诊断范围甚至更广，如围绕嗅沟的恶性肿瘤（包括嗅神经母细胞瘤和血管外皮细胞瘤）及斜坡的恶性病变（脊索瘤和软骨肉瘤）。这些病变的明确诊断需要组织病理学检查。

> 临床要点：鼻腔鼻窦肿块的评估需要仔细检查，以排除比恶性肿瘤更常见的病变，如鼻窦炎、鼻息肉和炎症。

（一）鳞状细胞癌（SCC）

鳞状细胞癌是最常见的组织病理学类型，与前述针对鼻腔鼻窦癌的总体报道具有相同的人口统计学特征。如前所述，最常见的发生部位是鼻腔和上颌窦，其次是筛窦（图 20-1 和图 20-2）。在美国综合癌症网络（NCCN）指南中（在下面进一步讨论），鼻腔和筛窦癌共享相同的分期指南和相似的诊治指南。值得注意的是，NCCN 和美国癌症联合委员会（AJCC）均未发布额窦和蝶窦 SCC 分期指南。鼻腔 SCC 很少转移到颈部淋巴结，因而在这些患者的治疗中通常不建议进行颈部淋巴结清扫术[24]。对于上颌窦 SCC，区域淋巴结转移的发生率高于鼻腔 SCC，选择性颈清扫术应根据具体情况进行[25]。这种恶性肿瘤有导致骨质侵蚀和骨质增生的趋势[26]。一项超过 13 000 多名患者的人群分析表明，鼻腔鼻窦 SCC 的 5 年生存率（DSS）为 52.3%，低于腺癌及成熟 B 细胞 NHL 患者的 5 年生存率[1, 27]。

> 临床要点：上颌窦 SCC 比鼻腔 SCC 具有更高的区域淋巴结转移风险。因此，在某些情况下，应考虑选择性颈淋巴清扫术。

（二）鳞状细胞癌亚型

SCC 的亚型约占鼻腔鼻窦 SCC 的 7%。它是非常独特的恶性肿瘤，每种都有独特的组织学和临床特征。包括疣状鳞状上皮癌（VSCC）、梭形细胞（肉瘤样）癌（SCSC）、基底样鳞状细胞癌（BSCC）、乳头状鳞状细胞癌（PSCC）和腺鳞癌（ASC）5 个组织学亚型[28]。这些恶性肿瘤患者的人口统计学特征（种族、年龄、性别）与经典鼻腔鼻窦 SCC 患者相似。鼻腔内 SCSC 的比例小于经典鼻腔鼻窦 SCC[28]。鼻腔鼻窦 SCC 亚型和经典鼻腔鼻窦 SCC 患者的生存率也不同。VSCC 和 PSCC 具有比经典 SCC 更好的 5 年 DSS（分别为 84.7%、71.5%、SCC 52.4%），但是 ASC 的 5 年 DSS 更差（18.7%）。

（三）腺癌

腺癌占鼻腔鼻窦恶性肿瘤的 10%～20%，生存率略高于 SCC（腺癌的 5 年 DSS 为 62%）（图 20-3 和图 20-4）[1, 29, 30]。组织学亚型（肠型与唾液腺型）和分级对生存率起着重要作用[31]，超过 1/4 的患者伴有转移。风险因素包括长期接触木屑和在皮革行业中工作。许多研究还证实了其与结肠癌的关系，因此建议为被诊断患有鼻腔鼻窦腺癌的患者进行结肠镜检查[32]。

> 临床要点：腺癌占鼻腔鼻窦恶性肿瘤的 10%～20%，生存率比 SCC 高。

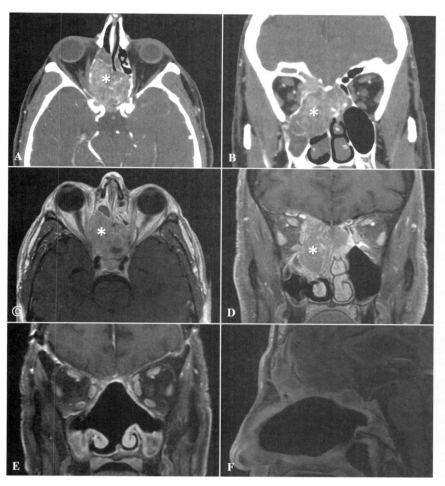

◀ 图 20-1　患有较大鼻腔鼻窦和前颅底的中度浸润性鳞状细胞癌伴右视神经管和眶尖受累的患者的术前轴向（A）和冠状位（B）CT 血管造影扫描。术前轴向（C）和冠状位（D）的 T_1 增强 MR 成像。患者行经前额颅底路径和鼻内镜联合切除术后，冠状位（E）和矢状位（F）T_1 加权增强 MR 成像。* 表示病变

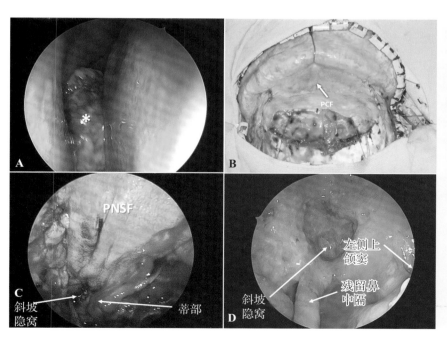

◀ 图 20-2　A. 图 20-1 中描绘的右鼻腔内的病变在鼻内镜下的图像；B 和 C. 同一患者接受经前额颅底路径和鼻内镜联合切除鼻腔鼻窦及前颅底中分化鳞状细胞癌的术中照片，前颅底的缺损使用"双瓣"技术修复，上方使用血管化带蒂的颅骨骨膜瓣（PCF）（B），下方（C）使用带血管蒂鼻中隔瓣（PNSF）；D. 辅助放化疗后该患者的术后鼻内镜检查。* 表示病变

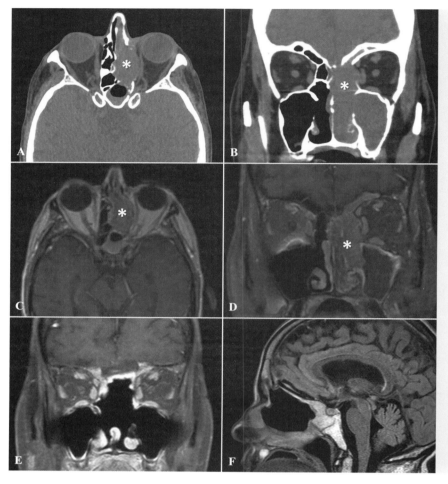

◀ 图 20-3 左侧鼻腔鼻窦和前颅底腺癌患者的术前轴向（A）和冠状（B）CT 扫描。同一患者的术前轴向（C）和冠状位（D）T_1 加权增强 MR 成像。接受单纯鼻腔内镜切除术后，患者的冠状位（E）和矢状位（F）T_1 加权增强 MR 成像。* 表示病变

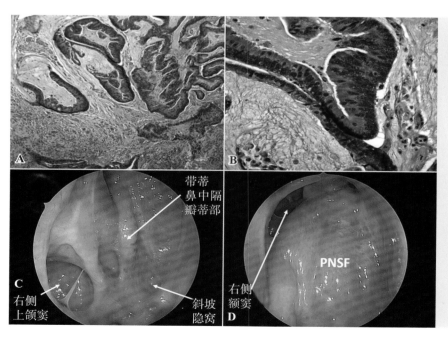

◀ 图 20-4 在图 20-3 中肿瘤的低分辨率（A）和高分辨率（B）组织学显微照片。术后鼻内镜检查辅助放射治疗后的患者显示出足够的愈合（C 和 D）。PNSF. 带蒂鼻中隔瓣

（四）黏膜黑色素瘤

与鼻腔鼻窦 SCC 不同，鼻腔鼻窦黑色素瘤的大多数患者均为女性。5 年的 DSS 较其他恶性肿瘤差，一项基于 567 名患者的研究表明，根据解剖位置的不同，其 5 年生存率为 18.2%～36.4%[33]（图 20-5 和图 20-6）。多窦累及的患者预后较差，其 1 年生存率仅为 54.5%[33]。

（五）腺样囊性癌（ACC）

尽管极少见（每百万例约 0.5 例），但鼻腔鼻窦 ACC 的预后略优于其他更常见的病变，如 SCC（图 20-7 和图 20-8）。一项 Meta 分析显示 5 年生存率为 62.5%[34]，而一项基于人群数据库分析结果则显示其 5 年生存率略高于 68.8%[35]。与其他许多癌症不同，其 5 年生存率并不稳定。

10 年生存率低于 50%，20 年生存率约为 20%[35, 36]。这些可能表现为缓慢生长的惰性肿瘤，但可能具有局部破坏性。鼻腔鼻窦 ACC 可能会在疾病过程的早期出现神经周围的扩散，因此对这类患者做脑神经和颅底骨孔成像至关重要。长期较低的死亡率可能与最初诊断后多年才出现的远处肺转移有关。

> **临床要点**：鼻腔鼻窦复合体的 ACC 通常是生长缓慢的惰性肿瘤，具有局部破坏性，并常常沿神经扩散。

（六）未分化癌

鼻腔鼻窦未分化癌（SNUC）很少。在美国，其发病率估计为每 10 000 人 0.0237。在男性中更为常见（62%），平均诊断年龄为 57.8 岁

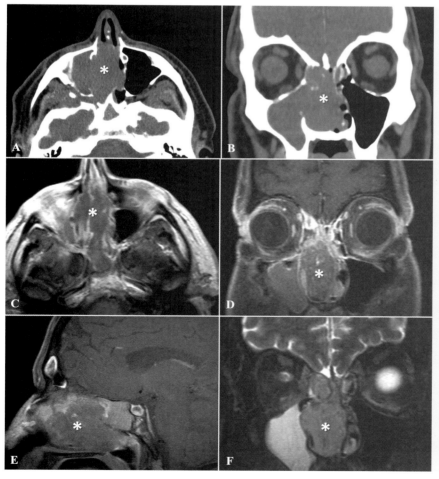

◀ 图 20-5　术前轴向（**A**）和冠状位（**B**）右侧大范围鼻腔鼻窦和前颅底黏膜黑色素瘤患者的 CT 扫描。术前同一患者的轴向（**C**）、冠状位（**D**）和矢状位（**E**）T_1 加权增强 MR 成像。患者术前冠状位 T_2 加权 MR 成像（**F**）。* 表示病变

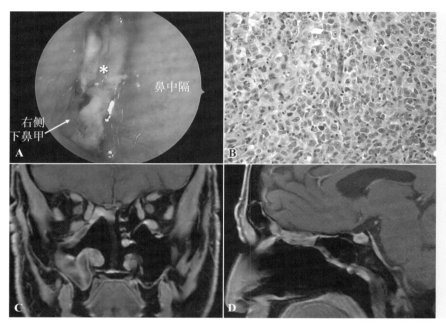

▲ 图 20-6　A.患者术前鼻内镜检查，描绘了图 20-5 中右鼻腔内的色素沉着病变；B.高分辨率的鼻腔鼻窦黏膜黑色素瘤的组织学显微照片。对患者进行单纯鼻内镜切除术后，患者的术后冠状位（C）和矢状位（D）进行 T_1 加权增强 MR 成像

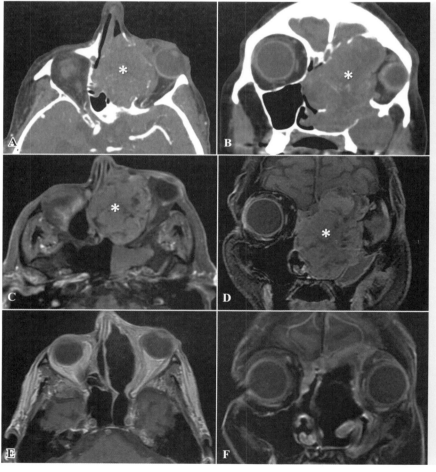

▲ 图 20-7　左侧广泛侵犯鼻腔鼻窦和前颅底的腺样囊性癌伴颅内和眶内侵犯的患者的术前轴状位（A）和冠状位（B）CT 血管造影扫描。同一患者的术前轴向位（C）和冠状位（D）T_1 加权增强 MR 成像。对患者进行单纯鼻内镜切除术后，患者术后轴状位（E）和冠状位（F）T_1 加权增强 MR 成像。* 表示病变

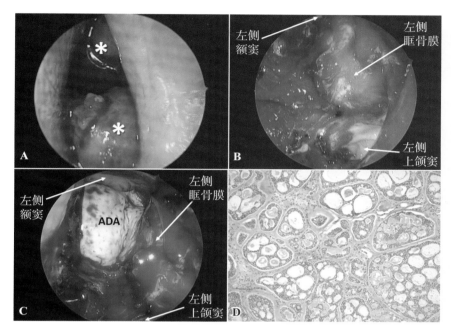

◀ 图 20-8　A. 患者术前鼻内镜检查描述了图 20-7 中占据整个左侧鼻腔的肿物。病灶切除后（B），以及脱细胞组织补片（ADA）初步修复颅底后的术中内镜照片（C）。与典型鼻腔鼻窦腺样囊性癌一致的低分辨率组织学显微照片（D）。* 表示病变

（图 20-9 和图 20-10）[37]。此类型肿瘤来源于鼻腔鼻窦的外胚层或 Schneiderian 上皮[38]。SNUC 患者神经元特异性烯醇酶、嗜铬粒蛋白、细胞角蛋白 7、8 和 19 染色通常呈阳性反应，S-100 和波形蛋白则显示阴性。因此，组织学染色能够鉴别这种恶性肿瘤[39]。由于其侵袭性，SNUC 的症状和体征发展非常迅速，有时仅需要几个月甚至几周的时间[39]。影像学通常显示侵犯多个解剖部位的肿块，常侵及周围结构[38]。这些肿瘤往往较大，通常大于 4cm。由于其具有侵袭性，因此通常边界不清。肿瘤的组织学检查通常显示细胞过度增生，且形态各异，包括梁状、卫星灶、条索状、分叶状和器官样[39]。细胞浸润包括具有大的、圆形、核深染和高核质比的多边形细胞。通常，肿瘤会侵犯淋巴管、血管或软组织[38]。SNUC 的预后通常较差（5 年 DSS 为 39%）[37, 40]。

（七）神经内分泌癌

鼻腔鼻窦神经内分泌癌（SNEC）约占所有鼻腔鼻窦恶性肿瘤的 5%。总发生率估计为每 100 000 人 0.015 例（图 20-11 和图 20-12）[41]。SNEC 与 SNUC 具有许多相同之处。它可以分为以下亚型：典型的类癌、非典型类癌、小细胞癌和神经内分泌型[41]。需要免疫组织化学染色才能区分 SNEC 和 SNUC。SNEC 患者通常嗜铬粒蛋白、突触素和 S-100 呈阳性反应。在显微镜下可见细胞密集，含有分泌的颗粒状，无花结形态[42-44]。经对流行病学和最终结果（SEER）的研究表明，鼻腔（40.8%）是最常见的部位，其次是筛窦（20.4%）、上颌窦（18.4%）、蝶窦（12.9%）和额窦（2%）。它们可以分为高分化（Ⅰ 级）、中分化（Ⅱ 级）、低分化（Ⅲ 级）和未分化（Ⅳ 级）[42, 44]。大多数患者表现为 Ⅲ 级或更严重的肿瘤（62.7%），其中约 70.7% 处于 Ⅳ 期[41]。总体 5 年 DSS 为 50.8%，但特定原发部位之间的生存率似乎有所不同。蝶窦的 5 年 DSS 最高（80.7%），其次是鼻腔（59.2%）、上颌窦（34.5%）和筛窦（33.0%）[41]。SNEC 的预后，Ⅰ 级或 Ⅱ 级 SNEC 的 5 年 DSS（92.3%）远高于 Ⅲ 级（48.0%）或 Ⅳ 级（37%）[41]。手术加放疗似乎不一定能改善 5 年 DSS（手术 + 放疗：59.4%，仅手术：69%）[41]。但是，由于通常会对预期预后最差的肿瘤进行放射治疗，因此这些结果应仔细甄别。

临床要点：鼻腔鼻窦神经内分泌癌的诊断需要嗜铬粒蛋白、突触素和 S-100 阳性。

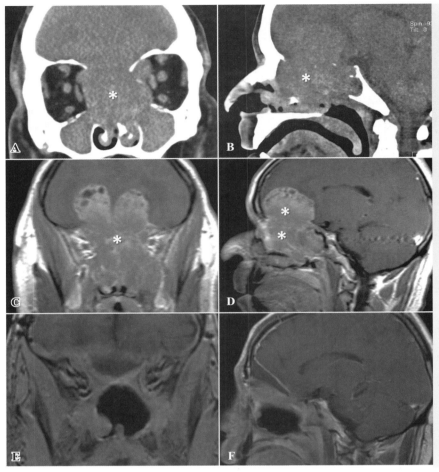

◀ 图 20-9　患有扩张性双侧鼻腔鼻窦及前颅底未分化癌且侵犯颅内和眶内的患者，术前冠状位（A）和矢状位（B）CT 扫描。术前冠状位（C）和矢状位（D）T₁加权增强 MR 成像。患者行经双额经颅底及鼻内镜下联合切除术后，患者的冠状位（E）和矢状位（F）T₁加权增强 MR 成像。* 表示病变

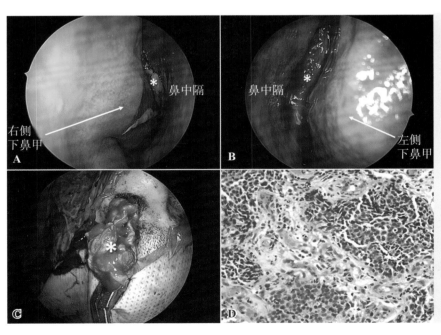

◀ 图 20-10　术前右（A）和左（B）患者的鼻内镜检查显示了图 20-9 双侧鼻腔的占位病变。病变切除过程中患者的术中内镜照片（C）。鼻腔鼻窦未分化癌的组织学显微照片（D）。* 表示病变

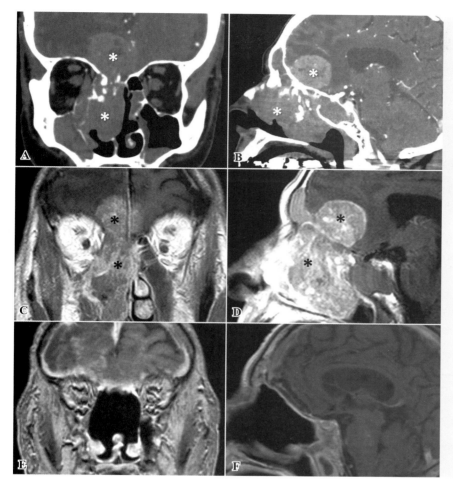

◀ 图 20-11　侵犯双侧鼻腔鼻窦和前颅底的神经内分泌癌且颅内侵犯明显的患者，术前冠状位（A）和矢状位（B）CT 扫描显示。同一患者的术前冠状位（C）和矢状位（D）T1 加权增强 MR 成像。对患者进行单纯鼻内镜下肿物切除术后，患者的术后冠状位（E）和矢状位（F）T1 加权增强 MR 成像。* 表示病变

（八）内皮神经母细胞瘤（嗅神经母细胞瘤）

内皮神经母细胞瘤，也称为嗅神经母细胞瘤，起源于筛状板上嗅觉神经母细胞区域的嗅觉细胞（图 20-13）[45-52]。与其他鼻腔鼻窦恶性肿瘤相比，肿瘤通常具有更高的颈部淋巴结转移率。此类型肿瘤的处理除常规的前颅底切除，还应包括筛板的切除术。Kadish 分级系统应用于这种罕见的恶性肿瘤（表 20-2）。表 20-3 详细介绍了区分嗅神经母细胞瘤和 SNUC 及 SNEC（一组类似的肿瘤）的组织病理学标志物。

（九）横纹肌肉瘤

横纹肌肉瘤是儿童中最常见的肉瘤。当在鼻腔鼻窦腔中发现时，与其他部位的横纹肌肉瘤相比，该病变更具侵袭性，预后较差。与肺泡横纹肌肉瘤相比，具有胚胎组织学变异的患者的 5 年生存率接近 50%[57]，生存率有所提高。

（十）非霍奇金淋巴瘤

鼻腔鼻窦腔是淋巴瘤的罕见部位。例如，在西方国家，鼻腔鼻窦 NHL 仅占 NHL 病例的 0.2%～2.0%[58]。弥漫性大 B 细胞淋巴瘤（DLBCL）是西方世界中最常见的淋巴瘤的组织学亚型[58]。一项基于人群的研究包括 852 例鼻腔鼻窦 DLBCL（1973—2009 年）。诊断时的平均年龄为 65.8 岁，没有性别差异[59]。在鼻腔鼻窦内，部位分布的概率如下，上颌窦（36.9%）是最常见的，其次是鼻腔（34%）、筛窦（8.7%）、蝶窦（4.1%）和额窦（2.3%）[59]。与前述的其他鼻腔鼻窦恶性肿瘤不同，在这种恶性肿瘤的治疗中，手术干预通常没有显著作用。放射治疗是缓解病变的主要

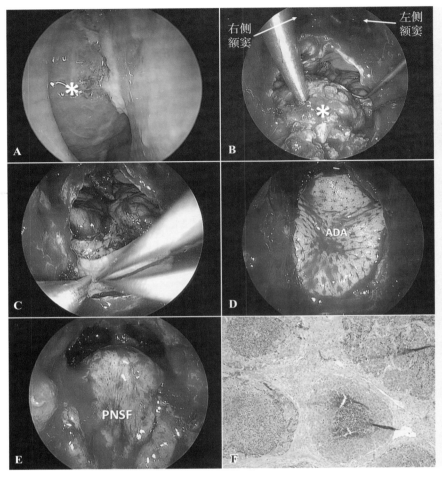

◀ 图 20-12　A. 患者术前鼻内镜检查显示图 20-11 中右鼻腔内的病变；术中照片显示（B）颅内切除病变部位；C. 切除病变后的前颅底的缺损；D. 使用脱细胞组织补片（ADA）初步封闭缺损；E. 将带血管蒂鼻中隔瓣修补于组织补片；F. 肿瘤的低分辨率组织学显微照片。* 表示病变

手段，而放化疗是晚期疾病的首选。据报道，鼻腔鼻窦 DLBCL 的 5 年 DSS 为 63.5%～68%[27, 59]。

（十一）鼻型结外自然杀伤细胞 /T 细胞淋巴瘤

鼻型结外自然杀伤细胞 /T 细胞淋巴瘤（ENKTL）很少见。与 DLBCL 不同，鼻型 ENKTL 在许多亚洲国家中很普遍[27]。此类淋巴瘤通常起源于自然杀伤细胞，但有些可能起源于 T 细胞。由于 ENKTL 倾向于在软组织、软骨和骨骼中形成坏死性和浸润性病变，因此曾被称为"恶性肉芽肿"。EB 病毒（EBV）感染被认为是造成这种淋巴瘤的原因，EBV 滴度高的患者的预后可能更差[27]。平均诊断年龄为 49.9 岁。鼻腔（80.5%）是最常见的位置，其次是上颌

窦（6.22%）和筛窦（3.73%）[60]。与 DLBCL 相比，鼻型 ENKTL 的预后要差得多，5 年 DSS 为 30.9%[27]。然而，鼻型 ENKTL 的预后略好于其他部位的 ENKTL（5 年 DSS 为 28.3%）[27, 60]。

> 临床要点：鼻型 ENKTL 在许多亚洲国家中较普遍。

（十二）脊索瘤

斜坡脊索瘤起源于胚胎形成过程中残留的脊索组织，是具有转移潜能的低度恶性肿瘤（图 20-14 和图 20-15）。由于斜坡与后颅窝内容物（包括脑干结构及第六和其他脑神经）相毗邻，因此这些患者的症状通常表现为神经功能缺损。据报道，斜坡脊索瘤的 5 年生存率为 65%[61]。

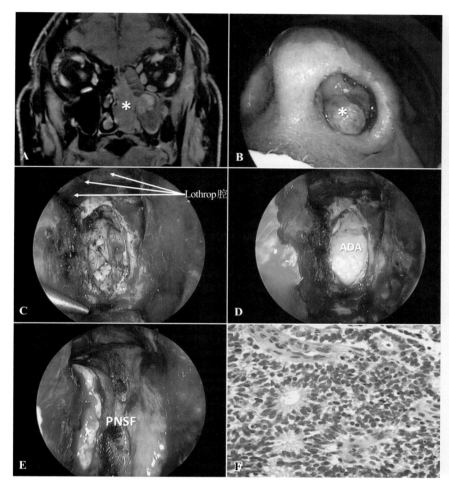

▲ 图 20-13　A. 左鼻腔鼻窦嗅神经母细胞瘤患者的术前冠状位 T_1 加权增强 MR 成像；术中照片显示（B）病变突出于左鼻前庭；C. 单纯鼻内镜鼻内入路并切除病灶后，前颅底缺损；D. 使用脱细胞组织补片（ADA）初步封闭缺损；E. 将带血管蒂的鼻中隔瓣修补在 ADA 上；F. 肿瘤的组织学显微照片，可见与嗅觉神经母细胞瘤一致的玫瑰花结形成。* 表示病变

表 20-2　嗅神经母细胞瘤[48] 的 Kadish 分类

阶　段	肿瘤位置
A	局限于鼻腔
B	侵犯鼻窦
C	超出鼻窦（侵犯颅底或眼眶）

表 20-3　鼻腔鼻窦肿瘤的组织病理学特征[53-56]

组织病理学	CK	CHR	SYN
内皮神经母细胞瘤	阴性	阳性	阳性
鼻神经内分泌癌	阳性	阳性	阳性
鼻腔未分化癌	阳性	阴性	阴性

CHR. 嗜铬粒蛋白；CK. 细胞角蛋白；SYN. 突触素

（十三）软骨肉瘤

颅底软骨肉瘤来源于软骨内软骨细胞，最常发生在斜坡，是第二大最常见的斜坡恶性肿瘤。临床表现类似于脊索瘤，但多位于旁正中位（而不像脊索瘤那样位于中线），并且具有更高的生存率（5 年生存率 90%）[62, 63]（图 20-16 和图 20-17）。

> 临床要点：软骨肉瘤多位于旁正中位（而不像脊索瘤那样位于中线），并且存活率更高。

（十四）血管外皮细胞瘤

鼻腔血管外皮细胞瘤（SN-HPC）是一种罕见的血管肉瘤，约占所有头颈部 HPC 的 20%（图 20-18 和图 20-19）。单发病灶中，鼻腔是最

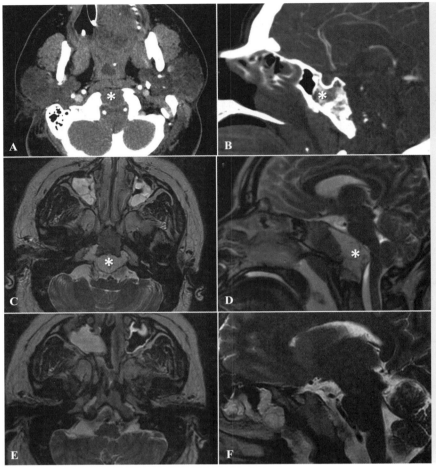

◀ 图 20-14　一名患有斜坡脊索瘤且脑干严重受压的年轻妇女的术前轴向位（A）和矢状位（B）CT 扫描。患者术前轴向位（C）和矢状位（D）T₂ 加权 MR 成像。鼻内镜切除病灶后患者轴向位（E）和矢状位（F）T₂ 加权 MR 成像显示出脑干充分减压。* 表示病变

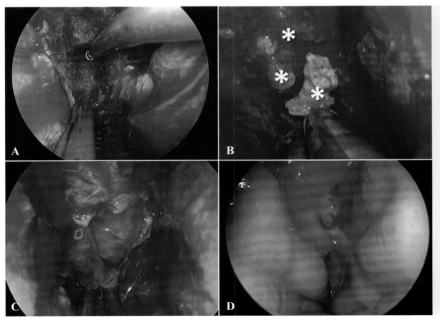

◀ 图 20-15　患者（图 20-14）行鼻内镜下切除斜坡脊索瘤手术的术中内镜图像（A），进行切除的图像（B）和最终脑干减压（C）。切除病灶愈合后鼻腔鼻窦腔的内镜图像（D）

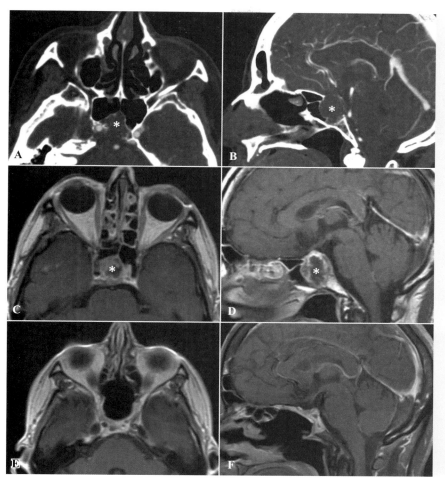

◀ 图 20-16　患有斜坡（位于正中旁）软骨肉瘤的中年妇女的术前轴向位（A）和矢状位（B）CT扫描。术前患者的轴向位（C）和矢状位（D）T_1 加权增强 MR 成像显示病变明显异质性内镜下切除病灶后患者的轴向位（E）和矢状位（F）T_1 加权增强 MR 成像。* 表示病变

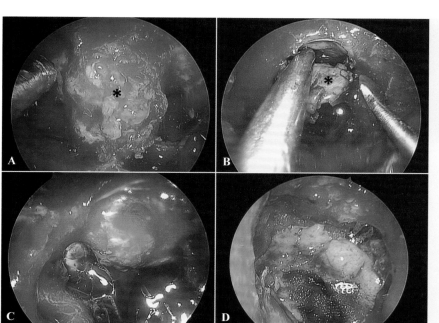

◀ 图 20-17　A. 图 20-16 所述患者术中初次暴露病灶的内镜图像；鼻内镜下鼻腔软骨肉瘤切除术（B）；C. 病变完全切除后切除床的内镜图像；D. 使用带血管蒂鼻中隔瓣（PNSF）修复前颅底缺损的图像。* 表示病变

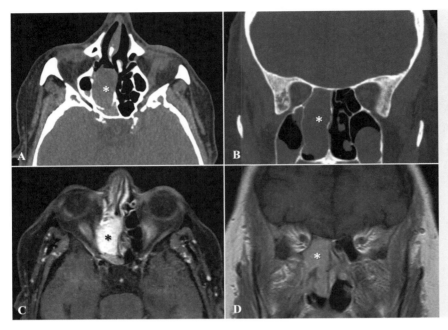

◀ 图 20-18 患有右侧血管外皮细胞瘤的中年女性的术前轴状位（A）和冠状位（B）CT 扫描图像。术前患者的轴状位（C）和冠状位（D）T_1 加权增强 MR 成像显示病灶明显增强。* 表示病变

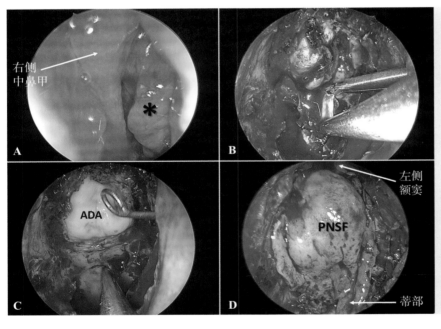

◀ 图 20-19 A. 图 20-18 所述患者术中初次暴露病灶的内镜图像；B. 鼻内镜下鼻腔血管外皮细胞瘤切除术；C 和 D. 使用非细胞组织补片（ADA）（C）和带血管蒂的鼻中隔瓣（PNSF）（D）封闭颅底缺损。* 表示病变

常见部位，其次为筛窦[64]。然而，Dahodwala 等在 2013 年进行的系统评估中表明，约 50% 的 SN-HPC 位于多个部位。诊断的平均年龄约为 51.8 岁，男女分布大致相等。从组织学上看，这些肉瘤表现为具有嗜酸性细胞质的单形梭形细胞，几乎没有有丝分裂活性。顾名思义，肿瘤细胞通常围绕着小血管。它们染色阳性为肌动蛋白和波形蛋白，复发率高[65-68]。SN-HPCs 的等级

分为三类，即低级，具有梭形细胞，几乎没有血管腔受压，有丝分裂很少甚至没有；中级，通常会出现部分血管受压；高级，可出现完全性血管受压[69]。

临床要点：鼻部血管外皮细胞瘤是一种罕见的血管肉瘤，最常见于鼻腔。

（十五）转移性肿瘤

鼻腔鼻窦及前颅底的转移性恶性肿瘤极少见，但应作为对该部位病变的鉴别诊断的一部分（图 20-20）。已有研究报道乳腺癌和肾细胞癌转移到前颅底[70, 71]。此外，发生在蝶鞍区的远处转移也有报道[72]，发生这种情况时应对包括肺癌在内的各种内脏恶性肿瘤进行筛查[73, 74]。关于手术干预对蝶鞍区的转移灶的作用一直存在争议，目前尚无最佳治疗的明确共识[75]。

四、分期

分期系统为疾病的诊治和预后提供重要指导。由于鼻腔鼻窦及前颅底恶性肿瘤病理类型的多样性，建立有效的分期系统具有挑战性。尽管存在着各种分期系统，但 AJCC 分期是目前临床上应用最广泛的鼻腔鼻窦癌分期系统（表 20-4A和 B）。根据肿瘤原发部位的不同，其分期标准存在着细微的差异。与其他头颈部恶性肿瘤不同，鼻腔鼻窦肿瘤的 T 分期是基于解剖结构和肿瘤的浸润范围，而不是整体肿瘤的大小。早期鼻

窦病变的 5 年生存率大于 60%，而第 Ⅳ 期病变其 5 年生存率减半[76]。这些分期标准主要基于肿瘤组织病理学而异。例如，嗅神经母细胞瘤的临床行为与许多其他鼻腔鼻窦恶性肿瘤大不相同，包括更容易发生颈部淋巴结转移[45-52]。因此，建立了其他的分期系统应用于这些罕见的恶性肿瘤[50, 77]。尽管内翻性乳头状瘤（IP）本身不是恶性肿瘤，但在部分病例中 IP 可能会发生恶变，因此对其建立了 Krouse 分期系统以进行适当的手术计划和管理（表 20-5）[78]。

五、临床表现

鼻腔鼻窦恶性肿瘤是具有挑战性的临床难题。早期的诊断可能会挽救生命，因为晚期病变预后不佳。但是，其症状和体征与常见的炎性疾病（如鼻炎、鼻窦炎等）相似。因此，保持足够的警惕和进行彻底的内镜检查，以及进行恰当的问诊都是十分重要的。对患者的问诊应包括全面的头颈病史，重点是获取与鼻塞鼻漏、脓性引流、鼻衄、过敏症状及疼痛相关的信息。单一的无法解释的鼻出血并伴有与脑神经损伤有关的主

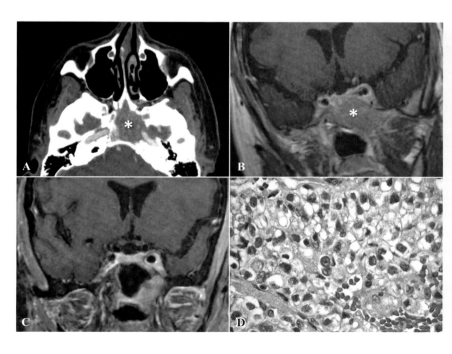

◀ 图 20-20　A. 患有斜坡 / 前颅底转移性肾细胞癌的患者的术前轴向 CT 血管造影扫描；B. 同一患者的术前冠状位 T_1 加权增强 MR 成像；C. 对病变部分切除后同一患者的冠状位 T_1 加权增强 MR 成像；D. 与肾细胞癌一致的肿瘤的高倍组织学显微照片。* 表示病变

表 20-4　美国癌症联合委员会鼻腔鼻窦鳞状细胞癌 T 分期标准

A. 原发性肿瘤（T）上颌窦	
T_x	无法评估原发性肿瘤
T_0	没有原发性肿瘤的证据
Tis	原位癌
T_1	肿瘤局限于上颌窦黏膜，无骨侵蚀或破坏
T_2	肿瘤引起骨侵蚀或破坏，包括侵犯到硬腭和（或）鼻中鼻道，但侵犯到上颌窦后壁或翼板除外
T_3	肿瘤侵袭以下任何结构：上颌窦后壁，皮下组织，眼眶底部或内侧壁，翼状窝或筛窦
T_{4a}	中晚期局部病变。肿瘤侵犯眼眶前内容、脸颊皮肤、翼状板、颞下窝、筛状板、额窦或蝶窦
T_{4b}	中晚期局部病变。肿瘤侵犯以下任何一种：眶尖、硬脑膜、脑、颅中窝、三叉神经（V_2）以外的脑神经、鼻咽或斜坡

B. 原发性肿瘤（T）鼻腔和筛窦	
T_x	无法评估原发性肿瘤
T_0	没有原发性肿瘤的证据
Tis	原位癌
T_1	肿瘤仅限于任何一个亚位，有或无骨侵犯
T_2	肿瘤侵袭单个区域中的两个亚部位，或延伸至涉及鼻筛窦复合体中的相邻区域，有或无骨浸润
T_3	肿瘤侵犯眼眶内侧壁或底壁、上颌窦、腭部或筛状板
T_{4a}	中晚期局部疾病。肿瘤侵犯以下任何一项：前部眶内容物、鼻部或脸颊皮肤、颅前窝、翼状板、额窦或蝶窦
T_{4b}	非常晚期的局部疾病。肿瘤侵犯以下任何一种：眶尖、硬脑膜、脑、三叉神经（V_2）以外的脑神经、鼻咽或斜坡

鼻窦包括筛窦、上颌窦、蝶窦和额窦

表 20-5　内翻性乳头状瘤的 Krouse 分期 [78]

分　期	肿瘤部位
T_1	局限于鼻腔
T_2	筛窦、上颌窦内侧壁、纹状体复合体
T_3	上颌窦壁（除内侧壁）、蝶窦 / 额窦
T_4	侵犯鼻外组织（眼眶、颅内、翼颌间隙）或并发恶性肿瘤

译者注：此处原文有错误，多了个 T_{4a} 和 T_{4b}，分别是喉癌的内容，已删除

临床要点：鼻窦恶性肿瘤的体征和症状通常与炎症病变相似，如鼻炎和鼻窦炎。单一的症状和无法解释的鼻出血应当引起重视。

六、诊断和检查

（一）体格检查

除了对头颈部进行彻底的体格检查，重点是前鼻镜检查、口腔评估，评估是否存在中耳积液及脑神经评估外，任何出现鼻部不适的患者都应进行鼻内镜检查（图 20-2）。尽管很少有研究将鼻内镜检查作为"筛查"工具的功效进行量化，但鼻内镜检查对早期病变的发现至关重要。鼻内

诉（如视力障碍和面部感觉异常）应引起足够的重视并应进一步进行影像学检查。此外，还应考虑到与症状相关的信息及职业暴露史（表 20-1）。

镜检查应仔细评估鼻底、鼻中隔、中鼻道、鼻外侧壁及可能的鼻窦（如曾接受过鼻窦手术的患者）。应注意是否存在任何肿块、病变或溃疡。对于有良性息肉状肿块的患者，可以尝试短期应用局部和（或）全身性类固醇进行医疗干预，并查看是否有效。但是，除非这些病变完全消退，否则最终需要进行手术干预并采取组织以进行病理分析。在任何需要进行活检的病变中，通常都应进行影像学检查（见下文），除非可以在鼻腔内看到整个肿块，并确保既没有侵犯颅内也没有颅底沟通（如脑膜膨出）。

除了上述考虑因素外，检查还应包括对颈部的评估，因为一小部分患者存在颈部淋巴结转移。颈部淋巴结转移概率因特定的原发部位和组织学亚型而异，但通常只有不到 10% 的鼻窦鼻腔恶性肿瘤患者会发生颈部淋巴结转移。医师还应进行神经系统检查，包括测试三叉神经分支，特别是 V_2 和 V_3 的分布是否减少 / 缺乏感觉，以及是否存在眼部异常，如眼球突出和眼外肌运动不足。

> **临床要点**：检查应包括对颈部的评估，因为 10% 的患者可能出现颈部淋巴结转移。

（二）影像学检查

在怀疑鼻腔鼻窦恶性肿瘤的患者中，进行合适的影像学检查至关重要。薄层计算机断层扫描（CT）起着不可或缺的作用，并且通常是临床中首选的检查方式。CT 非常适合于确定骨累及的程度，包括病变与眼眶重要结构，颅内和侧颅底的关系。如果眼眶结构包括眶骨、眼眶裂孔和视神经孔在 CT 上显示扩张，可以帮助判断肿瘤有侵犯。CT 是进行手术评估的重要工具，通常与术中影像相结合。磁共振成像（MRI）最适合用于评估非骨骼结构。例如，各种 MR 成像技术有助于区分软组织结构和液体。此外，在鼻腔鼻窦和前颅底恶性肿瘤的背景下，MRI 对于确定是否存在硬脑膜浸润非常重要。增强图像在这方面可

能更有帮助[79]。通常在广泛的颅底和颅内受累的情况下，CT、MR 也可以在术中用于导航。此外，CT 与正电子发射计算机断层显像（PET）结合，在确定肿瘤残留和复发性疾病方面具有重要的价值，可用于确定区域受累、远处转移，以及区分恶性组织与非恶性组织[80, 81]。PET/CT 在鼻腔鼻窦恶性肿瘤评估中的效用需要进一步的研究证明。常规 PET/CT 对初次诊断的早期肿瘤的价值尚不清楚。但是 NCCN 指南确实建议在评估Ⅲ或Ⅳ期疾病时考虑使用 PET/CT[82]。传统的血管造影在详细描述病变与血管结构（包括颈内动脉）的关系方面具有很高的价值。近年来，包括 CT 和 MR 血管造影在内的非侵入性检查受到青睐，并正在得到越来越多的应用。从这些图像中获得的信息可帮助手术医师确定最佳手术方法，以及确定是否需要考虑修补手术（例如，由于切除大血管而需要进行的血管重建）。

> **临床要点**：虽然尚不清楚将 PET/CT 用于早期疾病的实用性，但 NCCN 指南建议在评估Ⅲ或Ⅳ期疾病时考虑进行 PET/CT。

七、治疗

（一）NCCN 准则

熟悉 NCCN 鼻腔鼻窦恶性肿瘤治疗指南对于头颈外科医师很重要[82]。尽管比较复杂，但可以采取以下模式。对比较早期病变患者进行单一的治疗方式，综合治疗计划适用于有额外风险的早期病变及晚期病变患者[83, 84]。对于 $T_{1/2}N_0$ 的上颌窦癌，应通过手术切除病灶，如果切缘阴性，应密切随访。对于切缘阳性的病例，如果情况允许，应考虑再次行手术切除，即使二次手术的切缘为阴性，也应考虑辅助放疗。伴有周围神经浸润，或者二次手术的切缘仍为阳性的也要考虑放疗或放化疗。对于 $T_{3/4a}N_0$ 上颌窦病变，在 NCCN 指南中建议首先进行手术切除并辅以辅助治疗。

T_{4b} 病变需要进行放疗，全身放化疗或纳入临床试验。任何阳性淋巴结的存在都需要进行颈淋巴结清扫，最好是通过颈清扫而不是放射疗法进行治疗。若颈清扫标本没有任何不良特征，包括阳性切缘或淋巴结包膜外侵犯，仅需对原发部位和颈部进行辅助放疗。但是，任何上述不良特征的出现都应考虑辅助放化疗，而不是单纯放疗。上述指南专门针对上颌窦恶性肿瘤，NCCN 还描述了如何处理筛窦恶性肿瘤的指南，该指南在很大程度上与之相似，其中一个关键的区别是，原发病变手术切除后仍需要对原发部位进行放射治疗。

（二）手术治疗

1. 传统手术方法与内镜切除术概述

尽管历史上开放式外科手术已用于鼻腔鼻窦和前颅底恶性肿瘤的治疗，但在过去的二十年中，技术进步促进了微创技术的日益普及。是否考虑采用开放、内镜或联合治疗取决于许多因素，包括主要部位、病变范围和外科医师的经验[85]。从历史上看，整块切除一直被认为是达到肿瘤学根治标志，尽管从未有任何证据明确地支持这一主张。此外，许多研究都指出，是否能够获得阴性切缘才是更为的重要指标[86]。多项研究指出，与开放手术相比，接受内镜肿瘤切除术的患者的预后相似。在一项针对 66 例前颅底恶性肿瘤患者的回顾性研究中，Eloy 及其同事指出，经鼻内镜切除术治疗的患者与那些经开放手术的患者相比，其并发症发生率和生存率相当[87]。但是他们发现与单纯通过内镜治疗的患者相比，行开放手术的患者住院时间更长和复发率更高，区别是开放手术创伤重且恢复慢。在后续更大样本的研究中，发现了相似的情况[88]。但是解释这些情况时应谨慎，因为选择偏倚通常会导致较小的颅底恶性肿瘤要接受内镜下入路，而更大的病变，本就预后较差，肿瘤患者更倾向采用开放式入路治疗。

> 临床要点：无论采用何种手术方式（内镜或开放式），大量分析表明达到切缘阴性至关重要。

2. 内镜手术的解剖学

关键结构是否受侵决定了外科手术的方式。眼眶、翼腭窝、颞下窝、海绵窦和其他颅底结构的受累都会改变手术计划。认识到这些结构的受侵对于制订手术计划至关重要。此外，对影像学图像进行详细的解剖学评估对于安全进行手术也很重要。

不论是否受到肿瘤累及，术前影像学检查时都应了解几种解剖结构辨别。在蝶窦内出现的蝶筛气房可能包裹视神经[89-91]，视神经管和颈内动脉管骨质不连续也不少见。术前影像检查还应注意筛骨纸样板的完整性，钩突附着处及颅前筛骨前动脉的存在和位置。重要的是，在手术过程中，必要时将筛骨前动脉应靠近筛状板切断，以防止其缩回眶内导致血肿。此外，如果预计进行额窦切开术，应注意到鼻丘、筛泡上气房及额叶的影像[92]。术前还应该了解基于 Keros 分类的嗅窝的深度。具体来说分为 1 型 Keros（筛板侧板长度 1～3 mm）、2 型（4～7mm）和 3 型（≥8mm），3 型风险最高。具有 Keros 3 型结构的患者在术中可能存在破坏筛板侧板的风险[90, 91, 93, 94]。

3. 鼻腔鼻窦恶性肿瘤的内镜下切除

鼻中隔、鼻外侧壁或鼻窦发生的肿物可在内镜下成功切除。如同开放式手术，内镜手术方法根据病变的位置和侵犯程度不同而有很大差异。与开放式手术不同之处在于整块切除的概率要低得多，应当于术中多次行冷冻切片，以最大化切缘阴性的机会。根据所涉及的结构和病变的位置，切除前颅底恶性肿瘤的手术步骤差异很大[95, 96]。简而言之，可以使用微创刨削器械将任何可见的鼻内病灶切除。尽可能不破坏覆盖在鼻中隔的黏膜，以便在适当的情况下使用鼻中隔瓣进行重建。此外，还可以完成上颌窦造口术和全筛窦切除术。为了到达颅底，可以行蝶窦切开术，并在所有步骤中都采取措施以保护鼻中隔黏膜。切除窦内分隔将蝶窦开到足够大后，便可确定视神经和颈内动脉的位置。如果病变扩展至额窦，则可采用扩大的 Draf Ⅲ 额窦切开术（改良的 Lothrop 手术）或改良次全 Lothrop 手术[97, 98]。前颅底切除术可能包括切除筛状板、鸡冠、嗅球、筛窦中央窝，以及内镜切除受累硬脑膜。

4. 开放性手术

具体的手术步骤取决于病变的部位和程度。详尽具体的手术步骤超出了本书分析的范围，最好通过回溯可用的手术图谱来学习。因而，下面着重介绍一下重要的手术原则。各种名称的上颌骨切除术式与眶下神经（V_2）的位置有关。局限于上颌窦的鼻外侧壁和内侧壁的病变可能适合于上颌骨内侧切除术。尽管较小的病变可以在内镜下处理，但是在开放手术的情况下，要进行鼻外侧切开术或中面部掀翻以进入该位置，然后将眶下神经内侧的上颌窦内壁暴露并切出[99]。对于涉及硬腭的病变，上颌骨下部分切除可能是最佳方法，该过程可采用中面部掀翻或上唇裂开入路。需要完全上颌骨切除的肿瘤通常需要鼻侧切口与唇裂开相结合，并辅以口内切口（包括硬腭及软腭分开）（图 20-21）。

根据眶累及的程度，也可能需要进行眶内容物切除术。本章稍后将进一步讨论特定眶内容物受侵的注意事项。累及前颅底的病变，最常见的是经鼻腔 / 筛骨 / 上颌窦肿瘤发展而来，或源于嗅神经母细胞瘤，可能需要在复杂的部位进行广泛切除，包括筛板和筛窦。这些肿瘤及涉及颅中窝的鼻腔鼻窦恶性肿瘤，可能需要经颅面入路[100]。这些入路方法可能出现相当高的并发症率和一定的死亡率，应与神经外科联合进行手术。基于特定的肿瘤部位，经颅颌面入路手术通常包括双侧冠状切口并备以颅骨骨膜瓣用于随后的重建。肿瘤的病理学和位置决定了随后的截骨位置及手术的步骤。

> **临床要点**：涉及前颅底的病变（包括筛板和筛窦）可通过颅面入路进行适当的治疗。

5. 上颌骨切除术缺损的修复

对上颌骨切除后缺损的重建可以有多种选择。对这些技术的全面讨论超出了本章的范围，这涵盖了从金属赝复体到游离皮瓣修复，因而我们会在本文的其他章节进行讨论，但是使用赝复

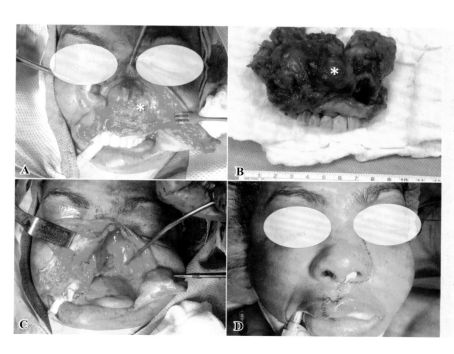

◀ **图 20-21　患有左侧上颌骨造釉细胞癌的中年女性术中照片**
A. 左侧鼻外侧，唇下和唇裂切口入路；B. 具有上牙的切除标本；C. 切除病损后的术床；D. 最终关闭切口后的缝合线。* 表示病变

体修复上颌骨切除后的缺损仍然是一种未被充分了解的方法。重要的是，与颌面修复科医师的跨学科合作和术前咨询是重要的考虑因素。对于需要赝复体的患者，必须讨论要保留哪些结构。保留尽可能多的牙齿对于提高康复能力尤其重要，尤其是尖牙和尖牙后面的牙[101]。术中应尽可能远离要保留的牙齿进行切割，以最大限度地保留剩余的支撑骨。另一重要之处是，保留尽可能多的硬腭有利于术后功能恢复。

> **临床要点：** 考虑进行口腔康复时，尽可能多地保留硬腭有利于术后功能恢复。

6. 颅底重建

开放性手术切除后前颅底缺损按阶梯重建方法进行选择。这些技术将在本书的专用章节中进行进一步讨论，这里仅进行概述。最佳的重建策略取决于许多因素，包括缺损的大小和位置。首选带血管蒂皮瓣，因为它们的使用可以最大限度地减少伤口愈合的问题[102]。

对于开放式切除术造成的许多颅底缺损，带血管蒂的颅骨皮瓣是重建的主要方法。通常要小心地分离双冠状皮瓣，以利于准备颅骨骨膜瓣，眶上动脉和滑车上动脉供应该皮瓣的血液，因此在颞肌附近进行头皮骨膜切开的部位应当平行旁正中线。或者可以考虑用颞顶筋膜瓣在开放切除手术中重建颅底缺损。

带血管蒂的鼻中隔瓣是内镜切除术中的重要重建选择。目前更常用多层闭合术进行颅底的充分修复，可最大限度地减少术后脑脊液漏（CSF）的机会。带蒂的鼻中隔瓣的许多变化在过去十年[103-113]中已有描述，无论使用哪种特定技术，避免血管蒂的损伤对于手术成功是很重要的。在我们的身体中，自体脂肪和（或）自体筋膜，或脱细胞真皮同种异体移植物或同种异体真皮（LifeCell Corporation；Branchburg，New Jersey）被视为修复硬脑膜缺损的内衬移植物。之后，放置可吸收的止血材料（如 Surgicel），然后覆盖带

蒂的鼻中隔瓣。所应用的鼻中隔瓣的黏膜软骨膜部分对颅底缺损的修复尤为重要。

> **临床要点：** 多层闭合技术目前更常用于颅底的修复，可最大限度地减少术后脑脊液漏出的机会。

7. 其他解剖注意事项

(1) 翼腭窝和颞下窝受累的处理：传统上，采用开放性方法根治性切除侵犯至翼腭窝（PPF）和颞下窝（ITF）的肿瘤。扩大到包括这些结构的前颅面手术可以达到整体切除。近年来，多项尸体研究，放射学分析和病例显示出对这些区域行内镜手术的可行性[114-118]，虽然仍然缺乏比较内镜和开放式手术结局的高质量大数据的研究。

(2) 海绵窦受累的处理：尽管先前认为累及海绵窦的肿瘤是无法切除的，但越来越多的机构开始选择一些患者进行海绵窦的切除。海绵窦受累可伴有许多后遗症，包括视觉异常或脑血管意外（CVA）。尽管少数骨质疏松的病例是经骨裂和孔发生转移或蔓延所致，但绝大多数病例是由于肿瘤直接蔓延引起的[119]。虽然近年来内镜手术不断增加，但传统上对这些病灶仍然采用的是开颅手术。重要的是，在进行任何外科手术之前，必须对术前影像学检查，包括血管造影进行评估。应评估颈内动脉的完整性和受累情况。尽管切除海绵体段颈内动脉会大大增加 CVA 的风险，但可以计划进行血管重建手术以降低这一风险[120-122]。

(3) 眼眶受累的处理：眼眶的受累会通过多种机制引起更多的并发症（图 20-3、图 20-4、图 20-7 至图 20-10）。病变本身可以压迫眼眶内结构，限制眼球外展并导致复视，影响视力，并引起疼痛和感觉异常。根据眼眶受累的程度不同，无论是通过放疗损伤还是手术切除眼内容物，治疗都会导致严重的并发症。更重要的是，眼眶受侵也使患者生存率降低了一半[123]，因此多学科综合治疗显得尤为必要。

鼻腔鼻窦恶性肿瘤患者中近 50% 眼眶受累[123, 124]，这些患者建议外科手术，可以通过切除眶骨来解决邻近但不侵犯眶骨的恶性肿瘤，并且需要多次术中冷冻切片以确认切缘阴性。进一步的累及（包括眶骨膜受累）的情况可能需要眶内容物摘除。虽然有些外科医师认为若作为屏障的眶骨膜受侵犯就需要行眶内容物摘除，而另一些医师则主张切除眶骨膜和眶外脂肪，并评估冰冻病理切片中切除的脂肪以判断切缘是否阴性。关于哪种方法是最佳方法尚无明确的共识，它取决于多个因素，包括外科医师的倾向性。

> 临床要点：鼻腔鼻窦恶性肿瘤患者中近 50% 发生眼眶受累，这一结果使患者生存率降低了一半。

（4）斜坡损害： 斜坡是后颅窝将鞍旁结构和鼻咽分开的骨结构，因此在确定最佳治疗方法时需要考虑多种因素[125-127]。在术前影像学评估中，可以在蝶窦和鞍底后方找到斜坡上部。该区域的大多数病变是脊索瘤（图 20-14 和图 20-15），由于该肿瘤具有侵袭性和转移性，因此仍然考虑为恶性肿瘤，其病变通常起源于中线。如果影像学检查发现旁正中位的病变，通常可能为第二大最常见的继发性恶性肿瘤即软骨肉瘤（图 20-7 和图 20-16）。在手术切除之前一定要评估关键神经及血管的情况，包括基底动脉和脑干在内的各种结构，以全面了解肿瘤周围的解剖结构。就像其他位置的颅底恶性肿瘤一样，越来越多医院采用内镜方法清除这些病变[128]。术中对翼管神经的充分暴露至关重要，因为可以该神经作为标志在颈内动脉下方操作并防止对这条大动脉造成损伤[129]。

（三）非手术治疗

1. 放射疗法

大多数可切除的晚期病变通过多学科合作进行治疗，特别是通过手术切除再辅以放射治疗。

相反，无法手术的患者，包括患有无法切除的肿瘤的患者，通常会接受放射治疗或放化疗。这些患者的预后较差[130-132]。NCCN 指南对包括广泛浸润及含有其他病理危险因素的病变的术后放射治疗进行了简要回顾。调强放疗（IMRT）的出现明显降低了并发症的发生，因为这种方法可以对放疗进行更精确地规划和实施。

尽管手术是鼻腔和筛窦肿瘤的首选治疗方法，但根治性放射治疗可用于早期肿瘤，其 5 年生存率超过 90%[133]。在非实体性恶性肿瘤（如淋巴瘤）中，放疗在肿瘤缓解方面起主要作用，并且在某些淋巴瘤中，放疗比化疗更有效[134]。

2. 化学疗法

尽管化学疗法对其他恶性肿瘤的功效已取得重大进展，但近几十年来头颈部恶性肿瘤的靶向治疗却没有什么进展，特别是针对鼻腔鼻窦和颅底病变。所使用的特定化疗药物，包括顺铂和氟尿嘧啶（5-FU），已经存在超过 40 年了[135]。人们越来越关注靶向药物，例如，美国食品药品管理局（FDA）于 2006 年批准西妥昔单抗用于头颈癌，尽管尚需进行大量工作来阐明它们在鼻腔鼻窦恶性肿瘤中的作用。

除姑息治疗外，全身化疗不单独用于鼻腔鼻窦和颅底恶性肿瘤的治疗。这些化疗药主要用作新辅助或辅助治疗，或同步放化疗[136]。一项 2003 年在 49 例可切除鼻腔鼻窦病变患者中使用顺铂和 5-FU 的试验，结果患者 3 年生存率超过 65%，患者接受了该方案化疗后进行了手术切除和放疗[137]。值得注意的是，有 2 人死亡，还有许多病例出现了心脏毒性。

> 临床要点：除姑息治疗外，全身化疗不单独用于鼻腔鼻窦和颅底恶性肿瘤的治疗。

3. 未来的非手术疗法：生物制剂

当今使用的化学疗法与 40 年前所用的方法大致相同，仍需寻找能够达到临床目标的替代治疗方案。最近开发的免疫疗法已成为有希望的替代方法。由于大量文献表明癌症缺乏抗肿瘤免疫监视机制，因此近年来已研究了几种抗体和生物制剂。近年来，依匹莫单抗（抗 CTLA4 抗体）、帕博利珠单抗和纳武单抗已被批准用于不可切除和转移性黑色素瘤[138-140]。后两种是免疫检查点抑制药，会干扰 T 细胞上存在的程序性死亡受体配体（PD-1）。在一些亚组中患者的生存率得到了提高[141]。此外，纳武单抗被认为可以增加复发转移性头颈 SCC 患者的生存率[142]，因此在 2016 年被 FDA 认为是突破性的治疗方案。

八、治疗并发症

（一）手术并发症

鼻腔鼻窦和颅底与周围关键结构关系密切，这就增加了治疗相关并发症的风险。并发症可以按位置进行分类，包括颅内、眼眶和鼻腔并发症。根据遇到的特定病变和进行的手术干预，一些关键的眼眶结构可能会受损，包括视神经和眼外肌。破坏了这些结构可能会导致视力下降和复视。眼球内陷是眼眶手术的另一个并发症。在进行眼球剜除或切除的过程中，意外眼球破裂可导致交感性眼病，这是一种对另一侧眼产生的迟发性抗体介导的免疫反应，最终导致失明[143]。如果担心这种并发症，应考虑立即眼科就诊并给予免疫抑制药如皮质类固醇激素治疗。

颅内并发症可在神经外科和耳鼻喉科手术段发生。除了脑实质渗透出血和术后颅腔积气外，由于颅底没有充分修复还会导致脑脊液漏。因此，术后有明显咸味鼻漏的患者需进行全面的内镜检查，考虑鞘内注射以识别颅底缺损部位，以及收集标本进行 β₂ 转铁蛋白检测都是重要的方法。此外，一些研究者提出了诸如 CT 造影成像方式，有助于识别颅底缺损[144]。最后，学者们建议出现 CSF 鼻漏患者需返回手术室进行手术探查。在这种情况下是否常规预防使用抗生素目前仍存在争议，若不能解决脑脊液鼻漏问题可导致

脑膜炎和（或）颅内脓肿[145-150]。

> **临床要点**：术后有明显咸味鼻漏的患者需进行全面的内镜检查和进行 β₂ 转铁蛋白检测。

除上述提到的眼眶和颅内并发症外，鼻腔和鼻旁窦还会出现各种晚期并发症，包括黏膜囊肿和黏膜粘连[151, 152]。特别是上颌骨切除术引起的鼻泪管损伤导致的溢泪，在术前知情同意过程中要进行充分的讨论和沟通[153, 154]。一些作者主张进行泪囊鼻腔吻合术，以最大限度地减少这种并发症的发生[155]。

（二）非手术治疗的并发症

许多并发症归因于鼻腔鼻窦恶性肿瘤治疗过程中的各种化疗，包括黏膜炎和骨髓抑制。很多患者会发生顽固的恶心和呕吐，尽管这本身不算是并发症，多数情况下是由铂类药物引起。

放疗引起的并发症已有大量的描述，靠近眼眶的辐射可能导致角膜炎甚至失明。尽管已经证明了剂量依赖性关系，但是放射治疗的剂量并不总是能够预示并发症，最近的文献评论指出，54Gy 应该是最大化视力保留的最高剂量[156]。尽管调强放射治疗（IMRT）的引入已在一定程度上降低了眼科并发症的发生率，但这种并发症仍然是重要的考虑因素，应在治疗前与患者进行沟通。放射治疗的其他潜在后遗症包括黏膜炎、口干症和垂体功能障碍[157, 158]。

九、结论

由于颅内结构、眼眶组织和神经血管结构非常靠近，因此鼻腔、鼻腔鼻窦和前颅底恶性肿瘤可能出现严重的后果。由于与炎性鼻腔鼻窦疾病拥有相似的临床表现，对这些恶性肿瘤的诊断存在很大挑战。目前所采用的治疗策略通常会导致严重的功能损伤，从而导致并发症和死亡率的上升。

十、临床病例

（一）病例 1：$T_{4a}N_0M_0$ 右鼻腔鼻窦腔恶性黑色素瘤

1. 临床表现

患者男性，62 岁，每天从右鼻孔出现鼻衄，持续约 6 个月。

2. 体格检查

硬性内镜鼻腔检查显示右鼻腔内有黑素沉着肿块（图 20-6A）。肿块完全阻塞了右鼻道，鼻中隔偏向左侧。肿块呈肉状，血管丰富。除了主观上嗅觉下降，其余脑神经检查正常。

3. 诊断和检查

患者接受了 CT 和 MRI 检查，在右鼻腔的上端表现出强化显像的肿瘤，并延伸到了靠近筛板的右筛房中，没有明显的颅内扩张证据（图 20-5A 至 F）。肿物似靠近左中鼻甲背侧及鼻中隔的背面并延伸到鼻咽。右蝶窦浑浊积液考虑分泌物阻塞。该患者于手术室进行活检和减瘤手术，并根据最终病理结果判断是否行根治性手术。

活检显示为黏膜黑色素瘤。S-100、波形蛋白、HMB-45、Melan-A 和 Fontana 染色呈阳性，支持该诊断。CD56 和 p53 有局灶性阳性。在肿瘤细胞中，CK7、CK20、desmin、MyoD1、NSE、CD2、p63、CD20 和普鲁士蓝的染色均为阴性。患者接受了 CT、MRI 和 PET 扫描分期。PET 扫描显示术后变化，右鼻腔无异常摄取或肿块，右筛骨和双侧蝶窦几乎完全浑浊。在右前筛和后筛房中有两个小灶，提示中等摄取（标准摄取值 SUV 4.0）。没有证据表明区域或远处转移。

4. 治疗方案

鼻腔鼻窦黏膜黑色素瘤治疗主要是达到切缘阴性的手术切除。在没有局部转移证据的患者中，选择性颈清扫术没有任何作用。前哨淋巴结活检的作用尚未确定。尽管辅助放疗的作用一直存在争议，但局部控制率似乎有所提高，而总生存期未受影响。化疗一般用于姑息治疗。免疫疗法可能对某些患者有益。

5. 原发肿瘤的治疗

在完成分期检查后，患者返回手术室对前颅底进行鼻内镜手术，包括上颌窦扩大造口术，上、中鼻甲切除，全筛窦切除和右额窦切开术。肿瘤似乎起源于中鼻甲和上鼻甲。还切除了内侧鼻中隔黏膜的一部分，以达到足够切缘切除。从边缘取了几处活检，均为阴性。然后切除右侧筛状板，这导致了右侧筛状骨缺损，伴有硬脑膜撕裂和高流量 CSF 漏出。在这种情况下不需要切除硬脑膜，因为肿瘤没有侵犯颅底。

肿瘤完全切除后，使用多层修复技术对前颅底硬脑膜缺损进行二次修复。于硬脑膜缺损放置一薄层脱细胞真皮同种异体移植物，以堵塞瘘管。将第二层脱细胞真皮同种异体移植物作为覆盖移植物置于颅骨下方。然后旋转来自右鼻腔下部和底部的带蒂的鼻中隔瓣，以修复前颅底缺损。

6. 辅助治疗

该患者转诊至放射治疗科进行辅助放射治疗。最终的手术病理显示，肿瘤的切缘为阴性。患者接受了右侧鼻腔鼻窦的辅助放射治疗。通过 IMRT 对右鼻腔高风险区域给予 6000 cGy 剂量的放疗，共 39 天。患者完成了整个剂量，没有明显的治疗中断。在放射治疗期间，他出现了放射性皮炎，治疗部位出现了一些红斑。

7. 治疗总结

通过鼻内镜鼻内颅底入路对右鼻腔黏膜黑色素瘤进行了完整的手术切除，肿瘤分期为 $T_{4a}N_0M_0$。用脱细胞真皮同种异体移植物和带蒂的鼻中隔瓣重建颅底。没有证据表明区域或远处转移。患者在手术后对右鼻腔进行了辅助放疗。现患者术后 3 年，无复发征象。

（二）病例 2：左鼻腔嗅神经母细胞瘤（Hyams 为 2 级，Kadish 分级为 A 期）

1. 临床表现

一名 53 岁的女性出现单侧左侧鼻塞，间歇性鼻衄，伴肿块从左鼻孔突出。该患者最初是由耳鼻喉科医师接诊，进行了肿块的活检并转诊至神经外科进行治疗。随后患者没有随访。在开始向本机构寻求医疗救助之前，她的症状持续了大约 1 年的时间。

2. 体格检查

该患者的息肉状肿块从左鼻孔突出（图 20-13B）。肿块完全阻塞了鼻孔，并阻止了内镜检查左鼻腔。右鼻腔的内镜检查正常，除了鼻中隔偏向右侧。患者的神经系统检查无异常，尤其是眼外运动完整无缺，三叉神经的分布感觉正常。

3. 诊断和检查

从最初的活检中获得的病理学与 Hyams2 级嗅神经母细胞瘤一致。免疫组化结果显示嗜铬粒蛋白、突触素、NSE 的强阳性染色和 S-100 蛋白的局部染色。p63、pankeratin 和 CD99 的染色均为阴性。鼻腔鼻窦 MRI 检查并显示出增强显像占据左鼻腔的异质性肿块（图 20-13A）。肿块侵犯并阻塞左上颌窦、左前筛房和左前额窦。没有颅内侵犯。

4. 治疗方案

嗅神经母细胞瘤的处理方法主要是外科手术，然后进行放射治疗。手术切除应包括前颅底切除并去除筛状板。进行开放式手术或内镜切除术取决于肿瘤的浸润范围和外科医师的倾向性。

5. 原发肿瘤的治疗

患者通过鼻内镜行扩大的颅底根治术，并采用改良的 Lothrop 次全切除术来切除前颅底肿瘤（图 20-13C 至 E）。肿块带蒂并长于上鼻甲和中鼻甲的内侧，没有颅内侵犯。上颌窦、筛窦、额窦和蝶窦无肿瘤侵犯。切除同侧筛状板、硬脑膜、大脑镰和嗅神经。虽然没有肿瘤侵犯，仍切除了整个鼻甲及边缘周围黏膜。病理学报告显示，Hyams2 级嗅神经母细胞瘤。应用同侧鼻中隔下段及鼻腔鼻窦黏膜制备带蒂皮瓣修复颅底缺损。

6. 辅助治疗

该患者转诊至放射治疗科进行辅助放射治疗。术后 8 周行 PET/CT 检查，没有发现转移征象。左鼻腔区域作为 IMRT 治疗的靶区。在 50 天内分 34 次接受了共 6112cGy 的放疗。在治疗早期未出现与治疗相关的并发症，随后的治疗出现了鼻塞和皮肤变黑。另外，舌头上出现白色斑块，采用氟康唑治疗真菌感染。总体而言，患者对治疗的耐受性良好，在治疗过程中不需要休息，患者体重减轻了约 10 磅。

7. 治疗总结

该患者通过鼻内镜经鼻内颅底入路对肿瘤进行了根治性手术，切除 Kadish A 期的嗅神经母细胞瘤，没有发现肿瘤转移的征象。患者随后接受了左鼻腔的术后放疗。现在术后 4 年，没有复发的迹象。

第 21 章　前颅底修复重建
Reconstruction of the Anterior Skull Base

Anthony G. Del Signore　Zhong Zheng　Alfred Marc C. Iloreta Jr.　Brett A. Miles　Satish Govindaraj **著**

万汉锋 **译**

马　骁 **校**

一、概述

颅底区域解剖复杂，术后可能出现脑脊液漏、脑膜炎、骨髓炎等严重并发症，这些因素导致颅底肿瘤外科治疗非常具有挑战性。在过去 10 年里，随着内镜技术的迅猛发展，以开放手术为主导的传统颅底外科模式发生改变。技术的进步、光学可视性的增强、手术器械的微型化，这些因素使得内镜下治疗更晚期的颅底肿瘤成为可能。在不影响肿瘤治疗效果的前提下，内镜术后并发症极低，功能破坏更小。肿瘤切除后导致的颅底缺损也在发生变化：从小型的鞍区缺损到鼻腔鼻窦伴有硬脑膜甚至蛛网膜在内的大型缺损。颅底内镜术后的缺损比过去变得更为复杂和多样，这要求修复技术要随之相应地提高和发展。

修复方式要与颅底缺损的特征相匹配。早期经验提示单层或多层游离组织可用于小型颅底缺损修复，但并不适用于较大的缺损修复，否则会增加术后并发症[1]。包括商品化的硬脑膜替代品和游离组织在内的大量修复方法已被报道。采用游离组织和皮瓣（局部或吻合血管的游离皮瓣）组成的复合组织修复方式是当前主流技术。修复大型颅底缺损应在保证效果的同时不增加手术并发症。如果不考虑修复材料和手术难度这些因素，颅底修复原则是相同的：①封闭硬脑膜达到水密封效果；②多层修复；③稳定可靠分隔鼻腔鼻窦和颅内组织。

> **临床要点**：颅底缺损修复原则：封闭硬脑膜达到水密封效果；多层修复；稳定可靠隔离鼻腔和颅内组织。

二、局部解剖

前颅底解剖结构独特，涵盖多层组织，不同亚区可相互影响，其间穿行神经血管复杂。掌握前颅底解剖对于修复手术至关重要。前颅底可分为前 2/3 和后 1/3 两个部分，前者由额骨和筛骨组成，后者由蝶骨平台组成。

根据不同的手术入路对前颅底病变进行分类更有指导性。前颅底手术可分为经筛骨入路、经蝶骨平台 / 鞍结节入路、经蝶鞍入路 3 种手术方式，经筛骨入路手术适合于局限在筛骨纸样板 / 内直肌内侧、额窦 / 筛前动脉后方、筛后动脉前方这个区域的缺损修复。筛板在中线向上伸出形成鸡冠，大脑镰向前附着其上。嗅球位于硬膜下，嗅神经经筛孔达下方的嗅黏膜。

经蝶骨平台 / 鞍结节入路手术适合于局限在鞍结节前方、筛前动脉后方、视神经内侧这个区域的缺损修复。

经蝶鞍入路手术适合于蝶鞍骨壁、硬脑膜切

除术后的颅底缺损修复，该入路可同时切除垂体病变。蝶鞍的顶壁由鞍隔形成，它包括从鞍背到鞍结节的硬脑膜延续部分。海绵窦位于其外侧，内有颈内动脉海绵状段、动眼神经、滑车神经、三叉神经眼支、外展神经和颈动脉交感神经丛走行。

三、前颅底缺损评估及修复策略

前颅底缺损特点和患者因素是决定修复方案的关键因素。为了确保修复成功，需要全面分析前颅底缺损位置、大小、脑脊液流量[2]、蛛网膜是否累及[3]这些因素。此外，颅内压增高[4, 5]、既往手术史/放疗史[3, 6]、颅腔持续积气[7]等也是决定手术成功的关键因素。

临床要点：颅内压增高、既往手术史/放疗史、颅腔持续积气是影响颅底修复成功的不利因素。

（一）缺损位置

颅底缺损位置与修复组织瓣的血管蒂走行关系密切，尤其是应用带蒂瓣和局部瓣进行修复时。根据组织瓣血管蒂走行、分布及组织瓣可旋转范围来进行组织瓣切取和应用。例如，当缺损位于筛骨、蝶骨平台、蝶鞍或斜坡时，可采用鼻中隔后部瓣进行修复[8]，而位于高位额骨后板的前部缺损，采用鼻中隔前部瓣[9]或颅骨骨膜瓣进行修复可能更为合适[2]。

（二）缺损大小

多层游离组织可对小于 1cm 的颅底缺损进行有效修复（＞ 90%）[10]，这类缺损通常在脑脊液漏修补时遇到。对于鼻腔鼻窦良性或恶性病变切除术后形成的大于 1cm 的颅底缺损，血管化组织瓣则是主要修复方式。

（三）蛛网膜/脑室受累

颅底修复要考虑缺损是否涉及蛛网膜池或第三脑室。当颅底缺损涉及这些部位时会形成高流量脑脊液漏，这种情况下修复失败率（6%）高于伴有低流量脑脊液漏的失败率（2%）[2]。除了采用血管化组织瓣进行多层修复颅底缺损外，术后也可考虑短期应用腰大池引流。腰大池引流的临床意义目前存在争议：文献提示腰大池引流对于这类病例可能并非必要[11]，但是由于腰大池引流并发症发生率低（主要并发症和次要并发症分别为 3% 和 5%[12]），我们仍然推荐术后合理应用腰大池引流。

临床要点：伴有高脑脊液流量的修复失败率（6%）高于伴有低脑脊液流量修复失败率（2%）。

（四）颅内压增高

肥胖患者、蛛网膜下腔出血、术后继发性脑水肿这些情况可能会在围术期出现颅内压增高，从而导致修复失败。除了采用乙酰唑胺减少脑脊液产生外，也可考虑应用脑室引流或分流等措施来降低颅内压[13]。

四、颅底缺损分类

颅底区域解剖复杂，影响修复因素较多，这些导致无法对颅底缺损进行统一分类。一些研究者曾尝试根据颅底缺损范围、肿瘤病理类型、修复目的进行分类。早期颅底缺损分类是根据颅前窝、中颅窝、后颅窝相应位置，将其分为前颅底缺损、中颅底缺损、后颅底缺损[14, 15]。Irish 等[16]对 77 名患者临床资料进行回顾分析，提出根据解剖、不同亚区肿瘤生长模式将颅底分为 3 个区域（Ⅰ、Ⅱ、Ⅲ），从而指导手术制订（图 21-1）。Nameki 等[17]根据开放手术中颅底缺损类型将其分为四级。

为了进一步对颅底缺损进行分类，Yano 等[18]同时考虑了颅底缺损大小和肿瘤位置两个因素。Ⅰ类为前颅底缺损，Ⅱ类位于中颅底。然后将其

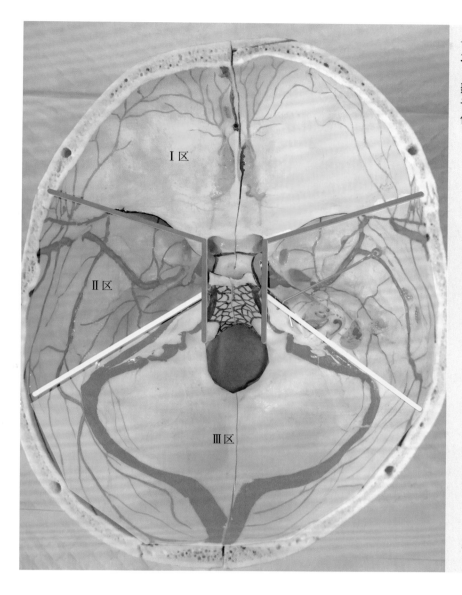

◀ 图 21-1　Irish[16] 将颅底分为 3 个区域。Ⅰ区肿瘤位于前颅底，Ⅱ区肿瘤位于侧颅底，并且侵犯颞下窝、翼腭窝。Ⅲ区肿瘤发生于耳部、腮腺或者颞骨，向内侧侵犯，累及后颅窝

又细分为以下亚类：①颅底缺损局限在解剖分区范围内；②颅底缺损水平方向扩展；③颅底缺损垂直方向扩展；④皮肤缺损；⑤眼眶缺损（图 21-2）。根据缺损制订相应修复方案。作者对 90 名患者临床资料进行回顾分析，发现术后并发症在以下组逐步增加：颅底缺损局限在解剖分区范围内（ⅠA 类）、颅底缺损垂直方向扩展（ⅠC 类）、复合缺损。

Patel[2] 等提出了高流量脑脊液漏和低流量脑脊液漏这两类不同性质的颅底缺损。低流量脑脊液漏可发生在小型的脑膨出切除术后或垂体腺瘤切除术后，而高流量脑脊液漏发生在脑室或蛛网膜池病变切除术后。一项前瞻性的研究已证实颅底修复要根据脑脊液流速、颅底缺损位置、大小这些因素来综合分析制订。作者提出鼻中隔瓣是内镜下颅底修复的主要方法。

颅底切除术后形成的缺损错综复杂，它涉及多个结构和解剖亚区。为便于描述，我们根据颅底缺损位置和累及结构进行分类：中线颅底缺损和矢状窦旁眶颅缺损，前者包括额骨后板、筛板、蝶骨平台和蝶鞍这些区域，后者包括眶顶、眶缘和眼眶这些区域。近年来颅底内镜手术比重增加，以及颅底修复方式多样，我们将结合这种实际情形进行详细论述。

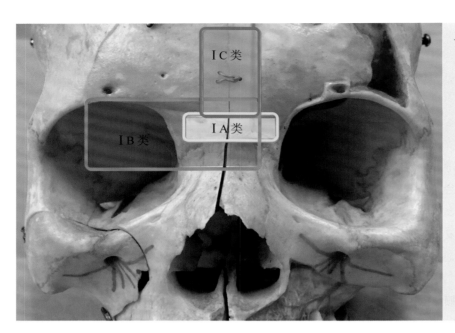

◀ 图 21-2 Yano[18] 法颅底缺损分类

五、颅底修复基本原则

（一）术区准备

术前应对缺损区域进行充分分析和详细规划，术中切除范围可能比最初预期的要大。颅底修复需要有充分的手术操作空间。通常外科切除肿瘤后的术野可以提供足够的修复操作空间，但是如果应用局部带蒂瓣或游离瓣修复时可能需要增加额外的切口或隧道来完成操作[19]。

详细分析颅底缺损累及的范围和解剖亚区非常重要。例如，累及蝶鞍达额窦的颅底缺损和单纯蝶鞍或筛骨的缺损两者修复方案完全不同。同时，明确肿瘤切除造成可能的副损伤也很重要，因为这会影响修复方案的选择。例如，术中如果发现鼻中隔被肿瘤侵犯或者术中需要结扎蝶腭动脉，这时术前计划使用的鼻中隔瓣将不能采用。

> 临床要点：根据术前检查和影像学资料可以制订修复方案，但是如果术中切除范围扩大，需要相应地改变修复策略。

另一个需要考虑的重要因素是明确缺损区域残留的骨壁。对复杂颅底缺损通常需要多层修复，分别对衬里层和覆盖层进行闭合修复，并且在理想状态下周围骨壁能充分支撑起修复组织。例如，当行单侧筛顶切除时，如果为了保留术后嗅觉功能，需要保留对侧嗅球，切除内侧边界与筛骨鸡冠同高，这样会造成瓣在水平方向没有足够骨板支撑，修复组织瓣只能沿着鸡冠放置，从而导致方向转为垂直方向，这种情形增加修复难度及术后发生脑脊液漏的风险。

在术区暴露和准备方面还有几点需要考虑。首先，切除蝶筛时需要小心、完整地切除骨壁和分隔。颅底缺损周围覆盖黏膜需要适当切除。已有文献指出没有必要进行广泛黏膜切除，因为没有证据表明这样会减少术后继发黏液囊肿的风险[20]。相反，减少黏膜损伤和避免过度电凝止血这些措施有利于修复创面愈合。如果缺损位于筛前动脉前方区域，可能需要采用 Draf Ⅲ 型手术进行额窦改良切除，以便修复组织瓣放置、保障额窦术后通畅引流及内镜下监测肿瘤复发情况。

> 临床要点：切除蝶筛时需要小心、完整地切除骨壁和分隔，以便修复。

（二）移植组织愈合过程

移植组织来源不同，相应的愈合方式也不同。游离组织通过纤维蛋白与周围组织黏附，并为后期新生血管再生做好准备。在术后前几天，周围组织的血清渗出为游离组织提供营养支持。任何影响移植物与周围组织黏附的因素（血肿、血清肿、脑脊液漏、异物）都会阻碍新生血管再生，并可能导致脑脊液漏。毛细血管的再生过程至关重要，这将直接关系到修复组织瓣存活、重新塑形及受区黏膜愈合。脱细胞真皮作为修复替代品，通过肉芽组织形成、再上皮化这种方式延期愈合。血管化组织瓣不仅依赖于周围组织血清渗出、新生毛细血管长入，还有其自身血管供养，伤口愈合快。如果术后发现脑脊液漏，需要尽快手术探查，因为保守治疗可能无法促使窦道关闭。

> **临床要点**：如果术后发现脑脊液漏，应尽快探查重建部位，以防止形成脑脊液窦道。

（三）术腔填塞

颅底缺损经内镜修复术后创面需要填塞，这些填塞材料起到支撑移植组织的作用，便于伤口愈合，特别是在伴有高流量脑脊液的颅底缺损修复时尤为重要。在修复的最后通常在黏膜创面填塞速即纱（爱惜康美国有限责任公司，新泽西州，萨默维尔市），这种材料可与周围组织产生炎症反应，并形成级联反应，让修复组织瓣固定（图 21-3A）。为了确保修复组织与下方的缺损骨面位置保持对应并且不移位，可采用纳吸棉（保佳力公司，荷兰，格罗宁根市）这种可分解材料填塞和支撑移植组织。颅底修复中会使用 Dura-Seal（马萨诸塞州，沃尔瑟姆市，Confluent 外科公司）这类硬脑膜密封胶，它的作用不是密封硬脑膜，而是起到三维填塞的作用（图 21-3B）。接下来采用另一种可分解材料填塞术腔，这种材料在愈合早期对修复组织提供支撑，同时也可减少后

期拔除不可吸填塞材料时导致修复组织移位的风险。最后使用不可吸收材料填塞。要根据颅底缺损位置和填塞所需力量选择相应的不可吸收材料（图 21-3C）。位于蝶鞍和斜坡的这类缺损通常需要更可靠的填塞材料，12-F Foley 管是最佳选择，注入生理盐水后提供温和的压力（图 21-3D）。位于筛骨或蝶骨平台的颅底缺损，需要从下方进行支撑，不可吸收的膨胀海绵是很好的选择。术后填塞时间通常取决于修复难易程度和并发脑脊液漏风险，一般需放置 3～7 天。

六、修复方式

随着神经内镜经鼻切除颅底病变范围的拓展，颅底修复技术也一直在进步和扩展。目前没有关于颅底修复的规范流程，我们推荐采用阶梯方案进行修复。常用的自体修复组织包括骨、筋膜、脂肪、软骨、肌肉、黏膜等，游离组织或血管化组织瓣均可用于颅底修复。人工合成组织也可用于颅底修复，但会增加相应费用。最终选择何种手术方式和修复材料取决于颅底缺损特征、外科医师经验和熟悉程度。我们在表 21-1 总结了移植组织来源、血管蒂特点及注意事项。本文的其余章节将会讨论不同的手术方式。

> **临床要点**：选择何种手术方式和修复材料（自体或非自体组织）取决于颅底缺损特征、外科医师经验和熟悉程度。

（一）颅窝缺损重建

颅窝缺损可位于颅底中线或旁中线区域，累及筛骨或额骨后板，通常不会累及额骨前板、眼眶外侧壁。这类缺损体积通常较小，可在内镜下采用游离组织或局部带蒂瓣进行修复。其修复目标包括：防水硬脑膜闭合，将颅内容物与鼻腔鼻窦腔隔离，消灭无效腔。由于颅窝缺损时额支柱和上眶缘是完整的，可以单独应用软组织修复这类缺损。

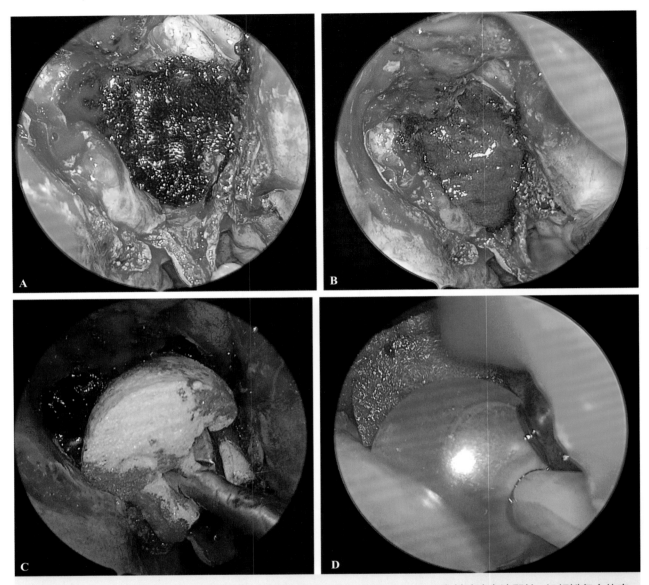

▲ 图 21-3　**A.** 采用鼻中隔瓣修复颅底缺损，其周围填塞速即纱（**B**）DuraSeal 密封胶涂在速即纱 / 组织瓣复合体表面（**C**）在鼻中隔瓣下方填塞纳吸棉，使组织瓣与上方骨面紧贴并防止移位（**D**）对 12-F Foley 管注水充盈，支撑修复组织

> **临床要点：**颅窝缺损修复目标包括防水硬脑膜闭合，将颅内容物与鼻腔鼻窦腔隔离，消灭无效腔。

　　虽然非血管化移植物或硬脑膜替代物可用于小型颅底缺损修复，但是血管化组织瓣修复的优越性已经被证实，尤其是针对既往放疗过或术后计划放疗的病例进行修复时。此外，使用游离移植物和血管化组织相结合的复合体进行修复可以显著降低术后发生脑脊液漏的风险。体积较小的中线或旁中线颅窝缺损非常适合在内镜下进行修复，采用鼻中隔瓣、颅骨骨膜瓣、颞顶筋膜瓣等局部瓣进行修复。此外，如果局部瓣不能用时，吻合血管的游离组织瓣也可以作为选择，如前臂桡侧筋膜瓣。

表 21-1　颅底缺损修复方案

A. 非血管化移植物

移植物类型	血管蒂	注意事项
脱细胞移植物（例如：异体真皮、硬脑膜）	-	商业生产，无供区损伤
黏软骨膜 / 黏骨膜	-	采集部位：鼻中隔、鼻底、鼻侧壁，如果有必要，也可从中鼻甲制备
脂肪	-	从腹部制备，供区损伤小。适形性好。可采用"浴缸塞"修复技术
阔筋膜张肌	-	从大腿外侧制备，供区损伤小。可应用"密封垫"或双层"纽扣"修复技术

注：非血管化移植物最适合于小型颅底缺损，低脑脊液流量，没有放疗史病例

B. 血管化组织局部瓣

移植物类型	血管蒂	注意事项
鼻中隔瓣	蝶腭动脉的鼻后中隔支	1. 最适合蝶鞍、鞍旁、蝶骨平台或斜坡等这些中线或旁中线部位的缺损修复 2. 可以在切除肿瘤前进行制备，将制备好的瓣置入鼻咽 / 上颌窦内备用 3. 可制备最大瓣范围：前端达下鼻甲头端，外侧达下鼻道
颅骨骨膜瓣	眶上动脉和滑车上动脉	1. 最适合大型中线的前颅底缺损，或者鼻中隔瓣不能应用时 2. 鼻根切除后可在内镜下转位修复缺损 3. 可以结合游离颅骨移植 4. 可在内镜下制备，或通过经典双冠状切口制备 5. 可制备半侧颅骨骨膜瓣，不破坏对侧骨膜血供 6. 为了保持术后额窦引流通畅，需要扩大额窦窦口
颞顶筋膜瓣	颞浅动脉前支或额支	1. 最适合侧颅底缺损 2. 内镜下经颞下窝或翼腭窝将瓣转位进行修复 3. 应避免供区脱发和面神经额支损伤的发生 4. 既往颞动脉活检或曾因皮肤癌行颞部放疗会限制其使用

> **临床要点**：针对既往放疗过或术后计划放疗的颅底缺损修复，强烈推荐选用血管化组织瓣，其优越性已经被文献证实。

1. 非血管化组织

(1) 脱细胞移植物与胶原基质：非血管化组织可以单独应用或者与血管化组织同时应用修复颅底缺损。人无细胞真皮（Alloderm，新泽西州，布兰斯堡市 Lifecell 公司）作为一种脱细胞移植物，在颅前窝缺损修复中广受欢迎。它的优点在于节省瓣制备时间，可以闭合硬脑膜缺损，并且在生理盐水浸泡 10min 后能够重新塑形。与游离黏膜移植相比，这种材料在愈合过程中不会挛缩，从而降低了修复失败率。

还有多种以胶原蛋白为主要结构的人工材料用于硬脑膜缺损修复。动物的胶原蛋白基质经过人工处理，去除细胞和抗原成分，在人体内可与硬脑膜产生交联反应从而相结合。这种材料为机体细胞提供了最佳支撑结构和生长环境：成纤维细胞在术后前 4 周浸润和生长，胶原在术后第 8 周形成，并且在术后 16 周与硬脑膜完全融合[21, 22]。

(2) 患者选择：单独应用脱细胞真皮或人工合成胶原蛋白进行颅底缺损修复时，理想的适应证是小型颅底缺损不伴脑脊液漏或者伴少量脑脊液漏的病例。较大的颅底缺损应采用多层修复，并尽可能选用血管化组织。目前几乎没有研究认为哪种人工材料更为优越。将人工合成胶原蛋白和脱细胞真皮的愈合过程进行比较，发现采用人工合成的胶原蛋白修复时，黏膜愈合更快，痂皮更易分解[23]。材料的选择通常取决于外科医师的

偏好、材料费用、可用性及医疗机构。

> 临床要点：应选用包含血管化移植物在内的组织对大型颅底缺损进行多层修复。

（3）外科手术和注意事项：脱细胞真皮或胶原基质可应用于单层或多层颅底缺损关闭手术中。当作为衬底组织修复时，其目的是闭合硬脑膜缺损，达到水密封效果。可将人工材料放置在硬膜下（位于脑和硬脑膜之间）修复或硬膜外（位于硬脑膜和颅骨之间）修复。人工材料通常要比缺损大（在各个方向上超过硬脑膜缺损边缘5～10mm），这样可确保骨壁下有足够的人工材料并且能与硬脑膜缺损边缘重叠对位（图 21-4A）。修复完成后可以观察到颅内压传导产生的搏动，同时无明显脑脊液漏发生（图 21-4B）。如果颅底缺损的形状不允许将无细胞真皮放置在颅骨下，或者颅骨下已经放置了人工材料，这种情况下可以将无细胞真皮放置在已经去除黏膜的颅骨外层进行修复。

（4）围术期管理：围术期的注意事项包括精心护理鼻腔，生理盐水冲洗，减少鼻腔结痂，减少影响伤口愈合的不利因素。

（5）经验。

• 小型颅底缺损（＜1cm）或蝶鞍缺损是理想的适应证。

• 对于无脑脊液漏或者低流量脑脊液漏，可以单独应用这种材料进行颅底修复。对于复合组织缺损或高流脑脊液漏，这种材料作多层修复方式中的第一层修复组织。

• 第一层修复组织作为衬底修复，关闭硬脑膜缺损，达到初步防水密封的效果。

2. 细胞移植（黏软骨膜、黏骨膜、脂肪、真皮脂肪、筋膜、骨、软骨）

自从 Wigand[24] 最早发表了在内镜下应用游离组织进行脑脊液漏修复文章以来，目前可见到各种不同组织修复硬脑膜缺损的方法报道。游离移植的优势：易于从局部或远处获取；移植物获取手术相对简易、省时；没有供区创伤或创伤轻微；易于根据缺损大小和形状进行塑形；移植物放置张力小。自体游离组织不会产生异物反应，即使放置在裸露的骨面上，也可以与周围黏膜 I

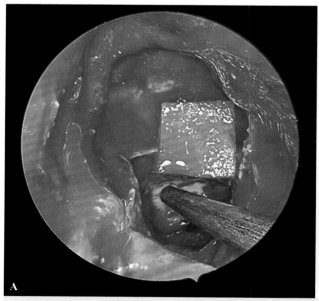
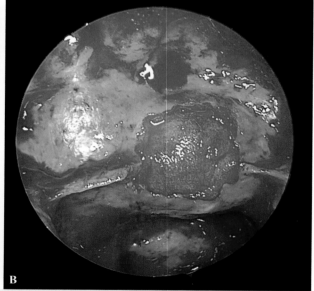

▲ 图 21-4　A. 脱细胞胶原基质覆盖在颅底缺损上，超过各个方向的缺损边缘 5～10mm；B. 脱细胞胶原基质嵌入颅底缺损，形成防水密封，防止脑脊液流出

期愈合[25]。另一方面，由于游离组织没有直接血管供养，在愈合过程中可能会出现被吸收、挛缩等情况。在术前需要全面考虑游离组织的这个缺点，以减少迟发性脑脊液漏的发生。

鼻腔的游离组织瓣包括黏软骨膜和黏骨膜，可从鼻中隔、鼻甲、鼻底这些部位制备。可用冷器械或针式电凝进行制备，手术相对简易。当鼻中隔黏膜被切取时，裸露的软骨或骨面会在几周到几个月再次完全黏膜化[26]。在愈合期间可能会出现鼻中隔穿孔，如果出现穿孔，以后带血管蒂鼻中隔瓣将不能使用。

> **临床要点：** 当使用非血管化组织进行颅底修复时，在愈合期间可能出现移植物被吸收、挛缩的情况，从而导致迟发性脑脊液漏发生。

可以从中鼻甲、下鼻甲或鼻底制备黏膜移植物。鼻底黏膜组织较厚，如果向鼻底或鼻侧壁更大范围剥离，可以制备更大的黏膜移植物。当不需要切除中鼻甲时制备中鼻甲黏膜瓣比较困难，因为中鼻甲上端附着在颅底，在这个部位操作时容易发生脑脊液漏。如果为了暴露手术空间需要切除中鼻甲时，游离黏膜可以在中鼻甲切下后离体制备，这样可降低脑脊液漏发生风险。鼻底黏膜制备时对供区影响很小。由于鼻底黏膜没有血管蒂直接供血，手术几乎没有出血风险。相反，鼻甲黏膜制备时容易出血。

应用腹部脂肪移植进行颅底修复已被报道。"浴缸塞"技术被描述过，脂肪移植物放置在颅底，跨越颅内和鼻腔内，在颅内压力作用下保持平衡不会移位[27]。另外，脂肪的体积可以消除无效腔。近年来，对脂肪瓣进行改良制备成真皮脂肪瓣。虽然需要增加新的切口，消毒铺巾，但是真皮脂肪瓣的制备过程不会过多增加手术时间。

阔筋膜张肌从大腿外侧制备，已被广泛应用于硬脑膜缺损修复，可采用衬底法和覆盖法的方式进行颅底缺损修复。将阔筋膜与自体骨或人工骨材料组成复合组织，这种"密封垫"式改良修复方法可以对抗修复组织塌陷和下沉[28]。这种方法有效密封闭合硬脑膜缺损，可单独应用，但常与血管化瓣同时应用。此外，使用双层筋膜移植物被称为"纽扣移植物"[29]。将双层筋膜缝合后，移植物移动时会作为整体移动，从而减少术后移植物移位风险。"纽扣移植物"可采用衬底法和覆盖法的方式进行颅底缺损修复。

> **临床要点：** 应用双层筋膜移植物修复颅底缺损的手术方式多样，可采用衬底法或覆盖法放置方式。

(1) 患者选择：非血管化细胞修复材料适合较小的颅底缺损单层修复。与血管化的鼻中隔瓣联合应用时可用于较大的颅底缺损修复。

(2) 外科术式和注意事项。

① 游离黏膜移植

• 术中需要仔细检查确定供区黏膜没有病变，尤其是针对鼻腔鼻窦恶性肿瘤患者时，要考虑到不典型增生和手术范围的变化。

• 测量缺损大小，相应地制备足够大的移植物，同时减少供区创伤。

• 用 Beaver 弯刀片或眼科新月形刀片切开，便于将黏软骨膜瓣或黏骨膜瓣与下方的软骨或骨剥离。

• 用记号笔标记移植物黏膜面，以防止因疏忽将移植物放反，减少术后黏液囊肿形成风险。

• 供区可以自行再黏膜化，可将 Doyle 板或硅胶板覆盖在鼻中隔缺损上，术后早期应维持湿化，减少结痂。

② 腹部脂肪移植

• 根据所需量不同，脂肪可从耳垂或腹部制备，也可在制备阔筋膜张肌瓣时从大腿获取脂肪。

• 通过垂体刮匙测量颅底缺陷大小、深度，可以估算所需脂肪体积。

• 仔细止血和轻柔操作可降低供区术后继发血肿或血清肿风险。合理使用电凝止血，避免脂肪萎缩。

③ 阔筋膜张肌移植

• 可以根据颅底缺损形状和大小进行阔筋膜张肌修剪塑形。

• 在切开股外侧皮肤前标记可切取范围（图 21-5A）。

• 可切取范围：前外侧距离股外侧肌间隔 4cm，下界达股骨外侧髁关节上方 10cm，上界距髂前上棘 15cm。一般情况下，制备的移植物大小可达 20cm×10cm。

• 仔细止血和加压包扎可减少术后发生血肿或血清肿风险。

• 测量缺损大小，阔筋膜制备成超过缺损周围 20mm。为了达到密闭防水关闭硬脑膜缺损效果，衬里层的筋膜要与比硬脑膜缺损缘或骨壁缘大 5～10mm。外层的筋膜要超过骨壁缘大小，并

放置在裸露骨面上，起到支撑的作用。

④ 阔筋膜张肌改良术式

• "密封垫移植物"

▷ 阔筋膜张肌作为外层移植物要比最终的缺损大 20%，以确保完全覆盖。

▷ 可以利用骨性鼻中隔、犁骨、人工骨作为硬性修复材料，裁剪成缺损近似大小，嵌入缺损，达到水密封修复效果，同时防止移植物沉降（图 21-5B）。

▷ 可以在筋膜 - 硬性修复材料复合体外层涂 DuraSeal 密封胶或被血管化组织覆盖。

• "双层纽扣移植物"

▷ "双层纽扣移植物"是通过将两层筋膜缝合在一起制备的。衬里的内层筋膜要比缺损大 25%～30%，以便能充分插入，外层覆盖比缺损

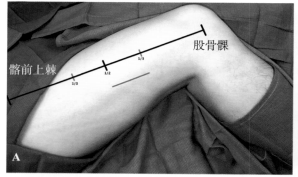
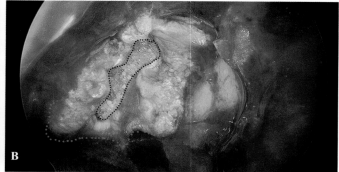
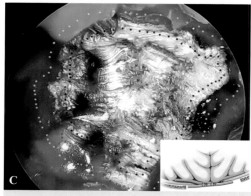
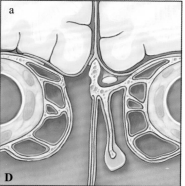
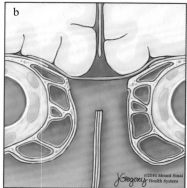

▲ 图 21-5 阔筋膜张肌修复颅底缺损

A. 术前标记：从股骨髁到髂前上棘划直线，将直线两等分和三等分，从标记线中点到中下 1/3 交界处做切口，距离股外侧肌间隔约 4cm；B. "密封垫移植物"：外层阔肌膜张肌瓣（蓝线）与人工骨移植（黑线）嵌入颅底缺损支撑修复组织，以防止下沉；C. "双层纽扣移植物"：双层移植物与颅底缺损大小关系（原缺损大小为黑线，外层移植物比缺损大 5%～10% 为蓝线，内层移植物比缺损大 20%～30% 为黄线）；D. 单层移植物（a）和双侧移植物（b）放置在硬脑膜下和硬脑膜外之间，达到水密封修复硬脑膜缺损效果

大 5%～10%，并与硬脑膜缺损位置相对应。用 2～4 根 4-0Nurolon 尼龙缝合线（爱惜康，新泽西州，布里奇沃特市）将两片筋膜缝合。

➤ 双层结构放置在硬脑膜下和硬脑膜外之间，从而减少移植物移动，达到密封闭合硬脑膜缺损效果（图 21-5C）。

(3) 围术期管理：同上章节。

(4) 经验：应用上述双层纽扣移植物方法修复，可以达到密封闭合硬脑膜缺损的效果。

3. 血管化组织

(1) 鼻中隔瓣：带血管蒂的鼻中隔瓣又称 Hadad-Bassagasteguy 瓣，在 2006 年首次被报道[30]。现在大多数颅底外科医师将其作为颅底修复首选瓣。颌内动脉的终末支 – 鼻中隔后动脉支配该瓣血供。鼻中隔瓣为黏软骨膜瓣或黏骨膜瓣，旋转后可修复颅底缺损。鼻中隔瓣可包含较大的鼻腔黏膜，根据最终缺损大小来修剪塑形，可以应用于大多数前颅底缺损修复。文献报道内镜下利用鼻中隔瓣修复高脑脊液流量颅底缺损，术后脑脊液漏发生率（5%）与开放手术类似。这也是内镜手术被广泛认可的原因。

① 患者选择：将鼻中隔瓣制备成较大的组织瓣后，可以利用它修复从一侧眼眶到对侧眼眶的缺损或者从下斜坡到额窦的缺损。通常两个毗邻的解剖亚区如筛骨和蝶骨平台，或者蝶鞍和斜坡可以用鼻中隔瓣进行修复。如果是蝶鞍上区和蝶鞍下区同时缺损，鼻中隔瓣不足以对其进行同时修复。切取瓣的位置取决于多个因素：鼻腔大小、鼻中隔偏曲、鼻中隔穿孔、既往鼻腔鼻窦手术史、肿瘤位于哪侧、鼻中隔黏膜累及范围、最终缺损位置。术前影像学可用于估算颅底缺损大小，并据此预判瓣大小。

> 临床要点：切取鼻中隔瓣的位置取决于多个因素：鼻腔大小、鼻中隔偏曲、鼻中隔穿孔、既往鼻腔鼻窦手术史、肿瘤位于哪侧、鼻中隔黏膜累及范围、最终缺损位置。

② 外科术式和注意事项

• 鼻腔黏膜与鼻腔鼻窦相毗连，通常在切除肿瘤前制备好鼻中隔瓣，如果肿瘤累及鼻中隔黏膜，应该考虑其他修复方案。

• 血管蒂沿蝶窦前壁、蝶窦自然口下方、后鼻孔上方走行。

• 用针式电刀切开黏膜（图 21-6A），然后垂直方向连接上下切口，通常切口达下鼻甲头端。

• 在剥离黏膜瓣前必须先完全切开全部黏膜，需要非常小心地在蝶骨面，蝶嘴处剥离瓣，离断鼻中隔底部的交叉纤维，以便于瓣游离。

• 鼻中隔瓣从蝶骨面完全剥离后，将其置入鼻咽部或同侧上颌窦内备用（图 21-6B）。

③ 围术期管理：术后采用 Foley 球囊管或者不可吸收材料进行鼻腔填塞，通常需要填塞 3～7 天，拔除时间要根据脑脊液漏的情况来确定。术后影像学检查有助于分析缺损修复的完整性和判断有无出血、组织瓣移位、坏死及有无无效腔残留。如果术后 MRI 提示缺少强化，可能要尽快手术探查以明确组织瓣存活情况。在特定病例，减少鼻腔填塞压力有利于组织瓣存活。在术后第 1 周，可以开始生理盐水鼻腔喷雾治疗，此后可行生理盐水鼻腔灌洗，这些有助于减轻鼻腔结痂，以及促进鼻腔鼻窦功能恢复。

④ 经验

• 制备的鼻中隔黏软骨膜 / 黏骨膜瓣大小要与缺损的硬脑膜、骨壁精准匹配，以减少术后发生组织瓣移位、孪缩以及黏液囊肿形成的风险（图 21-6C）。

• 在对蝶窦骨壁使用电钻、切割吸引器时需要对组织瓣的血管蒂进行保护。

• 在组织瓣血管蒂周围使用电凝止血时需注意热损伤。

• 通过调整瓣下方和前方切口，可以灵活调整组织瓣的大小，从而修复额窦、下斜坡及整个筛骨缺损。

• 将游离的黏膜组织（可从切除的中鼻甲上制备）覆盖在裸露的鼻中隔软骨上可加速其黏膜化。

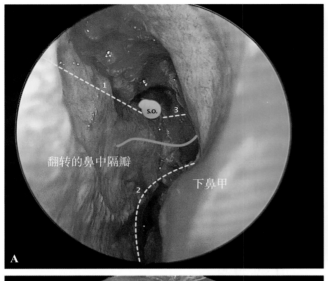

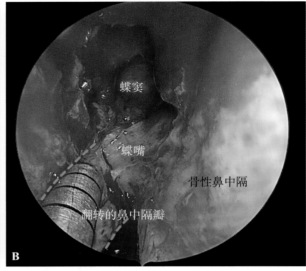

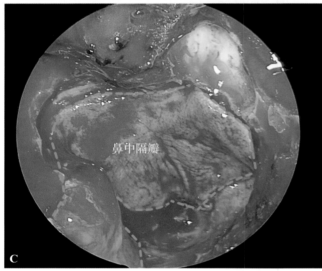

▲ 图 21-6 鼻中隔瓣修复颅底缺损

A. 黄色虚线：黏膜切口。蝶窦开口是上方切口的参考标志，沿颅底下方大约 2cm 处切开以避免损伤嗅觉功能。自蝶骨表面做第二个切口，沿鼻中隔后部向下延续至鼻底。红线：瓣的主要供血动脉 - 鼻后中隔动脉（B）鼻中隔瓣制备完成后翻转至上颌窦腔内储存备用，充分剥离组织瓣很重要，以便于转位修复；C. 鼻中隔瓣旋转至颅底缺损处进行修复。SO 蝶窦自然开口

（2）颅骨骨膜瓣：颅骨骨膜瓣曾被广泛应用于开放性颅面切除术后修复重建。随着内镜技术的进展，颅骨骨膜瓣也被用于内镜颅底术后缺损修复。它的优点包括血供可靠、面积大、常在既往放射照射野范围外。当鼻中隔瓣不能用时，颅骨骨膜瓣是理想候选瓣。其血管蒂来源于眶上动脉和滑车上动脉的深支。

> 临床要点：颅骨骨膜瓣优点：血供良好、可采集面积大、血管蒂较长、通常位于既往治疗区域的外侧。

通常在经双冠状切口开颅行颅面切除的同时完成颅骨骨膜瓣制备。近年来，内镜制备颅骨骨膜瓣显著地降低供区并发症[31]。当同时切除鼻根时，颅骨骨膜瓣可在内镜下进行转位修复颅前窝、蝶鞍后、斜坡缺损[31]。颅骨骨膜瓣还可以联合鼻中隔瓣应用于颅底修复[32]。

① 患者选择：当鼻中隔瓣血供被破坏无法使用时，颅骨骨膜瓣是非常好的备用瓣。

② 外科术式和注意事项

• 内镜辅助制备颅骨骨膜瓣对供区损伤小（图 21-7A）。

• 多普勒有助于在眶上切迹处辨识眶上动脉

和滑车上动脉，以血管蒂为中心周围 3cm 宽标记范围。于发际线处在帽状腱膜上做一个中间长 2cm，两侧各 1cm 长的切口，切开帽状腱膜并向下延伸（图 21-7B）。

• 内镜直视下眉下分离，直到眶骨上缘和确认神经血管束。眉下分离可有助于增加瓣的长度（图 21-7C）。如果血管蒂是自眶上孔穿出，而非眶上切迹，眶孔周围骨质的切除有助于增加组织瓣旋转度（图 21-7D）。

• 为了从内镜下转位组织瓣，可以从眉间切口做鼻根切除[33]（图 21-7E）。

• Draf Ⅲ 型额窦手术对组织瓣转位非常重要，术后鼻腔填塞来支撑固定瓣（图 21-7F）。

③ 围术期管理：术后可以放置负压引流，引流管应注意避免损伤血管蒂。

④ 经验

• 颅骨骨膜瓣血供可靠，面积大，修复失败率及术后并发症发生率低，使它成为术后需要放疗的颅底修复的理想组织瓣。

• 内镜下制备瓣对供区影响小。

• 术中多普勒有助于标记瓣血管蒂范围，减少创伤。

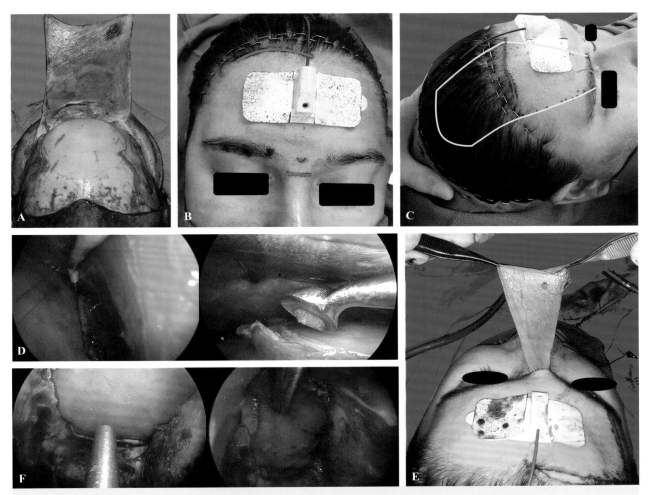

▲ 图 21-7 颅骨·骨膜瓣制备和应用

A. 经典双冠切口和颅骨骨膜瓣制备；B. 颅骨骨膜瓣切口：发际线和眉间是经典切口位置；C. 多普勒被用于标记血管蒂（红线），两侧 1.5cm 处用黄线标记，黄线范围内是瓣可制备范围，并向后延续，发际线切口有助于向后方切取骨膜瓣；D. 内镜下用针式电凝切开，Cottle 剥离子将瓣从骨面上剥离；E. 通过眉间切口分离有助于减轻血管蒂的牵拉和损伤，鼻根切除有助于瓣向鼻腔内转位；F. 应用脱细胞组织和颅骨骨膜瓣修复全筛骨颅底缺损

（3）颞顶筋膜瓣：颞顶筋膜瓣可以应用于大型缺损，最大可制成 17cm×14cm[34]。颞顶筋膜瓣是以颞浅动脉前支或额支为血管蒂的轴型瓣，具有很好的柔韧性。血管蒂位于外侧，因此可应用于多种颅底缺损：蝶鞍、副蝶鞍、斜坡、鼻咽部[2, 35]。

① 患者选择：术前应用多普勒进行颞浅动脉分析必不可少，尤其是既往做过冠状开颅手术的病例。

② 外科术式和注意事项

• 90% 的患者颞浅动脉发出走行在耳屏前 0.5～2cm 范围内，60%～88% 患者位于颧弓上方[36]。

• 在缺损同侧设计半冠状开颅切口，在皮肤毛囊下平面进行分离（图 21-8A）。

• 颞顶筋膜与颞线上方的帽状腱膜延续，在颧骨下方可以从颞深筋膜浅层游离，保留 2cm 宽的血管蒂以避免转瓣时血管蒂扭转（图 21-8B）。

• 内镜辅助下颞顶筋膜瓣制备已被报道[36]。

• 面神经额支穿过颧骨斜向走行，位于颞顶筋膜下。为了防止面神经损伤，解剖应保持在从耳屏到外眦连线后方。将制备的颞顶筋膜瓣通过颞下窝隧道转位到翼腭窝。

• 制备大的上颌窦造口，辨别重要的翼腭窝神经血管束，暴露翼板并向下磨除以便颞顶筋膜瓣转位。

③ 围术期管理：放置引流管时应注意避免损伤血管蒂。也可选择放置 Jackson Pratt 引流管。

④ 经验

• 颞下窝与翼腭窝之间的通道应该扩大到能确保血管蒂转位的足够大小。

• 借助经皮气切用的扩张导管扩张通道以便转位瓣。

> **临床要点**：当计划采用颞顶筋膜瓣修复时，术前应用多普勒分析颞浅动脉是否可用必不可少。

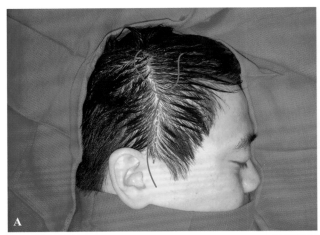

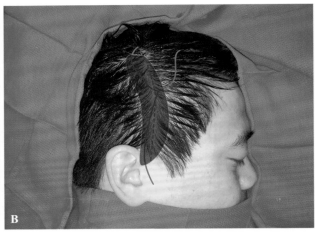

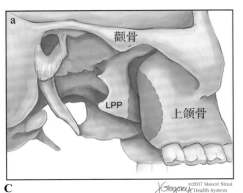

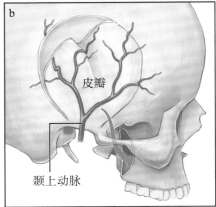

▲ 图 21-8 颞顶筋膜瓣应用

A. 缺损同侧半冠状切口（虚线）。需要注意不要损伤下方走行的颞浅动脉（B）设计颞顶筋膜瓣（阴影部分），其旋转轴位于底部，允许其转位以及经隧道转至翼腭裂；C. 可以切除上颌骨后壁和翼外板（a）以便瓣在颧骨下转位（b）。LPP. 翼突外侧板

4. 游离组织瓣

游离前臂桡侧筋膜皮瓣：既往放疗过和（或）大面积复杂颅底缺损病例可能需要采用吻合血管游离瓣的方式进行修复。当缺陷相对较小但需要消除无效腔或需要修复表面皮肤缺损时，游离前臂桡侧筋膜皮瓣是很好的选择，其优点包括：血管蒂长、皮瓣柔韧、薄、血供可靠。其缺点包括：影响供区美学及感觉异常。另外，皮瓣带有毛发也是不足之处，如果考虑到这点，皮瓣可制备成筋膜瓣[37-43]。

① 患者选择：游离前臂桡侧筋膜皮瓣适合不能使用局部皮瓣修复的小型颅底缺损。

> **临床要点**：当颅底缺陷相对较小但需要消除无效腔或需要修复表面皮肤缺损时，游离前臂桡侧筋膜皮瓣是很好的选择。

② 外科术式和注意事项

- 游离前臂桡侧筋膜皮瓣血管蒂走行于桡侧腕屈肌和肱桡肌肌间隔内。

- 为防止术后肢端缺血，术前需要确定 Allen 实验，阳性说明桡动脉与尺动脉侧支循环通畅。

- 制备皮瓣过程中，屈肌腱周围的结缔组织

应保留，有利于皮肤移植物愈合。

- 血管蒂可以与颞浅动脉或面动脉吻合，几乎不需要一段静脉移植以延长血管蒂（图 21-9）。

- 如果需要重建骨缺损，可以制备成前臂桡侧骨皮瓣，最多可切取 40% 周径，通过桡骨远端固定减少术后骨折风险[44]。

③ 围术期管理：供区创面通常需要裂层皮片植皮，掌侧夹板固定有助于减轻皮片下方的屈肌腱的剪切力，以减少皮片移位。抬高手臂有助于减少术后水肿。

④ 经验

- 前期静脉或动脉置管治疗会影响皮瓣血管，特别是在皮瓣制备术前置管时间不到 48h，需要考虑这方面影响。

- Allen 实验可以评估掌弓血管的侧支循环以及代偿功能。

- 非优势侧手臂作为供区对手臂早期和晚期功能影响小。

（二）矢状窦旁眶颅缺损修复

矢状窦旁眶颅缺损包括眼眶侧壁，伴或不伴眼眶内容剜除。眶颅缺损修复是一项挑战，修复方式取决于切除的组织，即硬脑膜、皮肤、骨或

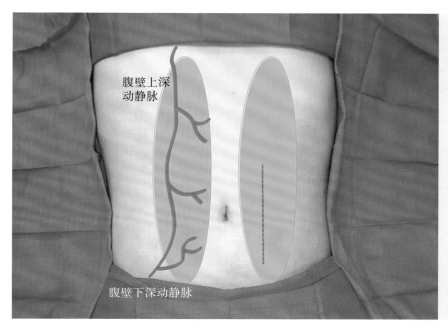

◀ **图 21-9　腹直肌肌皮瓣**
左边是上、下血管蒂走行。右边是典型的切口设计和能切取的肌肉最大量

腹壁上深动静脉

腹壁下深动静脉

眼球等。如果眶顶壁的大部分被牺牲，除软组织修复外，骨组织修复也需要考虑在内，以防止术后脑组织疝出和搏动性突眼形成。前期研究报道过利用钛网、裂层颅骨、包裹颅骨骨膜瓣的多层修复方法[45-47]。

眼眶内容剜除是否需要封闭眼眶空腔畸形目前尚有争议。保留眼眶空腔的好处是可植入义眼，但是可能会出现挛缩情况，尤其是需要术后放疗者更容易出现这种情况，导致中上面部继发畸形。一些作者通过简易闭合术腔以保持美观和自然的外观[47]。

Chepeha 等提出眶内容剜除术后的重建分类和选择方法。Ⅰ型缺损，无眶骨壁缺损；Ⅱ型缺损，伴小于 30% 的眶骨壁缺损；Ⅲ型缺损，颧骨隆起缺损，皮肤缺损以及伴大于 30% 的眶骨壁缺损[48]。眼眶修复常用的瓣有游离前臂桡侧筋膜皮瓣（图 21-10）、股前外侧皮瓣、腹直肌肌皮瓣或游离肩胛骨皮瓣。

1. 游离组织瓣

(1) 游离股前外侧筋膜皮瓣：大型复合颅底缺损的修复重要目标是清除无效腔、将颅内容物与鼻腔鼻窦腔隙分开，防止脑脊液漏、颅内积气、上行性脑膜炎的发生。股前外侧皮瓣具有组织量大、供区损伤小、血管蒂可靠这些优点。自 1984 年报道以来，股前外侧皮瓣在颅底修复中越来越受欢迎，其另一个优点是可同时制备成多个皮岛，从而修复鼻腔、腭、眼眶多个缺损。虽然包括股骨的复合组织瓣已被报道[40, 49-51]，股前外侧皮瓣的缺点是缺少骨组织。

> 临床要点：大型复合颅底缺损的修复目标是消除无效腔、将颅内容物与鼻腔鼻窦腔隙分开、防止脑脊液漏的发生。

① 患者选择：大多数患者有 2~3 个皮肤穿支，如果有皮肤缺损，股前外侧皮瓣足以修复这类缺损。很少有患者不适合股前外侧皮瓣修复，但是当患者肥胖及相应的软组织肥厚，而缺损组

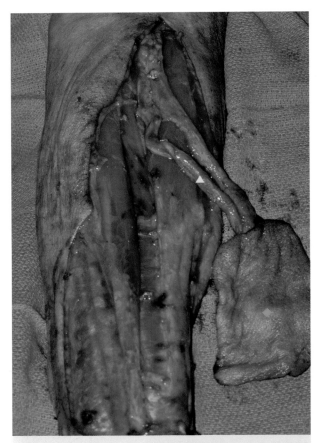

▲ 图 21-10　游离前臂桡侧皮瓣
血管蒂为桡动脉（三角形标记）和头静脉（★），血管蒂有足够的长度以便于血管吻合，修复中如有必要可以将皮岛（◆）表皮去除

织又较小时，可能不适合采用股前外侧皮瓣进行修复。患者供区耐受性好（图 21-11）。

② 外科术式和注意事项

- 股前外侧皮瓣血供来源于旋股外侧动脉降支的穿支血管，其走行于股直肌和股外侧肌之间。
- 髂前上棘和髌骨上外侧缘做连线，其中点外侧 2cm，下侧 2cm 区域是发出皮肤穿支血管区域。
- 术前多普勒有助于定位皮肤穿支血管。
- 制备的皮瓣皮岛最大面积 20cm×26cm，血管蒂最长可达 16cm。
- 8cm 宽度以下创面可以通过皮下潜行分离Ⅰ期关闭。
- 禁忌证包括外周血管疾病和（或）下肢大血管旁路手术。此外，如前所述患者的身体习惯

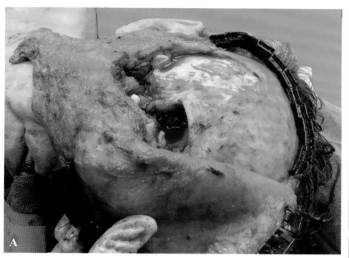

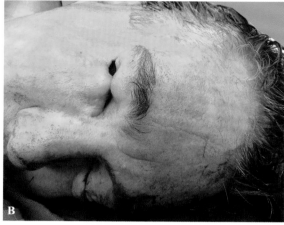

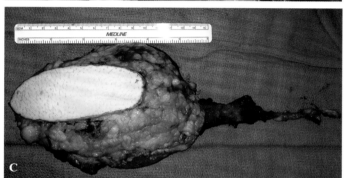

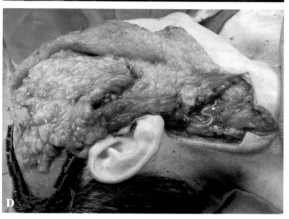

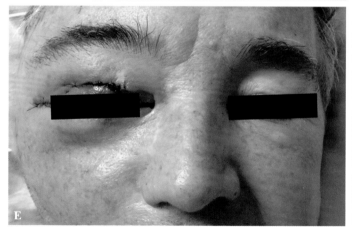

▲ 图 21-11　股前外侧皮瓣应用

A. 患者病变位于右侧，累及眼眶及鼻腔鼻窦，需要行眶内容剜除及颞肌切除术；B. 术后颅底是完整的，眼眶和颞区缺损大；C. 采用股前外侧皮瓣进行修复重建；D. 插入皮岛以完全分隔眼眶和鼻腔鼻窦腔；E. 采用股前外侧皮瓣修复后，保持较好的面部轮廓，增加面部容积

导致的皮瓣过于臃肿肥厚可能会妨碍其使用[52]。

③ 围术期管理：供区放置负压引流可能有助于预防术后血肿或血清肿。推荐早期活动和物理治疗，有助于减少术后并发症风险。

④ 经验

● 股前外侧皮瓣可灵活制备成包含肌肉、筋膜、脂肪和皮肤不同软组织的皮瓣，血管蒂可靠。

● 供区创伤小，适用于大多数患者。

● 由于皮瓣臃肿可能不适用于需要修复皮肤缺损的肥胖患者。

(2) 游离腹直肌肌皮瓣

① 患者选择：游离腹直肌肌皮瓣是修复复杂大型颅眶颌面缺损的经典皮瓣[44]。其优点包括组织量大，皮岛容易制备，这些使它成为修复硬脑

膜、腭、皮肤及软组织缺损、填塞鼻腔鼻窦术腔的理想材料。它还可以联合非血管化的骨组织进行眶底修复[53]。如果需要可以制备成非常长的血管蒂，这是其另一个优点。

② 外科术式和注意事项

• 游离腹直肌肌皮瓣动脉来自腹壁下深动脉，静脉回流至髂外静脉。血管蒂在腹直肌的深层走行，于脐旁发出肌皮穿支血管。

• 弓状线下方的腹直肌前鞘应保留，预防术后疝气发生。

• 中心性肥胖患者由于皮瓣臃肿不适合选用此皮瓣。

• 最近报道了一种改良的带有脂肪和少量腹直肌肌袖的皮瓣制备方法[54, 55]。

③ 围术期管理：由于术中操作刺激到腹膜可能导致术后肠梗阻，应予以监测。

④ 经验

• 皮瓣血管蒂优良，组织体积大。

• 供区并发症少，由于疼痛可能影响术后早期活动和肺功能。

• 对既往腹部手术史（如疝气修补或剖腹手术）的患者应避免使用该皮瓣。

(3) 游离胸背动脉肩胛骨骨皮瓣：大型颅眶缺损通常在修复软组织缺损的同时需要进行骨缺损修复，以达到最佳效果。大的眶顶缺损需要覆盖骨组织以防止术后发生搏动性突眼。此外，应考虑采用包含骨组织的游离组织进行大型眼眶或中面部缺损修复[48, 56, 57]。如果计划辅助放射治疗，颅底缺损需要骨性结构支持以防止术后修复组织出现挛缩。胸背动脉来源的游离肩胛骨骨皮瓣是一个好的选择，它具有以下优点：血管蒂长、可制备成带有软组织和骨组织的皮瓣、可塑性强、能修复复杂的三维复合缺损。

临床要点：游离肩胛骨骨皮瓣具有血管蒂长、皮瓣可制备成携带多种组织、可塑性强、能修复复杂的三维缺损。非常适合颅底骨性缺损修复。

① 患者选择：肩胛骨皮瓣修复眶内容剜除术后眼眶缺损具有较好的美学效果和成功率[56]。术前需要仔细计划，术中体位摆放合适可以同时进行切除肿瘤和皮瓣切取。

② 外科术式和注意事项

• 游离肩胛骨骨皮瓣血管蒂来自胸背动脉角支。肩胛下动脉起自腋动脉，分为旋肩胛动脉和胸背动脉（图 21-12）。需要注意的是角支有时不是来自胸背动脉，而由肩胛下动脉系统的另一条动脉发出（如前锯肌支），在结扎血管前需要仔细辨别全部的血管分支。

• 可安全采集 6～14cm 长的骨组织[58]。

• 胸背动脉可以背阔肌前缘肌肉下方进行定位，在前锯肌表面可辨认前锯肌支动脉，角支通常起源于胸背动脉或前锯肌支动脉，经肩胛骨外侧缘穿行。

• 血管蒂长，避免因血管蒂过短而需要静脉移植的情况及相应的并发症[57]。它可以制备成包括前锯肌或背阔肌和皮岛在内的皮瓣，进行复杂眼眶或中面部重建。

• 肩胛骨皮瓣修复眶底或颧骨隆起缺损适形好[56]。

• 制备皮瓣需要患者处于侧卧位，可能限制切除肿瘤和皮瓣制备两组医师同时进行手术，但是有报道可以通过旋转患者骨盆的体位让两组医师同时手术[58]。

③ 围术期管理：术后可能会出现供区并发症，早期理疗和活动有助于预防肩关节功能异常[56, 57]。虽然大部分患者术后肩功能良好，但是当大量骨组织和背阔肌被获取时，可能会出现肩关节力量和活动障碍，尤其是举手越过头顶时。

2. 眼眶赝复体

眶内容物剜除术后导致的眼眶空洞畸形可以通过赝复体进行二期修复。虽然开放的空洞便于监测肿瘤复发，但影响美观[59]。

如果术后不打算封闭眼眶空洞，在不影响肿瘤治疗效果的前提下，应尽可能保留正常的眼睑和结膜组织，减少对外观的破坏。修复这类畸形

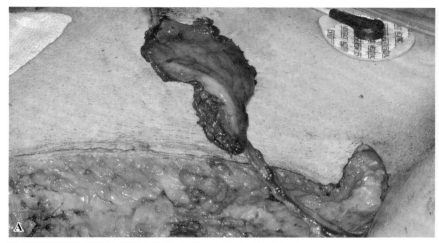

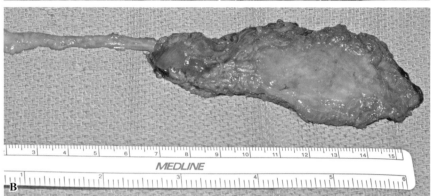

◀ 图 21-12　**A.** 患者取侧卧位，在背阔肌前缘做切口，跨过第 7 到 9 肋。这个病例血管蒂来自肩胛下动脉，可以解剖至腋动脉以增加血管蒂长度；**B.** 前锯肌皮瓣血管蒂是肩胛下动脉发出的前锯肌支，根据修复需要可制备成带或不带皮岛的皮瓣

的方法有皮肤移植、局部带蒂皮瓣，如颞肌瓣或颞顶筋膜瓣、前臂桡侧软组织筋膜皮瓣。

如果采用赝复体修复，应告知患者需要植入固定的种植体，但是由于日常护理，维护甚至更新的费用昂贵，让患者望而却步，甚至放弃这种修复[60, 61]。

配戴眼镜可以改善眼眶赝复体外观，赝复体周围的眼镜 "框架" 会转移人们注意力，忽视眼部的不对称。

需要坦率地和患者沟通眶内容物剜除术后造成的影响，了解他们的真实意愿，指导术中对眼眶缺损的处理。

> 临床要点：如果术后不打算封闭眼眶空洞畸形，在不影响肿瘤治疗效果的前提下，应尽可能保留正常的眼睑和结膜组织，减少对外观的破坏。

七、结论

随着内镜经鼻颅底手术经验不断积累，修复技术也在不断进展。许多曾经需要经开放的颅面切除的病变现在可以安全、快速地在内镜下经鼻入路完成切除和修复重建。开放手术中的原则同样适用于内镜手术，以达到近似的并发症发生率和手术成功率。随着内镜颅底手术经验的不断积累和技术进步，患者的治疗效果将会不断提高。

第 22 章　鼻咽癌
Carcinoma of the Nasopharynx

Raymond K. Tsang　William I. Wei　**著**

赵　丹　**译**

魏　炜　**校**

一、鼻咽解剖

鼻咽是位于鼻腔后方、软腭之上的区域。蝶骨体底面形成倾斜的鼻咽顶，向下与寰椎弓和枢椎体上部形成的鼻咽后壁连接在一起。鼻咽底向下与口咽以软腭为界。咽上缩肌形成鼻咽侧壁，咽鼓管咽口位于鼻咽侧壁上部。咽鼓管口周围的软骨是一个不完整的环，缺口位于下侧部。软骨中部表面的黏膜抬高形成内侧嵴。内侧嵴内侧的裂隙样空隙就是 Rosenmüller 窝（咽隐窝），其大小和深度因人而异，鼻咽癌（nasopharyngeal carcinoma，NPC）好发于此隐窝。

鼻咽后壁被覆复层鳞状上皮，后鼻孔附近的鼻咽区覆以假复层纤毛上皮。上皮在完整的基底膜和富含丰富淋巴组织的固有层之上。咽上缩肌形成鼻咽的肌层，外面包绕着咽颅底筋膜。双侧咽颅底筋膜在中线处融合，从颅底延伸至咽后壁。鼻咽上部（从斜坡上部至鼻咽顶）无咽上缩肌覆盖，由咽颅底筋膜直接覆盖鼻咽黏膜。咽颅底筋膜和椎前筋膜形成咽后间隙，其内包含 Rouviere 淋巴结。咽后间隙为咽旁间隙之一，茎突后间隙的一部分（图 22-1）。4 对后组脑神经、颈鞘和交感干位于茎突后间隙，肿瘤直接侵犯或淋巴结转移均可影响其功能。茎突前间隙内的重要结构有上颌动脉和神经。

> **临床要点：** 第 IX、X、XI、XII 对脑神经和交感干位于茎突后间隙。肿瘤侵犯可表现为其中一对或多对脑神经的功能障碍。

鼻咽的淋巴管主要位于黏膜下区，引流至咽后淋巴结。然后这些淋巴结的输出淋巴管与鼻咽部一些淋巴管一起引流至颈深淋巴结。淋巴引流按照一定的顺序，依次从上到下，这也是 NPC 颈部淋巴结转移的模式[1]。

> **临床要点：** 咽后淋巴结是 NPC 的前哨淋巴结，但 II 区淋巴结转移在 NPC 颈部转移中更常见。

二、组织学

大部分鼻咽恶性肿瘤来源于黏膜，尽管其他肿瘤的恶性肿瘤也可发生于鼻咽，包括淋巴瘤和肉瘤。NPC 是一组来源于鼻咽上皮的分化程度不同的鳞状细胞癌（squamous cell carcinoma，SCC），常见于位于咽鼓管圆枕内侧的 Rosenmüller 窝（咽隐窝）。世界卫生组织（World Health Organization，WHO）将 NPC 分为 3 种亚型：分化好的角化型鳞癌（WHO I 型）、非角化型癌（WHO II 型）和未分化癌（WHO III 型）[2]。组织学上，分化型 NPC 与其他分化好

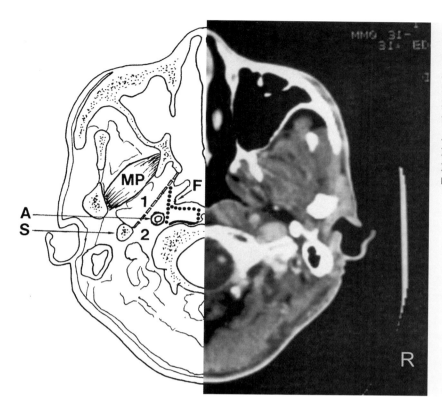

◀ 图 22-1 鼻咽轴位图显示其与周围组织的关系

A. 颈内动脉；F. 咽隐窝；MP. 翼内肌；S. 茎突。虚线是连接内侧翼状板和茎突的假想线。1 虚线以内是茎突前间隙；2 虚线以外是茎突后间隙。点状线表示咽颅底筋膜，它与对侧筋膜相融合，并延伸至咽后壁。该筋膜与椎前筋膜（实线）一起包绕咽后间隙

的上消化道鳞癌类似，表现为鳞状分化和角化特征。相反，非角化型和未分化型 NPC 表现为大且多边的合胞体细胞，这些细胞常常混杂着淋巴样细胞，由此产生一个名词"淋巴上皮瘤"[3]。然而，电子显微镜研究显示淋巴上皮瘤为鳞状来源，这些肿瘤浸润淋巴细胞主要为 CD8$^+$T 细胞[4]。

在北美，大约 25% 的 NPC 患者为 Ⅰ 型，12% 为 Ⅱ 型，63% 为 Ⅲ 型。在中国，3 型 NPC 的比例分别为 3%、2% 和 95%[5]。

临床要点：WHO Ⅲ 型未分化型鼻咽癌是北美最常见的 NPC 类型。

三、流行病学和病因学

NPC 在男性中的发病率较女性多 3 倍，无论是在高发区和低发区。中位发病年龄为 50 岁，比大多数同吸烟相关的头颈部肿瘤的发病年龄提前 10～15 年。

不同种族和地域的 NPC 发病率有较大的差异。NPC 常见于华南、北美和阿拉斯加。20 世纪 80 年代，在华南地区，与中国广东省毗邻的中国香港，NPC 男女发病率分别为 30/10 万和 20/10 万。中国香港 NPC 的发病率逐渐降低[6]。2013 年，其男女发病率分别降至 13.7/10 万和 4.8/10 万[7]。然而 NPC 在其他国家并不常见，经年龄调整后，男女发病率均低于 1/10 万[8]。

除了中国南部，马来西亚和印度尼西亚 NPC 发病率也很高[9]。北非地区，尤其是突尼斯和阿尔及利亚，NPC 发病率也很高[10]。加拿大北部和格陵兰岛的土著居民（因纽特人）是另外一个 NPC 高发的种族。

移民到东南亚或北美的中国人仍高发 NPC，但在第二代或第三代北美出生的华人中，NPC 发病率低于出生在中国的华人[11]。从低发病区移民到高发病区可提高 NPC 发病风险。约 10% 的 NPC 患者有家族聚集发病现象[12]。NPC 患者一级亲属的患病风险高于普通人 6 倍[13]。因此，遗

传、种族和环境因素，可能均在 NPC 的病因学中发挥了作用。

> 临床要点：移民到东南亚或北美的中国人仍高发 NPC，但在第二代或第三代北美出生的华人中，NPC 发病率低于出生在中国的华人。

除了遗传易感性，通常认为食用咸鱼为病因学因素。在咸鱼中发现的一种致癌化合物为二甲基亚硝胺[14]，被认为可导致 NPC。而且，后续的病例对照研究显示 10 岁之前频繁食用咸鱼可致 NPC 患病风险升高[15]。

分化差和未分化类型的 NPC 肿瘤细胞中，几乎全部存在 EBV 基因组[16, 17]。鉴于 EBV 存在于人类多个种族中，EBV 不可能是唯一导致 NPC 的因素。比较基因组杂交等遗传学研究已经证实了多个染色体的变异，如 14q、16p 和 1p 区域的缺失，12q 和 4q 区域的扩增[18, 19]。近期在 14q 染色体中也定位了抑癌基因[20]。这些均表明遗传因素在 NPC 的病因学中扮演了重要角色。

> 临床要点：NPC 癌变过程是一系列复杂的事件，起于遗传易感性，继而 EBV 感染和环境致癌物导致了肿瘤的发展。

NPC 癌变的准确事件顺序还没有被完全研究清楚。NPC 癌变过程是一系列复杂的事件，起于遗传易感性，继而 EBV 感染和环境致癌物导致了肿瘤的发展[21]。

四、临床表现

症状与原发肿瘤的位置、邻近结构的侵犯和颈部淋巴结的转移有关。症状可分为鼻部症状、耳部症状、颈部症状和神经症状。鼻部症状包括鼻衄、鼻塞和血涕，均与鼻咽肿瘤有关。耳部症状包括单侧听力下降、耳鸣和患侧耳闷感。这些症状可能因为肿瘤向侧后方侵犯咽旁间隙导致咽

鼓管功能障碍造成的。浆液性中耳炎在 237 例新发 NPC 患者中的发生率为 41%。因此，当一个中国成年患者或任何一个 NPC 高发区域的患者，临床表现为浆液性中耳炎时，均要考虑 NCP 的可能[22]。肿瘤向上生长侵犯颅底可导致头痛或多组脑神经病变导致的神经症状，包括 III、IV、V 和（或）VI 组脑神经。许多患者以淋巴结转移起病。颈部淋巴结转移导致的颈部肿块经常首次发现于上颈部（图 22-2）。因为鼻咽是中线结构，以双颈部淋巴结转移起病的患者并不少见。

> 临床要点：临床表现为浆液性中耳炎的中国成年患者，应仔细评估是否有 NPC 的可能。

这些症状大部分并不显著，且非特异性，无痛性肿大淋巴结常常被胸锁乳突肌掩盖，只有显著增大才被注意到。因此，许多 NPC 患者直到疾病晚期才求医就诊。4768 名患者的回顾性分析报道，症状表现为颈部肿块的占 76%，鼻部症状占 73%，听力症状占 62%，脑神经麻痹占 20%[23]。

以远处转移起病的 NPC 并不常见，通常与局部为晚期或多发淋巴结转移有关。常见的远处转移部位包括骨、肝和肺。

一种少见的 NPC 发病方式是副肿瘤综合征皮肌炎[24]。皮肌炎患者中多达 12% 可能患有鼻咽癌或在未来发展为鼻咽癌。

五、诊断和检查

出现以上 NPC 可疑症状的患者，尤其是来自高发区的患者，应接受 NPC 的全面检查。不幸的是，鼻咽位置深，没有特殊设备的情况下很难检查。详细的病史和全面的临床查体，包括鼻咽镜检查，是 NPC 诊断的基础。对大部分患者而言，内镜检查可以明确鼻咽部肿物的存在，然后取肿物活检行组织学诊断。少数情况下，NPC 患者内镜下鼻咽相对正常，此时需要进一步的检

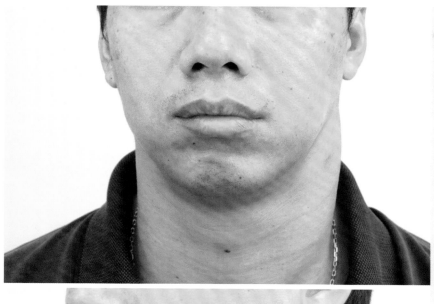

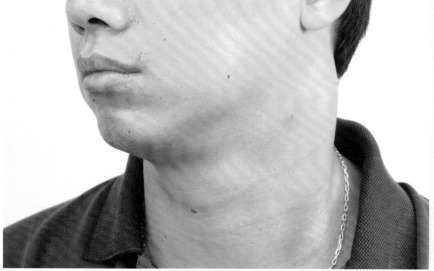

◀ 图 22-2　一位患者的临床照片，显示左上颈部肿大淋巴结

查来明确诊断。

> 临床要点：详细的病史和全面的临床查体，包括鼻咽镜检查，是 NPC 诊断的基础。

　　CT 横截面成像（图 22-3）或磁共振成像（图 22-4）可显示鼻咽及其周围异常的结构改变。影像学检查中也应当包括颈部，以发现隐匿的颈部转移。血清学检测显示 EBV IgA 抗体升高将进一步提高 NPC 的可疑性，有必要行内镜检查和鼻咽活检证实。NPC 确诊需要鼻咽部肿瘤活检阳性。当有可触及的颈部淋巴结时，应做细针穿刺细胞学活检（fine-needle aspiration，FNA）。即使无临床明显肿大淋巴结时，也应仔细检查颈部淋巴结是否有隐匿转移。颈部超声是一项经济且方便的检查隐匿淋巴结转移的检查方法，超声检查任何可疑的淋巴结应行超声引导下 FNA 细胞学活检[25]。此外，正电子发射计算机断层扫描（positron emission tomography，PET）也可探查隐匿淋巴结转移，尤其是超声扫描不到的咽后区[26]。PET 同时可提供额外的信息，如发病时病变的范围。

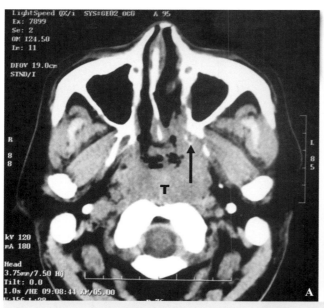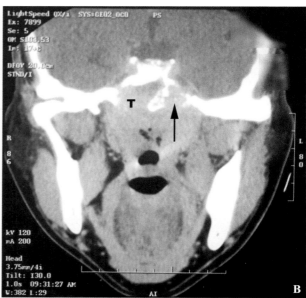

▲ 图 22-3　A. CT 扫描（轴位）显示鼻咽原发肿瘤侵犯翼板（箭）；B. CT 扫描（冠状位）显示鼻咽原发肿瘤侵犯颅底（箭）

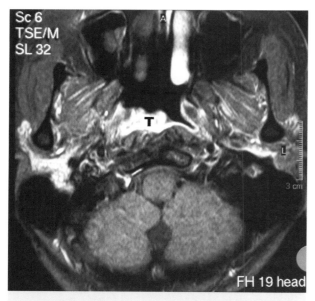

▲ 图 22-4　MRI 扫描（轴位）显示鼻咽原发肿瘤侵犯咽旁间隙

> 临床要点：血清学检测显示 EBV IgA 抗体升高将进一步提高 NPC 的可疑性，有必要行内镜检查和鼻咽活检证实。

（一）内镜检查

局麻条件下，无论硬式内镜还是软式内镜均可完成充分的鼻咽检查（图 22-5）。鉴于可卡因有局麻和收缩血管的特性，5% 可卡因是鼻咽局部麻醉很好的选择。然而，可卡因有心血管毒性，且受管制。如果无法获得可卡因，2%～5% 利多卡因和减轻鼻充血药物（类似 1∶10 000 的肾上腺素、0.5% 去甲肾上腺素或 0.1% 羟甲唑啉）的混合物也可达到良好的局部麻醉和缓解鼻腔黏膜充血的效果。Hopkin 硬式内镜直径 ≤ 4mm，0° 和 30° 内镜都能很好地观察到鼻咽和肿瘤（图 22-6）。置入软腭后面的 70° 内镜可显示鼻咽顶和咽鼓管开口，可以很好地展示肿瘤跨中线的程度（图 22-7）。然而，这些内镜无抽吸通道，活检钳必须先从内镜旁边进入再取活检。

从一侧鼻腔进入的鼻咽纤维喉镜可以完成整个鼻咽腔的彻底检查。它可通过抽吸通道将检查过程中产生的鼻腔分泌物清除，同时活检钳可通过这个通道进行直视下钳取标本。它也可以从软腭后面操作，从下向上检查鼻咽。鉴于这种内

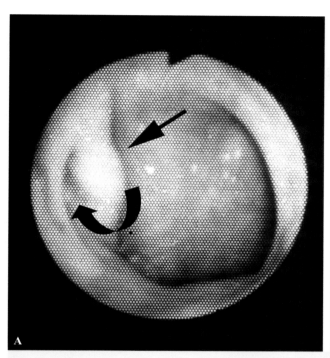

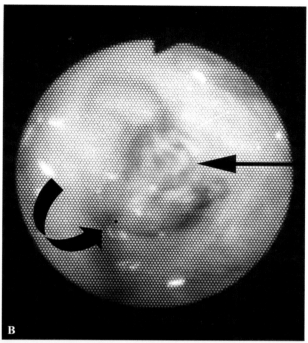

▲ 图 22-5　纤维软管内镜成像

A. 正常鼻咽右侧壁，咽鼓管咽口（弯箭）和 Rosenmüller 窝（直箭）；B. 原发右侧咽隐窝的肿瘤。咽鼓管咽口（弯箭）和肿瘤（直箭）

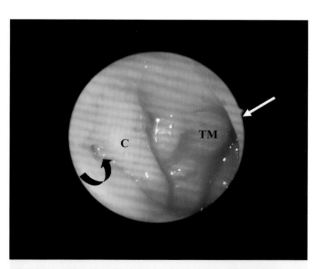

▲ 图 22-6　鼻咽右侧壁硬式内镜成像，显示肿瘤位于后壁中央（TM）。可见右侧咽鼓管咽口（弯箭）和内侧嵴（C）。直箭显示鼻中隔后缘

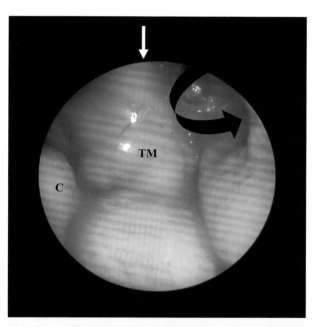

▲ 图 22-7　从口腔置入硬式内镜（70°），从下向上检查鼻咽成像。鼻中隔后缘（直箭），左侧咽鼓管开口（弯箭），右侧咽鼓管开口的内侧嵴（C），可见鼻咽肿瘤从鼻咽后壁延伸至鼻咽顶壁（TM）

镜的纤小体积和灵活性，大部分患者均耐受良好。既往老式鼻咽纤维喉镜的光学元件次于硬式内镜，但是新式纤维软管电子视频内镜可产生与硬式内镜相当的高质量图像。软管内镜活检钳的不足之处是活检钳尺寸小，获取的送检组织量少，有可能造成送检质量欠佳。因此，多部位取材活检是必需的。NPC 有时会发生在黏膜下区域，因此，活检钳需要破坏黏膜表面进行深取材[27]。

> 临床要点：当进行鼻咽活检时，多部位取材常常是必要的，以获取足够的组织样本完成诊断。

（二）EBV 血清学检测和血浆 EBVDNA 滴度

EBV 与 NPC 的特殊关系也为 NPC 的诊断提供了思路。NPC 患者中，IgA 抗体应答早期抗原（early antigen，EA）、EBV 的病毒衣壳抗原（viral capsid antigen，VCA）被证实有诊断价值[28]。

抗 VCA IgA 敏感度更高，但特异性低于抗 EA IgA。既往数千健康人的人口筛查研究显示，这些抗体滴度升高的人群中，罹患亚临床 NPC 的发生率为 3%～5%[29]。基于人口学回顾性研究证实了 EBV 血清学在 NPC 诊断中的价值。此项研究中，从肿瘤登记系统和死亡登记系统中交叉互检 9 699 例受试者的初始 EBV 血清学结果，时间持续 15 年。研究发现，随访时间越长，血清学阳性和血清学阴性受试者的累积 NPC 发病率的差异越大。抗 VCA IgA 的水平与疾病分期有关，治疗后其水平可下降[30]。但是另外一项研究发现，抗 VCA IgA 的水平与疾病分期关系不大[31]。分子生物技术的提高可扩增 NPC 患者血浆中的 EBV 基因组的细胞游离 DNA[32]。在 NPC 诊断方面，血浆 EBV DNA 滴度比 EBV IgA 血清学检测的敏感性和特异性更好[33]。此外，血浆 EBV DNA 水平有提示预后意义，可预测远处转移[34, 35]。然而，血浆 EBV DNA 检测放疗后肿瘤复发的敏感性是中度，尤其当原发肿瘤比较小时[36, 37]。

> 临床要点：在 NPC 诊断方面，血浆 EBV DNA 滴度比 EBV IgA 血清学检测更敏感、更特异。

（三）影像学

横断面成像是 NPC 诊断和治疗的基础。NPC 目前的分期很大程度上依赖于断面成像显示的结果，而不单单是临床查体。断面成像研究可提供肿瘤侵犯深度的信息，包括颅底侵犯和颅内扩散。目前这些检查对于明确鼻咽疾病的范围和放疗计划的实施是非常必要的[38]。在调强放疗（intensity-modulated radiation therapy，IMRT）成为标准治疗的时代，断面成像可以顺利实行和推广。IMRT 更精确地制订放疗靶区，同时对周围正常组织进行保护。IMRT 计划制订中，MRI 在勾画肿瘤范围和体积时是必备的项目（图 22-8）[39]。

CT 可显示肿瘤在鼻咽和咽旁间隙的软组织侵犯范围[40]。对骨侵犯，尤其是颅底，CT 的敏

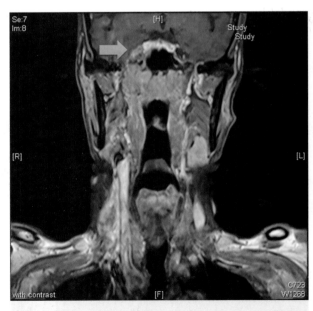

▲ 图 22-8 鼻咽增强 MRI 冠状位成像，显示鼻咽肿瘤通过卵圆孔（箭）侵犯颅内至 Meckel 腔临床表现为右侧面部麻木

感性高。CT 也可显示肿瘤通过卵圆孔沿神经侵犯至颅内，提供无颅底侵犯时海绵窦受累的证据[41]（图 22-9）。CT 可以显示治疗后的骨重建，这预示着肿瘤的彻底清除[42]。

> 临床要点：断面成像研究可提供肿瘤侵犯深度的信息，包括颅底侵犯和颅内扩散。新诊断的 NPC 患者均应要求做断面成像检查。

MRI 是目前 NPC 分期的标准成像方法[43]。MRI 用于 NPC 的优势为更好的软组织识别度。MRI 可鉴别肿瘤侵犯和软组织炎症。同时 MRI 也对评估咽后淋巴结和颈深淋巴结转移更敏感[44]（图 22-10）。MRI 可明确肿瘤骨髓浸润，而 CT 不能显示此类的病变，除非有骨性结构的侵蚀。因骨髓浸润后远处转移风险提高，明确是否骨髓浸润很重要[45]。然而 MRI 不能评估骨侵犯的细节，当需要评估颅底时需要做 CT 检查。

> 临床要点：因为 MRI 可鉴别肿瘤侵犯和软组织炎症，MRI 是目前 NPC 分期的标准成像方法。

放疗后复发的 NPC 可显示为一系列难以解释的增强信号[46]。然而，CT 和 MRI 对诊断肿瘤复发的敏感性较低[47]。在诊断复发 NPC 方面，无论是原发病灶还是颈部淋巴结，PET 敏感性比断面成像更高（图 22-11）[48]。不幸的是，鼻咽部放射性骨坏死可导致 PET 假阳性[49]。

> 临床要点：在诊断复发 NPC 方面，PET 敏感性比断面成像更高。

六、分期

历史上，有多个 NPC 分期版本。Ho 分期系统常用于亚洲[50]，而欧洲和美国更常使用美国癌症联合委员会 / 国际抗癌联盟 AJCC/UICC 分期系统。Ho 分期的淋巴结分期系统已被证实有评估预后价值，但是 Ho 系统的 T 分期分为 5 个级别，与其他大部分肿瘤分期系统不同。

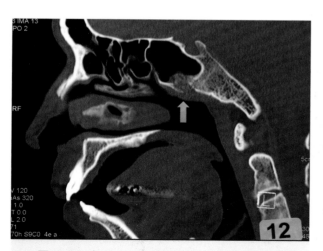

▲ 图 22-9　鼻咽 CT 矢状位重建骨窗像，显示鼻咽顶壁肿瘤侵犯蝶窦底和斜坡（箭）

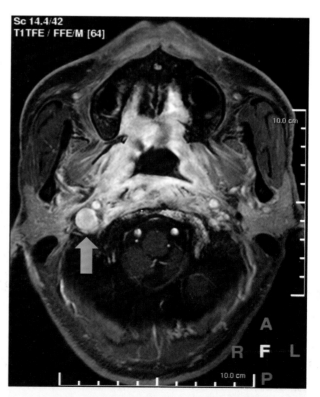

▲ 图 22-10　增强 MRI 显示右侧肿大咽后淋巴结（箭），提示为原发鼻咽的淋巴结转移

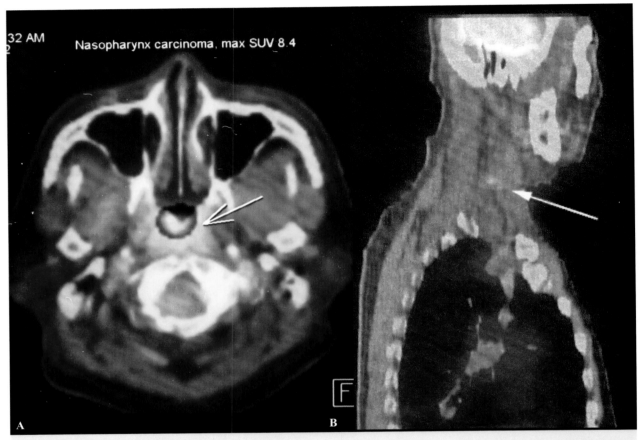

▲ 图 22-11　PET 扫描
A. 鼻咽肿瘤（箭）；B. 颈部淋巴结转移（箭）

20 世纪 80 年代和 90 年代的一些研究证实了一些具有预后价值的因素，如颅底侵犯、脑神经受累[51]、原发肿瘤侵犯咽旁间隙[52]，以及颈部淋巴结的位置和大小[53]。曾经有一个将这些因素均考虑进去的重大修改版本，1997 年出版的第五版 AJCC/UICC 分期系统体现了这个重大修改[54]。

新分期的 T 分期包括肿瘤侵犯鼻前庭、口咽或咽旁间隙。将颅底侵犯，颞下窝、眼眶、下咽和颅内或脑神经受累均考虑进去。也修订了淋巴结分期，新分期系统可以更准确地反映患者生存预后[55]。

随着 IMRT 等新型治疗方式的流行，2010 年重新修订了分期系统，以显示疗效的提高。像鼻前庭受累和口咽受侵这样的预后因素均可用新的放射技术进行充分治疗，鼻前庭和口咽受累均分为 I 期。随着 MRI 广泛应用，咽后淋巴结转移的诊断变得比较容易。咽后淋巴结转移有预后价值[56]，无论单侧还是双侧咽后淋巴结转移均为 N_1。表 22-1 至表 22-3 为 2016 年第 8 版 AJCC/UICC NPC 分期[57]。

> 临床要点：咽后淋巴结转移有预后价值，无论单侧还是双侧咽后淋巴结转移均分为 N_1。

七、治疗

因为 NPC 对射线敏感，既往的数十年内，无论早期还是晚期 NPC，放射治疗均是首选的治疗方案。在过去的 15 年里，我们见证了 NPC 放

表 22-1　第 8 版 AJCC/UICC 鼻咽癌分期 T 分期

原发肿瘤（T）	
T_x	原发肿瘤不能评估
T_0	无原发肿瘤证据
T_1	肿瘤局限于鼻咽或肿瘤侵犯口咽和（或）鼻腔，无咽旁间隙侵犯
T_2	肿瘤侵犯咽旁间隙，邻近软组织侵犯（翼内肌、翼外肌和椎前肌肉）
T_3	肿瘤侵犯颅底骨质结构和（或）鼻旁窦
T_4	肿瘤侵犯颅内和（或）脑神经受累，下咽、眼眶或软组织受累（超出翼外肌的外侧、腮腺）

注：鼻咽包括鼻咽顶、双侧壁、后壁和软腭背面

表 22-2　第 8 版 AJCC/UICC 鼻咽癌分期 N 分期

区域淋巴结（N）	
N_x	区域淋巴结不能评估
N_0	无区域淋巴结转移
N_1	环状软骨下缘以上的单侧颈部淋巴结转移，最大径 ≤6cm；和（或）单侧或双侧咽后淋巴结转移，最大径 ≤6cm[a]
N_2	环状软骨下缘以上的双侧颈部淋巴结转移，最大径 ≤6cm[a]
N_3	最大径 >6cm[a]，和（或）位于环状软骨下缘以下

a. 中线淋巴结为同侧淋巴结

表 22-3　第 8 版 AJCC/UICC 鼻咽癌总分期

分　期		
0 期	Tis	N_0	M_0
I 期	T_1	N_0	M_0
II 期	T_1	N_1	M_0
	T_2	N_0	M_0
	T_2	N_1	M_0
III 期	T_1	N_2	M_0
	T_2	N_2	M_0
	T_3	N_0	M_0
	T_3	N_1	M_0
	T_3	N_2	M_0
IV A 期	T_4	任何 N	M_0
	任何 T	N_3	M_0
IV B 期	任何 T	任何 N	M_1

注：中线淋巴结为同侧淋巴结

疗的重大进展，提高治愈率的同时降低了不良反应发生率。两项重大进展是 IMRT 和同步放化疗。

（一）放疗

放疗是 NPC 的标准治疗。只要没有远处转移的证据，局部晚期 NPC 就应该尝试根治性放疗。治愈仍是一个现实的目标。放疗靶区包括鼻咽原发病灶和颈部转移淋巴结。因颈部淋巴结隐匿转移高发，颈部预防性照射是 N_0 患者的标准[58]。良好的局部区域控制是首要的治疗目标，因为局部区域复发是远处转移的显著高危因素[59]。

临床要点：放疗是 NPC 的标准治疗。

常规二维放疗采用对穿野照射鼻咽和上颈部淋巴结，颈前野照射下颈部淋巴结[60]。高剂量放疗的最大障碍是脊髓限量必须限制在 40～45Gy。二维放疗的缺点是咽旁间隙和鼻咽射野与上颈部射野连接处的欠量问题。

IMRT 是多家治疗中心目前 NPC 治疗的标准。IMRT 采用多个不同权重的放疗射野（7～9 个射野）实现靶区的处方剂量，同时保持重要器官的受量低于毒性剂量以下。放疗肿瘤专家首先定义计划电脑断面成像中的大体肿瘤体积（GTV）。MRI 是制订计划首选的成像方式，可与 CT 和（或）PET/CT 联合使用。临床靶体积（CTV）包括 GTV 和鼻咽周围的亚临床病变区域和淋巴引流区。然后计划靶体积（PTV）定义为 CTV 加上患者摆位中解剖结构的位置运动边界。最后，在扫描图像上标出像脑干、脊髓、视神经、垂体、耳蜗和腮腺这样的重要结构的区域和剂量限值。计划系统电脑将产生一个放疗计划，放疗肿瘤学家将决定这个放疗计划是否可接受和可执行

（图 22-12）。通常 GTV 的剂量为 70Gy，每次分割 2Gy；CTV 的剂量为 60～66Gy[61]。原发病变和颈部病灶一起治疗。

文献报道 IMRT 对 T_1～T_2 病变的局部控制率为 90% 以上，同时降低了二维放疗常见的颞叶坏死、张口困难、口干和听力下降等症状的发生率[62-64]。

临床要点：文献报道 IMRT 对 T_1～T_2 病变的局部控制率为 90% 以上。

1. 急性期不良反应

放疗期间，第一周结束时患者即可感觉到口干，逐渐加重持续至放疗结束。对于大部分患者，二维放疗导致的口干是永久性的。随着 IMRT 的使用和对侧腮腺的保护，放疗结束 2 年

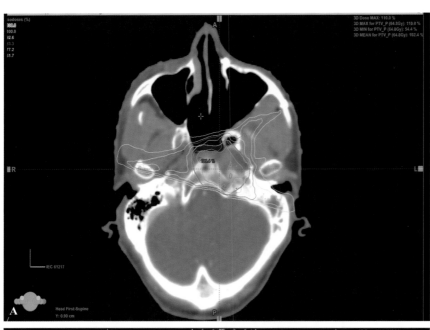

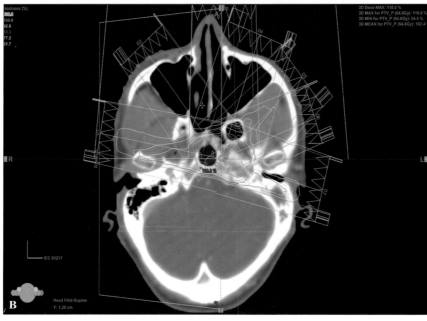

◀ 图 22-12　A. 计划电脑中 IMRT 治疗斜坡和岩尖受侵 NPC 的截图。粉色区域是临床肿瘤靶区，红线内的区域将接受 66Gy 的剂量；B. 实现放疗计划的 7 个射野位置

后部分唾液腺的功能可恢复[65]。口腔后部和口咽上部的黏膜炎通常在放疗的第 4 周结束开始，逐步加重并持续至放疗结束。同步化疗加重黏膜炎。黏膜炎在放疗结束数周内恢复。黏膜炎的治疗主要是支持性治疗，如漱口剂和止痛药。加巴喷丁可有效缓解黏膜炎疼痛，尤其是接受同步放化疗的患者[66]。对于一部分患者，当黏膜炎影响了经口进食，可使用鼻胃管鼻饲。

> **临床要点**：加巴喷丁可有效缓解黏膜炎疼痛，尤其是接受同步放化疗的患者。

2.晚期不良反应

鼻咽部位特殊，邻近几个射线敏感且剂量限制性器官，如脑干、颞叶、垂体下丘脑轴、中耳和内耳、脊髓、眼球和腮腺。影响这些器官的根治性放疗可产生并发症。因为 NPC 浸润生长特性和肿瘤侵犯这些器官，放射野有时不得不包括这些器官。IMRT 技术已经降低了这些重要结构的剂量，但在晚期肿瘤病例中，很难不降低原发肿瘤的剂量来保护这些器官和结构。

NPC 放疗的后遗症包括听力下降[67]、颞骨放射性骨坏死[68]、神经内分泌并发症[69]、口干、口腔牙齿卫生不良[70]、放射性软组织纤维化[71]和颈动脉狭窄[72]。吞咽困难是 NPC 治疗后常见的并发症，一些患者可能需要长期的非经口进食[73, 74]。最使患者疲惫不堪的后遗症是神经系统并发症，包括颞叶坏死[75]和脑神经麻痹[76]等严重疾病和记忆[77]、认知[78]和神经心理功能失调[79]等轻型病症。更晚期病名患者使用化疗进一步加重不良反应，包括顺铂的耳毒性和周围神经病变[80]。

（二）根治性放疗的辅助化疗

晚期 NPC 患者中，化疗作为新辅助和辅助治疗模式使用。1997 年 Intergroup 研究首次证实三周期辅助化疗联合同步放化疗比单纯放疗提高总生存率[81]。NPC 化疗的 Meta 分析（MAC-NPC）显示放疗联合化疗有生存获益。与放疗联合使用时，化疗的效果最优，风险比为 0.6[82]。2014 年，19 项临床研究和 4 798 名患者的 meta 分析更新结果显示，联合化疗显著提高总生存，风险比为 0.79[83]。

顺铂是同步放化疗的标准治疗药物。可采用每周 40mg/m² 或 100mg/m² 每三周方案。放疗期间累计顺铂剂量必须达到 200mg/m² 才能保证生存获益。

尽管采用了同步放化疗，远处转移仍是治疗失败的主要原因[45, 84]，Ⅳ期患者的预后依然很差[85]。临床试验已经证实同步放化疗后再辅助化疗可提高总生存[86, 87]，但辅助化疗的确切获益仍不明确。一项Ⅲ期临床研究并未证实同步放化疗后进行辅助化疗有获益[88]。由于同步放化疗后患者再进行辅助化疗的耐受性差，因此诱导化疗后再进行同步放化疗的方案也被探讨。近期研究的初步结果提示将同步放化疗换成诱导化疗后再同步化疗方案并不能使患者获益[89]。但这并不代表诱导化疗在治疗晚期 NCP 中没有作用。高 T 分期的 NPC，诱导化疗可缩小肿瘤，提高肿瘤放疗覆盖率和降低邻近重要结构的受量[90]。

> **临床要点**：尽管采用了同步放化疗，远处转移仍是 NPC 治疗失败的主要原因。

（三）转移和晚期复发 NPC 的化疗

顺铂为基础的联合化疗是转移性 NPC 最有效的治疗。顺铂和氟尿嘧啶（5-FU）是转移性 NPC 的标准治疗，有效率为 66%～76%[91]。

Ⅱ期研究显示，当含铂方案化疗失败后，新型药物包括卡培他滨、吉西他滨、异环磷酰胺、紫杉醇和伊立替康均显示生存获益[92, 93]。两种或三种新型化疗药物的联合使用有望提高有效率，但不良反应会增加。

尽管报道有长期无疾病生存者，但化疗对转移性 NPC 是姑息性的治疗[94]。对选择性的寡转移 NPC 患者，可考虑采用更积极地局部治疗手段。局限肺转移的切除可能提高疾病控制

率 [95, 96]。当出现局限性的纵隔淋巴结转移时，化疗基础上联合放疗也可能提高肿瘤控制 [97]。孤立肝转移位置允许的情况下，可进行手术切除或射频消融 [98]。

> **临床要点：** 局限肺转移病灶的手术切除可能提高疾病控制率。

（四）复发疾病的治疗

尽管同步放化疗改善了 NPC 患者的预后，仍有患者接受初始根治性放化疗后发生局部或区域复发。这些治疗失败可表现为持续性或复发性肿瘤。持续性肿瘤定义为治疗后肿瘤没有完全消退或治疗后 6 个月内复发。复发性肿瘤定义为治疗后完全缓解并且治疗完成后 6 个月再次出现。

早期发现是成功治疗持续性或复发性 NPC 的关键。PET 优于 CT [99] 和 MRI [100]，但在放射性骨坏死而不是复发性肿瘤患者中可能出现假阳性结果 [49]。因此，应该行内镜检查和活检确认鼻咽恶性肿瘤的存在。然而，很难确诊放化疗后持续性或复发性淋巴结转移，因为一些淋巴结中仅有几簇肿瘤细胞存在 [101]。因此，旨在确定淋巴结中是否存在恶性细胞的 FNA 细胞学检测通常帮助不大。淋巴结的临床检查和 PET 扫描结果可以帮助临床医师进一步治疗这些患者。血浆 EBV DNA 滴度是另外一种监测治疗效果和监测复发的手段。如果初始放化疗后疾病完全缓解，治疗后血浆 EBV DNA 滴度通常无法检测到。任何持续升高的 EBV DNA 滴度则提示肿瘤没有完全缓解或出现远处转移 [102, 103]。

> **临床要点：** 怀疑复发时，旨在确定淋巴结中是否存在恶性细胞的 FNA 细胞学检测通常帮助不大。

尽管广泛期肿瘤挽救性治疗后患者的预后仍差，也应尽可能治疗局部或区域持续性或复发性 NPC，这些患者的预后仍高于那些只接受支持性治疗的患者。即使对于同时局部区域复发的 NPC 患者，也应有选择的考虑积极的治疗 [104]。

1. **持续性或复发性颈部淋巴结转移**

自从采用了同步放化疗，NPC 孤立颈部淋巴结转移发生率降低至低于 5% [105]。当颈部淋巴结转移患者接受二次外照射放疗时，报道的 5 年生存率仅为 19.7% [106]。尽管放疗后颈部持续性或复发性病变仅表现为一个临床可触及的淋巴结，仍推荐根治性颈清扫。单纯淋巴结切除可能不足以清除肿瘤。这些患者颈清扫标本的连续切片病理学研究显示，持续性或复发性颈部淋巴结转移，肿瘤侵犯局部组织的范围也是很广泛的。颈部病理阳性淋巴结是临床所见淋巴结的 3 倍，70% 的转移淋巴结发生淋巴结包膜外侵犯。这些淋巴结通常与胸锁乳突肌、副神经和颈内静脉关系密切。因此，为了确保清除所有颈部转移淋巴结，挽救治疗必须考虑根治性颈清扫。在这种情况下，为保证获得最佳的预后，颈清扫是必需的 [101]。根治性颈淋巴结清扫术作为鼻咽癌孤立性淋巴结复发的一种补救措施，据报道其 5 年局部肿瘤控制率为 66%，5 年生存率为 38% [107]。近期基于同步放化疗前组织学研究的报道对这一观点提出了挑战 [108]。一项研究结果显示 NPC 孤立性淋巴结复发的患者，可免除 I 区的挽救性清扫 [109]。

当淋巴结转移超出清扫范围，颈清扫可能无法清除所有病变。为达到相似的肿瘤控制率，针对瘤床的进一步治疗是必需的。包括进一步的外照射或近距离照射。后装近距离照射已经用于临床并取得不错的结果 [110]。颈清扫术后将中空尼龙管准确地放在术区，在颈部伤口愈合后，插入一个单源高剂量率铱丝作为后装内照射源。由于颈部皮肤已被纳入初始的放射野内，无法承受进一步的照射，因而应外科切除和替换计划内照射区域上方的皮肤。颈部皮肤的重建可选用胸三角肌皮瓣或胸大肌肌皮瓣。前者提供全层皮肤覆盖，需要 3 周后行二期手术以将胸三角肌皮瓣还原至前胸壁。后者是一期手术，但是胸壁的完整性受到破坏。利用这种皮肤覆盖方法，全剂量的内照射才能作为挽救治疗而得以实施[110]。内照射治疗结束后，拔除中空尼龙管后等待伤口愈合。

2. 持续性或复发性鼻咽肿瘤

现代放疗技术已经显著提高了 NPC 的局部控制率。一项大的调查研究显示 11% 的患者出现局部复发，然而这些复发是可以再次治疗的[111]。局部复发的挽救治疗包括外照射、内照射和手术。一项 200 例接受了不同再治疗模式的局部复发患者的大型调研结果显示，3 年总生存率为 74%[111]。因为患者已经接受了首程治疗并且出现了不良反应，再治疗对临床医师是一大挑战。

（五）外照射放疗

传统二维外照射放疗对局部复发后挽救治疗的成功率低。一项研究结果显示局部复发再程放疗的 5 年生存率仅为 14%，并且 26% 的患者均有晚期后遗症[112]。限制外照射再程放疗的主要因素是第二次照射时重要器官的剂量限值，如脑干、视交叉和颞叶。

新型放疗技术如三维立体定向放疗和 IMRT 可以给予局部肿瘤高剂量照射同时避免重要器官超剂量照射[113-115]。30 例接受立体定向放疗患者的 5 年总生存率为 40%，局部控制率 56.8%[114]。应用该技术治疗的 rT_1 和 rT_2 患者中约有 22.5% 出现中枢神经系统并发症，而 rT_3 和 rT_4 患者中有 72.2% 出现中枢神经系统并发症。

（六）近距离放疗

为避免二次放疗的放射并发症，近距离放疗可用于再程放疗。当采用近距离放疗治疗鼻咽部持续性或复发性 NPC 时，放射源直接置入肿瘤中或置于肿瘤周围，近距离放射源以高剂量率发射射线，射线剂量随着距离的增加降低。因此，持续性或复发性鼻咽肿瘤接受了最高的治疗剂量，周围组织接受了显著降低的照射剂量。腔内近距离照射早已用于首次治疗的局部补量和持续性或复发性肿瘤的挽救治疗[116]。放射源，如 ^{192}Ir，可以放置在模体中，然后插入鼻咽部，

给予持续性病灶 40Gy、复发病灶 50~60Gy。文献报道了良好的局部肿瘤控制率和生存率，5 年局控率为 68.3%，5 年总生存率为 46.9%[117]。为解决鼻咽内原发性肿瘤轮廓不规则的问题，采用放射性间质植入物作为近距离放射源，直接将放射源植入肿瘤内。因此，鼻咽局部的持续性或复发性肿瘤均可以直接接受高剂量照射[118]。

> **临床要点**：文献报道近距离放疗治疗复发疾病获得了良好的肿瘤局部控制率和生存率。

放射性金属粒子（^{198}Au）经常被用于近距离放疗组织间插植。文献报道全麻上腭裂开法进行放射性粒子植入[119]。从中线切开软腭，与硬腭的黏膜骨膜一起掀起。软腭瓣被托起后，暴露鼻咽部肿瘤，在直视下可准确植入所需数量的金属粒子。因此，可获得持续性或复发性肿瘤放疗的理想剂量学分布。这项手术技术简单并且手术相关并发症发生率低[120]。放疗后持续性或复发性 NPC 采用金属粒子组织间插植，再程放疗相关的并发症发生率很低。5 年肿瘤局部控制率分别为 87% 和 63%，相应的 5 年无疾病生存率分别为 68% 和 60%。大约 16% 的患者发生持续性腭痿[121]。

近距离技术再程放疗的不足之处是鼻咽和斜坡的放射性坏死。

（七）手术治疗

鼻咽切除术

尽管近距离放疗是挽救局部复发非侵袭性治疗手段，它只能用于小的复发病灶的挽救治疗，因为近距离放疗的射程为 1~2cm。当肿瘤侵犯咽旁间隙或出现咽旁间隙淋巴结转移时，近距离放疗不再适用。鼻咽肿物切除联合咽旁间隙淋巴结清扫的挽救手术在选择性人群中显示了对清除局部病灶的有效性。此外，挽救性手术也可避免近距离放疗引起的鼻咽过度辐射产生的鼻咽部并发症。

> **临床要点**：挽救性手术可用于不再适用再程放疗的复发疾病。

鼻咽位于头部中央。肿瘤位于此区域，很难充分暴露它的周围结构以完成肿瘤切除。几乎没有相关文献报道暴露鼻咽的有效方法以完成挽救性鼻咽癌切除。由于大脑和脊柱限制了组织的运动无法获得充分暴露，故而上方入路和后方入路是无法实现的。侧方入路，从颞下窝入路至鼻咽，是首个报道用于切除鼻咽恶性病灶的方法[122]。如果采取此入路，必须先实施乳突根治术，同时一些重要的结构会被涉及，包括颈内动脉、第 V 对脑神经和中颅窝底。这项操作产生的并发症是很明显的，必须具备大量的手术经验才能完成这项手术。这项手术直接暴露了鼻咽侧壁，包括手术侧的颈内动脉，因此它对侧方病变是有效的。然而，这种手术方法无法到达对侧鼻咽壁和鼻腔。

经上颌窦和面中部翻揭入路能够从前方进入鼻咽，但是不能充分暴露鼻咽部，包括上壁和侧壁。这些前方入路，即使实施硬腭控制性骨折而后向下移位，也仅能暴露鼻咽后壁，但无法暴露鼻咽侧壁，而大多数肿瘤恰恰发生于此处。在有限的空间内使用器械也很困难。研究表明，在肿瘤控制中，面中翻揭入路的效果不如上颌骨翻揭入路法有效[123]。

可采用从下方的经腭入路到达鼻咽[124]。这种方法对于位于鼻咽后壁中央和后壁的肿瘤很有用。对于范围更大的肿瘤，尤其是那些位于顶部和侧壁的肿瘤，采用这种下方入路方法很难分离咽旁间隙病灶。由于持续性或复发性 NPC 的经常向侧方延伸至靠近颈内动脉的组织平面，因此在采用这种下方入路切除肿瘤期间必须保护该血管。为了改善下方入路的侧向暴露，经腭入路基础上增加了下颌骨切开术。这种经颈 - 下颌 - 腭入路方法可很好地暴露和控制颈内动脉。不幸的是，因为越过了口底和咽侧壁，这种方法可能会导致吞咽困难[125]。

也可通过硬腭和上颌窦外翻的前侧路线到达鼻咽（图 22-13）。这种上颌外翻方法充分暴露了鼻咽及其附近区域，可以进行挽救性鼻咽切除术。所采用的面部切口与上颌骨切除术的面部切口相似，不同之处在于沿上牙槽没有切口，因为不要将前颊瓣与上颌前壁分开。总共需要进行三处截骨术以分离上颌骨。上颌前壁的第一个水平截骨术放置在眼眶下缘下方，因此眶底没有受到干扰。然后，摆锯穿过上颌窦以将上颌骨的后壁与其上方附着物分开。第二个截骨术在中线切开硬腭，第三个截骨术是用弯曲的骨凿将上颌结节与翼板分开。截骨后，附着在前颊皮瓣上的上颌骨和一半硬腭可作为一个骨皮瓣向一侧翻动[126, 127]（图 22-14）。所涉及的手术程序与上颌骨切除术相似，只是上颌骨保留在前颊瓣上，并在鼻咽切除术后恢复到其原始位置。手术前通常要制作一个牙板，因为这样可以确保在切除肿瘤后正确地重新定位上颌骨。出于类似的原因，在截骨术之前要钻出用于将上颌骨固定到面部骨骼其余部分的钛板孔。侧向掀开上颌骨，去除翼板，并将附着的翼状肌分开，然后将整个鼻咽和鼻咽旁间隙暴露出来以进行肿瘤外科手术。去除鼻中隔的后部以改善对侧鼻咽的暴露。将咽鼓管软骨部与鼻咽侧壁（包括咽隐窝在内）完整地一起去除。可以将椎前肌与肿瘤一起切除以改善切除边缘，并且出于类似的原因，蝶窦的前壁也要切除。蝶窦开放，保留其黏膜。

上颌侧向外翻后获得的广泛暴露可以在直视下清扫鼻咽旁间隙。因此，可以去除咽旁淋巴结或已经扩展到鼻咽旁间隙的肿瘤。可以在解剖鼻咽旁间隙的过程中通过触诊来识别位于咽基底筋膜外侧的颈内动脉，从而可以保护颈动脉。

这种挽救性外科手术的并发症发病率很低且可以接受[128]。许多患者术后出现了一定程度的牙关紧闭。这与先前的根治性放疗和翼状肌区域解剖后纤维化的程度有关。牙关紧闭经常可通过被动拉伸而改善。

临床要点：挽救性鼻咽切除术并发症发病率低且可接受。

上颌外翻路径的一种变化是面部移位术，其中将整个上颌骨作为游离骨移植物切除，并在鼻咽切除完成后放回原处。此过程的风险是易位的面部骨骼的存活能力无法确定，尤其是放疗后的患者[129]。

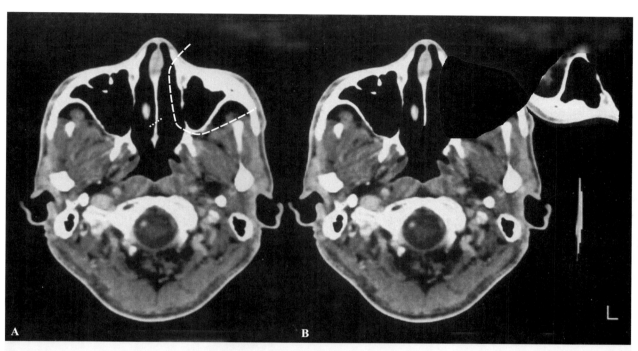

▲ 图 22-13　**CT 示意图**

A. 上颌骨和鼻中隔后部的计划截骨术；B. 上颌骨仍附着在颊瓣上的同时向侧面翻起

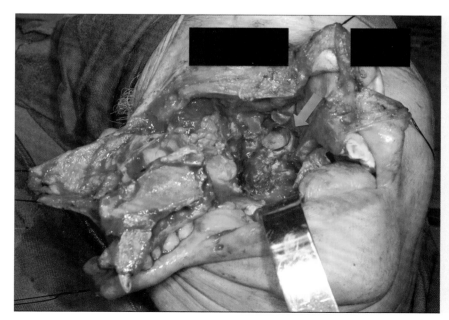

◀图 22-14　右上颌外翻入路进入鼻咽后，右侧上颌窦侧向打开后，看到鼻咽和颅底。右蝶骨的前和底部已被移除（箭）

当切除持续性或复发性肿瘤可获得明确干净切缘时，长期效果令人满意。246 名患者的大型系列研究结果表明，挽救性鼻咽切除术后鼻咽肿瘤的 5 年实际局部控制率为 74%，而 5 年总生存率为 56%[130]。

随着内镜技术的进步，鼻内镜下微创手术已成为一种新的手术方式。内镜鼻咽切除术的优点包括没有面部瘢痕和对吞咽肌肉的损伤最小。使用器械和止血方法相对困难，并且在切除期间经常需要使用替代能量平台，如激光或等离子刀（Colbator）[131]。内镜鼻咽切除术通常用于切除鼻咽局部小肿瘤（图 22-15），因为使用内镜器械进行组织操作非常困难[132]。文献中大多数报道的病例系列随访时间较短，2 年局部控制率在 70%～80%[133]。一项最近发表的超过 100 名患者的病例对照研究对比了内镜鼻咽癌切除术与 IMRT 再程放疗，结果表明内镜鼻咽癌切除术的 5 年总生存率更高，为 77.1%，而再程放疗的总生存率为 55.5%[134]。然而，尚无比较鼻咽癌切除术和再照射挽救治疗复发性鼻咽癌的随机对照试验。

内镜鼻咽切除术的一种改进是在外科手术机器人的帮助下进行切除[135]。使用机器人的优点是机器人手臂的灵活性更高，并且外科手术机器人可提供三维放大视图，但缺点是外科医师失去了触觉。机器人鼻咽切除术的适应证类似于内镜鼻咽切除术，目前仅限于小肿瘤。机器人鼻咽切除术的早期结果与其他内镜鼻咽切除术的系列结果相似[136]。

八、临床病例

（一）病例 1：鼻咽鳞状细胞癌 $T_4N_0M_0$

1. 临床表现

中国女性，53 岁，右侧耳鸣 3 个月，右侧面部疼痛和麻木 2 个月。无其他症状，近期食欲和体重无变化。否认吸烟史，偶尔饮酒。

2. 查体

临床检查证实右侧第 V 对脑神经上颌神经麻痹。耳镜检查显示右侧浆液性中耳炎，音叉检查证实右耳为传导性耳聋。没有可触及的颈部淋巴结。鼻咽检查发现右侧咽隐窝的外生肿块延伸至右侧鼻咽顶。肿块活检证实存在未分化癌。

3. 诊断和检查

全血细胞计数和肝肾功能检查均正常，抗 EBV VCA 抗体以 1：40 稀释度升高，血浆 EBV DNA 为 1250 拷贝 /ml。鼻咽 MRI 证实了斜坡侵犯和肿瘤通过圆孔扩展至右侧中颅窝。没有证据显示颈部淋巴结受累。该患者还进行了 PET 扫描，证实了鼻咽肿瘤的范围，并且没有远处转移的证据。

患者进行了纯音听力图检查，显示的气导骨导间距，证实为传导性耳聋。牙科检查显示几颗牙齿早期形成龋齿，并对两个受累最严重的牙齿进行了拔除，并且还采取了牙齿预防性措施。

4. 治疗

由于明显的颅内受累，为了最大限度降低对颅内结构的照射，采用新辅助化疗来缩小肿瘤并减小放射野。该患者接受了 3 个周期的诱导化疗，药物包括静脉使用顺铂 100 mg/m² 和氟尿嘧啶

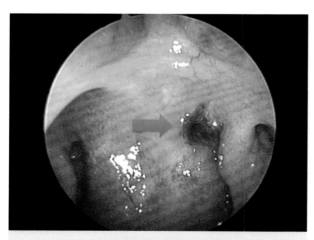

▲ 图 22-15 一个小的复发性鼻咽癌位于左鼻咽的上半部，靠近咽隐窝（箭）。影像学检查未见肿瘤的侧向扩展，且病变适合采用微创方法（内镜或机器人）进行鼻咽癌切除术

（5-FU）1 000mg/（m²·d）连续输注 120h，每 3 周为一个周期。重新评估的 MRI 扫描显示原发肿瘤明显缩小。

诱导化疗后，患者接受 IMRT 同期放化疗。在 7 周内完成 34 次分割的 68Gy 的总肿瘤剂量，在第 1、22 和 43 天进行顺铂 100 mg/m² 的静脉化疗。颈部淋巴结区域的放射剂量为 60Gy。

使用内镜检查在放疗完成后第 10 周对肿瘤的反应进行评估，显示鼻咽部肿瘤已完全缓解，并通过从肿瘤初始部位进行的活检证实。放疗完成后 3 个月进行的鼻咽 MRI 也证实肿瘤完全缓解。

第 1 年每 2 个月定期对患者进行临床检查和内镜随访，第 2 和第 3 年每 3 个月定期对患者进行随访。在前 3 年中，每 6 个月重复进行一次鼻咽和颈部的 MRI 检查，患者仍处于肿瘤缓解状态。

（二）病例 2：鼻咽鳞状细胞癌 $T_1N_1M_0$

1. 临床表现

中国男性，50 岁，患有慢性肾功能不全，发现左上颈淋巴结肿大，其余无症状。

2. 查体

临床检查显示左上颈部胸锁乳突肌后方有一个直径为 2cm 的质硬淋巴结。淋巴结表面光滑，活动度可。未触及其他淋巴结，并且头颈部无其他肿块或病变。

3. 诊断和检查

FNA 细胞学检查显示存在转移性未分化癌，EBV 病毒编码小 RNA（EBER）的免疫组织学染色呈阳性。上呼吸消化道内镜检查显示，鼻咽部直径为 0.5cm 的外生性生长物遮盖了左侧咽隐窝。鼻咽部病变活检显示未分化癌。

4. 治疗

用 IMRT 技术对患者的鼻咽以及双颈进行放射治疗。鉴于他的肾功能不佳，未使用顺铂方案的同步化疗，而是使用西妥昔单抗作为同期生物疗法。在放疗的第 1 天给予西妥昔单抗约

400mg/m² 作为初始剂量，随后在放疗期间每周给予 250mg/m²。鼻咽部的总放疗剂量为 68Gy，颈部总放疗剂量为 64Gy。6 周内以每日 200cGy 的单次分割剂量执行。放疗完成后第 4 周，鼻咽部和颈部淋巴结肿瘤完全消退。

该患者两年内无症状，随后发现左颈肿胀逐渐加重。临床检查显示左侧上部胸锁乳突肌后方有 2cm 直径的硬块。

肿物质硬，无压痛，界限不清。该肿块与后方的结构粘连，因此无法移动。然而，其上面的皮肤是活动的，没有发现其他淋巴结。没有声音嘶哑，没有吞咽症状，也没有鼻部症状。鼻咽部内镜检查显示正常，并且双侧声带活动正常。无浆液性中耳炎。PET/CT 显示上颈部胸锁乳突肌覆盖下存在直径为 2cm 的肿大淋巴结，并具代谢活性升高，而鼻咽部无高代谢性病变，也无远处转移的证据。CT 扫描显示颈部颈淋巴结没有包绕颈动脉，但怀疑淋巴结侵犯了胸锁乳突肌和肩胛提肌（图 22-16）。血浆 EBV DNA 滴度升高到 750 拷贝 /ml。

行两侧 FNA 细胞学检查，仅发现可疑细胞。考虑到细胞学、血浆 EBV DNA 滴度和 PET/CT 扫描在颈部淋巴结复发的临床疑点，计划进行挽救性手术。

术中，首先进行颈部淋巴结切除活检，标本的冰冻切片证实在颈部淋巴结中存在复发性肿瘤。还发现淋巴结的深层浸润在颈动脉鞘后部的上颈部肌肉底部。根治性颈清扫术切除了胸锁乳突肌、颈内静脉和副神经。与淋巴结相连的皮肤和位于颈后三角区底部的部分肌肉均被切除（图 22-17）。术区无肉眼可见肿瘤残留。鉴于转移淋巴结的广泛浸润特征，将彼此平行且间隔 1cm 的中空尼龙管置于瘤床上（图 22-18）。用左侧胸大肌肌皮瓣修复皮肤缺损（图 22-19），供区缝合关闭。

术后第 7 天时检测血浆 EBV DNA 滴度。结果表明，血浆中 EBV DNA 不可检出。从术后第 8 天开始，将铱丝插入空心尼龙管中，以每天

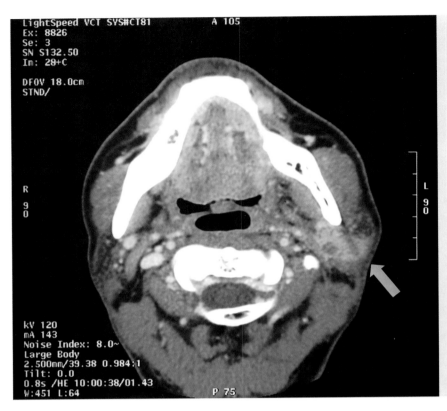

◀ 图 22-16 增强 CT 扫描显示左上颈部淋巴结复发，侵犯胸锁乳突肌（箭）。下方的肩胛提肌和表面的皮肤可疑受侵

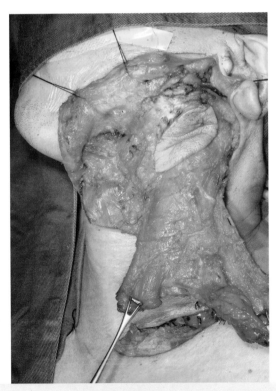

▲ 图 22-17 扩大根治性颈淋巴清扫术，去除所有 5 组颈部淋巴结及胸锁乳突肌、肩胛提肌袖带和受累的皮肤

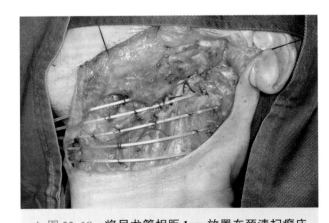

▲ 图 22-18 将尼龙管相距 1cm 放置在颈清扫瘤床中，以进行术后近距离放射治疗。将铱 192 线放置在尼龙管中进行照射

10Gy 的剂量向颈部肿瘤床输送，总计 40Gy。近距离放射治疗完成后，取下尼龙管。根治性颈淋巴清扫术和近距离后装治疗后 3 年是该患者最后一次随访。没有复发的迹象。手术后血浆 EBV DNA 滴度一直处于无法测出的水平。

（三）病例 3：鼻咽鳞状细胞癌 $T_1N_0M_0$

1. 临床表现

中国男性，50 岁，间歇性涕中带血 1 个月。

2. 查体

纤维内镜检查显示鼻咽肿块。

3. 诊断和检查

肿块活检显示分化差的癌。临床上没有明显可触及的颈部淋巴结，随后的检查表明没有远处转移。

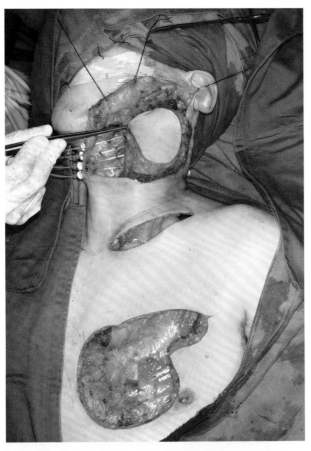

▲ 图 22-19　取胸大肌皮瓣并旋转以覆盖皮肤缺损

4. 治疗

该患者仅接受 IMRT 治疗，鼻咽和同侧咽后肿大淋巴结剂量为 66Gy，双侧淋巴引流区剂量为 60Gy。

该患者从放疗中康复并保持良好状态 8 个月。然后他发现后鼻孔涕中带血频度增加，清晨显著。纤维内镜检查显示鼻咽右后壁有一个直径为 1cm 的黏膜不规则肿物。咽隐窝未受累。MRI 显示复发的肿瘤表浅，局限于鼻咽，未侵犯椎前肌。为了确认复发肿瘤的范围，在纤维内镜的直视下于肿瘤边缘附近进行了多点活检。考虑到肿瘤体积小且位于鼻咽部，采用机器人辅助的鼻咽切除进行微创手术。通过在中线切开软腭来显露鼻咽（图 22-20）。软腭切开后机械臂得以进入，而后切除肿瘤及部分正常鼻咽黏膜。保留了椎前肌肉，但上部斜坡的整个骨膜作为深切缘被切除，露出了裸露的斜坡骨质。冰冻切片证实切缘阴性。取鼻中隔瓣并向下旋转以覆盖鼻咽处裸骨。在直视下将软腭伤口分三层逐层缝合。术后早期插入鼻胃管进行鼻饲。患者术后恢复良好，并无任何发音和吞咽问题。

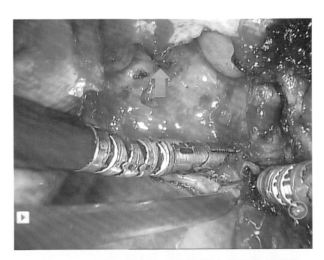

▲ 图 22-20　达·芬奇 S 手术机器人的屏幕截图显示了机器人辅助的鼻咽切除术。软腭在中线裂开并向侧方拉开后，鼻咽暴露。左手机械臂和马里兰镊子抓住左侧咽鼓管，右手机械臂用单极电铲切开下鼻咽黏膜。箭头所指为鼻中隔后缘

（四）病例 4：鼻咽未分化癌 $T_3N_0M_0$

1. 临床表现

中国男性，40 岁，部分右侧鼻塞伴鼻后孔血涕 3 个月。

2. 查体

内镜检查显示肿瘤起源于右侧鼻咽，向前延伸至右鼻腔，引起部分阻塞。

3. 诊断和检查

肿块活检显示未分化癌。查体颈部未触及明显肿大淋巴结。MRI 显示右侧鼻咽部可见肿瘤，并延伸至右侧鼻腔。肿瘤浸润了右侧后组筛窦。右侧翼腭窝轻度肿大，怀疑有肿瘤浸润。MRI 上未发现肿大咽后和颈部淋巴结。PET/CT 证实了 MRI 扫描显示的疾病范围。由于鼻窦受累，该疾病被分期为 $T_3N_0M_0$。

4. 治疗

采用顺铂和 IMRT 同步放化疗作为根治性治疗。计划用 66Gy 治疗局部肿瘤，但是为使后组筛窦病变达到足够的放射剂量，右侧视神经将接受可能造成长期失明的放射剂量。患者同意牺牲右侧视力以改善局部状况。在第 1 天和第 22 天进行了顺铂 $100mg/m^2$ 的同步静脉化疗，但由于中性粒细胞减少，患者无法接受第 43 天的顺铂剂量。

患者保持良好状态 36 个月，然后他出现鼻衄反复发作，内镜检查发现右侧咽隐窝外生性生长物。肿物活检证实了鼻咽癌的复发，随后的检查表明没有区域或远处转移的证据。MRI 显示，鼻咽部肿瘤延伸至咽旁间隙，同时怀疑右侧翼腭窝有复发。复发肿瘤未邻近颈内动脉。尽管这是一个相当广泛的 rT_3 肿瘤，但复发肿瘤未涉及任何重要结构，因此计划进行挽救性鼻咽癌切除术。由于复发的肿瘤靠近咽鼓管，故根治性切除应该包括咽鼓管软骨部的切除。这可以通过前外侧路径来实施。将右上颌窦及附着在前颊瓣上的硬腭侧向掀开，暴露鼻咽。上颌向外侧掀开后，去除上颌窦后壁、翼腭窝的内容物、翼突和翼内板。鼻咽右侧壁的肿瘤及咽鼓管软骨部被一并切除。切除鼻中隔后部，包括左侧咽隐窝在内的对侧鼻咽。去除蝶窦前壁以获得更大的安全缘。用冰冻切片检查切缘，以确保完整切除肿瘤。切除外翻侧的下鼻甲，并将其黏膜置于鼻咽的裸露区域以改善愈合。将上颌骨恢复到其原始位置，并用小型钛板和螺钉与其余的面部骨骼固定在一起。填充鼻腔，并在术后早期插入鼻胃管进行鼻饲。面部和腭骨伤口基本愈合良好，患者在手术后第 9 天出院回家。在术后 2 个月内，应每周检查一次鼻腔并进行清洁以确保伤口完全愈合。

病理报告证实切缘阴性，肿瘤未累及翼腭窝。MRI 上所示是术后改变。没有进行术后放疗。挽救性鼻咽切除术后 3 年，患者没有复发。

第 23 章　头面颈部皮肤癌

Carcinoma of the Skin of the Head, Face, and Neck

David Z. Cai　Brian A. Moore　Merrill S. Kies　Randal S. Weber　**著**

王天笑　**译**

魏　炜　**校**

一、流行病学

皮肤癌，包括黑色素瘤和非黑色素瘤，是美国最常见的癌症，发病率持续上升。虽然黑色素瘤与非黑素瘤皮肤癌（NMSC）的生物学行为不同，但是这些恶性肿瘤在发病机制、解剖学行为和基本治疗方法上是相似的。皮肤黑色素瘤和头颈部侵袭性非色黑素瘤皮肤癌的治疗需要多学科合作，科学的选择外科手术、放疗和全身系统性治疗方式。

治疗头颈部疾病的耳鼻喉科医师和其他专业人士会遇到越来越多的非黑色素瘤皮肤癌和皮肤黑色素瘤患者。本章节将主要阐述针对这些疾病的最佳治疗方法，同时将会强调黑色素瘤与非黑色素瘤皮肤癌的生物学行为的差异及其对治疗产生的影响。通过探索这些恶性肿瘤的临床和组织病理学特征，明确其合理的治疗方法，避免不必要的治疗并发症和毒副作用。本章节将详述能够最大化控制疾病局部进展并恢复功能和达到美容效果的手术方法，同时也将概述目前局部淋巴结的处理策略和系统性治疗方式的选择。由于头颈部各种类型的皮肤癌的发病率持续升高，为早期发现并预防这些肿瘤的大规模流行，本章节也将涉及一些合理的预防措施和疾病筛查计划。

（一）非黑色素瘤皮肤癌（NMSC）

在美国，非黑色素瘤皮肤癌的潜在发病率达350 万，每年的治疗费用为 48 亿美元[1-3]。由于非黑色素瘤皮肤癌并不需要常规向癌症登记处报告，因此这一数字被明显低估了。由于紫外线照射与非黑色素瘤皮肤癌密切相关，这些病变往往发生在身体的光照射部位，其中 75% 出现在头部和颈部。紫外线照射诱发非黑色素瘤皮肤癌的另一重要依据是非黑色素瘤皮肤癌的发病率会随着地球维度向赤道靠近而增加[4]。既往的研究认为 50 岁以上的男性出现非黑色素瘤皮肤癌的风险最高，但最近的研究表明女性和年轻患者的发病率也在增加[5]。来自英国的一项研究报告了从1981—2006 年，小于 30 岁的年轻人基底细胞癌（BCC）的发病率增长了 145%[6]。有证据表明，高侵袭亚型的非黑色素瘤皮肤癌更多地出现在年轻患者中，尤其是女性患者[7]。

> **临床要点**：非黑色素瘤皮肤癌倾向于发生于阳光照射部位，75% 发生于头颈部。

非黑色素瘤皮肤癌约 80% 为基底细胞癌（BCC），其余 20% 为鳞状细胞癌（SCC），Merkel 细胞癌（MCC）和皮脂腺癌（SC）等其他肿瘤约占 1%[8]。尽管超过 95% 的非黑色素瘤皮肤癌可以通过各种外科手术和非手术方法治愈，高侵袭亚型非黑色素瘤皮肤癌更容易出现复发和转移[9]。NMSC 的发病率预估以每年 2%～8% 的速度持续增长，从 1992—2012 年将会增长 100%[10]。这种估算方法是基于 1971 年至 1999 年发病率数据采用数学计算的外推方法获得的，采用这种推断方法是由于 NMSC 并非常规进行癌症登记或被纳入肿瘤监测、流行病学和最终结果（SEER）计划。2012 年美国 NMSC 的发病人数估计超过 500 万，而接受治疗的患者为 330 万[1]。2012 年的美国 NMSC 患者，特别是皮肤鳞状细胞癌患者的死亡率估计在 3 932～8 791 人[11]，这一结果进一步证明这个被低估的疾病会导致较高的发病率和死亡率。目前的主要问题在于及早发现这些侵袭性病变，从而给予合理的多学科处理，进而加强该肿瘤的疾病控制并提高患者生存率，临床医师再也不能假定所有的非黑色素瘤皮肤癌都是一样的了。

> **临床要点**：据估算，非黑色素瘤皮肤癌每年以 2%～8% 的速度增长，从 1992—2012 年发病率将会增长 1 倍。

（二）皮肤黑色素瘤

随着皮肤黑色素瘤发病率和死亡率的不断增加，皮肤癌逐渐成为公共卫生事件。报告显示，自 1950 年以来，每年皮肤黑色素瘤的发病率增长 600%，伴随的死亡率每年增长 165%[12]。在美国，估计 2015 年将有超过 70 000 人被诊断为皮肤黑色素瘤，其中 10 000 人将会因此死亡[13]。虽然黑色素瘤仅占所有皮肤癌的不到 3%，但 70% 的皮肤癌患者的死亡是由此疾病引起[14]。美国白人中黑色素瘤的发病率为 2%～3%[15]，在白种人最常见的癌症中占第 5 位[16]。与非黑色素瘤皮肤癌不同，皮肤黑色素瘤更易发生于年轻人，是导致年寿命折损的第二原因，也是 20—29 岁女性最常见的恶性肿瘤[12]。

皮肤黑色素瘤占头颈部皮肤肿瘤的 30%，比非黑色素瘤皮肤癌的发病率要低[17]。然而，位于头颈部的皮肤黑色素瘤的发生率要高于头颈部占全身体表面积的比值，提示阳光暴露和黑色素细胞在诱发这类疾病中所发挥的作用[17]。由于担心出现远处转移，且可以从其他部位的黑色素瘤中获得宝贵的诊治经验，头颈部肿瘤多学科合作在皮肤黑色素瘤的治疗中具有明显的优势。

> **临床要点**：尽管皮肤黑色素瘤发病率仅占所有皮肤癌的 3%，70% 的皮肤癌患者的死亡是由此疾病引起。

二、病因学

（一）紫外线暴露

紫外线暴露是目前已知的皮肤黑色素瘤和非黑色素瘤皮肤癌的主要致病因素，不能低估早期、间歇或者过度暴露于紫外线下，以及起疱性晒伤的作用。为了追求社交美观和棕褐色皮肤而采用日光浴或人造日光浴床，再加上臭氧消耗等因素可能是所有类型皮肤肿瘤增加的重要因素[5]。20 世纪 70 年代的研究发现，相对于不使用人造日光浴床的人群，采用人工紫外线暴露方法如人造日光浴床使得黑色素瘤的人发病率升高 15%，皮肤鳞状细胞癌升高 125%，基底细胞癌升高 3%[18]。早期的研究认为紫外线暴露诱发皮肤恶性肿瘤的风险较低，但更多的证据证实紫外线暴露可以增加黑色素瘤的风险。这种风险与较高的暴露频率和年龄 < 35 岁密切相关[19]。研究发现密集的紫外线暴露（如起疱性晒伤等）及长期暴露（日晒时间 ≥ 3 个月持续 10 年或以上的工作等）都和发病风险相关[20]。

> **临床要点**：导致起疱晒伤的密集的紫外线暴露和长期暴露都可以增加患皮肤癌的风险。

（二）非黑色素瘤皮肤癌的分子生物学和遗传学特性

日晒对头颈部皮肤癌的主要作用发生在细胞和超微结构水平。紫外线会诱发 DNA 损伤、炎症、红斑、晒伤和免疫抑制。通常情况下，紫外线照射后，由黑色素细胞产生的黑色素会存储在表皮层的角质细胞中，黑色素可以阻止紫外线进入表皮深处。紫外线 B 段（UVB，290～320nm）和紫外线 A 段（UVA，320～400nm）的协同效应会使角质细胞 DNA 发生突变，导致抑癌基因 *p53* 形成嘧啶二聚体，并导致 Fas 与 Fas 配体无法匹配[21]。在通常情况下，这些突变会很快修复，但在如着色性干皮病患者中，DNA 损伤无法被完全或者部分修复，这将导致有基因突变的角质细胞发生克隆性扩增并最终发展为皮肤恶性肿瘤[10]。

> **临床要点**：UVA 和 UVB 的联合作用可引起角质细胞基因突变，引起抑癌基因 *p53* 的突变，并影响 Fas 与 Fas 配体的相互作用。

长期暴露于紫外线下会加重这些急性作用，导致突变和失调的细胞开始积累，直至皮肤鳞状细胞癌的形成，原癌基因如 ras 基因的进一步激活，以及其他肿瘤抑制因子包括 PTCH 和 INK4a/ARF 基因的失活，可以进一步促进肿瘤细胞的形成[21]。抑癌基因 *PTCH* 发生突变，Hedgehog 信号通路的改变，以及 NF-κB 信号通路的异常也与散发和家族性的基底细胞癌相关[22]。

着色性干皮病是遗传性皮肤恶性肿瘤中的代表，有缺陷的 DNA 修复机制会被常染色体隐性遗传，进而导致患者 10 岁时发展为非黑色素瘤皮肤癌或黑色素瘤。白化病和先天性基底细胞痣综合征患者也比普通人患非黑色素瘤皮肤癌的比率更高。

先天性基底细胞痣综合征或戈林（Gorlin）综合征，是常染色体显性遗传疾病，其特征是有色素沉着的基底细胞癌、牙源性角化囊肿、肋骨异常、足底凹陷和大脑小脑钙化。基底细胞痣综合征被归因于第 9q22–31 染色体杂合性的丧失，这种疾病是多基因的改变，包括基因突变、基因多态性和环境等多种因素导致了该疾病的发生[23, 24]。基因缺陷不仅限于非黑色素瘤皮肤癌，黑色素瘤也有多种基因发生了突变。

（三）黑色素瘤的分子生物学和遗传学特性

黑色素瘤被认为来源于黑色素细胞，和前面的非黑色素瘤皮肤癌的发病类似，紫外线会引起黑色素细胞 DNA 损伤、生长因子释放、对正常细胞生长调控的逃避并引起局部免疫抑制。Melanocortin–1 受体（*MC1R*）基因的突变、细胞周期蛋白依赖性激酶抑制药 2a（*CDKN2A*）、*CDK4*、*NRAS* 和 *BRAF* 与恶性黑色素瘤相关，尽管后两种基因并非肿瘤成瘤的主要因素[25, 26]。这些突变通常是外源性 DNA 损伤的结果，但是估计 5%～12% 的黑色素瘤是遗传性的[27]。

家族性黑色素瘤患者发病年龄要比散发性黑色素瘤患者年轻，两者在生物学行为上是否具有差别仍不十分清楚[28]。一些临床特征与黑色素瘤的遗传易感性相关，这些特征包括家族中同一宗系成员发病、同一个体的多原发皮肤黑色素瘤、较小的发病年龄、多发性痣，以及可能合并其他肿瘤等[26]。家族性黑色素瘤 / 发育不良痣综合征（FM/DNS）是一种非典型痣发展成为黑色素瘤的疾病，该家族成员由增生痣转化成黑色素瘤的风险为 100%。通过连锁分析发现，该疾病的特异基因学图谱可以映射到 9p21 号染色体的 *p16* 基因和 *CDKN2A* 基因位点[17, 26, 29, 30]。据报道 CDKN2A 失活突变的患者到 90 岁时其黑色素瘤的发病风险为 50%～90%[31]。与皮肤鳞状细胞癌不同，*p53* 基因异常在早期黑色素瘤的发病中的作用并不明显[25]。

> **临床要点**：据推测 5%～12% 的黑色素瘤为遗传性，其基因特异性图谱可映射到 9p21 号染色体的 *p16* 基因和 *CDKN2A* 基因位点。

（四）癌前病变

癌前病变在头颈部非黑色素瘤皮肤癌和皮肤黑色素瘤的发生发展中发挥重要作用。皮肤鳞状细胞癌通常来自光化性角化病（AKs），这是一种小的鳞状病变，局部呈粉红色，棕色或类肤色。AKs 患者一生发生皮肤鳞状细胞癌的风险为 6%～10%，每个病变每年都有 0.025%～20% 的概率发展为浸润性癌，具体情况取决于光化性角化病病变持续时间和病损的总数目[10]。皮肤鳞状细胞癌也可以来自鲍温病（Bowen）、丘疹病和疣状表皮增生。同样，至少 81% 的皮肤黑色素瘤患者存在癌前病变。辐射、烧伤、瘢痕和慢性溃疡也使患非黑色素瘤皮肤癌的风险增加。目前认为局部组织中 E- 钙粘蛋白水平的降低有利于非典型角质细胞以垂直方式向皮肤深层穿透[32]。虽然患有大量雀斑或色素沉着病变的患者患黑色素瘤的风险更高，大的先天性痣、散发性发育不良痣、恶性雀斑样痣也会有 5%～33% 的概率转化为恶性黑色素瘤[17]。

> 临床要点：有大量雀斑或色素沉着病变的患者患黑色素瘤的风险更高。

（五）既往皮肤恶性肿瘤

毫无疑问，既往有皮肤肿瘤的患者更容易出现其他皮肤病损，非黑色素瘤皮肤癌和黑色素瘤之间也有一定数量的交集。发生过一种基底细胞癌的患者再次出现基底细胞癌的 3 年累积风险为 40%，这是普通人群患基底细胞癌风险的 10 倍。同样，既往皮肤鳞状细胞癌患者再次出现第二原发鳞癌的 3 年相对风险为 18%，这也是普通人群出现初次发病风险的 10 倍[33]。对 SEER 数据库中患者的研究发现，既往有皮肤黑色素瘤风险的患者再次出现原发黑色素瘤的风险是初次出现黑色素瘤患者发病风险的 10 倍[34]。

（六）其他危险因素

虽然紫外线暴露是头颈部皮肤癌的重要危险因素，还有其他一些和患者、环境和遗传相关的危险因素，表 23–1 列举了这些危险因素[10, 22]。

1. 放射暴露

患者在早期接受放射治疗与非黑色素瘤皮肤癌具有相关性提示电离辐射对产生皮肤癌潜在的影响。近期的研究分析了儿童时期接受放射治疗的肿瘤患者，其出现非黑色素瘤皮肤癌特别是基底细胞癌的风险升高了 6.3 倍，皮肤肿瘤主要位于放射区域。相较于正常人群，这类患者在更年轻的时候出现非黑色素瘤皮肤癌，而这类皮肤癌成为最常见的第二原发癌[35]。放射性皮炎通常早于放射引起的皮肤鳞癌，放射区鳞癌发生头颈部转移的概率要比非放射区鳞癌高 20%[36, 37]。

> 临床要点：早期接受放射治疗出现非黑色素瘤皮肤癌特别是基底细胞癌的风险升高了 6.3 倍，其皮肤肿瘤主要位于放射区域。

表 23–1　产生头颈部皮肤癌的危险因素

黑色素瘤和非黑色素瘤皮肤癌	黑色素瘤	非黑色素瘤皮肤癌
儿童时期阳光暴露	黑色素瘤家族史	电离辐射、疣状表皮发育不良、遗传性皮肤病
间歇性阳光暴露	既往存在的色素沉着性疾病	光化性角化病、免疫抑制、慢性淋巴细胞性白血病、淋巴瘤
严重的晒伤	大的先天性痣	白化病
皮肤白皙	散发的发育不良痣	着色性干皮病
金色或红色头发	恶性雀斑样痣	基底细胞痣综合征、巴泽综合征（Bazex）
蓝或绿色瞳孔		化学暴露、砷
Fitzpatrick 分级 1～2		多环碳氢化合物
		煤焦油、感光剂
		慢性刺激、晒伤瘢痕
		既往皮肤肿瘤（包括黑色素瘤）
		鲍温病、丘疹病

2. 免疫受损

由器官移植、慢性淋巴细胞性白血病或淋巴瘤引起的免疫抑制，构成了诱发皮肤恶性肿瘤的另一个危险因素。心脏移植后使用强力的免疫抑制药可诱发恶性皮肤鳞状细胞癌和黑色素瘤。其他器官移植也被证实增加皮肤鳞癌的风险。按发病率高低依次排序为：心脏移植、肺移植、肾移植和肝移植，这些患者发生皮肤鳞癌的风险增加了 65 倍，基底细胞癌的发病风险增加了 10 倍[38]。在这些人群中，皮肤鳞癌的发病率要明显高于基底细胞癌，而且更容易出现局部复发、淋巴结转移和远处转移，死亡率也更高[39]。

> 临床要点：实体器官移植引起的免疫抑制可使非黑色素细胞癌发病风险提高 65 倍。

三、组织病理学

（一）基底细胞癌（BCC）

基底细胞癌有以下几种亚型：浅表型、结节型、浸润型、微结节型。浅表型 BCC（约占 25%）通常倾向于发生在躯干，呈斑块样病变，边界清晰。结节型 BCC（占 60%）多发生于头颈部，呈"侵蚀性溃疡"，表现为隆起的边缘围绕溃疡，肿瘤边缘呈栅栏状隆起是这类 BCC 亚型的组织病理学标志。一般来说，浅表型和结节型 BCC 为非侵袭性肿瘤，对包括局部干预在内的各种治疗方式反应良好[22, 40]。

浸润型基底细胞癌

浸润型（以前命名为硬斑病型）和微结节型基底细胞癌只占所有病理类型的 2%～5%，以及临床发现的基底细胞癌的 15%。但它们是恶性程度更高的亚型，更容易发生局部复发。浸润亚型由于有肿瘤岛和边界不清的外突，因此极易出现亚临床扩散。微结节型病变因它们看起来呈微小的结节及边缘栅栏状改变而命名[22, 40, 41]。由于病损通常多于一种亚型，因此要对高度恶性亚

型进行个体化的治疗。高度恶性肿瘤的定义是肿瘤的直径大于 1cm，若治疗后仍复发至少两次则肿瘤恶性程度更高，可浸润到更深层的非皮肤组织[42]。基底细胞癌很少发生转移，其发生率低于 1%，但更易局部扩散，如果不加注意的话会显著增加其死亡率（图 23-1）。

> 临床要点：浸润型病损由于有肿瘤岛和边界不清的外突，因此极易出现亚临床扩散。

（二）鳞状细胞癌（SCC）

由于皮肤鳞状细胞癌和紫外线照射密切相关，因此皮肤鳞癌多出现在头颈部。病变通常质地坚硬，浅色至粉红色，呈过度角化的有纹理的病变。它们通常由已经存在的光化性角化病（AK）演变而来。皮肤鳞癌必须要和光化性角化病、基底细胞癌及角化棘皮瘤进行鉴别，后者病理呈快速生长的溃疡性小结，类似于皮肤鳞癌的病理形态，但有经验的皮肤病理学专家可以进行鉴别，其临床表现也更为多变。皮肤鳞癌的组织学亚型包括疣状癌、梭形细胞鳞癌、结缔组织增生性鳞癌和基底鳞癌[10]。

1. 梭形细胞鳞癌

梭形细胞癌是皮肤细胞鳞癌的一个高侵袭

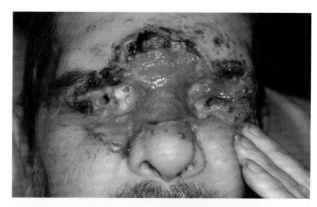

▲ 图 23-1　眉间被忽视的基底细胞癌

患者自诉该病损已至少存在 10 年，但他在双眼失明之前一直未求医。经过多学科评估和伦理委员会讨论，患者接受了面部皮肤的根治性切除、全鼻切除术、两侧双眼剜除术及游离皮瓣重建修复缺损

性亚型，易出现神经浸润、局部复发和区域性转移。组织学上梭形细胞癌的典型表现为细胞分化较差，周围有胶原蛋白包绕。电子显微镜及免疫组化细胞角蛋白染色有助于鉴别[43]。

> 临床要点：梭形细胞癌易出现神经浸润、局部复发和区域性转移。

2. 结缔组织增生性鳞状细胞癌

结缔组织增生性 SCC 的特征是组织边缘可见肿瘤的细小分支及周围基质的反应性增生。结缔组织增生性皮肤 SCC 多出现在耳部，相较于典型 SCC，这种肿瘤细胞结构更为密集，恶性程度更高。一系列前瞻性研究提示，这种亚型的转移率和局部复发率是非结缔组织增生性皮肤鳞癌的 6～10 倍[44]。

3. 基底鳞状细胞癌

基底鳞状细胞癌，也称为基底样鳞状细胞癌，是皮肤 SCC 的另一种侵袭性亚型。具有鳞状细胞癌和基底细胞癌的共同特征。它的特征性改变包括恶性基底细胞伴边缘的栅栏状核，以及高侵袭性鳞状细胞伴嗜酸性粒细胞浸润，基底细胞成分和鳞状细胞成分之间并无明显过渡。虽然这些病变在皮肤癌中仅占 1%～2%，但它们常出现淋巴结转移和神经侵犯。皮肤基底鳞癌的临床特点是易出现局部复发和转移，提示还需要进一步的辅助治疗[45]。

> 临床要点：基底鳞状细胞癌由于其容易侵犯神经和淋巴组织，故临床容易出现局部复发和转移。

（三）侵袭性非黑色素瘤皮肤癌

侵袭性皮肤基底细胞癌和皮肤鳞状细胞癌易于复发和转移，因此临床上其恶性程度较高，死亡率也较高。由于标准的治疗方式通常无效，头颈外科医师应高度重视这些病患。表 23-2 总结了侵袭性非黑色素瘤皮肤癌的临床和病理特征[46, 47]。

一个大型的前瞻性研究通过单因素分析发现皮肤鳞癌患者疾病特异性生存期（DSS）的减少和以下因素相关，包括肿瘤复发、肿瘤侵犯至皮下深层组织、神经受累、浸润深度增加。根据统计模型发现，肿瘤直径＞ 4cm、神经侵犯、侵犯范围超过皮下组织，这三种因素的任意一种都可以使患者的 DSS 减少 70%～100%[48]。其他提示肿瘤出现复发和转移的病理学特征包括炎症反应及淋巴血管侵犯[49]。幸好皮肤病理学家已经意识到上述病理特征导致的后果，越来越多的文献记录了这些重要的病理特征，有助于合理的病理学判断（表 23-3）[9]。

表 23-2　侵袭性非黑色素瘤皮肤癌的特征

临床特征	病理特征
复发性病损	分化差
区域性转移	增生性鳞状细胞癌
直径＞ 2cm	梭形鳞状细胞癌
快速生长	基底鳞状细胞癌
部位	浸润性基底细胞癌
面部中间的 H 区域	

表 23-3　完整的病理学报告

非黑色素瘤皮肤癌	黑色素瘤
组织学类型	组织学类型
浸润深度	浸润深度 Clark 分级
Clark 分级	Breslow 厚度（mm）
Breslow 厚度（mm）	生长方式
神经浸润	有 / 无垂直生长期
淋巴血管浸润	有 / 无水平生长期
边缘	神经侵犯
肿瘤大小	肿瘤缩小
	边缘
	卫星灶
	特殊染色：S-100，MARTI

临床要点：肿瘤复发、侵犯至皮下深层组织、神经侵犯、浸润深度增加与患者疾病特异性生存期的减少相关。

（四）Merkel 细胞癌（MCC）

MCC 首次在 1972 年被描述，是一种罕见的具有侵袭性的神经内分泌肿瘤，预后较差[50]。发病部位多位于头颈部日晒区域，其病因包括紫外线损伤、免疫抑制和病毒感染[50]。淋巴结浸润和患者的 5 年生存率密切相关，研究发现淋巴结微浸润患者的 5 年生存率为 42%，而明显淋巴结浸润的患者仅有 26%[51]。为了反映 MCC 的临床特性，目前已经有其特定的肿瘤分级系统。多学科会诊仍是 MCC 的最合适的治疗方式。目前标准术式仍是肿瘤的局部扩大切除（WLE），若病理未发现淋巴结转移则患者 5 年疾病特异性生存率为 80%。由于无临床证据提示淋巴结转移的患者仍有 25%～100% 的概率出现淋巴结的微转移，因此行局部扩大切除的患者建议行前哨淋巴结活检（SNLB）[51]。由于 MCC 容易出现复发或淋巴结转移，建议术后辅助放疗，对不适合手术的患者可行直接放疗。目前患者是否给予化疗仍有争议，一些学者报道化疗并不能使患者获益[52]，而其他一些人报道化疗可减少高风险肿瘤的复发，提高患者生存率[53-55]。

临床要点：为了反映 MCC 的临床特性，目前已经有其特定的肿瘤分级系统。

（五）皮肤血管肉瘤

皮肤血管肉瘤通常表现为发暗、边界不清、边缘逐渐转为正常皮肤颜色的红至紫色斑块，这种肿瘤恶性程度高，5 年生存率很低。浸润型肉瘤可见分化的血管和淋巴内皮细胞，通常好发于头颈部、乳腺和四肢[56]。一些学者描述了影响预后的危险因素，包括肿瘤直径＞ 5cm，有卫星灶，解剖部位（位于头皮的肿瘤恶性程度高于面

部肿瘤）。这种肿瘤的主要治疗方式是手术和放疗，是否需要化疗仍有争议[57]。

（六）皮脂腺癌（SC）

皮脂腺癌常发生于年龄＞ 60 岁的患者，好发于眼眶区，特别是上眼睑，临床较为少见。表现为无痛的黄至粉色的丘疹或结节，容易和睑板腺囊肿、睑缘炎或结膜炎相混淆。皮脂腺癌的治疗通常需要多学科合作，包括手术、放疗和化疗[58]。皮脂腺癌患者还要考虑是否伴有 Muir-Torre 综合征，这种综合征患者常常同时出现皮脂腺癌和内脏肿瘤[59]。有 17%～30% 的患者伴有局部淋巴结转移，5 年生存率为 50%[60-62]。该肿瘤的首选术式是 Mohs 显微外科手术和局部扩大切除术，如有淋巴结转移则行颈部淋巴结清扫术。放疗仅适用于无法手术患者，因可引起眼结膜角化，不良反应较大[63]。如有结膜浸润则可尝试局部使用丝裂霉素，SC 若扩散至眼球周围则可尝试化疗[58]。

（七）微囊肿性附属器癌（MAC）

微囊肿性附属器癌，也叫硬化性汗腺导管癌，是一种罕见的浸润型面部肿瘤，好发于口周、眼周、鼻周或头皮组织。神经周围的侵袭并不罕见，但很少转移。局部扩大切除术后复发率较高，Mohs 显微外科手术术后复发率可高达 5%～10%[64, 65]。追踪技术提示肿瘤的扩散范围是起始肿瘤大小的 4 倍，因此对肿瘤行 Mohs 显微外科手术的时候考虑行定位穿刺活检技术来明确切除范围。

（八）隆凸性皮肤纤维肉瘤（DFSP）

隆凸性皮肤纤维肉瘤常好发于躯干和上肢，但也可涉及头颈部。此类肿瘤被认为是一种生长缓慢的皮肤软组织肉瘤，很少出现转移。该肿瘤在生长过程中可长出触角向局部扩展，因此具有局部破坏性。Mohs 手术和局部扩大切除术仍是切除这类肿瘤的主要术式。一些学者认为 Mohs 手术可以在美观要求较高的区域切除较小的肿

瘤，预后也较好，但最有效的手术方式还是局部扩大切除术。放疗可以使复发肿瘤或肿瘤切缘阳性患者获益[66]。

（九）非典型性纤维黄瘤（AFX）

肿瘤表现为好发于头颈部皮肤晒伤区域的溃疡性结节，病理为结构紊乱的多形性梭形细胞，可伴有多核巨细胞浸润，因此这类肿瘤易于在冰冻病理中被识别。AFX 常位于真皮内，但也可延伸至更深的组织并引起局部组织的破坏。治疗首选 Mohs 手术和局部扩大切除术。据报道 Mohs 手术术后复发率为 0%～6%，而非 Mohs 手术的术后复发率为 9%～16%[67-69]。

（十）黑色素瘤

1. 恶性雀斑样痣

恶性雀斑样痣是位于表皮内的黑色素细胞的非典型增生，目前尚不清楚它是一种癌前病变还是恶性黑色素瘤。该痣常见于老年人的阳光暴露部位，提示可能由长期紫外线照射引起。经典的病变为面颊部边界不清的肿物，通常有亚临床的周围扩散（图 23-2）。组织病理学表现为非典型黑色素细胞聚集在皮肤的基底层，可见在日光

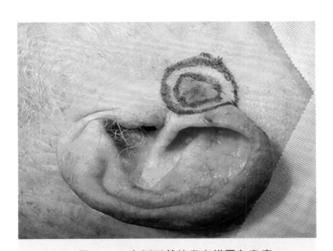

▲ 图 23-2 左侧耳前的雀斑样黑色素瘤
这是准备行局部扩大切除和全厚皮片重建的术中照片。图中笔画的内环为肿物的边缘，外环为向外扩展 6mm 的手术切缘

性弹力组织变性背景下的单细胞或者交联的巢状结构。恶性雀斑样痣虽然不具有侵袭性，但仍有 20% 的病变会发展为恶性雀斑样黑色素瘤，因此适当的治疗可以使患者获益[70]。

> **临床要点**：目前尚不清楚恶性雀斑样痣是一种癌前病变还是恶性黑色素瘤，但有 20% 的病变会发展为恶性雀斑样黑色素瘤，建议手术切除。

2. 恶性雀斑样黑色素瘤

尽管恶性雀斑样黑色素瘤是黑色素瘤中最少见的一种类型（占 5%～10%），但 50% 的头颈部皮肤恶性黑色素瘤是恶性雀斑样黑色素瘤，增加了头颈外科大夫的治疗难度[70]。这类肿瘤常位于面颊部，患者通常年龄较大。恶性雀斑样黑色素瘤进展相对较慢，而且多呈辐射状生长。该病的病理学特点是侵犯真皮的乳头层。

3. 浅表扩展型黑色素瘤

在组织学上通常认为这种肿瘤是最常见的一种亚型，浅表性黑色素瘤开始呈辐射生长期，随后为垂直生长期，因此恶性程度较高。病理可见均质的肿瘤细胞分布于表皮的各层[17]。

4. 结缔组织增生型黑色素瘤

结缔组织增生型黑色素瘤是一种少见类型的黑色素瘤，但由于其非特异的外观和侵袭特性，应引起临床大夫的重视。该肿瘤可能并无色素沉着，常发生于头颈部，类似于硬化和结构异常的非黑色素瘤皮肤癌。组织学上，肿瘤边界不清，纤维或黏液基质中可见梭形细胞浸润。对 S-100 蛋白的特殊染色有助于该类型肿瘤的鉴别诊断[17, 71]。

临床上，增生性黑色素瘤容易出现局部复发、远处转移，局部转移的风险反而较低。嗜神经性生长与局部治疗失败、远处转移及患者生存率降低明显相关[71]。

5. 黑色素瘤其他亚型

结节型黑色素瘤早期呈垂直生长，常表现出

深部浸润。但幸好这种肿瘤只占所有黑色素瘤的15%。虽然肢体末端雀斑样黑色素瘤并不出现在头颈部，但仍需要简单叙述一下，这种肿瘤常出现在手掌或脚掌，组织学上可见表皮基底层内均一的较大的恶性肿瘤细胞[17]。

四、诊断和辅助检查

（一）病史和体格检查

和其他疾病一样，充分的病史采集和体格检查有助于检测出大部分的肿瘤。具有高风险因素的患者，例如，皮肤白皙、早期或严重皮肤晒伤、休闲或职业性紫外线暴露、皮肤癌家族史、既往皮肤癌、放射治疗史和免疫抑制等因素，应至少进行每年1次的全面的皮肤检查。无论哪种类型的皮肤癌，早期发现都可以避免更大的损伤性治疗并改善预后。

诊断皮肤癌的最常见主诉是皮肤病损长大或者外观发生变化，其他症状如瘙痒、蚁走感、出血、溃疡、疼痛则常提示肿瘤进展。无论是患者还是医师都需要定期观察皮肤病损，若发现肿物出现明显改变都应该警惕，个人的记忆和主观评估有助于对影像学记录的结果进行补充。

> 临床要点：诊断皮肤癌的最常见主诉是皮肤病损长大或者外观发生变化。

（二）黑色素瘤的 ABCDs 评估

对肿物进行 ABCDE 评估有助于发现可疑病例：非对称性（A），边界不规则（B），颜色改变（C），直径大于 6mm（D），对不能排除恶性，特别是黑色素瘤的已有病损进行评估（E）[72]。除了对皮肤、唇和黏膜表面病损进行充分的观察以外，紫外线照射灯对临床色素沉着类病损的诊断也有帮助。病损可以吸收照射灯的紫外线 A 段（UVA）的黑色光线，因此色素沉着病变的边界可以清楚地显示出来[70]。

对黑色素瘤患者病变进行检测的时候，还要注意观察肿瘤周围是否异常，这种异常是肿瘤的卫星灶。应进行全面的皮肤检查，以发现其他可疑的病变和光老化迹象，不要忽略对头皮进行仔细检查。皮肤镜，也被称为皮表透光显微镜，是另一种重要无创检测方法，常用来检测黑色素瘤、无色素沉着的皮肤癌和其他皮肤肿物[73]。虽然被肿瘤累及的神经一般没有症状，但对脑神经的运动和感觉功能的检测有助于判断肿瘤是否沿神经生长。对腮腺区域和颈部淋巴结进行触诊有助于发现肿瘤是否出现区域性转移。

> 临床要点：紫外线灯有助于检测色素沉着性病损的边缘。

（三）活检

一旦发现可疑病损，应进行活检以明确诊断。皮肤活检的方法有很多种，但活检时要注意对肿瘤的深度进行评估。对头颈部肿瘤进行组织切除活检和切取（或钻取）活检，包括 2mm、4mm 或 6mm 深度的钻取活检都是可行的活检方法。肿物切除活检需要有 1～2mm 的安全切缘，肿物要进行标记，以便于随后进行根治性切除。切取或钻取活检时，活检部位应该位于肿物最厚部位和颜色最深的区域[70]。切除后的面部缺损可以二期修复，或者采用可吸收线进行线性或荷包缝合。表面刮取或者非全层肿瘤的活检方法无法对肿瘤的深度进行评估，因此并不可取[17]。尽管 Zager 等学者认为对黑色素瘤进行表面刮取的活检方法的准确性可达到 97%[74]，美国皮肤病协会仍建议组织切除活检作为肿瘤常规的活检方法。

> 临床要点：对可疑病损的活检方法可采用 2mm、4mm 或 6mm 深度的钻取活检方法，或者采用肿瘤切除活检。

（四）其他检测方法

大对数基底细胞癌和皮肤鳞癌一旦病理证实

则一般不需要其他的检测方法辅助诊断。但对于侵袭性非黑色素瘤皮肤癌或黑色素瘤，一旦诊断明确，仍需要其他的检测方法来判断肿瘤侵犯的范围，是否有局部或者远处转移。侵袭性非黑色素瘤皮肤癌需要进行影像学检测。

影像学检测

CT 扫描有助于对肿瘤是否有临床进展、是否有局部骨质破坏或淋巴结转移进行评估。CT 扫描可以通过发现颅底神经孔的扩大，翼突上颌区域非对称性改变，以及脑神经的非对称性信号增强来发现肿瘤的神经侵犯。重点对腮腺、面部周围淋巴结、颈外静脉链淋巴结、上颈部淋巴结这些区域进行关注，因为这些区域通常是皮肤癌的转移部位[49]。

由于磁共振（MRI）可以准确地显示软组织结构，因此可作为侵袭性非黑色素瘤皮肤癌和黑色素瘤的有效检查方法。MRI 可以发现肿瘤沿神经生长，皮下深部组织的浸润，以及肿瘤是否累及感受器和神经，如通过高磁场 3- 特斯拉扫描器进行钆增强 MRI 脂肪抑制显像可发现肿瘤是否累及眶内组织[75]。CT 和核磁扫描可以相互补充，共同提供可靠的信息用来进行肿瘤分期和制订治疗策略。例如，在图 23-3 中，CT 扫描可以发现颅骨的侵犯，随后的 MRI 检查还发现了骨质破坏和一定程度的颅内侵犯。其他的检查方法，如超声、PET/CT 扫描，以及将解剖和代谢融合在一起的检查方法，因其无创性而具有一定的临床应用价值，但这些检查并非常规的辅助诊断手段。针对晚期的肿瘤，一些简单的检查方法如肝部超声和胸部 X 线片即可以发现是否有全身转移。

> **临床要点**：需要对腮腺、面部周围淋巴结、颈外静脉链淋巴结、上颈部淋巴结进行影像学评估，皮肤恶性肿瘤通常会转移到这些区域。

指南提出应根据皮肤黑色素瘤原发部位的临床分期进行淋巴结检测和随访。美国国家综合癌症网络（NCCN；www.nccn.gov）和国家癌症中心（NCI；www.nci.nih.gov）提供了肿瘤分级的算法。恶性雀斑样黑色素瘤和风险较小的肿瘤（例如，没有溃疡形成，未累及网状真皮层的肿瘤）被定义为 0 期和 I A 期，不需要进一步的检查。

对早期黑色素瘤的患者推荐进行血清乳酸脱氢酶（LDH）的检测和胸部 X 线检查。这两项检查也是其他分期皮肤黑色素瘤的检查基础，除非有临床证据支持转移，否则可不做其他检查。2015 年，Fang 等发现，血清 C 反应蛋白（CRP）水平 ≥ 10mg/L 与任何分期黑色素瘤患者的总体生存率及 I / II 期疾病患者的无病生存率明显降低相关，也可用于监测疾病进展[76]。虽然 PET/CT 检查和融合检测方法在早期黑色素瘤中具有一定的意义，但并没有证据支持这些检查方法改变早期患者的临床预后，因此是否将 PET/CT 作为首选检查方法仍然存有争议[77]。

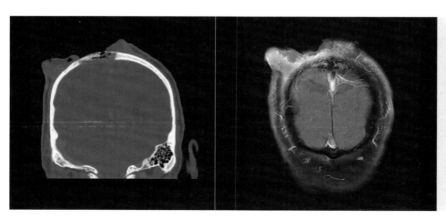

◀ **图 23-3 头皮恶性肿瘤的 CT 和 MRI 扫描可以相互补充**
CT 扫描骨窗发现头皮鳞状细胞癌破坏颅盖骨并累及板障，进一步的 MRI 扫描提示肿瘤侵犯颅骨髓腔，硬脑膜信号增强提示肿瘤向颅内侵犯

临床要点：美国国家综合癌症网络（NCCN；www.nccn.gov）和国家癌症中心（NCI；www.nci.nih.gov）网站提供了肿瘤的监测指南。

五、肿瘤分期

头颈部皮肤肿瘤的准确分期有助于制订治疗计划，为患者和医师提供有效的评估预后的手段。美国癌症联合协会（AJCC）对所有的皮肤浅表原发性肿瘤提出了肿瘤分期标准。2017年，皮肤鳞状细胞癌的指南被认为比前期的指南有明显的改进，因其增加了一些特殊的指标用来预测预后，如肿瘤厚度、肿瘤部位、神经侵犯、低分化类型、骨质破坏、免疫抑制、生活习惯和吸烟这些和肿瘤复发、淋巴结转移及预后密切相关的指标。AJCC第八版分期系统发布前，Brougham和Jambusaria-Pahlajani等提出了一些第七版分期系统没有涉及的其他的分级方法，例如，将免疫抑制治疗、淋巴结包膜外侵犯，以及切缘状态评分系统作为预测肿瘤患者预后相关风险的指标。

AJCC第八版头颈部黑色素瘤指南也做了相似的改进，例如，将肿瘤厚度的临界值而不是以前的有丝分裂活性作为 T_{1b} 期细分的指标，随着AJCC不断地对肿瘤分期的标准进行修改，治疗方面也不断地加入一些新的技术，从而为肿瘤转移风险因素和肿瘤特异性死亡风险因素方面提供了更多的信息。

（一）非黑色素瘤皮肤癌的分期

AJCC指南对非黑色素瘤皮肤癌，特别是皮肤鳞状细胞癌（表23-4和表23-5）进行了详细的分期。肿瘤原发于耳部或有胡须的唇部、浸润深度＞2mm、Clark分级≥Ⅳ级、神经周围浸润这些指标被认为是高风险因素。这些"高风险因素"不仅影响肿瘤分期，也能对肿瘤的性状进行更准确的描述。近期的欧洲指南（表23-3）指出，肿瘤的临床分期本身并不充分，还需要增加组织

病理学报告来提供更多的信息。对高风险肿瘤还应根据特定的活检结果做进一步的检查从而制订治疗方案。

非黑色素瘤皮肤癌区域转移分期的争议

在最新的AJCC指南更新之前，一个患者既可能会被认为有小的、孤立的腮腺区肿瘤转移，也可能被认为有腮腺区和颈部淋巴结的广泛肿瘤转移（ N_1 期），这种差异化的认知已经开始逐步

表23-4 头颈部皮肤鳞状细胞癌原发部位的临床分期

原发肿瘤（T）	
T_x	无法评估原发肿瘤
Tis	原位癌
T_1	肿瘤最大直径＜2cm
T_2	2cm＜肿瘤最大直径＜4cm
T_3	肿瘤最大直径≥4cm，或轻度骨质破坏，或神经侵犯，或侵犯深部组织
T_4	肿瘤侵犯骨皮质/髓质，颅底侵犯和（或）颅底孔侵犯
T_{4a}	肿瘤明显侵犯骨皮质/髓质
T_{4b}	肿瘤侵犯颅底或/和颅底孔

引自2017版AJCC指南

表23-5 头颈部皮肤鳞状细胞癌远处转移的临床分期

远处转移（M）	
M_0	无远处转移
M_1	远处转移
分　期	
0期	$T_{is}N_0M_0$
Ⅰ期	$T_1N_0M_0$
Ⅱ期	$T_2N_0M_0$
Ⅲ期	$T_3N_0M_0$，$T_1N_1M_0$，$T_2N_1M_0$，$T_3N_1M_0$

深部侵犯的意思是肿瘤深达皮下脂肪，或者深度＞6mm； T_3 期的神经侵犯意思是表皮层深部的神经被肿瘤侵入神经鞘内，或侵犯的肿瘤直径≥0.1mm，或临床或影像学发现知名神经受到侵犯，伴或不伴颅底侵犯
引自 Califano JA，Lydiatt WM，Nehal KS 等，2017年第8版AJCC指南

改进。以前，O'Brien 及其同事建议对分期系统进行改良（表 23-6），Forest 等则认为不仅应将腮腺区纳入分期系统，而且还应像 2010 年 AJCC 指南那样将转移淋巴结的大小和数目纳入分期系统来对肿瘤进行分层[78]。

O'Brien 等是根据 2002 年 AJCC 指南进行扩展，而 Forest 等则是对 2010 年的 AJCC 指南进行修订，进一步根据淋巴结的数目和大小将腮腺区淋巴结转移分为三个亚组，包括淋巴结直径 < 3cm（P_1）、淋巴结直径 3～6cm，或有多淋巴转移（P_2）、淋巴结直径 > 6cm，或有面神经或颅底的侵犯（P_3）。这种修订既将腮腺区和颈部淋巴结进行分组，又根据转移淋巴结的大小和数目将 N 分期进行分层，这种分型方法被称为 N1S3 系统（2013，表 23-7）。这个系统简化了 O'Brien 的分级方法，将患者分为了三个组 / 期：（Ⅰ）单个转移淋巴结直径 < 3cm；（Ⅱ）单个转移淋巴结直径 > 3cm，或多个转移淋巴结其直径均 < 3cm；（Ⅲ）多个淋巴结转移，其最大淋巴结直径 > 3cm。研究发现Ⅰ期、Ⅱ期、Ⅲ期患者的 5 年肿瘤特异性生存率分别是 90%、75%、42%。术后放疗及病理提示淋巴结包膜外侵犯也是影响肿瘤特异性生存率的独立危险因素[78]。

（二）黑色素瘤的分期

黑色素瘤的分期在被不停地反复修订，已逐渐成为一种可靠的预测预后的工具。虽然目前用于预测预后的临床指标的研究已经比较成熟，但前期根据肿瘤位置和浸润深度这些组织学指标进行危险分层的方法始终被证实有效。例如，头颈部肿瘤比其他部位的肿瘤更容易复发，患者生存率也更低[79]。在头颈部的黑色素瘤中，位于头皮和颞部的黑色素瘤患者要比其他部位的肿瘤患者预后更差[80]。在预测皮肤黑色素瘤预后方面工作最有成效的应该是 Clark 和 Breslow 两人，他们分别将肿瘤的浸润深度和厚度作为判断肿瘤生物学特性的指标[81, 82]，表 23-8 中总结了他们对肿瘤浸润深度的分级描述。另外与一个生物学特性相关的关注点是细胞的有丝分裂活性，Thompson 等认为高有丝分裂活性的肿瘤患者预后更差，已成为预测患者预后除肿瘤厚度以外的第二重要指标[83]。在 2017 年第 8 版 AJCC 指南中，T_1 患者的肿瘤有丝分裂活性已被 0.8mm 这个肿瘤厚度临界值取代，因后者可以更好地预测该类患者的预后。

> **临床要点**：在头颈部的黑色素瘤中，位于头皮和颞部的黑色素瘤患者要比其他部位的肿瘤患者预后更差。

1. 2017 皮肤黑色素瘤 AJCC 分期

最新版的皮肤黑色素瘤的 AJCC 分期方法通过国际合作对肿瘤的生物学行为进行了精确的描述。该分级方法整合了临床分期和病理分期，临床分期包含对原发肿瘤的组织学评估和对

表 23-6 头颈部皮肤鳞状细胞癌临床分期

区域淋巴结（N）临床（cN）	
N_x	区域淋巴结无法评估
N_0	无淋巴结转移
N_1	一侧单淋巴结转移，淋巴结最大直径 ≤ 3cm，无包膜外侵犯
N_2	一侧单淋巴结转移，淋巴结最大直径 > 3cm，但 ≤ 6cm，无包膜外侵犯； 或一侧多淋巴结转移，淋巴结最大直径 ≤ 6cm，无包膜外侵犯； 或双侧 / 对侧一个 / 多个淋巴结转移，淋巴结最大直径 ≤ 6cm，无包膜外侵犯
N_{2a}	一侧单淋巴结转移，淋巴结最大直径 > 3cm，但 ≤ 6cm，无包膜外侵犯
N_{2b}	一侧多淋巴结转移，淋巴结最大直径 ≤ 6cm，无包膜外侵犯
N_{2c}	双侧 / 对侧一个 / 多个淋巴结转移，淋巴结最大直径 ≤ 6cm，无包膜外侵犯
N_3	转移淋巴结最大直径 > 6cm，无包膜外侵犯；或任意转移的淋巴结有明显包膜外侵犯
N_{3a}	转移淋巴结最大直径 > 6cm，无包膜外侵犯
N_{3b}	任意转移的淋巴结有明显包膜外侵犯（ENE）

表 23-7 皮肤鳞状细胞癌的区域淋巴结转移分期

分期	特性
P₁	腮腺区域单个淋巴结转移，最大直径＜3cm
P₂	腮腺区域单个淋巴结转移，直径 3～6cm
P₃	腮腺区域淋巴结最大直径＞6cm
	颅底浸润
	面神经侵犯
N₀	无淋巴结转移
N₁	单个颈部淋巴结转移，直径＜3cm
N₂	单个颈部淋巴结转移，直径＞3cm
	一侧颈部多淋巴结转移
	对侧颈部淋巴结转移

引自 O'Brien CJ, McNeil EB, McMahon JD, et al. Significance of clinical stage, extent of surgery, pathologic findings in metastatic cutaneous squamous cell carcinoma of the parotid gland. Head Neck 2002; 24: 417-422

表 23-8 皮肤黑色素瘤的 Clark 和 Breslow 浸润分级

Clark 分级	
I	原位黑色素瘤，肿瘤局限在表皮内
II	肿瘤侵犯真皮乳头层，但未累及乳头网状层交界处
III	肿瘤广泛累及真皮乳头层，但未累及真皮网状层
IV	肿瘤侵犯真皮网状层，但未累及皮下组织
V	肿瘤侵犯皮下组织
Breslow 厚度分级	
I 期	≤ 0.75mm
II 期	≥ 0.76mm，≤ 1.5mm
III 期	≥ 1.51mm，≤ 4mm
IV 期	≥ 4mm

肿瘤转移的临床和影像学评估；病理分期包含对原发灶和转移灶的组织病理学评估和对前哨淋巴结（SLNB）及区域切除淋巴结的评估[84]。表 23-9 和表 23-10（译者注：原文错标为表 23-8 及 23-9，已修改）列出了 2017 年 AJCC 指南中皮肤黑色素瘤的分期方法[85]。

2.局部黑色素瘤的分类和分期

皮肤黑色素瘤依据 TNM 进行分期，T 代表原发肿瘤，N 代表局部淋巴结转移，M 代表远处转移。除了 T_{1b} 以外，肿瘤的厚度和有无溃疡是 T 分期的决定因素，因为它们是影响预后的独立危险因素。在以前的 2010 年 AJCC 修订版中认为，有丝分裂活性超过 $1/mm^2$ 被认为发生转移的风险较高。这一组织学因素代替了以前的 Clark 水平分级并被认为是 T_{1b} 的一个亚级。对于所有较厚的肿瘤组织，Breslow 深度（单位为 mm）与肿瘤的预后明确相关并决定着 T 分期[86]。在第八版 AJCC 指南修订版中，T_1 病变根据肿瘤厚度和是否有溃疡被分为 a 和 b 两个亚级，这些指标因和预后明显相关因而代替了有丝分裂活性这个指标。

根据肿瘤的厚度和组织学特性，如果无临床、影像学或组织病理学（如前哨淋巴结活检）证据支持淋巴结转移，那么局部的黑色素瘤被认为是 I 期或者 II 期，这其中也包含了多个亚型。I 期患者肿瘤转移风险低，预后好；II 期的患者具有中等的转移风险，死亡率也位于中等水平。II 期患者还包括了深度超过 4mm 又伴有溃疡的肿瘤（T_{4b}），这类肿瘤经前哨淋巴结活检未发现转移，但是转移的风险较高，因此被归于 IIc 期。

3.区域淋巴结转移的分类和分期

在皮肤黑色素瘤区域淋巴结转移方面临床和病理分期有着明显的不同。若可触及肿大淋巴结或者影像学证据支持淋巴结转移被认为是临床 III 期，但临床分期无法发现隐匿的淋巴结转移。随着前哨淋巴结活检的普遍开展，区域淋巴结可以改用病理学进行分期。区域淋巴结的状态和肿瘤复发及患者生存期明显相关，转移淋巴结的个数和肿瘤负荷与 III 期患者的预后明显相关[87, 88]。转移淋巴结的个数、肿瘤负荷（包括显微镜、大体和临床观察）、原发肿瘤是否有溃疡、是否有中途转移或卫星灶，这些指标均需纳入到 N 分期和 III 期分型中进行综合判断[89]。原发灶是否有溃疡是判断区域性转移患者预后的独立危险因素。

表 23-9　皮肤黑色素瘤的分期

原发肿瘤（T）	
T_x	无法评估原发肿瘤
T_0	无肿瘤
Tis	原位癌
T_1	肿瘤厚度≤ 1mm
a	肿瘤厚度＜ 0.8mm 无溃疡
b	肿瘤厚度＜ 0.8mm 有溃疡，或肿瘤厚度 0.8 ～ 1mm 有 / 无溃疡
T_2	肿瘤厚度 1 ～ 2mm
a	肿瘤厚度 1 ～ 2mm 无溃疡
b	肿瘤厚度 1 ～ 2mm 有溃疡
T_3	肿瘤厚度 2 ～ 4mm
a	肿瘤厚度 2 ～ 4mm 无溃疡
b	肿瘤厚度 2 ～ 4mm 有溃疡
T_4	肿瘤厚度＞ 4mm
a	肿瘤厚度＞ 4mm 无溃疡
b	肿瘤厚度＞ 4mm 有溃疡

区域淋巴结转移（N）		是否存在中途转移、卫星灶和（或）微卫星灶
N_x	淋巴结无法评估	无
N_0	无淋巴结转移	无
N_1	1 枚淋巴结受累，或无淋巴结受累但有中途转移、卫星灶和（或）微卫星灶	
a	1 枚临床隐匿性受累（前哨淋巴结活检发现）	无
b	1 枚临床显性受累	无
c	无淋巴结受累	有
N_2	2 ～ 3 枚淋巴结受累，或 1 枚淋巴结受累同时伴有中途转移、卫星灶和（或）微卫星灶	
a	2 ～ 3 枚临床隐匿性受累（前哨淋巴结活检发现）	无
b	2 ～ 3 枚淋巴结受累，其中至少 1 枚为临床显性淋巴结	无
c	1 枚临床隐匿或者显性淋巴结受累	有
N_3	4 枚或以上淋巴结受累，或 2 ～ 3 枚淋巴结受累同时伴有中途转移、卫星灶和（或）微卫星灶，或任何融合淋巴结伴中途转移、卫星灶和（或）微卫星灶	
a	4 枚或以上临床隐匿性受累（前哨淋巴结活检发现）	无
b	4 枚或以上淋巴结受累，其中至少 1 枚为临床显性淋巴结，或任何数量融合淋巴结	无
c	2 枚或以上临床隐匿或显性淋巴结受累和（或）任何数量的融合淋巴结	有

（续表）

远处转移（M）	
M_0	无远处转移证据
M_1	有远处转移
a	远处转移至皮肤、软组织（包括肌肉）和（或）非区域淋巴结。M_{1a}（0）–LDH 不升高，M_{1a}（1）–LDN 升高
b	肺转移。M_{1b}（0）–LDH 不升高，M_{1b}（1）–LDN 升高
c	远处转移至非中枢神经系统的内脏器官，包含或不包含 M_{1a} 或 M_{1b} 中的部位。M_{1c}（0）–LDH 不升高，M_{1c}（1）–LDN 升高
d	远处转移至中枢神经系统，包含或不包含 M_{1a}、M_{1b} 或 M_{1c} 中的部位。M_{1d}（0）–LDH 不升高，M_{1d}（1）–LDN 升高

LDH. 乳酸脱氢酶

引自 Gershenwald JE，Scolyer RA，Hess KR，et al. AJCC Cancer Staging Manual. 8th ed. 2017

表 23–10　皮肤黑色素瘤临床病理分组

分　期	临　床	病　理
0	$TisN_0M_0$	$TisN_0M_0$
ⅠA	$T_{1a}N_0M_0$	$T_{1a}N_0M_0$
ⅠB	$T_{1b}N_0M_0$	$T_{1b}N_0M_0$
	$T_{2a}N_0M_0$	$T_{2a}N_0M_0$
ⅡA	$T_{2b}N_0M_0$	$T_{2b}N_0M_0$
	$T_{3a}N_0M_0$	$T_{3a}N_0M_0$
ⅡB	$T_{3b}N_0M_0$	$T_{3b}N_0M_0$
	$T_{4a}N_0M_0$	$T_{4a}N_0M_0$
ⅡC	$T_{4b}N_0M_0$	$T_{4b}N_0M_0$
Ⅲ	任何 T，$N_1 \sim N_3M_0$	
ⅢA		$T_1 \sim T_{4a}N_{1a}M_0$
		$T_1 \sim T_{4a}N_{2a}M_0$
ⅢB		$T_1 \sim T_{4b}N_{1a}M_0$
		$T_1 \sim T_{4b}N_{2a}M_0$
		$T_1 \sim T_{4a}N_{1b}M_0$
		$T_1 \sim T_{4a}N_{2b}M_0$
		$T_1 \sim T_{4a/b}N_{2c}M_0$
ⅢC		$T_1 \sim T_{4b}N_{1b}M_0$
		$T_1 \sim T_{4b}N_{2b}M_0$
		任何 T，N_3M_0
Ⅳ	任何 T，N 和 M_1	任何 T，任何 N 和 M_1

引自 Gershenwald JE，Scolyer RA，Hess HR，et al. AJCC Cancer Staging Manual. 8th ed. 2017

临床要点：原发灶是否有溃疡是判断区域性转移患者预后的独立危险因素。

4. 远处转移的分类和分期

所有有远处转移的肿瘤均被归为Ⅳ期，但一些因素影响了不同Ⅳ期黑色素瘤患者的预后。皮肤、皮下、远处淋巴结、肺及其他内脏器官转移的不同患者其 1 年生存率在 40%～60%，这也使 AJCC 对Ⅳ期肿瘤进行了亚组的分级[89]。血清乳酸脱氢酶（LDH）的升高提示肝或骨的转移，这类患者预后相对较差。LDH 的升高和是否累及中枢神经（CNS）也决定了肿瘤应该被纳入 M_{1c}（Ⅰ）还是 M_{1d}（Ⅰ）期[89, 90]。

除了乳酸脱氢酶以外，与预后、疾病进展或治疗反应相关的血清生物标志物的研究仍在继续。目前已经发现了一些候选标志物，如 S–100B 蛋白、C 反应蛋白（CRP）、酪氨酸酶，以及位于抑癌基因座中出现的杂合性丧失[91]。目前一些其他的血清肿瘤标志物如 TA90 或 TA90–IC 也具有一定的应用前景，但仍需要进一步的研究才能考虑是否将这些指标用于发现肿瘤是否出现复发或者转移[92]。AJCC 第八版中也提到了肿瘤浸润淋巴细胞（TILs）是患者预后较好的指标，因为有文献发现这个指标与较少的前哨淋巴结转移相关。

六、原发肿瘤的治疗

在多学科联合治疗头颈部侵袭性非黑色素瘤皮肤癌和皮肤黑色素瘤过程中，肿瘤的诊断、分期、原发部位的治疗、区域淋巴结的诊断和治疗，以及预后的判断等不同的方面往往交织在一起。在切除原发肿瘤的同时，常需要行前哨淋巴结的活检，所得到的信息汇总以后又影响了下一步的治疗策略和患者的预后。虽然本章节对原发灶和转移灶的诊断和治疗进行了分别的描述以方便讨论，但在临床中这些过程通常存在着不同的交叉。

（一）非黑色素瘤皮肤癌的治疗

无论采用哪种治疗模式，90% 以上的皮肤基底细胞癌和鳞状细胞癌的预后都比较好，由于这些肿瘤发病率较高且预后较好，因此像家庭医师、皮肤病医师、普通外科医师、整形医师、头颈外科医师及放疗科医师都能够对这类疾病进行治疗。不同的从业人员可以选择多种方法治疗大多数的头颈部基底细胞癌和鳞状细胞癌，如电切和刮除术、Mohs 显微外科手术（MMS）、光动力疗法、激光消融或切除、放疗或某些外用制剂。非黑色素瘤皮肤癌的主要困难不在于肿瘤是否根除，而在于是否能够事先确定肿瘤是否有更高的恶性特征或者是否需要多学科治疗。

1. 冷冻疗法

冷冻疗法适用于光化性角化病（AK）和低度恶性非黑色素瘤皮肤癌，冷冻疗法采用液氮来冷冻肿瘤，临床易于实施。因为一般不需要麻醉，所以对于易出血和因并发症不适合麻醉的患者可采用这种治疗方法。但是，冷冻治疗无法获得组织进行病理学分析，因此对皮肤恶性肿瘤的应用要格外慎重，且不适用于皮肤黑色素瘤的治疗[10]。

2. 电切和刮除术

皮肤科大夫通常采用电切和刮除术，刮除术是将肿瘤从瘤床上刮除并对剩余组织进行灼烧。治疗需要重复几次以达到最大化的肿瘤切除。虽然刮除组织可以送病理检测，但无法评估切缘情况。采用这种方法治疗非黑色素瘤皮肤癌要谨慎，且不适用于皮肤黑色素瘤的治疗[43]。

> **临床要点**：冷冻疗法、电切和刮除术、化学切除方法不能提供组织进行病理分析，因此这些方法要谨慎使用。

3. 局部广泛切除

局部广泛切除被认为是非黑色素瘤皮肤癌的标准术式，也是侵袭性非黑色素瘤皮肤癌治疗的重要一环。广泛切除可以采用圆形或椭圆形切除，从而不影响切缘和随后的重建。

(1) 手术切缘：虽然手术切除范围和外切缘的多少一直存在争议，但应注意的是肿瘤病理和组织病理学特性才是判断手术切缘大小的最终决定因素。基底细胞癌和鳞状细胞癌的安全切缘分别是 2~10mm 以及 4~15mm。近期的前瞻性研究发现基底细胞癌和鳞状细胞癌的安全切缘大于 4mm 则局部控制率可达到 96%~97%，但应注意该项研究的肿瘤直径均小于 20mm[93]。Porceddu 等对基底细胞癌和鳞状细胞癌的最小安全切缘进行了分析，认为低风险的基底细胞癌的最小安全切缘为 2~4mm（3 年局部控制率 ≥ 98%），高风险基底细胞癌最少安全切缘为 4~6mm（3 年局部控制率 80%~95%），高风险鳞状细胞癌的最小安全切缘应 ≥ 10mm（3 年局部控制率 60%~80%）。低风险和高风险的划分应考虑肿瘤大小、T 分期、肿瘤厚度、位置、分化、亚型、神经受累、快速生长、边界、淋巴血管侵犯、切缘情况、免疫状况、慢性炎症，以及既往是否放疗等多种因素[94]。

> **临床要点**：肿瘤病理和组织病理学特性是判断手术切缘大小的最终决定因素。

虽然根据外切缘的状况进行手术切除可以获得满意的局部控制，这种组织病理学的评判仍有一定的局限性。传统的面包状或四象限切除方法并不能对所有切缘进行充分的评估，因为会遗漏一些肿瘤细胞。不规则性肿瘤或局部亚临床扩散的肿瘤无法被完全切除，从而导致肿瘤局部复发 [95]。与皮肤病理学家密切合作可以保证对肿瘤切缘进行 360° 的评估。

（2）肿瘤累及颞骨和颅底：一些特殊的病例需要更广泛的多学科合作，耳和耳周的非黑色素瘤皮肤癌易于侵犯颞骨，因此需要袖状、外侧、部分或全部的颞骨切除以达到大体根治。这类患者常出现显微镜下切缘阳性、肿瘤沿淋巴结转移和沿神经周围生长。颅骨侵犯的患者在平均 26.7 个月的随访时间内的总生存率为 63%。虽然在一些大型的前瞻性研究中很少纳入这类患者，但辅助放疗可能可以延长患者的生存期 [96]。

非黑色素瘤皮肤癌也可以侵犯前颅底和颅顶骨，但具体的发病率还不清楚。肿瘤可以直接侵犯颅顶骨（图 23-4），也可以通过胚胎融合平面、脑神经或眼眶侵犯颅骨。一旦发现肿瘤固定在颅骨周围，则考虑肿瘤侵犯颅骨，需要进一步的影像学检查。绝大多数颅骨或颅底侵犯的患者源于复发性病例，而且许多患者已经接受过多次治疗，包括放射治疗。不过，包括头颈外科、神经外科和整形修复外科的合作可以安全地进行头面部肿瘤的切除，术后并发症也较低。接受头面部鳞癌和基底细胞癌切除手术患者的 2 年生存率分别是 76% 和 92%，术后放疗或者同步放化疗可

以最大化的控制局部复发，提高生存率。肿瘤颅内侵犯、沿神经生长、既往做过放疗是患者预后差的危险因素 [97]。

> **临床要点：** 侵犯颞骨的肿瘤患者术后行放疗或者同步放化疗可以最大化的控制局部复发，提高生存率。

4. Mohs 显微外科手术（MMS）

该术式由一位叫 Frederic Mohs 的医学生于 19 世纪 30 年代发明，在门诊根据肿瘤分期采用这种技术进行皮肤肿物切除，术中对切缘进行水平冰冻检测，从而理论上对所有切缘进行评估。每个切缘在处理前都进行标记和定位，根据冰冻病理结果对肿瘤残留部位进行定位并行局部的再切除，通过反复切除从而达到切缘阴性。一些文章对此术式的技术方法和操作思路有详细的介绍 [95]。

虽然这种方法较为费事，但对非黑色素瘤皮肤癌的治疗效果很好，如原发基底细胞癌患者采用这种方法的治愈率可达 99% [98]。对复发基底细胞癌患者及原发和复发鳞状细胞癌患者的治疗效果都不错，但这种方法能否获得最低成本的收益目前还有争议 [99]。MMS 对一些复发的鳞状细胞癌患者长期控制率可以达到 90% [100]。Kauvar 等学者认为 MMS 手术与门诊手术（ASC）及住院手术相比，其花费最低，三者的花费分别是 895.50 美元、1689.52 美元和 4 188.17 美元 [101]。

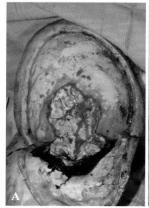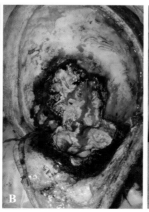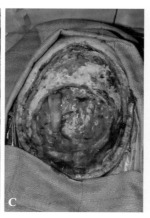

◀ 图 23-4　A. 图 23-3 提到的累及颅内的鳞状细胞癌患者，根据术前影像学结果和术中判断确定颅顶骨的切除范围。亚甲蓝标记颅骨切缘，使切缘与肿瘤边缘至少相距 2cm（A 和 B）；B. 颅骨切除过程中多学科合作判断切缘；C. 钛网重建颅顶，股前外侧游离皮瓣修复缺损

侵袭性非黑色素瘤皮肤癌的一些组织病理学特征应引起特别重视，这些特征包括组织学类型、分化程度、神经浸润、淋巴血管浸润、侵犯皮下脂肪和炎症等。若肿瘤为侵袭性非黑色素瘤皮肤癌或肿瘤侵犯皮下深层组织，则 MMS 手术并不适用。MMS 不适合切除靠近大的淋巴血管的肿瘤，也不适于切除侵犯骨、肌肉和涎腺的肿瘤，这些因素会影响切缘的评估，也无法彻底切除肿瘤。对于侵袭性和深部侵犯的肿瘤可考虑将 MMS 和传统的切除术式联合起来以达到最大化的局部肿瘤控制。侵袭性非黑色素瘤皮肤癌的最合适治疗方法仍然是多学科合作，行 Mohs 手术的外科大夫应常规和头颈外科医师、放射科医师和肿瘤学医师进行合作。

5. 放疗

自从 20 世纪以来，放疗已经作为皮肤恶性肿瘤的常规治疗手段，特别适用于老年患者、无法耐受手术的患者及肿瘤位于眼睑和鼻部等美容重要部位的患者。放疗有多种方式可以选择，对非黑色素瘤皮肤癌的放疗需要综合考虑各种不同的放疗技术。可选择的治疗方式包括外射线照射、正电压 X 线治疗、超高电压 X 线治疗、电子束治疗、铯后装置管间质内照射治疗[102]。同样的，放射递送技术也在改进，从以前的胶片定位和楔形对调强技术已逐渐过渡到适形调强放疗（IMRT）和质子束放疗。常规分割治疗也逐步向大分割加速治疗方向演进。

(1) 初治放射治疗：总的来说，皮肤恶性肿瘤的放疗是尽可能将皮肤表面的放射剂量达到最大化，而尽量避免深部的照射，所以对于身体其他部位采用的尽量减少对皮肤影响的放疗策略并不适合皮肤恶性肿瘤。正电压 X 线和质子束治疗较为合适，因为可以限制照射的范围。正电压 X 线可以在皮肤表层产生 $100 \sim 250 \text{keV}$ 的照射能量，光束可通过相对较薄的订制铅孔来成形，眼内保护罩可预防角膜损伤。由于正电压 X 线在骨质内产生的能量是软组织能量的 8 倍，因此对于靠近骨头和软骨的部位照射应该谨慎选择。正电

压 X 线及适量的电子束可用于头皮肿物的治疗以较少颅内损伤，但光量子 - 电子全头皮定量装置和 IMRT 由于可以在肿瘤体积计划区域内达到更均匀剂量的放射而逐渐取代正电子 X 线治疗[103]。高能量电子束、混合光量子 - 电子束或 IMRT 适用于浸润深度较深的肿瘤及有区域淋巴结转移的肿瘤。应根据肿瘤大小和位置采用分次照射的方法，经典的小的原位肿瘤的累积放疗最大剂量应达到 40Gy，较大肿瘤或复发肿瘤的最大剂量应达到 $65 \sim 70 \text{Gy}$，同时尽可能地减少邻近组织放射剂量[104]。

针对非黑色素瘤皮肤癌初治放疗和前面提到的治疗方法效果差不多，早期的基底细胞癌对外照射治疗（XRT）比较敏感，5 年局部控制率达 95%，但一些研究发现此方法对较大的基底细胞癌或鳞癌的局部控制率降到了 56%[105, 106]。T4 的基底细胞癌和鳞癌的局部控制率也相似，原发部位肿瘤的局部控制率略高于 50%，但如果 XRT 能够联合挽救性手术，T4 患者的局部控制率可上升到 80%~90%[104, 107]。然而，在一项前瞻随机性研究中发现，在局部控制方面 XRT 对直径 < 4cm 的基底细胞癌效果不如手术切除[108]。另外，手术切除对面容美观的影响反而小于 XRT 治疗，这打破了以往认为 XRT 治疗对美观的影响更小的观点[109]。

临床要点：手术切除对面容美观的影响反而小于 XRT 治疗，这打破了以往认为 XRT 治疗对美观的影响更小的观点。

对于年纪大的患者或无法耐受手术的患者，对非黑色素瘤皮肤癌的放疗也不一定是最佳方案。除非有经验的操作者能够熟练的采用各种放疗技术，否则放疗产生的并发症也很多。这些并发症包括皮肤色素沉着、毛细血管扩张、瘢痕挛缩、脂肪营养不良、骨或软组织坏死、组织萎缩和眼睛损伤[109]。另外还要考虑对年轻患者放疗可能会引起的第二原发皮肤癌，因为电离辐射和皮肤癌密切相关。

(2) 辅助放射治疗：对非黑色素瘤皮肤癌是否首选外放射治疗目前仍有争议，也有其自身的局限性，而对侵袭性肿瘤采用辅助放疗则在肿瘤的综合治疗发挥重要作用。

根治性手术术后采用辅助放疗通常适用于切缘阳性的肿瘤、进展期肿瘤、位于面部中央 H 区域的肿瘤、累及颞骨或颅底的肿瘤，以及有神经侵犯的肿瘤[110, 111]。对高风险但无临床转移的肿瘤行区域性放疗可能会最大化地控制肿瘤局部复发，但是仍需更多的证据支持。

> 临床要点：辅助放疗通常对切缘阳性的肿瘤和有其他高风险因素的肿瘤治疗有效。

6. 光动力学治疗

光动力治疗（PDT）在 19 世纪 70 年代开始引入，就是使用光敏感药物，在光照下这些药物会被激活，从而有选择的杀死肿瘤细胞。目前已经发现了多种光敏感剂，包括苯并卟啉、5- 氨基乙酰丙酸、间四羟基苯基氯以及卟吩姆钠[112, 113]。PDT 可单独或联合手术切除，应用于年老或体弱的侵袭性或复发的非黑色素瘤皮肤癌患者。在一些选择性的病例中基底细胞癌和鳞癌的完全反应率可达到 92% 和 100%[113]。PDT 的并发症包括伤口延迟愈合、不适感，以及治疗后仍有持续 4～6 周的阳光敏感，因此应用衣服或其他方式来避开阳光[112, 113]。

> 临床要点：PDT 适用于一些无法耐受手术的患者，但应考虑到伤口延迟愈合等并发症。

7. 激光消融

虽然激光也是切除皮肤病损的另一种治疗方法，但目前只有一些零星的 CO_2 激光消融切除浅表的非黑色素瘤皮肤癌的病案报道。有报道说使用 CO_2 激光切除浅表基底细胞癌的局部控制率可达到 97%[114]。但是激光和其他的消融治疗一样，无法对切缘进行评估。

8. 局部治疗

采用局部药物治疗浅表的非黑色素瘤皮肤癌也慢慢开始流行，局部治疗适用于一些非黑色素瘤皮肤癌的癌前病变，如光化性角化病，以及老年和不适合手术的浅表非黑色素瘤皮肤癌患者。目前最常用的是氟尿嘧啶，其用来治疗光化性角化病效果很好[115]。咪喹莫特乳膏是一种局部的免疫调节药，可以促进细胞因子和干扰素的释放，促进细胞介导的肿瘤免疫。

已经证明咪喹莫特对一些皮肤病损有效，例如，可以根治光化性角化病、浅表基底细胞癌、Bowen 病（原位鳞癌）、乳腺外 Paget 病、皮肤 T 细胞淋巴瘤及大部分结节型基底细胞癌，但该药对结节型基底细胞癌的局部控制率方面没有浅表基底细胞癌效果好（组织学 65% 清除率 vs87% 清除率）[116, 117]。增加用药频率可以增加肿瘤的反应率，但也会增加诸如不适感和瘙痒等不良反应[115]。其他还有一些治疗非黑色素瘤皮肤癌的药物，诸如瘤内注射 α 干扰素、涂抹维 A 酸等，但这些药物对预防癌前病变的进一步发展似乎更为有效[115]。

（二）局部黑色素瘤的治疗

1. 手术切除

对原位肿瘤的外科切除仍是皮肤黑色素瘤的首选治疗方案。由于皮肤黑色素瘤的恶性程度更高，外科手术需要做更广的切缘。然而，近期的临床研究发现皮肤黑色素瘤分别行 3～5cm 切缘和 1～2cm 切缘对预后的影响并不明显，因此可以考虑采用较小安全切缘的切除方法[118, 119]。不过这些数据都是根据躯干和四肢等其他部位的肿瘤病例得到的，因为这些部位难以得到更多的安全切缘。不过头颈部皮肤黑色素瘤保持 1～2cm 的切缘也是合适的，因为决定安全切缘的主要因素还是肿瘤的厚度[17]。恶性雀斑痣需要 5～10mm 的切缘，直径小于 1mm 的肿物行 1cm 的切缘是安全的[70]。中等厚度的黑色素瘤（1～4mm）常规切缘应该达到 2cm，厚度＞ 4mm 的黑色素瘤更容易出现区域或远处的转移，而局部复发是一个相对次要的因素，因此行 2cm 的安全切缘也是合适的。

> **临床要点**：临床研究发现皮肤黑色素瘤分别行 3~5cm 切缘和 1~2cm 切缘对预后的影响并不明显，因此可以考虑采用较小安全切缘的切除方法。

2. Mohs 显微外科手术（MMS）

虽然对皮肤黑色素瘤行冰冻切片，明确切缘的可信程度的争论很大，但仍有很多皮肤学专家对 Mohs 手术切除皮肤黑色素瘤很有兴趣。一些研究发现很多冰冻病理切片切缘结果和术后石蜡切片结果并不相符，因此皮肤病理学家不建议行术中的常规冰冻病理检测[120]。而另一些文献则发现，专门行 Mohs 手术的外科大夫和有经验的皮肤病理学家采用术中冰冻切片对切缘进行评估的敏感性和特异性可以分别达到 100% 和 90%[121]。但是，即使原位或厚度 < 0.75mm 的黑色素瘤也可能会增加 MMS 操作的复杂性，另外还需要快速免疫组化染色才能获得可接受的局部控制率，提示这些早期肿瘤常伴有亚临床肿瘤的发生。若对 1cm 以内的最终安全切缘能够做到根据肿瘤的厚度确定切缘的宽度，那么采用 MMS 方法和标准术式两者的局部控制率相近，但相关文献报道较少[120]。MMS 术中在组织冰冻处理过程中可能产生人为假象，容易将正常的角质细胞误认为黑色素细胞，引起病理诊断难度的增加[122]。还有一种被称为慢 Mohs 手术的方法，即采用分期切除和快速的石蜡切片而非冰冻切片来明确切缘，然后行二期的缺损修复，这种方法常用于治疗恶性雀斑痣。

> **临床要点**：原位或厚度 < 0.75mm 的黑色素瘤采用更复杂的 MMS 操作加上快速免疫组化染色，能够获得可接受的局部控制率。

3. 放疗

虽然长期的研究认为黑色素瘤对放疗并不敏感，放疗仍然是多学科合作治疗黑色素瘤的重要组成部分。一般认为应将放疗作为辅助治疗的一部分，但对一些选择性病例也将放疗作为首选方案，文献报道恶性雀斑痣和恶性雀斑黑色素瘤首选放疗可使肿瘤局部控制率达到 93%[70]。目前认为首选放疗适用于肿瘤无法切除或无法耐受手术的患者。

增加每次放疗剂量和减少放疗次数对肿瘤局部 / 区域控制尚可[123]。尽管一些学者建议对老年人或者解剖困难部位肿瘤可采用放疗，但接近神经或感觉器官部位应避免采用这种低分割放疗方案[17]。在 Ⅱ / Ⅲ 期黑色素瘤患者术后采用 5 次共 30Gy 的放疗可使局部 / 区域控制率达到 88%，而术后不辅助放疗的患者其局部 / 区域的肿瘤复发率则高达 50%[124, 125]。放疗的适应证包括：肿瘤切缘阳性、肿瘤复发、淋巴结转移、神经浸润、较厚的原发肿瘤、肿瘤有溃疡、卫星灶、增生性病理改变，以及未行前哨淋巴结活检或区域淋巴结清扫但具有高转移风险的患者[125-127]。

4. 其他治疗手段

类似非黑色素瘤皮肤癌，黑色素瘤也有一些其他的治疗手段，但其适应证较少。对于进展期肿瘤及皮肤转移使用全身化疗及局部使用氮烯唑胺可达到有限的治疗反应率[17]。有个案报道使用免疫调节剂咪喹莫特和瘤内注射 α 干扰素可对恶性雀斑痣产生一定作用[70, 119]。还有一些报道采用冷冻和激光根治恶性雀斑痣，但是由于无法确定切缘状态，术后复发率也比较高，因而限制了这些技术的开展[70]。CO_2 激光消融并不适用于原发肿瘤的切除，但有报道可以用于皮肤黑色素转移瘤的姑息性切除[128]。

（三）头颈部皮肤缺损的重建

无论肿瘤是哪种病理类型，也不管是采取哪种手术方式（MMS 或局部扩大切除），头颈部皮肤肿瘤切除会产生缺损，影响功能和美观。就像放射治疗和化疗一样，外科重建也是多学科合作的重要组成部分。在制订外科手术计划过程中，应对可能的组织缺损进行评估并提出具体的修复方案。但应该注意的是对美容和功能修复的考虑不能影响肿瘤的切除方案，头颈部皮肤癌治疗的主要目的就是为了根治肿瘤，以达到最好的预后效果。

七、肿瘤区域性转移的诊断和治疗

无论是非黑色素瘤皮肤癌还是黑色素瘤，区域性转移到腮腺区和颈部淋巴结均提示肿瘤恶性程度高，疾病难以控制，患者预后也较差。这两种类型的肿瘤都容易发生淋巴结转移，但对淋巴结转移的处理策略并不相同。对非黑色素瘤皮肤癌转移淋巴结的处理需要根据转移部位来确定，而对黑色素瘤转移淋巴结的处理原则更加激进。由于组织学上淋巴引流机制和引流路径差别不大，因此以前用于黑色素瘤的前哨淋巴结活检技术和淋巴组织的分子分析也开始逐渐用于侵袭性非黑色素瘤皮肤癌。

> 临床要点：区域性转移到腮腺区和颈部淋巴结提示肿瘤恶性程度高，疾病难以控制，患者预后也较差。

（一）淋巴引流路径

和其他区域引流不同，头颈部的淋巴引流更为复杂多变。通常情况下，从头顶到耳朵做垂直线，其前侧的肿瘤会转移至同侧的腮腺和上颈部淋巴结，包括颈外静脉链淋巴结；垂直线后方的肿瘤会转移到耳后、枕部及颈后区淋巴结[17]。位于面中部和下唇的肿瘤可转移到面部周围浅表淋巴结、颏下淋巴结和下颌下淋巴结。颈部的肿瘤细胞容易引流至最近的淋巴结及颈外静脉区，但不太可能引流到腮腺区域（图 23-5）。另外，淋

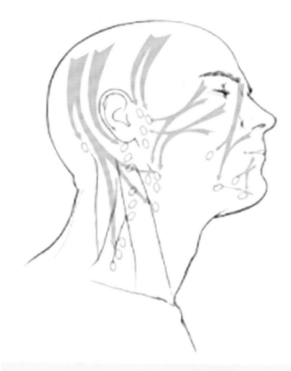

▲ 图 23-5　头颈部皮肤的淋巴引流示意图
面中部和下唇常引流至双侧的面周淋巴结和 I 区淋巴结。面部其他部位淋巴引流的第一站是腮腺区，随后引流至颈外静脉链和 II 区至 IV 区淋巴结。耳后区域肿瘤通常引流至枕区、耳后淋巴结和 V 区

巴引流还有一定的变异，研究发现临床预测的淋巴结引流和淋巴结造影显示的引流之间有 34% 的不同[129]。

> 临床要点：对淋巴引流区域大体的划分是合适的，但有 1/3 的病例的淋巴引流存在变异。

（二）区域性转移的风险因素

1. 非黑色素瘤皮肤癌（NMSC）

文献报道非黑色素瘤皮肤癌的转移率为 0.1%～21%[49, 130]。产生这种转移率的差异原因是前面提到的非黑色素瘤皮肤癌并非常规被肿瘤登记中心登记并通过 SEER 数据库进行随访。由于 NMSC 发生区域转移的频率相对较低，一旦被发现一般都能行常规治疗。但是文献发现，相较于无转移患者，有转移患者的 5 年总生存期（75.7% vs 46.7%）、无疾病生存期（65.2% vs 40.9%）和

肿瘤特异性生存期（91.5% vs 58.2%）都要差得多[49]。因此，对于有转移的 NMSC 需要更为激进的治疗手段，这需要尽早发现原发肿瘤可能出现转移的危险因素，或者通过前哨淋巴结活检明确是否有区域淋巴结转移。表 23-11（译者注：此处原文引用表序错误，已修改）总结了 NMSC 淋巴结转移的高危因素[46, 49, 100, 131]。肿瘤浸润深度的增加和组织学发现淋巴血管侵犯是预测区域淋巴结转移的最重要的危险因素[49]。

> 临床要点：肿瘤浸润深度的增加和组织学发现淋巴血管侵犯是预测区域淋巴结转移的最重要危险因素。

2. 黑色素瘤

和非黑色素瘤皮肤癌一样，皮肤黑色素瘤发生转移的患者预后更差。无淋巴结转移的黑色素瘤患者的 3 年无病生存率超过 88%，而通过前哨淋巴结活检发现的亚临床淋巴结转移患者的 3 年无病生存率仅约为 56%。实际上，淋巴结转移比 Clark 分级、Breslow 厚度分级和溃疡状态更能预测患者无病生存期、肿瘤特异性生存期下降的危险因素[87]。

近年来的一些前瞻性研究根据前哨淋巴结的转移情况判断肿瘤淋巴结转移的高危因素。以前的研究认为，原位肿瘤的浸润深度是预测肿瘤转移的最重要因素，文献报道厚度＜ 1mm 的肿瘤发生淋巴结转移的概率＜ 5%，而厚度＞ 4mm 肿瘤发生淋巴结转移的概率为 30%～50%[88, 132]。表 23-11 描述了头颈部黑色素瘤淋巴结转移的其他危险因素[133]。Erman 等认为前哨淋巴结活检阳性是患者无复发生存期（RFS）减少的最重要危险因素。其他的危险因素如原位肿瘤 Breslow 深度增加和溃疡也会减少患者的无复发生存期和总生存期[134]。Sunblet 临床研究作为一项前瞻性随机研究评估了干扰素 α-2b 的治疗效果并同时根据前哨淋巴结情况判断是否需要淋巴结清扫，研究者发现单阳性前哨淋巴结患者辅助干扰素治疗效果并

不明显，对于病理学检测无转移淋巴结但反转录 PCR（RT-PCR）检测为阳性转移淋巴结的患者，单独行淋巴结清扫和淋巴结清扫联合干扰素治疗两者对患者总生存期的影响并无明显差异[135]。

> 临床要点：厚度＜ 1mm 的皮肤黑色素瘤发生淋巴结转移的概率＜ 5%，而厚度＞ 4mm 肿瘤发生淋巴结转移的概率为 30%～50%。

（三）临床 N_0 肿瘤的处理

对于临床判断无淋巴结转移的非黑色素瘤皮肤癌要不要行淋巴结清扫存在较大争议，而对于早期和中期的黑色素瘤首先行组织病理学评估淋巴结的状态非常重要。非黑色素瘤皮肤癌淋巴结由于发生转移概率较低，对淋巴结转移风险因素的认识较为有限，治疗方法较为保守，限制了多种评估技术的开展。随着非黑色素瘤皮肤癌发病率的增加，对其临床认识的水平开始提高，对淋巴结转移危险因素的认识和淋巴扩散机制的研究逐步深入，对这种临床 N_0 期肿瘤的治疗方式也在不断改进。在皮肤黑色素瘤方面，通过组织学评估淋巴结状态对肿瘤的分期和判断预后具有重要作用，这也使对临床 N_0 患者的治疗方式逐渐步入成熟。对头颈部皮肤癌临床 N_0 患者的处理除了组织学检查以外，还包括观察和等待，选择性淋巴结清扫、前哨淋巴结活检和选择性放疗。

1. 观察和等待

对临床判断无淋巴结转移非黑色素瘤皮肤癌的常用处理模式是对腮腺区和颈区淋巴结进行保守观察，这也是大量回顾性研究对非黑色素瘤皮肤癌腮腺区和颈区淋巴结转移观察的结果。相反，对于皮肤黑色素瘤，仅对ⅠA 期患者可以采用观察和等待，因为只有该期肿瘤的转移风险可以忽略不计。由于评估厚度＜ 4mm 黑色素瘤的淋巴结状态可以获得很多有价值的信息，而且若等到肿瘤厚度＞ 4mm 再考虑临床治疗则患者预后较差，因此对于中等厚度的黑色素瘤不能采用观察和等待的策略。

> **临床要点**：中等厚度黑色素瘤患者的颈部淋巴结不能采用观察和等待的方法。

2. 选择性颈部淋巴结清扫

在头颈部皮肤黑色素瘤中，前哨淋巴结活检已经广泛取代了选择性颈部淋巴结清扫。尽管有文献报道选择性颈部淋巴结清扫可以提高局部 / 区域控制率，但对总生存期的影响较小。因此也有人支持对临床颈部无转移患者进行观察[136]。

非黑色素瘤皮肤癌行颈部淋巴结选择性清扫的文献报道较少。既往的研究报道了导致肿瘤淋巴结转移的组织病理学危险因素[137]，包括复发肿瘤、肿瘤淋巴血管浸润、神经浸润、肿瘤低分化、肿瘤侵犯到皮下脂肪、深部肿瘤、深度＞ 4mm，直径＞ 4cm（表 23–11）（译者注：此处原文引用表序错误，已修改）。这些前面提到的危险因素是行选择性颈淋巴结清扫的基础。前面也提到了腮腺区域是头面部肿瘤转移的第一站，因此就像 O'Brien 等在修订版中提到的那样，对头颈部皮肤鳞癌的清扫也应该考虑这些区域[41]。Moore 等报道 35% 的肿瘤有孤立的腮腺区转移，其中 42% 的腮腺区转移也伴有隐匿性颈部淋巴结转移[49]。这一结果提示如果有腮腺区淋巴结转移，则需行选择性颈部淋巴结清扫，如果有颈部淋巴结转移，也需要进行选择性的腮腺切除。

> **临床要点**：头颈部皮肤黑色素瘤采用前哨淋巴结活检已经广泛取代了选择性颈部淋巴结清扫，除非有影响预后的危险因素。

3. 前哨淋巴结活检（SLNB）

由 Morton 等在 1992 年提出，使用前哨淋巴结定位和活检的理论依据是转移的肿瘤细胞首先引流至近处的淋巴结群中，对这里面可以找到的淋巴结进行活检即可准确地判断整个淋巴结群是否受累[76]。很多文献报道了黑色素瘤和乳腺癌患者行前哨淋巴结活检对治疗所产生的影响[138]。前哨淋巴结活检阳性是皮肤黑色素瘤复发和患者预后较差的最重要危险因素[87]。非黑色素瘤皮肤癌是否常规行前哨淋巴结活检的报道比较少，但其价值已逐渐开始被接受[139, 140]。Schmitt 等根据第七版 AJCC 指南（表 23–12）划分为 T_2 期的

表 23–11　头颈部皮肤癌区域性淋巴结转移的危险因素

非黑色素瘤皮肤癌	黑色素瘤
复发肿瘤直径＞ 2cm	Breslow 厚度分级（连续变量）
深度＞ 4mm	Clark 分级＞Ⅲ级
Clark 分级Ⅳ～Ⅴ级	原发肿瘤出现溃疡
累及皮下组织	年龄＜ 60 岁
组织学呈低分化类型	依据肿瘤组织类型而非依据表面扩散范围
早期皮肤瘢痕	血管神经浸润
位于耳朵和唇部	有垂直相生长
累及神经	肿瘤丝状浸润周围组织
累及淋巴血管	单个细胞浸润
炎症	皮肤棘细胞层细胞间桥崩解

表 23–12　第 7 版 AJCC 指南，ITEM 预后评分，以及 Jambusaria-PahLajami 等提出的 T 分期系统三者淋巴结转移高危因素的比较

第七版 AJCC 分级系统高危因素	免疫抑制、治疗、淋巴结包膜外侵犯以及肿瘤切缘状态（ITEM）预后评分系统	Jambusaria-PahLajami 等提出的 T 分期系统	
肿瘤＞ 2mm、Clark 分级≥Ⅳ级、累及神经、位于耳朵和唇部、分化差	免疫抑制 治疗方式（手术 vs 手术加放疗） 淋巴结包膜外侵犯 切缘状态	T_0– 原位鳞癌 T_1–无风险因素 T_{2a}–1 个风险因素 T_{2b}–2 ～ 3 个风险因素 T_3–4 个风险因素或累及骨	风险因素 肿瘤≥ 2cm 低分化类型 累及神经 累及皮下脂肪（不包括骨）

肿瘤，以及 Jambusaria-Pahlajani 等提出的指南（表 23-12）划分为 T_{2b} 期的肿瘤建议行前哨淋巴结活检，因其前哨淋巴结活检出现阳性转移的概率分别为 11.9% 和 29.4%[138]。近期的回顾性研究和系统性研究发现，对一些皮肤鳞状细胞癌的前哨淋巴结行免疫组化染色和连续切片，有助于找到小的转移灶，并增加阳性淋巴结的检出率，概率为 7%~22%。

前哨淋巴结活检既需要术前的淋巴结显影，又需要术中淋巴结定位。术前淋巴结显影是将 1~4μCi 的锝 ^{99m}Tc 硫胶体或 ^{99m}Tc 三硫化锑胶体在肿瘤四个周边进行皮内注射[141, 142]，立即或延迟显像找到淋巴引流区域。术中皮内注射异硫蓝或亚甲蓝来增强放射性染料的效果，以提高术中定位淋巴结的准确性（图 23-6）[87]。单独使用哪种染料更有效的比较在头颈部文献中较少有研究，但一项病例对照研究提示两种染料在乳腺癌术中寻找前哨淋巴结活检的准确性上并无明显差异[143]。

使用 γ 射线探测仪获得基础放射活性数值后，原位肿瘤给予切除，在前期定位的前哨淋巴结群区域用 γ 射线探测仪寻找放射活性增强位置。在这个区域做小的切口，根据增强的放射活性和蓝色染料染色找到并取出每一个前哨淋巴结。一些学者建议若前哨淋巴结在腮腺区域则常规做面神经的神经监测，虽然这种方法并未完全普及[141]（图 23-7）。找到的前哨淋巴结常规做 H&E 染色，并通过免疫组化对 S-100、MARTI、Melan-A、HMB-45 等指标进行染色，在 2~3 周内根据前哨淋巴结的状况考虑是否行颈部淋巴结清扫[139, 144-147]。

前哨淋巴结活检可以找到隐匿的区域转移淋巴结，让肿瘤分期更为准确，方便找到更合适的辅助治疗方法。对淋巴结的连续切片和免疫组化染色，可以使前哨淋巴结活检比选择性淋巴结清扫获得更多的阳性转移淋巴结[148]。仅对前哨淋巴结活检为阳性的患者行常规颈淋巴结清扫，可使 80% 的中等厚度未发现临床转移的肿瘤患者避免手术导致的并发症。辅助的全身治疗由于有其毒副作用，仅适用于有高转移风险的患者。

SLNB 适用于 0.8~4mm 中等厚度黑色素瘤，或任意 < 4mm 厚度但伴有溃疡的肿瘤[87, 149]，或者较薄但有高危因素的肿瘤（如溃疡和有丝分裂活性 ≥ $1/mm^2$）[150]。由于厚度 > 4mm 的黑色素瘤大概率出现区域淋巴结转移，因此前哨淋巴结活检不能额外获益，但可以作为系统性治疗和临床试验的依据。由于可以找到超过 92% 的前哨淋巴结，这项技术可有效的应用于头颈部皮肤黑色素瘤的转移评估[141, 151]。需要注意的是，头颈部淋巴引流变异性较大，因此要提前判断可能变异的淋巴结群。由于前哨淋巴结群和原位肿瘤位置较为接近（原位肿瘤和淋巴结群在放射活性和染色方面容易被混淆）以及每个淋巴结群中前哨淋巴结较多，导致头颈部前哨淋巴结活检具有一定的难度。

> **临床要点：** 前哨淋巴结的状态要比肿瘤 Breslow 厚度或有无溃疡更能预测患者的预后。

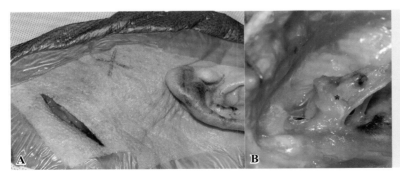

◀ 图 23-6 左耳郭 T_{1a} 黑色素瘤前哨淋巴结活检，术前淋巴结显影将前哨淋巴结定位于腮腺尾部和颈部 II 区（A），在核医学科将该位置皮肤用 "X" 进行标识。由于原位肿瘤和前哨淋巴结群位置不一样，因此在做黑色素瘤局部扩大切除前先进行前哨淋巴结活检。术中使用蓝色染料来增强放射性核苷酸的活性，术中在颈外静脉区腮腺尾部找到了高放射活性的蓝色前哨淋巴结（B）

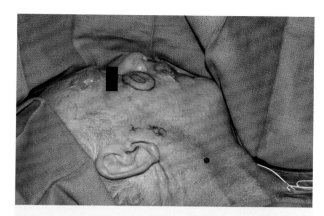

▲ 图 23-7 该名患者在腮腺区前哨淋巴结活检中采用面神经监测技术

据报道头颈部前哨淋巴结的阳性率为10%～18%，和其他部位的前哨淋巴结阳性率相似[141, 151]。Breslow 肿瘤厚度增加、Clark 分级＞Ⅲ级、原发肿瘤出现溃疡是前哨淋巴结阳性转移的危险因素。有趣的是，年轻人更容易出现区域性淋巴结转移，每增加 10 岁淋巴结转移的概率降低 20%[148]。虽然前哨淋巴结是检测是否淋巴结转移的唯一证据，但据报道 15% 的患者非前哨淋巴结也有转移。非前哨淋巴结转移的危险因素包括男性、Breslow 厚度增加、包膜外侵犯及超过3 个前哨淋巴结转移[152]。在身体其他部位的黑色素瘤，如果早期发现前哨淋巴结转移并立即行淋巴结清扫术，其患者总生存率要高于临床发现区域淋巴结转移后再行淋巴结清扫的患者总生存率（5 年总生存率，80.7% vs 67.6%），但其对患者潜在的生存获益效果仍有争议[153]。

SLNB 的并发症比较少见，包括积液、血肿、涎腺囊肿、脑神经（如副神经或面神经）损伤，以及蓝色染料导致的红斑和过敏[142, 151, 154]。除了潜在的并发症，一些肿瘤或操作因素也限制了这项技术的开展。人们担心这项技术可导致黑色素瘤细胞扩散引起中途转移，但后续的报道证明这种担心是多余的[155-157]。

SLNB 的操作过程需要一个学习曲线，有报道提示约 10% 的患者得到了假阴性淋巴结结果，其原因是手术的操作失误或在组织病理学上没有

对淋巴结进行充分的检测[141]。根据 McMasters 等总结的 10% 规则，通过找到所有的蓝染淋巴结和所有临床怀疑转移的淋巴结，以及术中找到超过 10% 的术前淋巴结显影提示最高放射活性的淋巴结总数才能最大化的发现隐匿性淋巴结转移[158]。SLNB 假阴性可导致延迟发现和延迟治疗肿瘤的区域性转移，导致患者预后变差[159]。

4. 区域性转移淋巴结检测技术的展望

使用 RT-PCR 技术检测一些黑色素瘤肿瘤学标志物可以提高 SLNB 技术发现肿瘤隐匿性淋巴结转移的敏感性。潜在的标志物包括酪氨酸酶、MARTI、Mage3 和 gp100[71, 91]。随着实验室技术的进步，一些技术如 PCR 电泳，对石蜡包埋切片做 PCR 检测等可以进一步增加 SLNB 发现肿瘤隐匿性淋巴结转移的敏感性和准确性。一些和转移相关的潜在标志物，如 NF-κB 和转录激活因子 2（ATF-2）的表达可能和淋巴结转移或血管侵犯有关，其表达水平对系统性治疗的策略产生影响，从而可能提高患者的生存期[91]。

但是，这些先进的技术和 SLNB 一样，对患者生存获益的影响仍然存有争议，需要进一步的研究和更长时间的患者随访资料[158]。由于目前还缺乏其他的微创手段可以抗衡，淋巴结定位和 SLNB（或选择性切除），以及进一步的分子学诊断仍然是目前评估区域性淋巴结是否有隐匿性转移的最佳手段，这些技术可以提供更可靠的肿瘤分期并预测患者的预后情况，使头颈部黑色素瘤包括淋巴结清扫、放疗、化疗等一系列综合治疗更加个体化。

（四）颈部区域淋巴结转移的处理

由于头颈部恶性肿瘤的淋巴结引流机制和引流路径相似，因此无论哪种肿瘤，其颈部淋巴结清扫方法也是相同的。对 SLNB 检测或临床表现提示淋巴结转移患者，需要行广泛的颈部淋巴结清扫，并尽可能地保留重要的神经血管结构。手术切除方案需要根据原发肿瘤和转移淋巴结的位置及所有受到影响的淋巴区域决定[17]。总之，如

果辅助放疗计划能够包含未切除区域，则可行择区性颈淋巴结清扫，如果术后不做放疗，则改良根治性或广泛的颈淋巴结清扫必须包含所有有转移风险的区域[49]。

> 临床要点：如果辅助放疗计划能够包含未切除区域，则可行择区性颈部淋巴结清扫，否则需要行根治性颈部淋巴结清扫。

1. 肿瘤颈部转移的多学科处理

（1）非黑色素瘤皮肤癌（NMSC）：无论是非黑色素瘤皮肤癌还是黑色素瘤，若临床或病理发现区域性转移则均需要更为激进的治疗策略来最大化区域控制以提高患者生存率。例如，淋巴结转移的患者，分别行手术加放疗及行单手术治疗，其局部 / 区域控制率分别为 80% 和 57%，患者 5 年无病生存期分别为 74% 和 54%[160]。因此，对于 NMSC 出现腮腺区或颈部淋巴结转移的患者，行广泛或择区性淋巴结清扫后推荐辅助放疗。同时要将淋巴结未手术区域纳入放疗计划，这样可以降低这些少见转移区域的手术并发症[49]。

研究发现上呼吸消化道（UADT）鳞状细胞癌颈部淋巴结转移使用同步放化疗可以使患者获益，高风险的黏膜鳞癌也有类似结论[161, 162]，因此可以推断 NMSC 有淋巴结转移的高风险患者也可能从术后的同步放化疗中获益。虽然联合治疗毒副作用较大，对侵袭性和转移性非黑色素瘤皮肤癌使用同步放化疗可能使患者获益，但仍需进一步的证据支持。

（2）黑色素瘤：颈部转移的皮肤黑色素瘤行颈部淋巴结清扫后行辅助放疗可以提高 94% 患者的 10 年区域控制率。临床Ⅲ期患者术后采用 5 次分割共 30Gy 的辅助放疗可使 10 年无病生存率和无远处转移生存率分别达到 48% 和 43%。辅助放疗的适应证包括：淋巴结包膜外侵犯、淋巴结最大直径 > 3cm、多淋巴结转移、复发肿瘤、颈清扫手术区域小于根治性或改良根治性清扫范围[163]。

2. 单独使用放疗控制肿瘤区域转移

研究发现转移性皮肤黑色素瘤术后使用放疗可以患者获益，并能最小化腮腺切除和颈部手术的并发症。一些学者认为可以在一些区域性转移的患者中选择性的单独使用放疗治疗。通过使用低分割放疗计划，颈部放疗使患者的 5 年局部控制率达到 94%，区域控制率达到 89%，局部区域控制率达 86%，疾病特异性生存率达 68%，无病生存率达 58%。虽然这项研究没有对照组，但是这个数值要明显好于以前研究资料中的对照组，因此对于无法耐受手术或全身治疗的患者，选择性颈部放疗可以作为另一种治疗手段[164]。由于转移性肿瘤术后放疗能够提高肿瘤的区域性控制，放疗被认为是前哨淋巴结活检或前哨淋巴结活检阳性行颈淋巴结清扫这两种方法的另一个替代治疗方案，但仍需进一步的研究[165]。

> 临床要点：选择性颈部照射可被认为是不适宜行全身辅助治疗或颈淋巴结清扫患者的一种替代疗法。

（五）原发灶不明的颈部转移癌的治疗

无论是非黑色素瘤皮肤癌还是黑色素瘤，原发灶不明的颈部转移为临床的治疗提出了难题。患者应该被追问是否有曾经被切除的皮肤癌或皮肤缺损的病史。有时候能够找到原发灶的线索，但如果缺乏相应的病史则需要花费大量的精力寻找潜在的原发病灶。找不到原发灶的黑色素瘤要考虑黏膜或眼部来源。腮腺或颈部区域转移的鳞癌要评估原发灶是否位于上呼吸消化道（UADT）。

原发灶不明区域转移的非黑色素瘤皮肤癌的治疗方式更为激进，包括颈部淋巴结清扫和外放射治疗。前面也提到，对鳞癌再进行全身化疗能使患者获益但不良反应较大。原发灶不明区域转移的黑色素瘤需要行颈部淋巴结清扫，术后可补充放疗以达到最大化的局部控制，若为Ⅲ期患者还需要评估是否需要全身化疗。虽然有文献报道原发灶不明黑色素瘤区域转移患者的预后要好于明确原发灶区域转移患者，但其他文献并没有发现明显差异[166, 167]。

> 临床要点：对于继发于非黑色素性皮肤癌的区域性转移，且原发性转移不明显的患者，应积极行颈清扫术，然后进行放射治疗。

八、进展期和远处转移肿瘤的治疗

（一）非黑色素瘤皮肤癌（NMSC）

NMSC 出现进展和广泛转移的发生率较低，所以用于指导治疗的文献很少。一些孤立的个案报道认为对无法切除的皮肤癌减少肿瘤负荷可能使患者获益，但没有随机研究支持常规使用新辅助化疗，也没有制订全身化疗方案的指导性意见[168, 169]。有文献报道紫杉类药物联合铂类药物对一些上呼吸消化道鳞癌，特别是口咽和喉癌的治疗有效，这一结果可能适用于头颈部无法切除的 NMSC 中。

目前，手术伴或不伴放疗仍然是进展期NMSC 的主要治疗手段，全身化疗仅局限于高风险区域转移和远处转移的患者，以及用于姑息治疗。一项Ⅱ期的临床试验发现联合使用干扰素 –α、维 A 酸和顺铂可以使局部晚期或转移的非黑色素瘤皮肤癌的总反应率及完全缓解率分别达到 34% 和 17%。对局部晚期的肿瘤的治疗效果要略好于转移肿瘤，肿瘤的中位反应持续时间平均为 9 个月，药物毒副作用也是可以耐受的，加入顺铂似乎可以增强前期干扰素 –α 和维 A 酸两者联合的治疗效果[170, 171]。这一结果很有前景，但还需要找到一些新的治疗晚期转移肿瘤的方法。

> 临床要点：手术伴或不伴放疗仍然是进展期非黑色素瘤皮肤癌的主要治疗手段。

目前已经有一些其他化疗药物开始尝试治疗头颈部晚期皮肤鳞癌。头颈部黏膜鳞癌使用表皮生长因子受体（EGFR）抑制药对于肿瘤的局部 / 区域控制有一定作用，毒副作用也较小，因此可以作为无法耐受铂类药物患者的候选治疗药物[172]。已有Ⅱ期临床研究认为 EGFR 抑制药西妥昔单抗联合放疗具有和铂类联合放疗相似的治疗效果，但是这项研究也发现患者对西妥昔单抗联合放疗的顺应性较差，两者联合的毒副作用也有所增加[173]。另一项 EGFR 酪氨酸激酶抑制药厄洛替尼联合放疗治疗头颈部皮肤鳞癌的Ⅰ期临床研究认为两者联合的毒副作用能够接受[174]。其他 EGFR 酪氨酸激酶抑制药，包括帕尼单抗单药，以及用于新辅助治疗的吉非替尼，已经开始Ⅱ期临床研究，结果提示对头颈部皮肤鳞癌有一定的效果[175, 176]。一项Ⅰb 期临床研究发现程序性细胞死亡受体 1（PD–1）靶向药物如帕姆单抗（pembrolizumab）具有一定的抗肿瘤活性并且患者对该药的耐受性也较好[177]。Hedgehog 信号通路的靶向药物也对转移性基底细胞癌具有一定的抑制作用[178]，2012 年 FDA 批准其靶向药物 Vismodegib 用于晚期基底细胞癌的治疗。一项Ⅱ期研究发现 30% 的转移性基底细胞癌和 43% 的局部进展期基底细胞癌对此药有反应性，该药可以抑制 Smoothened 通路，该通路在促进肿瘤进展的 Hedgehog 信号通路中发挥重要作用[179]。

（二）黑色素瘤

尽管对原发肿瘤的检测和治疗技术不断进步，仍有约 30% 的患者出现了远处转移[180]。Ⅱ B、Ⅱ C 和Ⅲ期的黑色素瘤有很高的远处转移风险并导致死亡。治疗的策略是最小化远处转移的可能性，但Ⅳ期的患者的生存率仍然很低。

进展期无法手术患者的辅助全身治疗

前面已经提到，近三十多年来只有少数的药物用来治疗Ⅲ期和Ⅳ期进展期黑色素瘤。虽然一项 Meta 分析提示高剂量的干扰素 –α 可以改善患者的无瘤生存期和总生存期，但由于这种药物的毒性及其对患者生活质量产生影响，因此需要综合考虑[181]。

以前的非靶向药物是治疗晚期黑色素瘤的主流，这些药物包括替莫唑胺、铂类、紫杉类、长春碱类、亚硝基脲类、他莫昔芬等，其治疗效果有限。FDA 批准的化疗药物氮烯唑胺常被用来单药使用，但肿瘤部分和完全缓解率只有令人失望的 15% 和 5%[182]。同一项研究发现，对氮烯唑胺无效的患者，后续联合使用细胞毒性药物和免疫调节剂，如白细胞介素 2（IL-2）和干扰素 -α-2b，可以提高肿瘤对氮烯唑胺的反应率，但对患者生存期并无明显影响[182]。

目前的研究开始关注黑色素瘤特异性调节通路的靶向治疗。本章前面提到，可以靶向 T 淋巴细胞相关抗原（CTLA-4）、PD-1、BRAF 原癌基因的药物，以及可以复制和裂解肿瘤细胞的病毒具有一定的应用前景[183]。FDA 于 2011 年批准使用的 CTLA-4 蛋白抑制药伊匹木单抗（Ipilimumab）可以将患者的 3 年总生存期提高 10%～15%[184]。很多研究发现约 50% 的黑色素瘤有 BRAF 突变，特别是 BRAFV600E 突变，因此目前正在开展针对此靶点的药物研究。FDA 于 2011 年批准了 BRAFV600E 突变靶向药物威罗菲尼（Vemurafenib）用于治疗转移性黑色素瘤，该药物可以提高有该突变患者的肿瘤无进展生存期和总生存期[185]。PD-1 抗体在治疗转移性黑色素瘤方面也有一定的前景。PD-1 蛋白与肿瘤细胞周围的 T 淋巴细胞的免疫反应相关，其配体在肿瘤细胞表面表达。FDA 于 2015 年批准了靶向 PD-1 的两种药物帕姆单抗（pembrolizumab）和 nivolumab 用于治疗晚期黑色素瘤[186]。Talimogene laherparepvec（T-VEC）是一种 1 型单纯疱疹病毒，通过肿瘤内注射该病毒可以诱导肿瘤细胞的裂解[183]。由于该药物在提高肿瘤反应率和患者中位生存期方面具有一定的应用前景，FDA 于 2015 年批准该药物用于临床[184]。随着对肿瘤分子机制和通路研究的深入，晚期黑色素瘤的治疗效果也逐步开始提高。

随着对这些已经批准的治疗方法的深入研究，这些药物对肿瘤的长期效果，特别是对患者生存期的影响也将逐步改变对晚期黑色素瘤的全身治疗策略。

九、预防

最常见的预防措施是减少太阳或紫外线的照射，包括穿防护衣服，避免中午时分的太阳直射及涂抹防晒霜。流行病学研究发现涂抹防晒霜可以有效避免皮肤黑色素瘤[187]。但是，也有证据认为防晒霜并不能预防皮肤癌，可能的原因一是早期的防晒霜配方并不能有效防止 UVA 的穿透，另一个原因是人们错误地认为涂抹防晒霜后可以延长太阳对身体的照晒时间[188]。

在美国，尽管皮肤癌已逐渐被人们认知，但很多人仍然没有增加皮肤防护措施，对皮肤癌的预防措施的认知也不充分。不愿意采用皮肤防护行为（如避免太阳直晒、涂抹防晒霜和穿防护衣服）的人也同样有一些其他的高危行为，如抽烟、坐在汽车前座不系安全带、不愿意常规进行体检等[189]。相反，澳大利亚开展的教育项目已经让当地人们提高了安全意识，导致更多的早期病损被及时的发现，皮肤黑色素瘤的发病率也呈现下降趋势[190]。在美国，仍需要一段时间来观察在儿童时期就开始宣传皮肤防护和提高对皮肤癌的认知可否抑制皮肤癌发病率的增长。

人们对产生皮肤癌的基因、职业和娱乐等方面的风险进行个体化评估越来越有兴趣。维 A 酸类药物在预防光化性角化病转成侵袭性肿瘤方面具有一定的应用前景。其他的一些药物，如非甾体抗炎药、环氧化酶（COX-2，在皮肤癌或其他许多肿瘤中高表达）抑制药对皮肤癌的预防也有一定的效果。另外，低脂饮食、β 胡萝卜素、维生素 C 和维生素 E、绿茶和葡萄籽提取物、1,25-二羟基维生素 D_3 在预防头颈部皮肤癌方面也有一定的效果，但仍需要进一步的研究[115]。

十、临床病例

（一）病例 1：唇部复发的鳞状细胞癌

1. 现病史

男性患者，49 岁，1 年前行左下唇皮肤鳞状细胞癌的切除，术后左下唇持续肿胀并逐步出现溃疡结节。

2. 体格检查

左下唇肿物边界清楚，呈溃疡性结节，从左侧延伸到中线。未累及口唇结合处，未触及肿大淋巴结，无脑神经麻痹表现。

3. 诊断和辅助检查

为明确诊断，可以在以前的手术瘢痕处行切检，也可以对唇部及颈部淋巴结行细针穿刺活检。本名患者对肿物行 4mm 钻取活检，以及行颅底到锁骨的 CT 扫描。因为该名患者为唇部的复发性侵袭性皮肤鳞癌，因此采用了多学科合作，同时咨询了头颈修复外科、放疗科和肿瘤科。

4. 治疗方式的选择

对于无法耐受手术的患者可以采用放疗伴或不伴全身化疗以对局部 / 区域肿瘤进行控制，本例肿瘤复发患者可以采用原位肿瘤扩大切除伴选择性双侧颈淋巴结清扫或者前哨淋巴结活检。由于是复发肿瘤且有一些潜在的危险因素，术后可采用放疗或同步放化疗。

5. 原位肿瘤的治疗

对下唇复发肿瘤行局部广泛切除，安全切缘为 1.5cm，术中保留口唇交界处黏膜。同时采用 Karapandzic 皮瓣进行缺损的修复以维持口轮匝肌的连续性（图 23-8），这样局部组织的颜色和质地较为一致，同时保持了神经的功能。

6. 区域淋巴结的处理

根据复发鳞癌的特性和位置，此名患者采用前哨淋巴结活检。术前淋巴结显像提示前哨淋巴结位于双侧 Ⅱ 区，免疫组化染色提示双侧淋巴结都有转移。随后患者行双侧 Ⅰ～Ⅳ 区的选择性颈

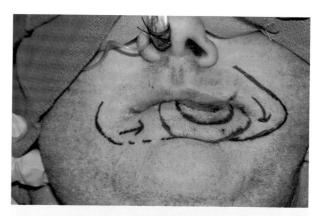

▲ 图 23-8　49 岁男性患者下唇处的复发鳞状细胞癌
原位肿瘤采用局部扩大切除，Karapandzic 皮瓣重建，以及前哨淋巴结活检。由于双颈部前哨淋巴结均为阳性且伴有神经侵犯，患者行双侧 Ⅰ～Ⅳ 区的淋巴结清扫和术后的同步放化疗

淋巴结清扫术。

7. 辅助治疗

由于是复发肿瘤，两个淋巴结的包膜外侵犯，多个阳性淋巴结及神经侵犯，患者接受了术后的同步放化疗。通过 IMRT 技术在原发床和同侧颈部转移累及区接受了至少 60Gy 的放疗，对侧低位颈部和同侧锁骨上区接受了 50～60Gy 的放疗。根据以往上呼吸消化道高度恶性鳞癌的治疗经验，术后同步放化疗适用于该类高风险患者。

8. 治疗总结

对于头颈部复发性鳞癌伴有神经浸润和区域转移，应采用更为激进的综合性治疗手段以做到最大化的局部 / 区域控制。局部的邻近组织瓣是面部缺损的最佳修复来源，因为可以保留口部轮匝肌的功能，该方法尤其适合唇部缺损的修复。淋巴结包膜外侵犯和多个阳性淋巴结等高风险因素是术后进行同步放化疗的依据，这种治疗方式在区域转移性上呼吸消化道鳞癌的治疗中被证明有效。

（二）病例 2：头皮 3.5mm 厚黑色素瘤

1. 现病史

女性患者，38 岁，主诉为发现顶部头皮一快

速生长的粉色结节。

2. 体格检查

近距离观察可见头顶部头皮直径 1cm 结节，颈部触诊未见异常。

3. 诊断和辅助检查

肿物行钻取活检，证实为 3.5mm 厚度结节性黑色素瘤，Clark 分级 V 级，神经受累，但无淋巴血管侵犯，无消退，无垂直生长，无卫星灶。患者行头颈部 CT 扫描，胸片和血清 LDH 检测，结果均为阴性。分期为 $T_3N_0M_0$（ⅡA 期）头皮黑色素瘤。

4. 原发灶的处理

患者无明显手术禁忌证，行局部广泛切除，安全切缘 1.5cm。虽然重建可采用各种旋转皮瓣或者头皮瓣进行，但本名患者采用游离韧厚和全厚皮片进行即刻创面修复。如果最终石蜡病理切片证明切缘均为阴性，可采用更合理的重建方式，但应根据患者的预后情况来权衡重建手术可能的益处。

5. 颈部的处理

因为此类中等厚度黑色素瘤有一定的区域淋巴结转移的风险，该名患者适合行前哨淋巴结活检。术前淋巴结显影找到原位肿瘤的淋巴结引流群，术中根据定位找到前哨淋巴结并取出活检。此名患者的前哨淋巴结位于耳后，其中两枚淋巴结有黑色素瘤的微转移。因此，此患者行后颈部淋巴结清扫（图 23-9），术后在原发灶和颈部区域行每周 2 次共 5 次 30Gy 的放疗。

6. 辅助治疗

在完成局部 / 区域治疗以后，根据 NCCN 指

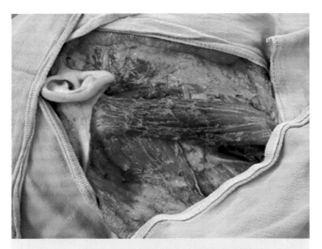

▲ 图 23-9　顶部头皮黑色素瘤伴淋巴结微转移，行腮腺浅层切除和后颈部淋巴结清扫。注意清扫范围应该包括枕区、耳后区、Ⅱ～Ⅴ区，以及腮腺浅层所有的淋巴结脂肪组织。在颈后三角可以看到保留的副神经。由于切除范围较为广泛，术后要行物理治疗以避免肩部综合征

南的要求对患者进行密切随访。2016 版 NCCN 指南推荐观察随访，有可能的话可入组临床研究进行辅助治疗。

7. 治疗总结

这个病例体现了中等厚度黑色素瘤的常规治疗方法。包括原位肿瘤的局部扩大切除，切除后立即重建并行前哨淋巴结活检，活检发现微小转移灶需行颈部的综合治疗，包括颈部淋巴结清扫和（或）放疗。对于多个淋巴结转移、淋巴结＞ 3cm，淋巴结包膜外侵及未行标准的根治性颈淋巴结清扫的患者，放疗可以最大化的提高局部 / 区域控制率。此名患者肿瘤具有复发和转移的高风险，因此全身的辅助治疗是一个候选方案。

第 24 章　头皮修复与重建
Scalp Reconstruction

Eric M. Genden　**著**

王军轶　**译**

马　骁　**校**

一、概述

头皮修复重建虽然看似简单，但其发展进程一直考验着外科医师的创造与革新能力——在覆盖创面修复缺损的同时，还要尽可能恢复外观，达到两者兼顾具有很大的挑战性。头皮缺损范围包括单纯头皮缺损，以及头皮、颅骨与硬脑膜的复合缺损，后者需要在重建颅骨恢复外观的同时，修复可能存在的脑脊液漏[1]。重建的头皮最好能在厚度与色泽方面与周围组织匹配，并保留毛发，但这些目标并不总能实现。头皮缺损的原因除了常见的创伤和先天畸形外，肿瘤切除是一种特殊情况，需要外科医师采用更为灵活的修复方法。由于延误治疗会导致肿瘤进展并且增加了修复的复杂性，因此，对于肿瘤患者一般不推荐行组织扩张而延误手术[2, 3]。重建的头皮应该具有良好的血供，从而可以提供创面持久的覆盖，并且允许适当形式的伤口引流，而不会导致伤口裂开和颅骨暴露[3]。对于合并有术区瘢痕、术前已行或术后拟行放射治疗、硬脑膜受累的患者，需要在手术前充分预案、精心设计，才能达到上述修复目标。

一般而言，头皮是重建的限制因素。重建的头皮要在厚度、色泽和毛发浓密度等方面都达到匹配是很困难的。因此，重建头皮的最佳组织就是头皮自身[1]。以往的头皮修复重点是一期闭合缺损或通过植皮覆盖肉芽组织创面。保留颅骨骨膜可以更有利于移植皮肤存活。早在 17 世纪，人们就通过在颅骨外板打孔来促进肉芽形成。随着局部皮瓣的发展运用，人们可以在闭合头皮缺损的同时保留毛发生长和皮肤厚度匹配。在 20 世纪 60 年代末和 70 年代初，Orticochea[4, 5] 先后描述了四叶皮瓣技术和改进的三叶皮瓣技术，用来修复大面积头皮缺损。这些皮瓣修复技术在闭合缺损和保留毛发方面较以往更为成功。头皮组织扩张技术能够闭合较大的缺损，并维持毛发生长，适用于非肿瘤性缺损的修复重建。邻近皮瓣在枕部头皮缺损的重建方面具有一定应用价值，但因术后外观恢复欠佳应用受到限制。伴随着微血管吻合和游离瓣修复技术的发展，诸如肿瘤切除术后、颅骨大面积暴露等修复重建难题有望破解。此外借助上述技术，外科医师还可以克服既往手术瘢痕、伤口裂开和术区放射治疗等修复不利因素，获得较为满意的重建效果。

二、相关解剖

头皮由皮肤、皮下组织、帽状腱膜、腱膜下疏松结缔组织和颅骨膜 5 层组成。相比身体其他部位，头皮的皮肤是最厚的。皮下组织包含了大量的血管和淋巴管。帽状腱膜是坚固层，对头皮活动限制最大。它分别与前方的额肌筋膜、外侧的颞顶筋膜、后方的枕肌筋膜相附着。该层缝合后有助于减轻皮肤层的张力[6]。颅外肌位于疏松的结缔组织和帽状腱膜之间[7]。头皮在头顶区域的活动度最大，此处颞顶筋膜位于颞肌筋膜之上[1]，因而旋转皮瓣推进效果最为明显。帽状腱膜切开可以减小皮瓣张力，并有助于增加皮瓣长度。在帽状腱膜上每间隔 1cm 切开，可使皮瓣张力降低 40%，每个切口可增加 1.67mm 皮瓣长度[8]。由于血管位于帽状腱膜表面，腱膜切口应与血管走行平行，以避免破坏血供[6, 9, 10]。皮瓣血供不良可导致脱发，甚至皮瓣坏死[10]。

　　头皮的血液供应由颈内动脉和颈外动脉的分支提供。前部血供来自眶上动脉和滑车上动脉，颞浅动脉和耳后动脉分别自外侧和后外侧向头皮供血。颞浅动脉供血范围最大，它的分支与额部和顶部血管汇合[7]。头皮后部项线以上血供来自于枕动脉，项线以下血供来自于斜方肌和头夹肌的穿支血管。上述各区域的血管之间存在广泛的交通支。制作头皮局部皮瓣时应该注意保护上述主要血管，以确保皮瓣充分的血供。额、顶、枕部位的静脉回流与相应的动脉伴行，最后汇入颈外静脉[7]。

　　头皮的神经支配是由脑神经和颈脊神经共同完成的。头皮前部由三叉神经第一支分出的眶上神经经框上切迹与滑车上神经共同支配。三叉神经第二支和第三支分出的颧颞神经、耳颞神经和枕小神经为头皮外侧提供神经支配。由颈脊神经 C_2 和 C_3 分支为枕大神经和枕小神经支配头皮后部。顶部头皮由 C_3 的一个分支第三枕神经支配。一般来说，颅骨膜在顶部的感觉不如周边区域敏感。无论是颅骨本身还是其内的静脉都没有任何本体感觉或痛觉感受器[7]。

三、头皮缺损的分类

　　头皮缺损的面积、深度和位置对修复重建方式的影响至关重要。尽管迄今为止还没有一个完善、公认的头皮缺损分级体系，但此前文献已经提出了一些分类方法。Beasley 等[11] 提出了一种基于缺损面积的分级方法，并推荐了相应的修复方式。面积小于 200cm^2 的头皮缺损为 I A 类。I B 类缺损的面积与 I A 类相同，但合并有严重创伤、感染、放射治疗或失败的修复手术史等高危因素。II 度缺损的面积为 200～600cm^2。III 度缺损面积大于 600cm^2。一期缝合或局部皮瓣修复仅适用于 I A 类缺损，而游离皮瓣适用于所有其他级别缺损[11]。Leedy 等[1] 通过缺损范围和所处部位来进行分级。小而不影响发际线的前部缺损可以一期缝合。缺损涉及发际线的推荐使用旋转皮瓣来保持或恢复发际线。中度缺损（可达 25cm^2）和重度缺损（> 25cm^2）可分别采用旋转推进皮瓣和颞顶皮瓣进行修复。组织扩张和 Orticochea 皮瓣也很有用。对于较大的顶部缺损，可以采用头皮扩张术，而肌肉瓣加植皮和旋转皮瓣都是可行的方法。Orticochea 皮瓣和组织扩张还可用于较大的枕部缺损，旋转皮瓣适用于不能直接闭合的较小缺损。对于顶部缺损，Leedy 建议对小缺损进行直接缝合，对于宽度小于 4cm 的缺损，可以采用腱膜切开直接闭合或风车皮瓣（多瓣法）修复。更大的缺损就需要大范围的旋转推进皮瓣或组织扩张术。对近全头皮缺损，Leedy 推荐游离组织瓣移植。Iblher 等[2] 通过回顾研究肿瘤切除术后的头皮缺损，提出根据缺损范围和部位选择修复方法：对于直径小于 3～4cm 的缺损，建议直接闭合；如果缺损直径小于 6～8cm（距离发际线 4～5cm），建议采用断层皮片植皮或局部皮瓣；直径小于 8～10cm 的缺损需要游离皮瓣进行修复。如果较大的缺损位于枕部，区域皮瓣也可以考虑。尽管对于在不同情况使用哪种修复方案众说纷纭，但在为患者个体化制订修复方案之前，医师有必要全面了解每一种修复方法的优劣和适用范围。

四、头皮修复方式的选择

　　如果在帽状腱膜切开减张的情况下仍不能

实现头皮缺损的一期闭合，就需要采取其他修复方法。缺损处以肉芽填充二期愈合也是一种闭合方法，这需要在长达数周的愈合过程中对缺损处进行精心护理。该方法的优点在于无须再次行手术，而且可以很容易地观察到创面有无肿瘤复发[12]。该方法适用于有其他可能阻碍伤口愈合并发症的患者。断层或全厚皮片移植可用于覆盖上述肉芽床。

直接在缺损处植皮是另一种修复方法。尽量在肉芽组织、完整的骨膜或肌肉上进行植皮，这样皮片成活概率最大。如果颅骨膜缺失，可以磨去颅骨外板显露板障，有助于皮片成活[3]。如果缺损部位具有良好的血管床，且没有接受放射治疗，就是理想的植皮区域[3]。断层皮片移植可以覆盖大面积创面，还方便观察肿瘤是否复发[11, 12]。移植皮片越薄，所需要的营养供给就越少，就越容易存活，而皮片移植的缺点是自身较为脆弱。对于放射治疗后的骨床，肉芽生长缓慢不利于移植物存活，这种情况推荐使用帽状腱膜瓣。将邻近腱膜旋转移位至缺损部位，这样通过腱膜提供的血管床来改善皮肤移植物的血供[13]。另外，断层皮片移植物在皮肤色泽和厚度方面与受区难以匹配，因此在外观上也不具优势。如果能避免植皮边缘隆起，外观可以得到一定改善，但会增加植皮面积。

头皮扩张修复方法遵循以头皮代替头皮的原则，适用于非限期手术患者。组织扩张过程通常需要数周的时间，以允许组织能够充分扩展。因此，肿瘤患者不是这种修复方式的最佳使用人选[2, 3]。扩张过程包括植入扩张器，并在几周内给装置反复注水。扩张器周围会形成一个纤维囊，以增加头皮的血液供应[6]。扩张器的面积须为待修复缺损面积的 2～2.5 倍[14]。扩张器的形状也会影响组织的获得量，圆形、半圆形和矩形扩张器分别增加组织量约 25%、32% 和 38%[15]。组织扩张法一般用于计划重建或 50% 以上的巨大头皮缺损[16]。使用扩张器的优点是可以通过扩张移植有毛发的头皮来维持缺损区正常的毛发分布。该方法适用于邻近皮瓣面积不足或不愿接受秃发或发际线变形的患者[1]。虽然皮肤的面积随着扩张器扩展，但毛囊的数量却保持不变，因此毛发密度会明显下降[6]。文献报道，扩张法修复头皮缺损并发症发生率高于 20%，常见于存在感染或曾接受放射治疗的组织[3, 11, 17, 18]。术中快速扩张可利用组织的机械蠕变使组织获得少量增加，加上帽状腱膜切开可使头顶部直径 5cm 以下的缺损一期闭合[10, 14]。组织外扩张利用施加于头皮表面的持续负压来增加头皮面积。这种外部扩张器厚度在 2～5cm，整个过程需要 3～6 周，较植入式扩张器相关风险更小[19]。

头皮缺损周围的局部皮瓣可以通过转移、推进或旋转达到闭合缺损的目的。局部皮瓣由皮肤、皮下组织和帽状腱膜组成，可以修复无法直接闭合的头皮缺损，并提供良好的外观。再依靠植皮技术，供区也可以获得较好的外观。这项技术的使用原则是把带有毛发的头皮转移到位置更明显的缺损部位，从而增加整体美观度。在使用中还应该注意尽可能保持毛囊的自然方向。局部皮瓣在修复 6～8cm 以下、距发际线 4～5cm 以上的缺损时最容易用到[2]。要想运用局部皮瓣修复技术达到功能与外观全面修复，需要外科医师的丰富经验和聪明才智。以下各种局部皮瓣均可以用于头皮缺损修复，包括阴 - 阳旋转瓣、风车皮瓣、Orticochea 皮瓣、V-Y 皮瓣、菱形瓣、Juri 瓣、和 H 形皮瓣[1, 2, 4-6, 20]（图 24-1 和图 24-2）。

前额头皮的缺损修复最好作为独立的解剖部位来处理，目的是为了更好地保护发际线[6]。如果可能，局部皮瓣应尽量利用动脉血管来维持皮瓣的轴向血供[6]。通过腱膜缝合尽可能减小皮瓣张力，从而减少吻合口脱发的风险。保持良好血供和减少伤口张力是避免旋转皮瓣吻合口破裂的关键。使用钉皮器也有助于避免毛囊缺血引起的切口脱发[1]。闭合后形成的猫耳朵状突起可以随着时间的推移逐渐变平，应避免切除过程中损害血供的风险[16]。由于皮瓣的面积限制，以及头皮缺乏足够的弹性和可移动性，局部皮瓣并不适用

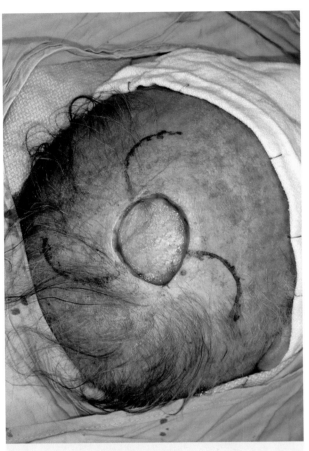

▲ 图 24-1　使用风车皮瓣（三叶瓣）修复中度头皮缺损

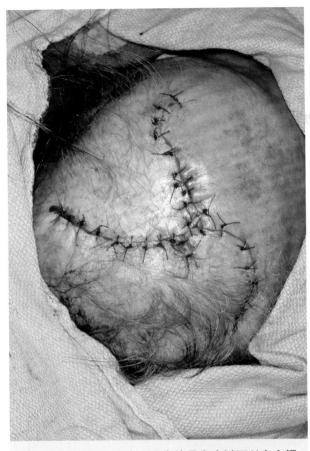

▲ 图 24-2　广泛头皮下分离使风车皮瓣可以完全闭合缺损区

于修复大面积头皮缺损。

局部瓣常用于下枕部或颞部头皮缺损的修复，这些皮瓣所能达到的最远点成为其使用的主要限制因素。局部肌皮瓣也用于姑息性手术或不能耐受过长手术时间的患者[2]。颞顶筋膜、斜方肌、背阔肌和胸大肌带蒂肌皮瓣都可用于修复直径 8～10cm 的头皮缺损[2]。其缺点是皮瓣厚度与色泽匹配度差，且毛发覆盖度不足。然而，当颞顶瓣结合植皮同时使用时，外观尚可接受。首先将颞顶筋膜瓣转移至缺损部位（图 24-3），再用移植皮片覆盖于肌瓣上（图 24-4）。长期结果表明，移植的皮肤在色泽质地方面与周围组织匹配良好（图 24-5）。

目前，游离组织瓣移植已能重建最复杂的头皮缺损。当面临近全头皮缺损、既往放疗史和前

次修复手术失败这些临床难题时，最好使用游离皮瓣进行修复[1, 10, 20]。Hussussian 和 Reece[21] 指出90% 的延迟性游离皮瓣重建都是放射治疗之后完成的。使用带骨组织的游离皮瓣不仅可以闭合颅骨缺损，还可以利用皮岛的防水性在适当部位闭合硬脑膜缺损[10]。由于游离组织瓣在组织厚度和皮肤色泽方面匹配度不佳，并且缺乏毛发附着，术后外观仍欠佳。颞浅血管和枕血管均可用于血管蒂吻合[1, 11, 21]。如果这些血管难以匹配，也可以尝试颈部的血管。皮瓣血管蒂的长度限制可能会给重建带来困难，这种情况下可以考虑血管移植以延长血管蒂[11, 21]。背阔肌瓣允许取较大尺寸，且易于获得，而供区部位并发症较少[22]。游离组织瓣也可以取较小肌瓣而带一长蒂，带或不带皮岛进行使用[2, 3, 10]。如果增加部分前锯肌还

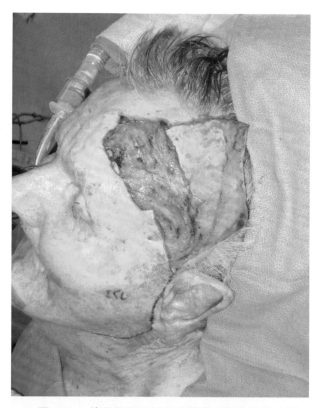

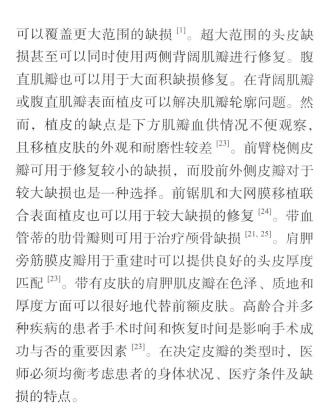

▲ 图 24-3　使用颞顶肌瓣转移覆盖额侧广泛头皮缺损区域

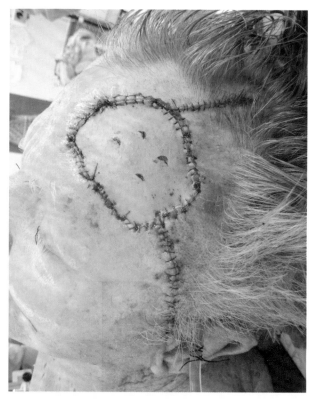

▲ 图 24-4　在带血管蒂的颞顶筋膜瓣表面植皮

可以覆盖更大范围的缺损[1]。超大范围的头皮缺损甚至可以同时使用两侧背阔肌瓣进行修复。腹直肌瓣也可以用于大面积缺损修复。在背阔肌瓣或腹直肌瓣表面植皮可以解决肌瓣轮廓问题。然而，植皮的缺点是下方肌瓣血供情况不便观察，且移植皮肤的外观和耐磨性较差[23]。前臂桡侧皮瓣可用于修复较小的缺损，而股前外侧皮瓣对于较大缺损也是一种选择。前锯肌和大网膜移植联合表面植皮也可以用于较大缺损的修复[24]。带血管蒂的肋骨瓣则可用于治疗颅骨缺损[21, 25]。肩胛旁筋膜皮瓣用于重建时可以提供良好的头皮厚度匹配[23]。带有皮肤的肩胛肌皮瓣在色泽、质地和厚度方面可以很好地代替前额皮肤。高龄合并多种疾病的患者手术时间和恢复时间是影响手术成功与否的重要因素[23]。在决定皮瓣的类型时，医师必须均衡考虑患者的身体状况、医疗条件及缺损的特点。

毛发移植等技术可以改善患者头皮重建后的外观。二次手术如以毛囊为移植单位，效果最为理想[1, 6]。毛发在游离皮瓣上的移植成功率为90%，包括在覆盖于肌筋膜瓣表面的断层皮片表面植发[10]。

合并颅骨缺损增加了头皮缺损的复杂性。颅骨成形术使用钛网可以提供坚固的、可塑形的框架，再与甲基丙烯酸甲酯合用制作人工颅骨，但易发生感染和排异反应[9, 21, 23]（图 24-6）。发生放射性坏死或感染的组织植入异质材料后更易发生并发症，因此这种情况下推荐使用自体组织进行修复[21]。感染的骨质应该去除，后期行颅骨成形术[26]（图 24-7）。自体断层颅骨、断层肋骨及带血管蒂肋骨移植都可用于自体颅骨重建。Chang 等[27]建议在硬脑膜和颅骨缺损修复中使用游离肌皮瓣，有助于消除无效腔封闭创缘，降低骨髓炎发生风险。颅骨成形术成功与否与伤口内

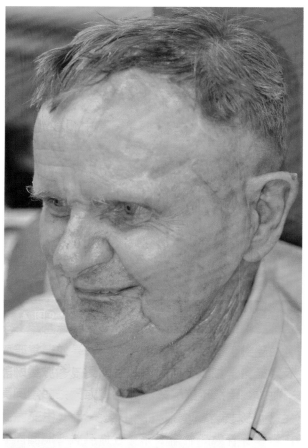

▲ 图 24-5　3 个月后随访显示缺损处完全愈合，皮片色泽匹配良好

引自 Desai SC, Sand JP, Sharon JD, et al. Scalp reconstruction: an algorithmic approach and systematic review. JAMA Facial Plast Surg. 2015；17（10）：56–66

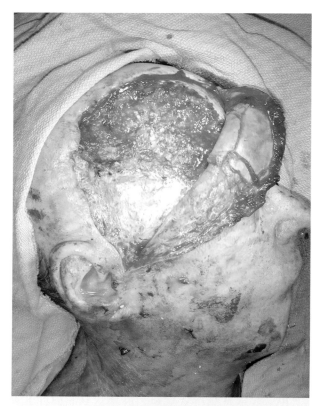

▲ 图 24-6　1 例接受放疗再行颅骨重建术的病例，创面发生感染，修复材料移除后冲洗缺损创面

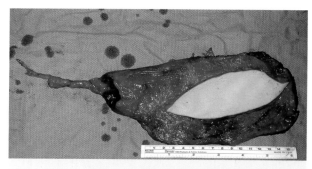

▲ 图 24-7　制备的带有皮岛的背阔肌皮瓣。长血管蒂和带血管蒂的肌肉为愈合提供了良好的基础

残留死骨、血管组织覆盖不足，以及修复材料的类型均有关（图 24-8 和图 24-9）。

　　人工真皮移植是另一种头皮修复的方法。其外层由硅胶组成，提供机械保护和水分调节。内层是胶原 – 糖胺聚糖基质，为细胞生长提供支架[28]。放置人工真皮 3～6 周后去除表面硅胶层，再移植断层皮片。与皮瓣重建相比，这一方法减少了手术时间和住院时间，供区并发症减少，且外观明显改善[28]。不足之处是需要行二次手术，而且对于需要放射治疗的患者成功率下降[28]。

　　整形外科医师必须意识到在头皮手术中可能存在的诸多陷阱。经历多次头皮切除与重建的患者组织柔韧性较差，头皮血供不佳[2]。Newman

等[3]指出，前部头皮修复的并发症比其他区域更多。额部较薄的皮肤对其下方颅骨骨质或异质修复材料所提供的保护较少，可能是造成这一现象的原因之一。另外，来自额窦的污染也可能是失败的原因之一[3]。术后并发症多发生于合并脑脊液漏及进行辅助化疗或放疗的患者[3]。放疗会引起头皮纤维化并降低其弹性，因此，术中需要降

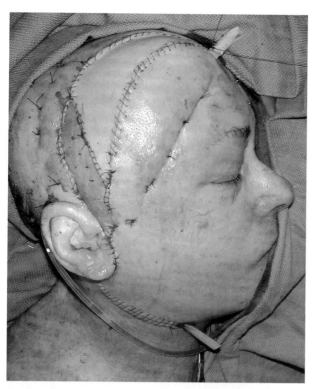

▲ 图 24-8 游离皮瓣用于头皮修复缺损，血管蒂与面部血管吻合

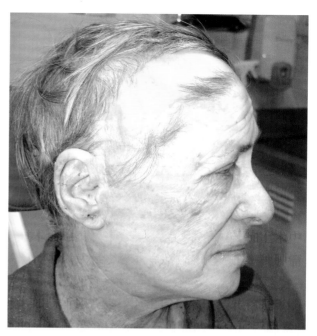

▲ 图 24-9 6 个月后随访显示伤口愈合良好

低伤口的张力，并保持皮瓣良好的血供以减少伤口裂开的风险[1]。此外，使用血供好的组织进行修复可以提供更为持久可靠的修复效果。

五、结论

头皮的修复与重建可以通过多种方法来实现，从植皮到区域皮瓣再到游离组织移植。要根据缺损特点和患者个体情况来确定最佳的重建方法。术前仔细分析病例特点，并与患者就修复目标和期望进行充分沟通，有助于指导术式选择。迄今为止，头皮的广泛缺损仍然是一个修复难题，游离组织移植有望提供更为可靠的解决方案。

第 25 章　面颊部的重建

Reconstruction of the Cheek and Face

Edward I. Chang　Matthew M. Hanasono　著

王佳鑫　译

张　彬　校

一、概述

　　面颊部的重建给整形外科医师带来了独特的挑战，美观与功能恢复同样重要，甚至更加重要。面部在人际交往、自我认同和识别上发挥着关键性的作用，面部的缺损常令患者非常沮丧[1-4]。重建手术的目标是尽可能利用相似的组织恢复形态和功能。同样，也应遵循"阶梯重建"的基本原则，然而在某些情况下，为了达到最佳效果需要直接采用更为复杂的重建方法。

　　颊部的肿瘤也可能直接侵犯鼻、眼睑、唇和耳。尽管每一个区域都具有独特的重建难点和考虑因素，值得分章节讨论，但由于这些部位与主要来自颊部的肿瘤的治疗相关，在本章我们也将简要地进行讨论。此外，面颊部可能会被口腔和上颌部恶性肿瘤累及，反之亦然，整形外科医师可能需要修复贯穿性损伤。最后，面神经位于颊部的皮肤之下，在治疗向深部侵犯的颊部肿瘤或腮腺浅部的肿瘤时，可能需要处理面神经。

> **临床要点**：重建手术的目标是尽可能利用相似的组织恢复形态和功能。

二、相关解剖

　　颊部是面部最大的组成部分。颊部的后界为

沿着耳屏和耳轮脚的耳前沟，上界为颧骨与下眼睑交汇处的颧弓，内侧界为鼻侧壁和鼻唇沟，下界为下颌骨下缘[1-2]。在这个定义范围内，人们普遍认为颊部有三个美学亚单位：眶下区、耳前区和颊下颌区[5-7]。一些作者认为颧弓上的皮肤与颊下颌区的皮肤是分开的（图 25-1）。

　　将切口和因此产生的瘢痕设计在亚单位的连接部位会使瘢痕更容易被人接受，因为瘢痕会处于面部的正常阴影处，这种瘢痕不会太明显。当缺损范围大于一半以上的亚单位时，建议切除剩余部分并重建整个亚单位，正如 Burget 和 Menick 支持鼻亚单位重建一样[8-9]。重建时还应考虑沿张力线（即所谓的朗格线）对齐切口。与垂直于张力线的切口相比，平行于张力线的切口通常有利于形成更细的瘢痕。

　　面神经离开茎乳孔发出耳后支后，在腮腺实质内分成两条主干。它们进一步分成面神经的五个主要分支，包括颞支、颧支、颊支、下颌缘支和颈支，为面部表情的浅表肌肉提供运动神经支配。颊部皮肤的恶性肿瘤可直接侵犯面神经，尤其是在面神经的分支离开腮腺前缘位于咬肌深筋膜处时，此处仅被表浅的软组织覆盖。

> **临床要点**：将切口做在亚单位的连接部位会使瘢痕更容易被人接受，因为瘢痕会处于面部的正常阴影处，这种瘢痕不会太明显。

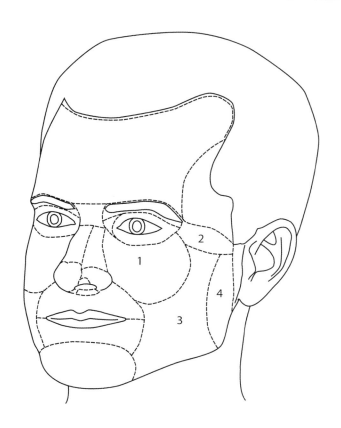

◀ 图 25-1　面颊部的亚单位

颊部可以分为眶下区（1）、颧骨区（2）、颊下颌区（3）和耳前区（4）。切口、皮瓣或移植物的边界设计在亚单位边界的位置上通常具有最令人满意的美学效果。其他面部亚单位，如图所示，应与颊部分开重建

由于面神经的颧支、颊支和颈支之间有多种束间交错的神经网络，其中一个分支的切断导致的相应麻痹往往是不完全且是暂时性的。然而切除或切断颞支会导致中老年人永久性不能抬眉和眉下垂。在颊部手术中遇到的颞支最常位于颧骨上方。面神经下颌缘支最表浅，其在咬肌前缘越过下颌骨。失去下颌缘支可能会削弱下降和外翻同侧下唇的能力。

颊部的感觉主要由三叉神经的全部三个分支（ V_1、V_2 和 V_3 ）的终末分支支配，其分支通常位于浅表肌肉腱膜系统（superficial musculoaponeurotic system，SMAS）的上方和皮下脂肪的下方。切除颊部的组织虽然不会使患者颊部丧失功能，但仍应提醒患者会留下永久的麻木感。

颊部的血液供应丰富，由面动脉和颞浅动脉提供血供，两者通过走行于颧弓下方和腮腺导管上方的面横动脉相交通。还有鼻背动脉和眶下动脉提供侧支供血，鼻背动脉是颈内动脉的终末分支，眶下动脉是来源于颈外动脉的上颌动脉的终末分支。颊部的静脉回流主要通过面前静脉，然后与颈内静脉和颞浅静脉相交通。此外还可经眶下静脉和面深静脉汇聚至翼静脉丛并与海绵窦相通。

最后，腮腺导管（或 Stenson 管）是由腮腺小叶间导管汇合而成。它沿着咬肌的外侧出现，开口于上颌第二磨牙相对应的颊黏膜乳突状出口处。当腮腺导管穿过颊部的深层组织时，它被颊脂垫所包裹。当进行颊部深部切除时，应重建或结扎腮腺导管。结扎后患者通常会出现肿胀和不适，但这种情况通常会随着时间的推移自然消退。

临床要点：当进行颊部深部切除时，应重建或结扎腮腺导管以防止血肿形成和感染。

三、面颊部缺损的评估和重建方案的选择

"阶梯重建"的理论关键在于使用最简单的方法关闭缺损，使手术圆满完成。如果简单的方

法不能达到令人满意的效果，整形外科医师应该继续前进至下一个难度阶梯，以此类推，直到缺损可以安全地闭合并达到满意的效果。重建阶梯的所有方法都可以应用，包括一期缝合、植皮、局部皮瓣和游离皮瓣。主要应考虑颜色、厚度及质地是否在美学上相匹配。同样重要的是避免由于伤口张力过大或后期的挛缩导致面部结构（如眼睑、耳和唇）的变形。因此，局部皮瓣和显微血管游离皮瓣在修补除小缺损和表浅缺损以外的其他缺损中发挥主要作用。

通常，涉及颊部的疾病也可能延伸至邻近结构，如眼、唇或鼻。在这种情况下，独立评估每个缺损至关重要，颊部的重建应与其他面部结构分开进行。例如，跨过鼻颧骨交界处到鼻侧壁的颊部缺损，理想情况下应分别进行鼻缺损和颊缺损重建。

> **临床要点**：涉及一个以上的亚单位缺损应单独进行评估，并且应当分别进行每个亚单位的重建。

肿瘤的深部浸润也可能累及其他结构，如面神经、面肌、腮腺导管、下颌骨、上颌骨和颊黏膜。如果可能的话，这些结构都应当在颊部重建时分别处理。

四、颊部小缺损的处理方法

（一）一期缝合

在大多数情况下，"阶梯重建"理论的首选方法是用缝线直接闭合缺损的一期缝合（图 25-2）[10]。如前所述，缝合时应考虑朗格线以尽量减少缝合时的张力，若张力过大会导致瘢痕增粗和不理想的结果。一期缝合的效果通常不错，但是对于较大的缺损，一期缝合可能会使周围组织变形，因此不建议这样做。例如，修补邻近下眼睑的大缺损易使患者发生眼睑外翻，因此对于处理类似这种结构的重建，需要"量体裁衣"[11]。在实际应用中，一期缝合通常适用于最小直径不超过 2~3cm 的缺损，且缝合时不会涉及另外一个面部亚单位。

> **临床要点**：缝合面部缺损时应考虑朗格线，尽量减少缝合时的张力，若张力过大会导致瘢痕增粗和不理想的结果。

（二）局部皮瓣

尽管使用局部皮瓣重建面部小缺损代表了"阶梯重建"理论跳升了更高的阶梯，但其通常因为"相邻相似"原理会获得更好的美容效果而

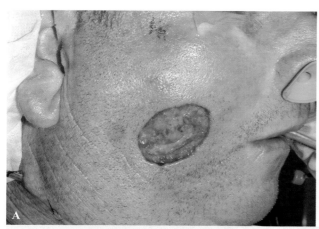
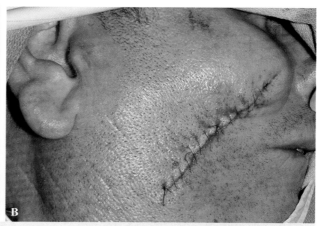

▲ 图 25-2　**A**. 颊部皮肤小缺损可在切除 Burrow 三角后，向放松的皮肤张力线方向缝合；**B**. 应注意，伤口的长度实际上延长了

取代了顺序的植皮阶梯。正如身体其他部分的缺损一样，许多局部皮瓣可以用于面颊部缺损，如转位皮瓣、旋转皮瓣、V-Y 型推进皮瓣或菱形皮瓣[12-15]（图 25-3）。这些局部皮瓣很多都是随意皮瓣，并不能直接分辨其血供情况。在设计局部皮瓣时必须注意皮瓣旋转或向前移动产生的伤口张力不会导致眼睑或嘴变形。

相比之下，也有基于已知血供的局部皮瓣可用于重建颊部的缺损。以颞浅血管为基础的带蒂皮瓣应用效果良好[12]。颞浅血管可以提供随后可以植皮的颞顶筋膜瓣，也可以提供带毛发头皮皮瓣。注意，如果使用头皮皮瓣，供区部位的缺损只能在皮瓣宽度不超过 3cm 的情况下才能修复。建立在前和（或）后颞深血管基础上的颞肌，也可以与皮肤移植联合修复颊部的缺损。

（三）中度缺损

颊部的中度皮肤缺损最好用颈面部皮瓣修复（图 25-4）。这种皮瓣通常依赖于面动脉的通畅性以减少皮瓣边缘缺血坏死的风险。当结扎面动脉后，皮瓣仍然可以依赖侧支循环存活，但仍然建议延期再手术。颈面部皮瓣非常依赖于面部和下颌部足够的松弛度来提供足够的组织重建缺损。在某些情况下，皮瓣可以延伸至颈部甚至胸部，以使皮瓣获得额外活动范围。

颈面部皮瓣手术技巧及思考

（1）从缺损的上缘开始设计上切口，沿着颊部亚单位的上边界（如眶缘和颧弓）。

（2）后缘位于耳前沟（即颊部亚单位的后缘）。

（3）对于特别宽的缺损，可以在耳后设计第二个叶。否则，切口就从耳前沟直接延伸到颈部。

（4）从颈部开始，切口可以向前弯曲，保持含有面动脉和面静脉的宽阔基底。或对于高位的缺损，切口则可以向下延伸至胸部，以获得大的上部活动范围（颈胸皮瓣）。

（5）解剖平面在深筋膜（浅表肌肉腱膜系统或称 SMAS 和腮腺筋膜）以上。

（6）当缺损过大，颈面部或颈胸部皮瓣供区可能需要植皮。

（7）为防止术后睑外翻的发生，应进行深层缝合将皮瓣固定在颧骨膜上。

（8）建议闭式引流防止血肿形成。

有作者报告过用大的带蒂皮瓣（如胸大肌肌皮瓣和锁骨上皮瓣）修补面颊部缺损[16-19]。这些

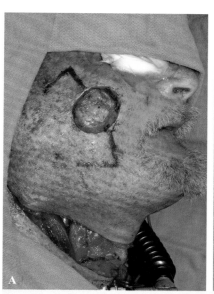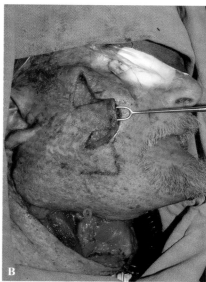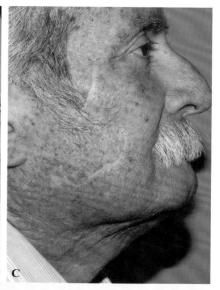

▲ 图 25-3　**A.** 菱形皮瓣是一种有效的颊部重建技术，它不会将瘢痕扩展到其他面部结构比如眼睑或唇；**B.** 皮瓣的设计应使皮瓣转位产生的张力不会向下拉眼睑导致睑外翻；**C.** 术后外观

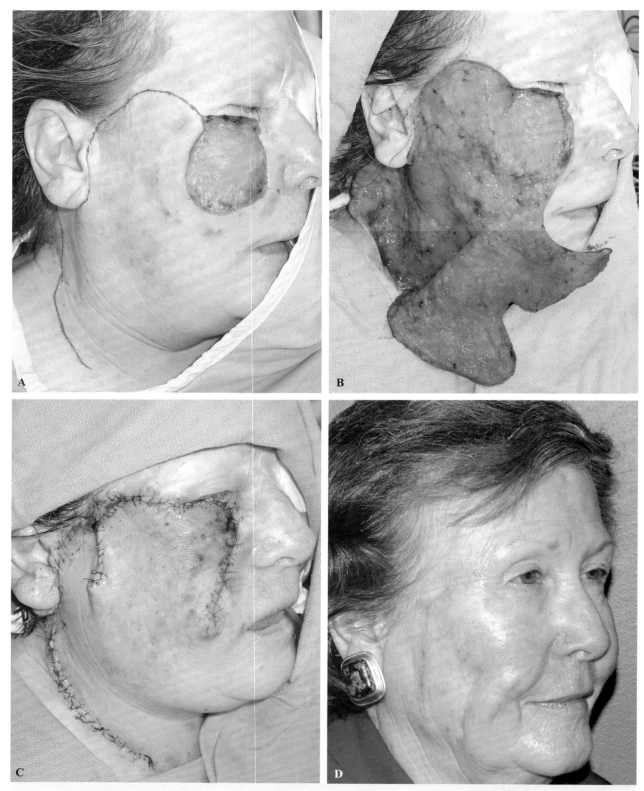

▲ 图 25-4　**A.** 颈面部皮瓣可用于中等大小颊部皮肤缺损；**B.** 这里设计了一个耳后"叶"，有助于达到这个非常靠内侧的缺损。然而，很多时候一个"单叶"的设计就足够了；**C.** 面部深筋膜的深层缝合通过悬吊皮瓣最大限度地减少睑外翻；**D.** 再次翻修手术去除皱褶"立锥"（猫耳）畸形后的术后外观

皮瓣虽然能够修复颈部和下颊部，但它们通常够不到中上颊部的缺损。

五、颊部大缺损的处理方法

（一）植皮

在伤口不能一期缝合和局部组织不足的情况下，植皮可能是一种合理可行的选择（图 25-5）。对于面颊部的重建，建议尽可能采用全厚皮移植片而不是韧厚皮移植片。全厚皮片比韧厚皮片更能够抵抗二次挛缩。虽然这是一种简单而直接的修复颊部缺损的方法，但由于天然面部皮肤和皮移植片之间总是存在差异，因此进行植皮手术的整体美容效果往往不理想。此外，当切除深度较深时，皮肤移植会造成特别差的修复效果，且不能用于修复贯穿性缺损。

> 临床要点：对于面颊部的重建，建议尽可能采用全厚皮片而不是韧厚皮片，因为全厚皮片挛缩较小。

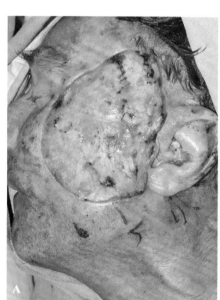
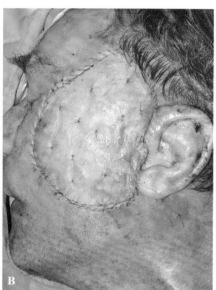
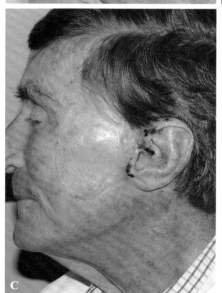

◀ 图 25-5　**A.** 颊部皮肤大缺损；**B.** 可以用全厚或韧厚皮移植片进行重建；**C.** 如果颊部的伤口不深，这种皮移植片可以提供一个令人满意的术后外观，但应提醒患者这种皮移植片会出现色差和僵硬的情况

（二）显微血管游离皮瓣

不幸的是，当恶性肿瘤造成的缺损范围更加广泛，使用简单的方法将无法进行安全有效的修复。此外，对接受过手术或放疗的患者，使用"阶梯重建"中更简单的方法往往伴随着高的并发症发生率。缺损伴随着重要结构暴露（如面神经、大血管、下层骨质或与口腔相交通）的患者，需要采用游离组织移植的方式进行更为先进和复杂的重建手术[20-22]（图 25-6）。

除了皮瓣设计和显微血管吻合以外，获取远处组织重建面部增加了许多艰巨的挑战和顾虑。使用远处组织皮瓣的定义包括将"非相似性组织"融入面部，这种皮瓣始终与面部具有不同的质地、颜色和毛发生长模式。尽管无法获得最佳的面部重建效果，但这种重建尚可获得可接受的功能和美观修复。

> 临床要点：使用远处组织皮瓣的定义包括将"非相似性组织"融入面部，这种皮瓣始终与面部具有不同的质地、颜色和毛发生长模式。

广泛性颊黏膜口腔癌经常会侵犯外部皮肤，导致十分具有挑战性的口腔与皮肤的全层贯穿性缺损（图 25-7）。这种缺损必然需要用游离的组织转移来关闭口腔并重新覆盖面部缺损。这可以通过使用单个游离皮瓣的多种不同方式实现，或者在更严重的缺损中，甚至可能需要应用两个游离皮瓣。当面对这样的缺损时，整形外科医师必须考虑到足够的受体血管和潜在的并发症，如口腔皮肤瘘或鼻窦皮肤瘘。此外，在这种情况下，还必须考虑到放疗的需要，放疗可能会对最终的美观和功能上产生明显的损害。若术后需要放疗，我们通常至少会较正常扩大 10% 的皮瓣体积和表面积来设计皮瓣。

> 临床要点：如果术后需要放疗，至少扩大 10% 的皮瓣体积和表面积，这将有助于保持最佳的外观。

在某些情况下，如根治性腮腺切除术后，手术切除了较深的组织产生了体积缺损，而颊部的皮肤仍被保留。在如此广泛的切除术后，大血管和面神经通常被暴露，额外的软组织覆盖将使其获益，尤其是在放疗时。使用游离皮瓣不仅可以覆盖重要的结构，而且可以替代切除术后产生的体积缺损[23]。如果需要的话，同期面神经重建将在后面讨论。

股前外侧皮瓣颊部重建的手术技巧及思考

(1) 在大多数情况下，解剖为穿支皮瓣的股前外侧皮瓣（ALT）是减小体积的首选。

(2) 当下颌骨或上颌骨的一部分被切除时，股前外侧皮瓣作为肌皮皮瓣对于重建面部轮廓是必要的。

(3) 面动脉和面静脉通常是首选的受体血管，因为它们靠近缺损部位，且与 ALT 皮瓣的血管蒂（旋股外侧动静脉的降支）口径相匹配。

(4) 如果供区部位缺损的最小直径不超过 8~10cm，则供区部位可以实现一期缝合。

(5) 如果应用筋膜悬吊实现静态面瘫复原，可以同期从同一供区获得大腿的阔筋膜。

(6) 如果需要面神经移植，可以同期从同一供区获得股外侧皮神经。

(7) 对于贯穿性缺损，可以设计成具有不同穿支的两个皮岛，或者虽只有一个穿支但两个皮岛之间的血管桥可以完整保留并提供充足的血液。

(8) 当 ALT 游离皮瓣体积较大时，如肥胖患者，前臂桡侧游离皮瓣可能是一个备选方案，特别是对于贯穿性颊部缺损重建。

六、唇重建

唇部的亚单位包括唇红和唇皮肤两部分，上

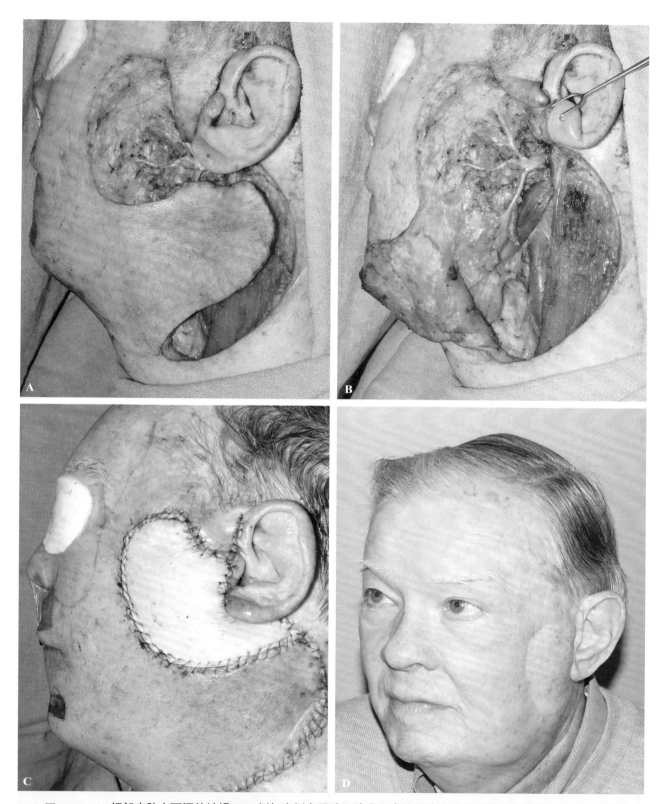

▲ 图 25-6　**A.** 颊部皮肤大而深的缺损；**B.** 例如本例在腮腺切除术和皮肤切除术后出现面神经暴露；**C.** 患者可能会受益于游离皮瓣重建，游离股前外侧（ALT）皮瓣尽管可能存在严重的色差，但由于厚度与颊部缺损相似，通常作为可选择的供区；**D.** 术后外观

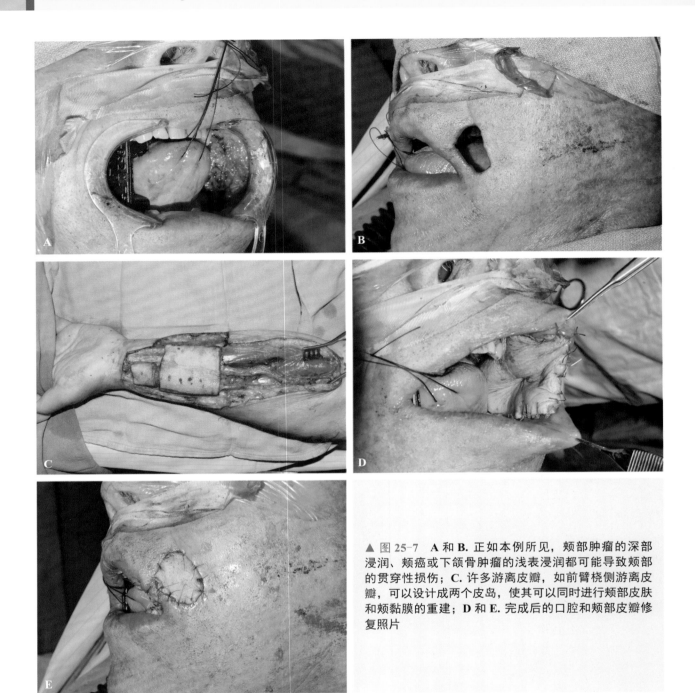

▲ 图 25-7　**A** 和 **B.** 正如本例所见，颊部肿瘤的深部浸润、颊癌或下颌骨肿瘤的浅表浸润都可能导致颊部的贯穿性损伤；**C.** 许多游离皮瓣，如前臂桡侧游离皮瓣，可以设计成两个皮岛，使其可以同时进行颊部皮肤和颊黏膜的重建；**D** 和 **E.** 完成后的口腔和颊部皮瓣修复照片

唇的上界为鼻唇沟和鼻底，下唇的下界为鼻唇沟和颏唇沟[24-25]。理想情况下，唇部应该分别进行功能和外观的重建。在某些情况下，有时唇部和颊部的重建会违反亚单位原则，为了避免患者忍受多个皮瓣会放弃鼻唇沟的美学界限。

> 临床要点：理想情况下，为保持功能和外观，唇部应该与其他面部亚单位分开重建。

接近下唇 1/3 或上唇 1/4 的 V 形或 W 形缺损通常可以直接缝合，而稍大的缺损可以用同侧或双侧的唇推进皮瓣修复。接近唇宽 2/3 的中央缺损可以用 Abbe 交叉唇瓣修复，接近唇宽 2/3 并累及口角的外侧缺损可以用 Estlander 交叉唇瓣修复。术后出现口角钝化及中间移位变形在 Estlander 交叉唇瓣中并不少见，但可以通过二期口角成形术来改善。

当缺损范围达唇部的 2/3 甚至更多，运用 Karapandzic 技术制作口周神经血管皮瓣通常是维持口腔括约肌功能的最佳方法。当缺损累及口角时，联合应用 Estlander 皮瓣和对侧 Karapandzic 皮瓣可能是缺损重建的最佳方法。游离皮瓣重建下颌骨和上颌骨时，有时可能需要联合局部皮瓣重建唇部，以期获得最佳效果（请分别参见第 10 章下颌骨的重建和第 6 章上颌骨的重建）。

> **临床要点：** 术前放疗可能会削弱局部组织血液供应，降低随机唇瓣重建的成活率。

游离皮瓣重建可能是近全唇或全唇重建最好的甚至是唯一的方法，尤其当缺损是由于颊部肿瘤的侵犯而使颊部无法作为供区时。由于会造成口腔闭合不全、皮肤颜色和质地不匹配，游离皮瓣重建的最终效果往往不理想[26-28]。很多人使用折叠筋膜游离皮瓣如前臂桡侧皮瓣来修复近全唇或全唇缺损。对于下唇，游离皮瓣通常是掌长肌腱移植物，并通过骨锚缝线固定在颧骨两侧。这种皮瓣主要在下唇充当防止口水下流的"坝"或在上唇充当防止上颌牙暴露的"帘子"。

颊癌（来源于颊面或口腔面）常见的一个情况是形成贯穿性的颊部损伤并累及口角[28]。由于唇部广泛受累，可能没有足够的局部组织分别重建唇部和颊部，除非造成一个非常小口径的小口畸形。在这种情况下可以应用折叠游离筋膜皮瓣。如果皮瓣体积不太大，ALT 皮瓣是一个很好的重建选择，因其皮肤通常足够松弛，可以直接缝合供区，且其血管蒂通常拥有一个以上的穿支，可以为口内和口外的重建增加设计两个皮岛的自由度（图 25-8）。

ALT 皮瓣重建贯穿性颊部缺损合并口角缺损的手术技巧与思考

1. 薄且柔软的筋膜游离皮瓣，如 ALT，是大多数患者重建颊部贯穿性损伤合并口角损伤的首选方法（图 25-8）。当 ALT 体积过大且前臂体积足够时，前臂桡侧皮瓣可能是替代 ALT 的一个合理选择。

2. 应准确测量口内和口外缺损的大小。有时用纸或无菌乳胶绷带做一个模型将有助于准确设计。

3. 通过精确的测量恢复上唇和下唇的高度尤其重要，甚至可以适当"矫枉过正"。

4. 当设计 ALT 游离皮瓣时，皮瓣的远端用作口腔内衬，皮瓣近端用作口腔外衬。因此可以先将皮瓣远端部分深入口腔进行缝合。

5. 如果不能获得两个独立的穿支，两个皮岛可以通过沿着下唇的去表皮的皮桥相连。

6. 两皮瓣的切缘成为唇部新的干湿分界线。因此重要的是，大腿皮瓣的宽度要设计足够，既要考虑到下唇内外的高度，还要考虑到干湿分界的长度。

7. ALT 皮瓣的上缘（近端）为口外颊部皮肤重建的后缘，ALT 皮瓣的下缘（远端）为口内颊黏膜重建的后缘。

8. 几针贯穿褥式缝线（结不要系得过紧）可以消除两个皮瓣之间的死角，还能重现鼻唇沟的外观。

七、鼻重建

鼻缺损常见于皮肤恶性肿瘤切除术后，也可见来源于颊部或面部亚单位的恶性肿瘤的侵犯，反之亦然。和唇部重建一样，理想的鼻重建也应当与其他面部亚单位分开进行。鼻重建首先要仔细评估缺损和需要重建的部分。缺损可能是表浅的、深层的或全层的，重建可能需要替换其中单独、全部或加上外部皮肤、结构支撑和内衬等结构。

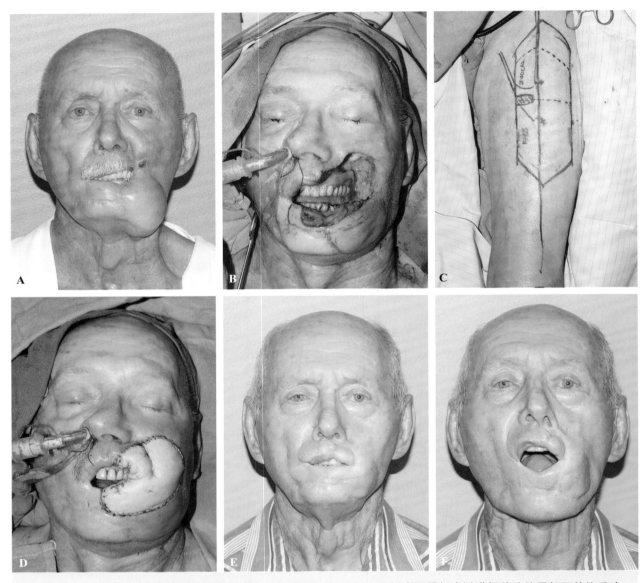

▲ 图 25-8　**A.** 有时颊部的缺损会延伸至唇部；**B.** 如果可能的话，最好应用局部皮瓣进行单纯的唇部亚单位重建。然而在肿瘤广泛浸润（或复发）的情况下，局部组织量可能不够用来唇部重建或造成小口畸形；**C.** 以独立的穿支血管为基础的两皮岛 ALT 皮瓣可以同时重建口腔面和颊面；**D.** 重建完成；**E** 和 **F.** 术后外观功能尚可

　　鼻部除了是脸部的一个亚单位以外，它本身还可以继续划分为 9 个亚单位[29-30]。鼻部的亚单位根据其自然轮廓和阴影来划分。亚单位原则规定：累及半个以上亚单位的缺损最好去除余下的亚单位并重建整个亚单位，鼻重建与其他亚单位相比是面部重建中最能体现这一原则的。

　　仅累及外部皮肤的缺损可以使用多种不同的方式进行重建。创面自行二期愈合通常非常不美观，同样除了鼻背亚单位，采用全厚皮片移植也

会导致重建不美观。这种重建可能只适用于无法进行其他虽更美观但操作更复杂手术的患者中。对于大多数直径小于 1.5cm 的缺损，局部皮瓣往往能够带来最佳的美学效果。双叶皮瓣是重建鼻侧壁或鼻翼缺损的理想方法，而眉间皮瓣可以从眉间带来富余的组织修复鼻背缺损。

　　完全的鼻翼缺损可以用鼻唇沟皮瓣来重建，该皮瓣是由面动脉穿支供给，然而这种方法通常需要一次或多次修复手术使皮瓣变薄并将血管蒂

与皮瓣分开 [31-32]。对于更广泛的软组织缺损或涉及鼻尖的缺损，前额旁正中皮瓣是鼻表面修复的最佳选择 [33-34]。前额旁正中皮瓣以滑车上动静脉为基础，需要通过二次手术将皮瓣变薄并断蒂。

当缺损涉及全层或延伸至比外层皮肤更深的地方时，形态上结构性的支持或软骨移植可能是必需的。潜在的供体部位包括鼻中隔软骨、耳郭软骨或肋软骨。当给予术前或术后放疗时，自体软骨是首选，因为照射导致自体软骨吸收比异体软骨吸收的程度轻。鼻腔内侧可以用鼻黏膜局部皮瓣替代，然而，鼻部广泛的缺损或全鼻切除缺损可能需要应用显微外科技术。

> 临床要点：当给予术前或术后放疗时，自体软骨是首选，因为照射后自体软骨吸收较异体软骨吸收的程度轻。

前臂皮瓣等较薄的筋膜皮瓣的使用可以用来重建鼻黏膜，并与软骨移植相结合，软骨移植可以提供硬性结构 [35-37]，而前额旁正中皮瓣用来覆盖外鼻缺损。这些缺损部位可能需要术后放疗，鼻重建手术应该延迟至辅助放疗完成后进行。另外，对于广泛的鼻切除术缺损，使用赝复体也是选择之一，对于许多患者来说，使用赝复体是一种更好的选择，因其具有极好的美学和功能效果，且不必进行多次手术 [38-39]。

即使在计划进行自体组织修复时，我们也会请口腔修复科医师会诊，以便患者可以完全了解不同方案。此外，在进行自体组织重建之前，可以在等待从放疗中恢复的必要时间内使用赝复体，这段时间通常在 6 个月到 1 年之间。在准备颌面赝复体期间或患者接受术后放疗时，有时重建手术可能也会提供帮助，例如，利用局部组织和（或）皮片移植覆盖裸露的骨质（图 25-9）。

八、眼睑重建

眼睑重建是面部缺损重建的另一复杂组成部分。同其他部位一样，眼睑重建的方式取决于缺损的范围以及缺损的位置 [40-42]。上眼睑或下眼睑的重建修复遵循与鼻重建相似的原则，为获得持久的效果就必须替换切除后缺失的不同组织层 [43]。通常情况下使用相似的组织可以获得最佳的效果，因此首选局部皮瓣和眼睑"分享"手术。

眼睑分为前后两部分，前板由皮肤和其下方的眼轮匝肌组成，后板由睑板和结膜组成。仅累及前板的缺损通常可以用从对侧眼睑获得的全层皮片移植重建，以获得最匹配的颜色和质地。下眼睑的前板缺损可以应用 Tripier 皮瓣，这是一种包括前板皮肤和肌肉的上眼睑皮瓣，其可以转移至下眼睑重建下眼睑缺损。皮瓣可以是单蒂的也可以是双蒂的。如果损伤累及后板，则需要更换睑板和结膜并可能需要更复杂的重建，包括可能的软骨或黏膜移植物。

若眼睑的全层缺损小于眼睑的 1/3，则最好先用楔形一期缝合，操作时仔细调整眼睑的边缘。若眼睑的全层缺损大于眼睑的 1/3 但小于 1/2，最理想的重建方法是从眼眶外侧取得局部皮瓣。Tenzel 皮瓣是一种利用外眦切开术将眼眶外侧多余的组织转移至上眼睑或下眼睑缺损的皮瓣。外侧眼眶的骨膜包含在此皮瓣中，并迅速黏膜化。

> 临床要点：若眼睑的全层缺损小于眼睑的 1/3，则最好先用楔形一期缝合，操作时仔细调整眼睑的边缘。

对于超过眼睑宽度一半的全层缺损，重建缺损必须进行眼睑再造手术，以获得后板的成分。随后前板缺损应用可利用的上眼睑全层皮移植片重建。最常见的眼睑再造术使用的是 Hughes 皮瓣，它是一种从供体下眼睑到缺损部位的睑板结膜皮瓣，这种皮瓣会产生组织间桥，阻挡眼睛的视线。二次手术是必需的，目的是打开组织间桥。上眼睑大缺损的一个类似的手术是使用 Cutler–Beard 皮瓣，该皮瓣包括前板组分和结膜，

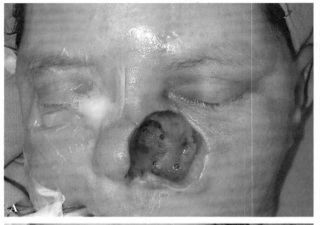
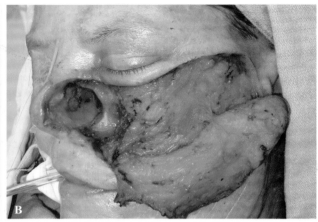
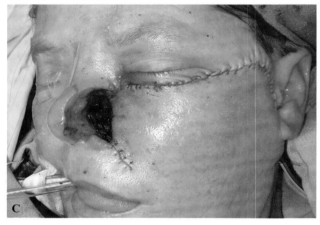

▲ 图 25-9　**A.** 颊部和全层鼻缺损；**B.** 制作颈面推进皮瓣覆盖暴露的上颌骨；**C.** 鼻部缺损保持开放状态，患者将在放疗完成后植入鼻赝复体

但缺少睑板的结构性支持。Cutler–Beard 皮瓣是一种以耳郭软骨移植物代替睑板的真皮 – 肌肉 – 结膜瓣。

九、面神经重建

所有接受可能需要切除或分离面神经的肿瘤手术患者应当在术前行面神经功能检查，并告知其需要接受面神经重建的潜在可能性。当面神经被切断或切除时，若面神经断端的近端和远端都可用时，几乎所有患者都应尝试面神经直接修复或移植一段神经进行"桥接"修复。我们自己和其他人的经验都证实了面神经修复是可行的，即使是在之前虚弱、高龄或接受过术后放射治疗的情况下[44-46]。

当面神经断端的近端处不能用于修复 / 移植时，神经远端可以采用对侧多余的面神经分支移植或移植至同侧"供体"神经上，如咬肌神经（Ⅴ）、舌下神经（Ⅻ）或脊髓副神经（Ⅺ）。近年来，咬肌神经因其能产生强烈的收缩并伴有最低的供区发病率，而成为面神经移植的首选[47-48]。咬肌神经通过卵圆孔离开颅内，经过翼外肌和下颌骨的冠状切迹进入颧弓下咬肌起点的咬肌后表面。从下颌骨后缘的咬肌起始处仔细分离即可发现。咬肌神经通常从咬肌深层后上方斜向前下走行。向远端分离神经可以获得神经吻合所需要的足够的长度，通常首选与完整的面神经主干或与面神经的颧支或颊支吻合，因后两分支支配重要的表情肌和括约肌功能。

> 临床要点：咬肌神经因其能产生强烈有效的收缩并伴有最低的供区发病率，是面神经转移修复的首选。

当无法定位面神经断端的远端，或面部肌肉本身被切除时，可以采用面部静态"复原"的不同方法恢复面部对称性。对于所有因肿瘤切除而导致面瘫的患者，即使是一些已经接受过神经修复或移植手术的患者，也应根据面神经功能受损的程度和患者恢复预期，考虑进行提眉、上睑金片植入、外眦成形和筋膜悬吊等操作[49-51]。尤其是有与年龄相关的眉下垂、下睑松弛和皮肤冗余的老年患者，在等待部分甚至完全恢复面神经功能的同时，更可能从面部静态"复原"中获益。

虽然为了更好地评估面部运动功能障碍的程度，眶周静态修复可以在后期进行，但通常最好在进行颊部重建手术的同时进行静态颊部和口腔的"复原"术。避免了后期手术需要对皮瓣血管蒂周围的进一步分离、神经修复和神经移植。如果在颊部重建时没有同期进行眶周静态"复原"，术后应加强患者眼部护理，包括充分润滑和在睡觉时用胶带封住眼睛。为取得令人满意的眼睑闭合效果，延期的金片植入需要更加准确地评估所需的重量，多余的不必要的重量会导致眨眼困难或使患者疲劳。

> **临床要点**：为取得令人满意的眼睑闭合效果，延期的金片植入需要更加准确地评估所需的重量，多余的不必要的重量会导致眨眼困难或使患者疲劳。

游离肌肉移植可用于复原下脸功能，还可以通过患者模仿微笑的动作同时在嘴角提供张力以防止丧失口腔闭合能力和面部对称性。常用于面部动态修复的游离肌皮瓣是股薄肌、背阔肌、前锯肌和胸小肌等。游离肌肉皮瓣所需的动态神经移植可以从对侧面神经颊支的跨面神经移植获得，这通常为两阶段手术，或为直接与咬肌神经连接的一阶段手术[52]。在颊部恶性肿瘤患者中，

为实现下面部动态"复原"，功能性肌肉移植的一个挑战是切除并重建颊部使手术时间大幅增加。同时，还有另外一个尚未解决的问题，即当进行辅助放疗后，神经移植和肌肉功能是否还有效。出于这些考虑，肌肉游离移植通常作为抗肿瘤治疗完成后的一项辅助手术，患者通常被认为是无瘤状态。

十、翻修与精细化手术

所有重建手术的终极目标是恢复形态和功能。从美学的角度、功能的角度或同时考虑，最终的结果往往差强人意。为了改善外形、瘢痕再修或改善患者功能，可能需要进一步的翻修整形手术。放疗的影响被低估的情况并不少见，放疗会导致表皮的挛缩和体积的缩小从而使外观发生巨大的改变。脂肪移植或"脂肪填充"已越来越受欢迎，可以用于改善放疗导致的外观缺陷[53-54]。如果皮瓣的体积过大，另一种简单的减小体积的方法是吸脂或直接切除，这对整体的外观和最终的美容效果明显有益。

十一、结论

面颊部的缺损可以由多种原因引起，而这些缺损重建对整形外科医师提出了独特的挑战。重建通常应遵循"阶梯重建"理论，尽可能使用局部组织，仔细注意天然亚单位边界和邻近结构。然而，对于广泛的缺损，游离组织重建是标准治疗方法，满足了大部分患者在面部重建同时又兼顾功能和美观的要求。跨面部亚单位的广泛缺损的最好重建方法通常需要分别处理每个亚单位。患有面部恶性肿瘤且有可能向深处浸润的患者，医师在每次门诊都应当和患者沟通面神经功能障碍及矫正手术问题。

第 26 章　原发灶不明转移癌
Carcinoma of Unknown Primary

Umamaheswar Duvvuri　Michael J. Persky　**著**

于　灏　**译**

于文斌　**校**

一、概述

头颈部鳞状细胞癌（SCC）的患者常见症状为颈部肿物。成年人的颈部肿物通常怀疑是恶性的，除非可以经过证实从而排除肿瘤。最常见的是，颈部恶性肿瘤由上消化道恶性肿瘤转移而来。经病理证实的头颈部鳞癌，未找到明确原发灶，被称为原发灶不明转移癌（CUP）。

尝试确定原发灶非常重要，如果原发灶明确，有助于提供更准确的分期和预后信息，也有助于减少放疗照射区域。最终，如果仍未找到原发灶，治疗手段包括手术、放疗、化疗或者将三种方式进行组合。本章讲述原发不明的头颈转移癌（CUP）病因、检查方法和治疗方法，重点介绍了经口激光手术和机器人手术。在诊断和治疗原发不明的头颈转移癌（CUP）时，机器人手术为患者提供了新技术和选择。

这里需要指出，锁骨上有肿物的患者原发灶更可能是来源于皮肤或者锁骨下方区域（如乳腺、食管、肺、子宫）。这种锁骨上肿物的情况，不在此讨论。

二、疾病的流行病学 / 病因学

尽管发病率正在增加，但 CUP 目前只占所有头颈部恶性肿瘤的 3%[1, 2]。通常来说，这类患者年龄为 55—65 岁，男性为主，既往嗜烟，不同程度的饮酒，多数人因为发现颈部肿块前来就诊。但是近年来发病人群发生了改变，更年轻的患者患有与人类乳头瘤病毒（HPV）感染相关的口咽癌。最新研究表明，CUP 患者存在 HPV 相关性肿瘤概率大于非 HPV 相关肿瘤[1, 3]。与上述经典的非 HPV 相关患者相比，患有 HPV 相关 CUP 肿瘤的患者群体大约年轻 10 岁，男性为主，不吸烟[4]。一个单中心回顾性研究分析了从 2005—2014 年诊断为 CUP 的患者，发现这些肿瘤中有 91% 与 HPV 相关[1]。

> **临床要点**：CUP 的发病率增加，似乎与 HPV 相关癌的发病率增加有关。

HPV 相关癌的大多数患者表现为颈部肿块。其中许多病灶是隐藏于舌根（BOT）的小原发灶，通过体格检查，甚至影像检查，都难以识别。HPV 广泛传播很可能导致 CUP 发病率升高。大多数 CUP 患者的原发灶是 HPV 阳性，而且原发灶位于舌根隐匿淋巴组织或腭扁桃体。当然，在寻找原发灶时，也要考虑上消化道和皮肤[5]。最终，如果未能找到原发灶，考虑如下两个原因，其一，原发灶太小而被影像检查或病理检查漏诊；其二，原发肿瘤被人体免疫反应清除，转移性肿瘤却得以逃脱。

临床要点：在 HPV 相关的 CUP 中，如果未发现原发灶，可能是原发灶非常小，以至于病理学漏诊，或者已经被患者的免疫反应清除了。

临床要点：EGFR 表达可预测患者生存，并且用于直接治疗 CUP 患者。

三、分期

美国癌症联合委员会（AJCC）的第八版指南发表于 2018 年，确定了 CUP 患者的 TNM 分期分级。新版分期将 HPV（或 p16，用于 HPV 感染的有效生物学标志）或 *Epstein-Barr* 病毒（EBV）是否阳性区分出来。根据新版分期，HPV 相关的 CUP 被认为是起源于口咽，如果体格检查、影像学检查、术中内镜检查都没有发现原发灶，那么此类患者被分类为 T0HPV 相关的口咽癌。同样，与 EBV 相关的 CUP 也是如此，只是在这种情况下，病灶考虑来自鼻咽部，这类患者被诊断为 T0EBV 相关的鼻咽癌。T_x 分期是指 HPV 和 EBV 均为阴性的 CUP，且无法确定原发灶位置。

头颈鳞癌的 N 分期也是根据 HPV 或 EBV 是否阳性进行划分，此处不赘述。

四、预后因素

尽量用适当方法去寻找原发灶，因为找到原发灶预示着更好的预后，包括总生存期、疾病特异性生存期和无病生存期[6, 7]。如果颈部淋巴结呈 HPV 阳性，那么发现原发灶的机会增加[7]。与 HPV 阴性的 CUP 相比，HPV 阳性的 CUP 的 5 年总生存期明显提高（80% vs 37%）[8]。这可能反映出 HPV 阳性的 CUP 的侵袭性较弱，同时对治疗较为敏感。

表皮生长因子受体（EGFR）的表达也可以用作负相关预后指标。HPV 相关的肿瘤较少表达 EGFR，HPV 阳性 /EGFR 阴性肿瘤患者已证实具有最好的 5 年无病生存期（93%）[9]。反之，如果肿瘤 EGFR 阳性，可以通过免疫靶向治疗阻断这些受体。

五、临床表现

CUP 患者通常会出现颈部肿块。这个肿块通常位于颈部 Ⅱ 区，原发灶可能与口咽有关[5, 10]。位于 Ⅲ 区肿物提示原发灶位于下咽或声门上，Ⅳ 区肿物或锁骨上肿物指向锁骨下原发灶可能[11]。

在既往病史中了解吸烟史与饮酒史十分关键。鉴于 HPV 在口咽癌和 CUP 中的作用，应询问患者性生活史和口交行为，因为性伴侣越多，越容易发生头颈部 HPV 感染。

声音改变、吞咽困难、吞咽疼痛、耳痛或呼吸困难，这些主诉可以帮助确定原发灶的部位。最后，应向患者询问他们的皮肤病史。

临床要点：除了询问是否吞咽疼痛、吞咽困难、发声困难之外，还应询问 CUP 患者皮肤病史，因为原发性皮肤癌是 CUP 的一个常见病因。

六、诊断与检查

评估的目的是建立组织学诊断以及确定原发疾病的部位。

任何发生颈部可疑为恶性肿瘤的患者均应进行全面的头颈部检查。触诊肿物，检查其是否与周围组织粘连固定，活动性如何。其余双颈部淋巴结、甲状腺、涎腺都应该检查。口腔和口咽应进行双合诊检查，应特别注意扁桃体窝和舌根。值得注意的是，扁桃体鳞状细胞癌对侧转移的发生率为 10%，所以要检查双侧扁桃体[12]。利用纤维鼻咽喉镜检查来评估鼻咽（特别要注意 Rosenmüller 隐窝即咽隐窝）、扁桃体、舌根、喉声门上区和下咽。

临床要点： 扁桃体鳞癌对侧转移的发生率为
10%，因此请务必对双侧所有部位进行评估。

　　务必检查皮肤。既往切除的皮肤癌可以表现
为孤立的淋巴结转移。寻找先前的切除 / 冷冻消
融瘢痕。

　　根据淋巴回流的方式，我们可以推测 CUP
的原发部位。前口底恶性肿瘤首先通过淋巴引
流转移到ⅠA区。进展期肿瘤沿口底转移到ⅠB
区淋巴结。后 2/3 的口底肿瘤会转移至Ⅱ区淋巴
结（图 26-1）。声门上型喉癌通过甲状舌骨膜
转移至气管前淋巴结、Ⅱ区淋巴结和Ⅲ区淋巴
结。颊黏膜前部病变经淋巴引流转移到ⅠA区和
ⅠB区。颊黏膜后部病变由淋巴引流转移至Ⅱ区
（图 26-2）。舌外侧缘病变由淋巴引流转移至Ⅱ区
及Ⅲ区淋巴结（图 26-3）。鼻和鼻咽部病变由淋

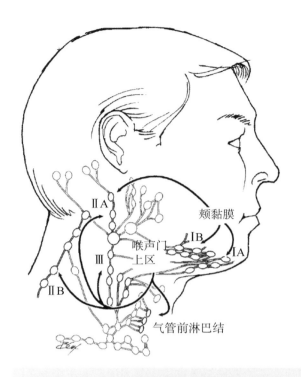

▲ 图 26-2　喉声门上区淋巴引流至Ⅱ区和Ⅲ区

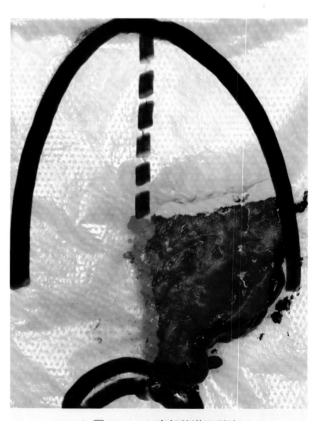

▲ 图 26-1　口底部的淋巴引流
口腔前部的恶性肿瘤首先转移ⅠA区（译者注：原著图
片有误，已修改）

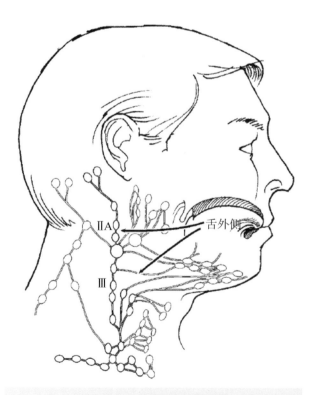

▲ 图 26-3　舌外侧缘的主要引流方式
淋巴引流至Ⅱ区和Ⅲ区

巴引流进入外侧的咽后淋巴结及Ⅱ区和Ⅴ区淋巴结（图 26-4）。

软腭肿瘤向前淋巴引流至ⅠA 和ⅠB 区淋巴结，向后淋巴引流至ⅡA 和ⅡB 区淋巴结。而舌根肿瘤则淋巴引流至ⅡA 和ⅡB 区淋巴结（图 26-5）。扁桃体肿瘤引流到Ⅱ区，硬腭引流到Ⅱ、Ⅲ和Ⅳ区（图 26-6）。

下咽癌淋巴引流达到Ⅱ、Ⅲ和Ⅳ区（图 26-7）。

尽量获取颈部肿物的病理组织学诊断。细针穿刺活检（FNAB）是获取细胞学标本的有效方法。通常来说，一个可触及的肿块不需要借助超声。但是许多 HPV 相关淋巴结转移癌呈囊性变，利用超声（US）可以将针头准确引导至囊壁以提高诊断成功率[13]。

应该对细胞学标本进行 HPV 和 EBV 检测。这有助于定位原发灶并提供预后信息。如上所述，如果 HPV 的组织学检测提示原发灶位于口咽部，预示了预后良好。p16 的免疫组织化学分

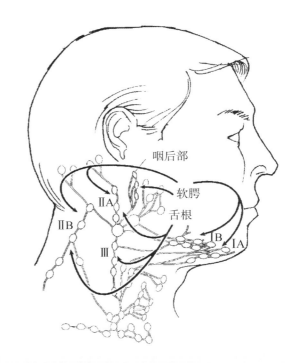

▲ 图 26-5　软腭及舌根的淋巴结引流

软腭向前引流至ⅠA 区及ⅠB 区。向后引流至ⅡA 区及ⅡB 区。舌根引流至ⅡA 区及ⅡB 区

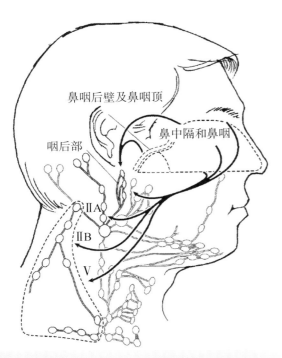

▲ 图 26-4　鼻和鼻咽的淋巴引流

从鼻咽部引流的主要方向是从侧面进入咽后外侧淋巴结以及Ⅱ区和Ⅴ区

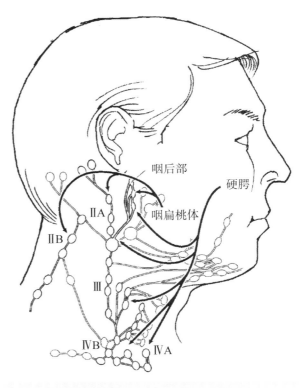

▲ 图 26-6　扁桃体和硬腭的淋巴引流

扁桃体引流至Ⅱ区，硬腭引流至Ⅱ区、Ⅲ区和Ⅳ区

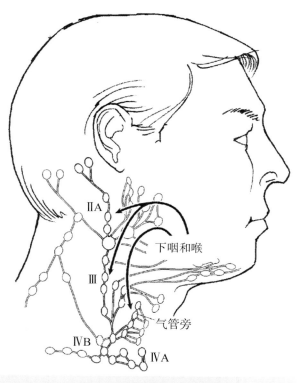

▲ 图 26-7　下咽的淋巴引流
下咽和喉引流至Ⅱ区、Ⅲ区和Ⅳ区

析也可作为 HPV 感染的有用标记物。EBV 感染是鼻咽癌的敏感标志物。但是需要说明的是，如果标本细胞检测 HPV 或 EBV 为阴性，也不应该排除口咽癌或鼻咽癌的可能。

临床要点：如果颈部肿块的细胞学检测 HPV及 EBV 阴性，也不能排除口咽癌和鼻咽癌。当 HPV/p16 和 EBV 均为阴性时，患者仍可能患有口咽癌或鼻咽癌。

如果样本无法明确诊断，应再次尝试活检。在进行影像学检查之前，不要进行开放手术活检术或切除术，因为术后出现炎症反应和继发组织改变，容易导致影像学诊断假阳性。

CUP 患者的首选影像学检查为增强 CT 或者增强核磁。如果未发现病灶，考虑行 PET/CT 检查。在一项前瞻性研究中，经内镜检查后再进行

PET/CT 检查，仍可以多检测出 37% 的原发灶。在内镜检查未发现病灶的患者中，通过 PET/CT进行诊断准确率更低，为 27%[14]。

如果患者的颈部淋巴结经 FNA 证实为 SCC，但是体格检查和影像学检查都没有发现原发灶，那么应进行内镜检查，并对双侧舌根（BOT）、鼻咽和梨状窝进行活检。应进行双侧扁桃体切除术，因为扁桃体 SCC 对侧转移的发生率为 10%[12]。

如果经过 FNA 诊断为 p16 或 HPV 阳性，那么外科医师应高度怀疑原发灶可能位于口咽淋巴组织隐窝内。在这种情况下，内镜检查同时可以用机器人或经口激光行 BOT 切除术，对患者来说是受益的。目的是在高放大倍数窥镜下去除整个舌扁桃体，以识别原发灶。

临床要点：如果 FNA 结果为 p16 或 HPV阳性，则外科医师应该高度怀疑口咽淋巴组织隐窝内存在原发灶。

七、经口机器人手术

患者仰卧位，6–0 号经口气管插管固定于机械臂进入口腔位置的对侧，手术台平转 180°，机器人位于患者头侧。术中保护上切牙，尽量使用带软保护套的 Dingman 或 Crowe–Davis 开口器，如果没有，经过塑形的水溶性塑料效果也可以。而且它小于常规牙齿保护套。我们发现舌有可能被下切牙划伤，因此也要用塑形的水溶性塑料包裹牙齿。

使用 Dingman 或 Crowe–Davis 开口器暴露术区，重点是在清晰视野下反复观察舌根轮廓乳头、咽侧壁、会厌。固定好撑开器，放入机械臂。使用 Maryland 抓钳和 Bovie 电刀进行手术解剖。第一个切口应从左到右沿着轮廓乳头切开。然后将舌扁桃体一分为二，切开上至下缘。每一边都要单独解剖。解剖沿着 BOT 肌肉的表面。某些专家主张去除一片肌肉，目的是找到原发灶

后作为阴性切缘。术中避免穿透到肌肉深处，从而保护舌动脉，防止大出血。解剖顺序应该为从中间到两边，从上到下。仔细横断舌扁桃体褶皱，从舌扁桃体沟中取出组织。任何残留的组织都可能存在毫米级的原发灶（图 26-8）。向下解剖至会厌谷，通过小涎腺辨别会厌谷。通过电凝处理小血管出血。注意避免损伤会厌及其他会厌上结构。颈转移灶的同侧完成后，继续进行对侧手术。

> **临床要点**：进行舌扁桃体切除术时，应避免穿透到肌肉深处，以保护舌动脉并避免大量失血。确保所有标本进行病理检测。

八、TORS 的并发症

最近一项对 305 例口咽癌患者进行的多中心回顾性研究发现，接受 TORS 手术的总并发症发

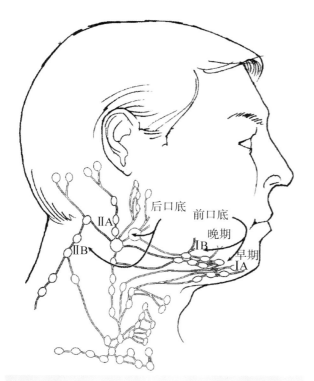

▲ 图 26-8　图示舌部手术的淋巴结转染边界，以寻找未知的原发灶（译者注：原著图片有误，已修改）

生率为 7.9%。同时发现肺炎是最常见的并发症，总死亡率是 0.7%[15]。并发症中最高的风险是损伤舌动脉。这可能引发术后出血，会危及生命，文献报道术后出血的概率为 5%～8%[16, 17]。鉴于机器人辅助下舌扁桃体切除手术中不会切除明显的舌部肌肉，因此可以避免舌动脉损伤。但是，与单纯的扁桃体切除术一样，覆盖创面的伪膜会在手术后数天至一周内脱落，这可能引起延迟出血。发生术后出血，通常先进行观察和局部电凝止血。如果出血量多或发生血液倒流入气道，需要立刻去手术室进行处理。

九、术后护理

建议患者在手术室拔管后，术后当夜监护患者。如果患者有明显的疼痛，应使用静脉麻醉剂镇痛。应用质子泵抑制剂和 H_2 受体阻滞药，和其他的胃酸反流预防措施，可减少对伤口的刺激。同样地，硫糖铝也有助于减少反流。

患者通常在术后 1 天进软食。让患者配合言语病理学家处理吞咽困难。术后避免立刻进食水样液体，因为这需要吮吸，无法直接吞咽，容易呛咳。疼痛控制得好，患者可以进食可以接受的食物。患者通常在术后第一天即可回家。

十、颈部清扫术在 CUP 中的应用

对于 HPV 相关的颈部淋巴结转移癌不重的患者，颈清扫手术是明确的治疗方式。

换句话说，颈部淋巴结转移癌不重的患者，影像学检查未发现淋巴结结外侵犯的，可以行同侧颈部 Ⅱ～Ⅳ 区分区行颈部淋巴结清扫术。手术可以在内镜 / 机器人检查后 1～2 周后进行。

> **临床要点**：对于 HPV 相关性颈部淋巴结转移癌不重的患者，颈部淋巴结清扫术是治疗方案。

与 TORS 同时进行颈清扫术的好处是能够结扎同侧颈外动脉的分支，有助于避免术后大出血。理想情况下，应同时结扎舌动脉、咽升动脉和面动脉。在 TORS 之后再进行颈部清扫术的好处，如果最终的病理报告显示切缘过近或切缘阳性，可以在手术室中进行扩大切除手术。

如果确定了原发部位，并且颈部淋巴结的病理分期为早期、没有淋巴结包膜外侵（ECS），那么术后考虑密切观察病情而不需要进行后续辅助治疗[18]。对于 N 分期高的患者，目前的经验是根据患者风险，采用术后辅助放疗或进行同步放化疗。

十一、放疗在 CUP 中的应用

根据当前的国家综合癌症网络（NCCN）指南，对于 CUP 患者来说，可以将放射治疗作为主要治疗或辅助治疗。建议对 N_1 期患者进行单纯放射治疗。最近，考虑到 HPV 相关 CUP 对治疗反应敏感性，有些 N_{2a} 患者也可以只做放射治疗。在晚期疾病中，颈淋巴清扫术后行术后辅助放疗。如果患者无法手术，则应该行同步放化疗。

当前用于 CUP 的规范放射技术是调强放射治疗（IMRT）[19]。照射双侧黏膜部位和双侧颈部[18]。咽后淋巴结也需要常规照射。当放射治疗完成后，患者很少出现局部复发，最常见的是远处复发转移[18]。

> **临床要点：** 当前治疗 CUP 的规范放射技术是包括咽后淋巴结的调强放射治疗（IMRT）。

原发灶不明的患者放疗剂量是基于已知原发灶的经验而来。病灶主要区域接受 66～70Gy 的放疗剂量，高复发风险区辅助放疗剂量 60～66Gy，考虑到肿瘤微转移，低复发风险区也要进行 45～54Gy 剂量照射[18]。

黏膜部位进行 50～64Gy 剂量照射，具体取决于各个医院的个体化方案。低剂量放疗的患者担心放疗不良反应，会要求再减少放疗量。某些治疗中心用较高剂量放疗是考虑到原发灶可能位于口咽区域，这些部位需要和原发灶采用相似的治疗方案[18]。

十二、化疗在 CUP 治疗中的应用

对于 N_{2a} 期及以上的患者，同步放化疗作为治疗方案。经过系统治疗的好处是局部区域控制效果好[20]。

化疗可以用于辅助治疗有淋巴结包膜外侵（ECS）的患者。但是应该注意的是，最新研究表明，这些患者中的大多数包膜外侵小于 1mm，并且与没有 ECS 的治疗效果相似[21]。考虑到化疗的潜在毒副作用，临床试验正在着手于弱化全身治疗方案，从而让微小的 ECS 不再需要系统性治疗。

目前设计良好的临床试验正在开展中，HPV阳性的 CUP 患者的肿瘤分期早，可以减少低风险患者的放射需求和剂量，并避免使用化学疗法。

十三、治疗后随访

治疗完成后约 12 周，患者应接受 PET/CT检查评效。单纯手术治疗的患者应没有肿瘤残留的证据，进行放疗或化疗的肿瘤应该有完全的反应。

十四、临床病例

一名 44 岁的女性，发现颈部肿块且当地医师经 FNAB 检查无法明确诊断。

（一）病史

患者女性，44 岁，主诉发现右颈部肿物。既

往无烟酒史。患者于 2 月前使用润肤露时偶然发现颈部肿物。她的家庭医师应用两个疗程抗生素治疗，肿物大小无变化。目前无明显其他不适症状，家庭医师行颈部增强 CT 检查，提示右颈部 Ⅱ 区 2.5cm 囊性肿物，排除淋巴结包膜外侵后转诊至头颈外科。

（二）诊断和检查

一般查体只触及一个孤立的可移动的肿物。在上呼吸消化道未看到或未触及病灶，咽喉未见异常。门诊由病理科医师做 FNA 细胞学检查确定样本量充足，诊断为 HPV 阳性的鳞状细胞癌。患者行 PET/CT 检查寻找上消化道可疑原发灶，结果未见明确肿物。目前，患者病情分期为 $T_xN_1M_0$。

（三）治疗方案选择

目前怀疑颈部肿瘤从咽部 Waldeyer 环的淋巴组织转移而来。患者既往无吸烟史，无其他颈部疾病，处于低风险死亡组，需要进一步检查寻找原发灶。而最全面的方法是进行直接喉镜检查，然后切除所有 Waldeyer 环的淋巴组织，送病理检查。这种切除所有淋巴组织的好处是有可能切除肿物同时达到切缘安全的目的。另一种治疗方案是双侧扁桃体切除术同时 BOT 活检。如果原发灶在扁桃体中，则可以切除原发灶。如果病灶位于 BOT，则可以通过活检取材到（更可能的原发灶部位）。

内镜下舌扁桃体切除手术后的后续治疗讨论。考虑到她的颈部肿瘤负荷很小，她可以接受同侧颈部和主要病灶的放疗。但是，如果原发灶被完全切除（或者在完全切除 Waldeyer 环淋巴组织也没有发现，患者分期变为 T_0），那么她可以避免呼吸消化道的全量放疗照射。此外，如果她进行了颈淋巴清扫术并且其 N 期仍为 N_1 而没有 ECS，那么她也可以避免对颈部的术后放射。结合患者的年龄，为避免放疗后的长期影响，患者选择了机器人切除双侧腭扁桃体及舌扁桃体，并且行 Ⅱ～Ⅳ 区的标准颈清扫术。最终，术后病理证实右侧扁桃体发现原发灶，3mm，切缘阴性。颈淋巴清扫标本回报：一个阳性淋巴结，2.3cm，无 ECS，其余 26 个淋巴结未见转移癌。故没有进行后续辅助治疗，术后密切随诊观察。

第27章 患者的随访观察

Surveillance of the Patient

Peter M. Som　Eric M. Genden　著

于　灏　译

于文斌　校

一、概述

据估计，全球每年将新增诊断出 40 万例以上头颈癌病例，这些病例占所有癌症的 5.4%，平均总死亡风险为 40%[1,2]。不论原发的头颈癌患者的治疗方案如何，已经证明，诊断越早，生存和治愈率越高 [3-6]。同样，有人建议，尽早发现并治疗复发性头颈癌，患者生活质量越好，生存期越长，治愈的机会可能就越大，但是这个理论仍然有些推测成分。另外，越早诊断出肿物复发，患者护理费用就越少 [7]。

尽管大多数治疗方案目标终点都是根治肿瘤，但在过去的几十年中，大多数头颈癌患者的治愈率几乎没有提高 [8-15]。尽管治愈的患者比例可能变化不大，但他们的无病生存期似乎正在提高，并且如今大多数患者死于远处转移癌或第二原发癌，而不是原病灶局部或区域复发 [9-11]。因此，如上所述，尽管头颈癌复发患者的总治愈率几乎不受现代综合疗法的改变而提高，但我们的目标和随访的目的是，给患者一个机会，让他们延长无病生存期，同时保证生活质量能被患者接受 [9]。

> **临床要点**：随访流程的目标是保证患者生活质量，延长无病生存期。

二、随访流程的注意事项

常规临床检查是所有随访流程的基础，对于临床医师来说，在初治后的第 1 个 24 个月中，每 2～3 个月复诊 1 次是比较合适的频率。如果患者等到复发引起明显的症状，如出现肿物或疼痛，那么复发病灶可能已经很广泛了。通过计算机断层扫描（CT）、磁共振成像（MRI）及与 CT 或 MRI 融合的正电子发射断层扫描（PET/CT 和 PET/MRI）检查，现在有机会在无临床明显症状的复发早期找到病灶。因此，影像学检查应与定期的临床就诊相联合，目的是判断有无肿瘤复发，确定第二原发癌，在出现临床症状之前识别转移灶 [9, 12, 13, 15]。在临床随访评估中增加影像学评效尤其重要，治疗过的颈部，触之通常僵硬如木，因此很难触诊到深方的肿块。许多患者颈部经过治疗后都有麻木感，感觉不敏感使复发肿物更难被临床早期诊断出来。随访流程还应考虑到晚期疾病史、下颈部转移、淋巴结结外侵犯、长期吸烟和（或）酗酒史，以及病理报告的高危因素，包括神经浸润和较少的淋巴细胞反应 [16-20]。这些患者需要更加慎重的随访和更积极的治疗。

有充分的数据支持，大多数由头颈癌引起的复发和死亡发生在初治后的前 1～2 年内 [9, 21]。这意味着在此期间，随访复查流程要全面仔细。在之后的两年中，复发率略有下降，此后，复发率显著下降。因此，随访方案应包括在治疗后的前 2 年中每 3～4 个月定期进行临床查体和影像学检查联合评估。然后在接下来的 2 年中每 6 个月进行一次，再后来每年 1 次。长期随访表明，一旦患者患有上呼吸消化道肿瘤，就有出现第二原发癌的风险。无论是同步的发生还是先后出现。此种第二原发癌的发生率在 5%～36%[3]。由于这种第二原发癌或转移癌可能需要数年的时间才能出现，因此长期（每年）的随访必不可少。

> 临床要点：有足够的数据证明大多数由头颈癌引起的复发和死亡发生在初治后的前 1～2 年内。

PET/CT 或 PET/MRI 检查应包括全身扫描，然后是专门的头颈高分辨率薄层扫描（更薄的断层，更小的视窗可产生更高的分辨率）。全身扫描需要鉴别远处是否有转移灶及是否有第二原发癌。

由于肺是远处转移的最常见部位，因此肺部检查应成为所有头颈癌随访的必备检查。这可以通过定期的肺 CT 扫描和（或）联合 PET/CT 扫描。此外，如果用 PET/CT 进行随访，它不仅能检出临床无症状的转移灶，而且还可能检出头颈癌治疗后的第二原发癌（胸部、腹部或骨盆）[1, 2, 22, 23]。

> 临床要点：肺部随访检查应成为所有头颈癌随访流程的必备检查。

（一）形态影像学检查

在随访流程中，根据成像原理不同，目前有两个选择：CT 和 MRI。每个方式都有其独特的优势。对于鉴别颈部淋巴结良恶性，CT 比 MRI 更准确[24]。通常，在注射造影剂以后，颈部 CT 检查耗时约 10s。对于疼痛和（或）（咽喉口腔）分泌物过多潴留的患者，CT 检查快是一个很大的优势。相比之下，常规 MRI 扫描每个序列需要 4～7min，完成扫描大约花费 45min。如上所述，由于许多患者伴有呼吸困难、疼痛或难以处理的分泌物，他们无法长时间仰卧。他们在仰卧时会有不安和（或）气促，导致在 MRI 扫描中引起伪影。因此，由于扫描耗时短，CT 是随访患者的首选。

相反，如果颈部术区中有许多手术闭合夹，那么在 CT 图像上会出现明显的弥散伪影，但是这种伪影在 MRI 图像上会大大减少。相比之下，MRI 在判断肿瘤是否穿过颅底和硬脑膜要优于 CT，扫描距颅底越近，图像越清晰。最后，口腔科治疗中用汞合金在 CT 扫描时也干扰图像。此类干扰在 MRI 扫描上影响小，所以，MRI 在口腔随访评估中更好用[25]。大约有 10% 的患者由于幽闭恐惧症而拒绝 MRI 扫描，如果患者安装过心脏起搏器，体内有金属碎片或植入物，他们也不能做 MRI。

> 临床要点：如果颈部有许多手术闭合夹或在口腔科用过汞合金，这些异物会在 CT 图像上引起明显的弥散伪影，这些异物在 MRI 扫描中影响小。

无法做增强 CT 扫描的主要原因是可能会出现患者对含碘的造影剂过敏，通常可使用激素来治疗。对检查费用的核算表明，增强 CT 检查的费用约为增强 MRI 检查费用的 1/3。通常操作 CT 扫描机更容易。考虑到所有因素，笔者认为 CT 是首选的影像检查。即使将 PET/CT 检查纳入随访流程，CT 的检查不能忽视，因为随访中可以将 CT 前后对比（图像前后对比必须在同样的检查方式中进行）。但是，正如前文所讨论的，在某些情况下，MRI 检查也有其适用范围。目前 PET/MRI 检查变得越来越普及，会有更多人受益。

> 临床要点：尽管 MRI 具有其独特优势，但 CT 的易用性使其成为病情随访的首选影像检查。

（二）正电子发射断层扫描（PET/CT）

^{18}F（FDG）-PET 扫描使成像技术向分子时代发展。但是，如何检查以及何时检查最有效，目前争议较多。PET 的阴性预测值（NPV）在 90%～95%，根据这个特点，医师建议利用 PET 的 NPV 进行诊断[26, 27]。当前 PET 扫描机的分辨率约为 3mm^3，尽管 PET 结果阴性不能完全排除肿瘤的存在，但它确实可以排除大部分肿瘤，所以通常不需要进一步的治疗。

> 临床要点：阴性的 PET 结果的准确率在 90%～95%，其阳性预测值在 65%～80%。

但是，当 PET 扫描显示颈部区域摄取增加时，这种标准摄取值（SUV）升高的原因有很多种，需要仔细鉴别。检查可以对肿瘤、炎症和反应增生性肉芽组织进行鉴别。甚至可以区分感染、肌肉活动性摄取和（或）肥大导致摄取过多、外科手术植入物、大涎腺和（或）软组织中的正常堆积、褐色脂肪和良性肿瘤。在初治结束后的前 3 个月内，过早的 PET 检查存在假阳性。据报道，PET 检查仅有 65%～80% 的阳性预测值[28, 29]。但是，如果用增强 CT 和（或）增强 MRI 对可疑区域进一步检查，可以排除假阳性。头颈癌放射治疗后立刻行 PET/CT 检查，与治疗后 1 个月再检查，两者进行的研究相比，延迟检查使敏感性从 55% 提高到 95%，NPV 从 90% 提高至 99%[29, 30]。此外，在治疗后立刻进行的 PET 检查可能提高假阴性率。这是因为肿瘤血管的治疗改变而导致病灶摄取减少，而且放疗和化疗导致 FDG 代谢减少。

现在人们普遍认为，为了获得可靠的 PET/CT 或 PET/MRI 检查结果，最好在治疗后至少等待 3 个月。因此，PET/CT 和 PET/MRI 已经成为头颈癌患者的治疗前评估和随访评估的主要成像方式[31, 32]。此外，最新的研究表明，PET/CT 检查用于肿瘤分期，原发肿瘤的 SUV 值可能与分期相关。但是淋巴结的 SUV 值却没有这种关联性[23]。一旦 PET/CT 鉴定出阳性摄取，就必须弄清其原因，最好通过超声或 CT 引导的细针穿刺活检（FNAB）来完成。细胞病理学家参与诊断十分重要，因为治疗后进行单纯的 FDG-PET/CT 或 PET/MRI 检查，是无法区分原发肿瘤和复发肿瘤，也无法区分反应性淋巴结和肿瘤。

> 临床要点：通常认为，为了获得可靠的 PET/CT 或 PET/MRI 结果，最好在治疗后至少等待 3 个月再检查。

三、西奈山医院随访流程

（一）治疗前和随访流程

所有接受头颈癌治疗的患者在治疗前均接受 PET/CT 检查，扫描全身包括颈部、胸部、腹部和骨盆。流程中的所有 CT 都应作对比增强，除非患者过敏或当地医疗条件差而不能进行增强检查。颈部 CT 的视窗（FOV）约为 25cm，断层扫描厚度为 1～3mm。为了避免射束硬化伪影，进行头部和颈部检查时将患者的手臂放低到两侧。CT 检查胸部/腹部/骨盆部分时，患者的手臂举过头顶，调整 FOV 在 36～40cm。扫描中 PET 部分的 FOV 应与上述 CTFOV 值相对应。进行 PET/MRI 研究时，应使用类似的方案。

（二）治疗后评估

初始治疗完成后 4～6 周获得基线期 CT。基线检查与以后的检查进行对比。考虑到最好的随访应该在治疗后的前 2 年中进行，因此我们建议患者在治疗后的前 2 年中每 3～4 个月进行一次 PET/CT 检查。我们在治疗后 4 个月以 PET/CT 扫描为起点，开始随访周期。在治疗的第 3 年和第 4 年，每 6 个月进行 1 次 PET/CT 检查，继续进行随访。最后，患者应从治疗的第 5 年开始每年检查 1 次，直到随访医师认为病情稳定，可以结束。

从统计上来看，PET/CT 和 PET/MRI 的使用对治疗有影响。

近期有研究表明，如果患者没有证实复发（NED），且放射治疗后 3 个月 PET/CT 结果阴性，患者局部复发可能性很低，不需要进行手术。即使在 CT 或 MRI 上发现少量残留物，但 PET/CT 阴性，仍可以取消手术[33]。尽管并非所有医师都支持这一观点，但 PET/CT 结果在概率上肯定会影响治疗。

经治过的头颈癌患者再治疗一直是一个挑战。但是，我们认为，体格检查与 PET/CT 和（或）PET/MRI 的结合有可能判断复发肿瘤和第二原发肿瘤的一些信息。希望这些信息将产生更好的治疗决策并提高患者预后。PET/MRI 对有术中植入物的患者尤其有用。PET/CT 的发展趋势在于使用能够有效区分肿瘤和炎症的新型核素。目前，许多新型核素即将出现，希望它们很快能在临床上应用，以帮助更快，更明确地识别复发性疾病。

> **临床要点：** PET/MRI 的使用在存在术后植入物的患者中尤其有用。

四、临床病例

以下示例病例展示临床医师在面对阳性的 PET/CT 随访结果时如何分析。

（一）病例 1

患者男性，56 岁，经手术切除 T_1 期舌癌。术后放疗，治疗后 4 个月进行了 PET/CT 扫描。临床上，他是 NED。他的 PET/CT 结果显示舌内可见弥漫性代谢，喉内有两个摄取灶（图 27-1）。目前可能原因是什么？下一步方案是什么？

讨论

PET 检查需要 1~2h 才能完成，并且在检查过程中，大多数患者会与医师和技术人员交谈。因此 PET/CT 代谢摄取灶仅仅显示了交谈中舌肌

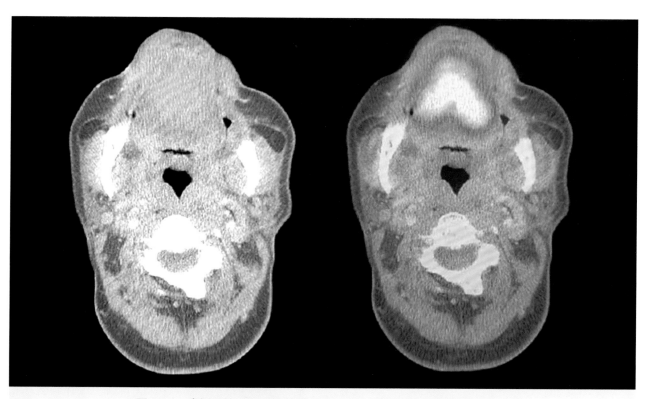

▲ 图 27-1　病例 1 的 PET/CT 检查显示舌内弥漫性代谢和喉后部两个摄取灶

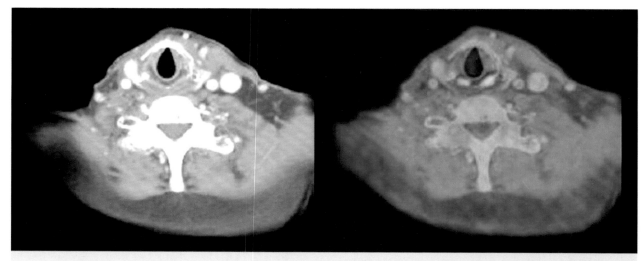

▲ 图 27-2　病例 1 的 PET/CT 结果显示，舌肌和喉环杓肌内的正常摄取。没有证据显示肿瘤局灶复发

和喉环杓肌内的正常代谢（图 27-2）。没有明确证实局灶性肿瘤。如果 PET/CT 结果基本阴性，则该患者可以一直观察到下一个随访时间。

（二）病例 2

患者女性，62 岁，2 个月前行手术治疗口腔癌。术后拔出左下颌第二磨牙，拔牙部位未愈合。术后不久出现左侧 I 区淋巴结肿大。她的 PET/CT 检查显示了磨牙区域的局部代谢增高（图 27-3）和 I 区淋巴结的轻度摄取代谢（图 27-4）。

CT 扫描可见下颌骨硬化，无骨质破坏。这些现象最可能原因是什么？下一步如何处理？

讨论

CT 扫描未发现骨质破坏，并且存在骨硬化的现象。提示下颌骨癌侵袭周围可能性不大，而存在慢性炎症可能。I 区淋巴结显像可能是反应性的淋巴结增生也可以是淋巴结转移癌，因为它们的 SUV 值都低（2.7）。对牙齿未愈合部位和 I 区淋巴结进行病理活检，未见肿瘤。这个病例说明了炎症性疾病与肿瘤的复发应该仔细鉴别诊断。在接下来的 2～3 个月内密切观察随访患者，未见肿瘤复发。这项检查后，她保持了一年没有疾病。

（三）病例 3

患者男性，68 岁，II 期右侧舌癌和右颈 II B 区淋巴结肿大。行手术切除原发灶＋皮瓣修复和右颈清扫术。术后 4 个月的 PET/CT 检查，发现其中一个手术夹附近有代谢增加的摄取灶（图 27-5）。最可能原因是什么，以及下一步临床处理是什么？

讨论

可能由于局部轻度炎症反应，在手术夹周围会发生无肿瘤的 PET 代谢增加。但是，临床在这种情况下，不能排除小的肿瘤复发的可能，尤其是因为 CT 扫描的异物的伪影会掩盖小的病灶显像。应在超声引导或 CT 引导下对可疑的部位进行穿刺病理活检，确保取材准确。至少穿刺 5 次，尽量充分取样。必要的话，取材同时由细胞学家来确保标本质量。患者进行 CT 引导下的活检，未见肿瘤。密切观察患者 18 个月，后续 PET/CT 结果无改变。提示病情恢复良好。

（四）病例 4

患者女性，84 岁，主诉左舌肿块和左舌固定。患者治疗前的 PET/CT 结果（图 27-6）显示肿瘤周围的代谢增加。舌癌原发灶接受了近

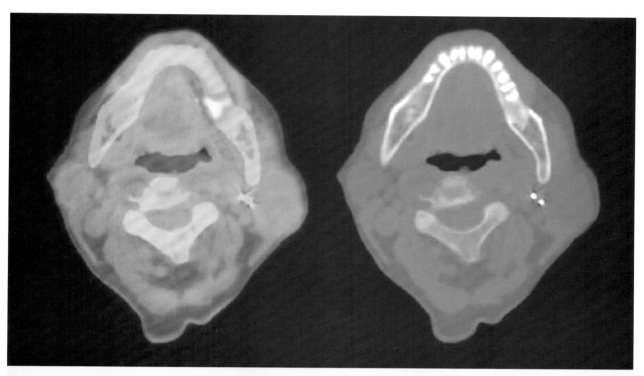

▲ 图 27-3 病例 2 的 PET/CT 检查：磨牙区的局部摄取

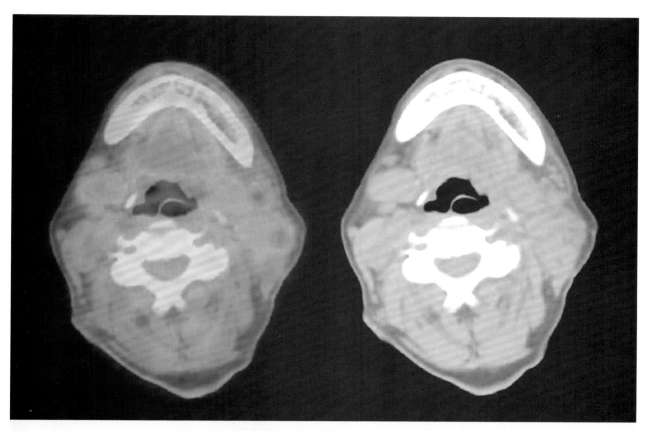

▲ 图 27-4 来自病例 2 的 PET/CT 检查：Ⅰ区淋巴结轻度代谢

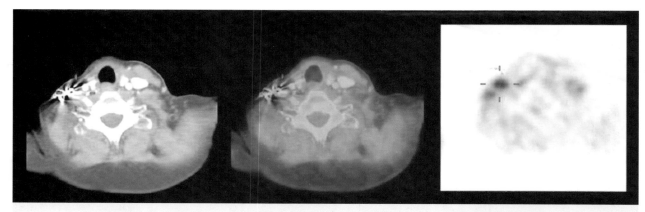

▲ 图 27-5　来自病例 3 的治疗后四个月 PET/CT 结果显示，某一手术夹周围代谢增加

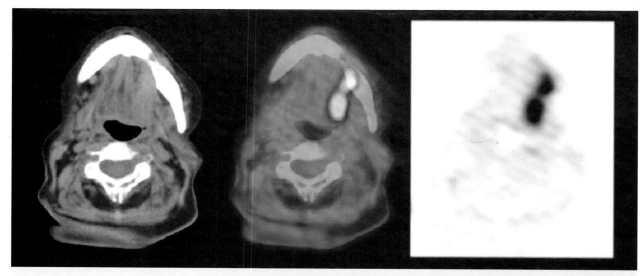

▲ 图 27-6　病例 4 的最初 PET/CT 结果显示，该患者肿瘤床中的代谢增加

距离放射治疗。目前病情稳定 10 个月。现在因既往病灶疼痛而返回就诊。后续 PET/CT 检查（图 27-7）可见肿瘤床内的某些代谢。目前最可能原因是什么？下一步方案是什么？

　　讨论

　　当前 PET/CT 检查是在近距离放疗完成后 10 个月进行的。由于患者因疼痛难以忍受，中断治疗。原发灶区域的代谢增加表明肿瘤病灶，此时可以排除放疗的反应性改变。后续活检证实存在肿瘤复发。考虑患者的年龄和全身状态，只提供了姑息护理。

（五）病例 5

　　患者男性，47 岁，患有左侧扁桃体癌，颈部淋巴结分期 N_0。患者接受了同步放化疗。当前行治疗后第 4 个月的 PET/CT 扫描，该扫描显示了左 Ⅱ 区淋巴结的代谢（图 27-8）。可能原因是什么？下一步方案如何？

　　讨论

　　放疗后 4 个月，可以排除放疗反应性改变，左 ⅡB 区淋巴结的代谢明显增加，高度怀疑肿瘤可能。该患者进行了颈部清扫术，发现有且仅有此淋巴结转移癌。

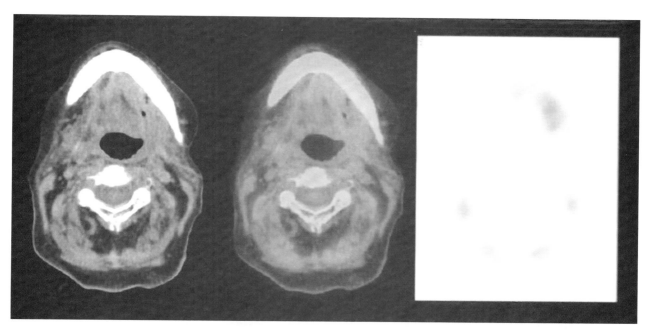

▲ 图 27-7　后续的 PET/CT 结果表明肿瘤床内的摄取非常少

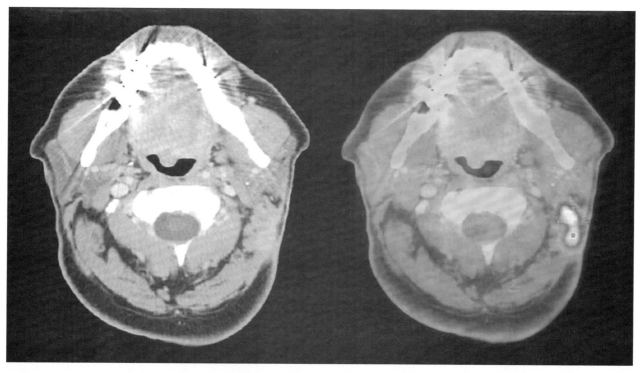

▲ 图 27-8　对一名 47 岁的男性（病例 4）进行了治疗后第 4 个月的 PET/CT 扫描，该男性患有左扁桃体癌，颈部淋巴结分期 N_0，患者接受了同步放化疗。扫描显示左侧 II 区淋巴结的代谢

第28章 21世纪的药物开发：单克隆抗体和免疫治疗

Drug Development in the 21st Century: Monoclonal Antibodies and Immunotherapy

Viginie Achim　Daniel Clayburgh　**著**

王佳鑫　**译**

王天笑　**校**

一、概述

自21世纪初第一次绘制出人类基因组图谱，针对每个个体独特的生物学特征的"个体化医疗"被广泛宣扬是医学的下一次革命。在过去的十年中，基因测序、蛋白组学和细胞生物学的其他方面所需的技术已经取得了巨大的进步，这大大拓展了我们对肿瘤生物学的了解。外显子测序和基因组分析的最新结果展示出了头颈部鳞状细胞癌（head and neck squamous cell carcinoma，HNSCC）发病的新的分子机制。基于这些发现，开发针对肿瘤特异性通路和突变却并不损伤正常组织的靶向治疗方法相当令人兴奋。

在肿瘤基因组学和突变分析取得重大进展的同时，人们对免疫系统和肿瘤发生过程中涉及的肿瘤免疫逃逸也拥有了更多的了解。现在已经清楚的是，免疫系统在抑制肿瘤生长方面起着至关重要的作用，而肿瘤的免疫逃逸能力对其生长和转移是十分重要的。目前人们对调节免疫反应并利用自身免疫系统治疗肿瘤有着浓厚的兴趣。虽然研究仍处于初期阶段，但免疫治疗在黑色素瘤中已经显示出显著的优势，并正迅速地向HNSCC领域发展。

靶向治疗和免疫治疗都可能在未来几十年内显著改变HNSCC的治疗模式。因此，对于头颈外科医师来说，了解药物开发的基本原理和可能在不久的将来进入临床实践的新兴疗法是十分重要的。所有关于头颈部肿瘤的生物学、免疫学和靶向治疗的内容本身会自成一书，本章将以西妥昔单抗为例（西妥昔单抗为目前唯一被批准治疗HNSCC的靶向药物），重点介绍药物的开发过程。此外，本章还将讨论新的临床试验设计和免疫调节治疗所发挥的作用。

二、药物开发：西妥昔单抗的历史

供人类使用的新药开发是从体外研究开始的，这种最初的临床前期试验可能会持续4～5年，直到它被认为满足启动临床试验的条件为止。早期试验的目的是确定药物的主要毒性、疗效和药代动力学。体外实验和体内动物实验的结果将有利于研究人员确定哪种新化合物值得以临床试验的形式被进一步研究[1]。

一种新的治疗化合物的临床评估包括四个不同的阶段，每个阶段都有其各自的目标。Ⅰ期临床试验旨在确定药物剂量，而Ⅱ期则确定疗效。在Ⅲ期临床试验中，新药与其他常用的治疗方法进行比较，最后在监管机构批准后进行Ⅳ期临床研究，研究药物长期的不良反应。逐步完成每一阶段通常需要 10 年的时间（图 28-1）。一种药物获得美国食品药品管理局（Food and Drug Administration，FDA）批准的开发成本估计高达10 亿美元。从Ⅰ期研究到药物注册，候选抗癌药物的耗损率是惊人的：超过 95% 的Ⅰ期研究药物最后不能注册[2]。在本章中，我们将以西妥昔单抗开发为例进一步描述临床试验的每个阶段。

（一）临床前期

新药是通过多种不同的方式发现的。在分子水平，当研究一种特殊的疾病过程时，药物可能会被开发成用来增强或阻断某一关键调节步骤。缺失细胞信号传导能力可能会对患病细胞产生负面影响，从而导致疾病进程的全面停止。已经用于某种特定疾病的药物也可能对其他疾病有效。在基因谱时代，我们现在已经对某些与不同类型癌症相关的基因突变发挥的作用有了更深入的了解。因此，随着对肿瘤组织活检、肿瘤信号通路、蛋白质结构生物学和生物化学的全面理解，新的药物可能被特异性的开发用来抑制或激活肿瘤信号通路中的关键蛋白。无论药物最初是如何被发现的，一旦确定了某种特定的化合物，它将在一系列的体外研究和体内动物研究中进行进一步的探索。这些研究的作用是确定最有可能达到疗效的最佳药物，并在临床试验前收集更多有关剂量和毒性的信息。然而，临床前期实验往往是非常昂贵和低效的，屈指可数的化合物最终可以进入Ⅰ期临床试验的阶段。可能改进的部分包括更好的理解与每种肿瘤类型相关的靶点，以及寻找能够更好地代表更多人类肿瘤生物学的临床前期模型。

虽然临床前期实验中的细胞系和异种成瘤模型是筛选化合物的有效工具，并可能提供肿瘤治疗有效的早期信号，但其与Ⅱ期临床试验的有效性评估和与Ⅲ期临床试验的生存分析并没有显示出很好的相关性。我们还需要使用更好的临床前期模型来评估毒性或测试药物不同的剂型。太多进入Ⅰ/Ⅱ期临床试验的药物仍然存在毒性大或剂型问题，阻碍了有效抑制药的进一步临床开发[3]。体内研究的结果是 FDA 批准化合物进入人体试

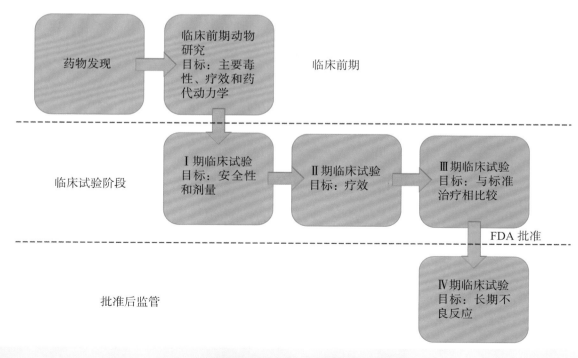

▲ 图 28-1　药物开发过程的概况

验的关键。体内研究有许多种不同的动物模型，其中比较常见的是小鼠。然而研究表明，人类和小鼠之间存在着关键的遗传、分子、免疫和细胞差异，这使动物模型无法成为寻求癌症治疗方法的有效手段。在人类和小鼠的 4 000 多个基因中，研究人员发现物种间有 41%～89% 的转录因子结合位点不同[1]。为了避免这些昂贵而低效的动物研究，在过去的 10 年中，FDA 批准了肿瘤学的 0 期研究。在 0 期研究中，少量的人类志愿者给予与 I 期临床试验起始剂量相比更少量的新药。0 期研究没有治疗目的，其目标是快速确定药物在人体内的药代动力学和药效学特征。虽然 0 期研究给药剂量低、治疗人数有限、毒性风险降低，但与典型的 I 期临床试验相比，这种 0 期方法需要的临床前体外和体内研究较少，是一种划算且更高效的方法[4]。

20 世纪 90 年代发表的研究表明，与正常人相比，HNSCC 患者新鲜组织标本中转化生长因子 β（transforming growth factor β，TGF-β） 及其蛋白受体酪氨酸激酶，以及表皮生长因子受体（epidermal growth factor receptor，EGFR）表达明显上调[5]。EGFR 的信使 RNA（messenger RNA，mRNA）表达增加在 HNSCC 和其他上皮性肿瘤如乳腺癌、肺癌、结肠癌和前列腺癌的肿

瘤形成中发挥着直接作用[6]。90% 的 HNSCC 中都有 EGFR 高表达，高表达 EGFR 已经被证实与临床预后差、低放疗（radiotherapy，RT）敏感性和根治性 RT 后局部复发相关[7]。C225 是一种来源于 225 小鼠嵌合抗体，是一种高度特异靶向人 EGFR 的单克隆抗体，其亲和力与 EGFR 配体相等并与配体竞争性结合 EGFR，阻断受体酪氨酸激酶的活性。它被嵌合到人免疫球蛋白 G1（immunoglobulin G1，IgG1）的恒定区上，避免人抗鼠抗体的产生[8]。图 28-2 概述了 EGFR 通路和 C225 的作用机制。进一步的体外研究显示，用 C225 单克隆抗 EGFR 抗体处理人表皮样癌细胞株（A431）后，在 mRNA 和蛋白水平上均能产生剂量依赖性血管内皮生长因子（vascular endothelial growth factor，VEGF）表达下调。值得注意的是，VEGF 表达下调并不仅局限于体外实验，向已建立的人表皮样癌 A431 异种移植瘤模型小鼠中注射 4 次 C225 抗体后，VEGF 表达明显下调并伴有肿瘤生长抑制[9]。最后，在小鼠中研究了 C225 对放疗敏感性的影响，研究发现 C225 增强了动物体内鳞状细胞癌（SCC）对放疗的敏感性[10]。这种巨大的抗肿瘤效应促使 C225，也就是西妥昔单抗，进入药物开发的下一个阶段。

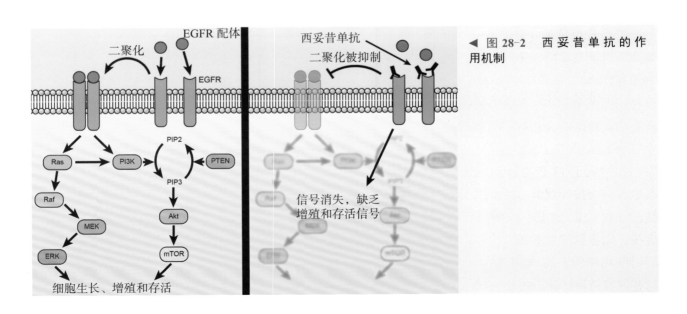

◀ 图 28-2 西妥昔单抗的作用机制

（二）Ⅰ期临床试验

一旦一种药物在动物模型中进行了充分的验证，并取得了令人满意的结果，该药就被认为已经准备好进行临床试验。Ⅰ期临床试验的目的是确定药物的安全性和剂量。招募的对象既可以是健康志愿者，也可以是癌症患者，通常约招募20～100人。研究者必须根据临床前研究确定初始给药剂量、给药方案、预期的不良反应和毒性。除了0期研究，这通常是该药物第一次进入人体。因此人们提出了各种剂量递增方法，最大限度地快速达到最大耐受剂量（maximal tolerated dose，MTD）并使毒性最小化。通常，最终推荐剂量往往比MTD低一个级别。Ⅰ期临床试验往往比Ⅱ期或Ⅲ期临床试验更具有主观性，因为研究者必须决定哪种剂量应为起始剂量，下一组受试者应该给予哪种剂量，以及何时停止试验。最近，适应性设计如贝叶斯方法显示出比传统设计更为科学的优势。它们可以更准确地估计目标剂量。贝叶斯方法以双参数模型为基础，可以对整个剂量 - 反应关系曲线进行最优评估。改良的连续重新评估方法（continual reassessment method，CRM）和其他贝叶斯方法已经用于真正的Ⅰ期临床试验。它们很好地证明了当统计学家和临床医师通力合作，新的方法是可以实施的[11]。

西妥昔单抗的单药或联合顺铂治疗EGF过表达的Ⅲ期或Ⅳ期上皮性肿瘤的Ⅰ期研究结果已于2000年初发表[13]，其中包含的恶性肿瘤有头颈肿瘤、前列腺癌、肾细胞癌、非小细胞肺癌、卵巢癌、胰腺癌、乳腺癌和膀胱癌。第一项研究在三个组内研究了单次静脉注射的剂量递增方案，共纳入了13名患者。在第二项研究中，17名患者每周按计划静脉注射剂量递增的西妥昔单抗，一共4周。最后，在第三项研究中，22名患者按计划静脉注射剂量递增的西妥昔单抗4周并同时联用顺铂，22名患者中有16名为HNSCC。这些研究结果计算出的推荐剂量为200mg/m²，此

时可以观察到抗体清除能力达到了完全饱和。此外，西妥昔单抗的药代动力学并没有因与顺铂联用而发生变化。观察到的不良反应包括剂量相关的皮肤毒性，表现为痤疮样皮疹。3级或更高级别的西妥昔单抗相关毒性反应很少（共有5次），除2次外，其余均发生在西妥昔单抗与顺铂以100mg/m²联用时。在西妥昔单抗联合顺铂发生的这些3/4级不良事件中，西妥昔单抗的剂量在不联合化疗时似乎是安全的。随后顺铂的剂量减少至60mg/m²，西妥昔单抗的剂量从5mg/m²的水平开始增加。修改后，研究在没有达到MTD时就已完成[12]。

考虑到EGFR的表达与预后不良的相关性，以及临床前期研究证实西妥昔单抗可以对放疗增敏，研究者开展了一项Ⅰ期研究，目的是评估在局部进展无法切除的HNSCC患者中，西妥昔单抗与RT的相互作用[13]。患者按顺序分为5个治疗组，每组中至少有3名可评估的患者，所有患者至少接受过2次上述剂量水平的西妥昔单抗的治疗。在没有发生研究药物相关剂量限制毒性的情况下，剂量继续增加。如果在任何剂量水平下，3名患者中的1名患者发生了剂量限制性毒性（dose-limiting toxicity，DLT），另外2名患者则在该剂量下治疗。RT开始于第8天，持续7周，总计76.8Gy。研究结果显示，治疗的耐受性良好，最常见的不良反应是痤疮样皮疹。这种皮疹被认为代表了抗体与EGFR的相互作用。作者的结论是西妥昔单抗可与RT安全且长期地联合应用。根据我们研究的设计方案，最大耐受剂量和推荐的Ⅱ/Ⅲ期剂量为400～500mg/m²的负荷剂量和250mg/m²的每周维持剂量[13]。

这些研究的结果确定了人类应用西妥昔单抗的最大耐受剂量。尽管治疗效果不是这些Ⅰ期临床试验关注的重点，但很多被纳入的患者发生肿瘤消退或维持在疾病稳定状态，这代表了西妥昔单抗具有一定的临床意义。

西妥昔单抗被批准进入Ⅱ期临床试验进行下一步的研究。大约70%的Ⅰ期临床试验药物被批

准进入下一个阶段[14]。

（三）Ⅱ期临床试验

一旦药物被批准进入Ⅱ期临床试验，研究的重点就转移到确定疗效和评估不良反应上。多达几百名患有该疾病的患者被纳入研究，典型的研究持续时间通常为几个月到 2 年[14]。

头颈部肿瘤最开始的Ⅱ期研究确定了西妥昔单抗联合顺铂治疗复发转移难治性 HNSCC 的安全性和有效性。在这项研究中，铂类治疗后 3 个月内疾病复发或进展的患者可以被纳入研究[15]。首次纳入 187 名患者后，131 名患者继续接受顺铂联合首剂负荷剂量加随后每周的西妥昔单抗治疗，给予的剂量依赖于Ⅰ期临床数据。结果显示 51 名患者疾病稳定，9（18%）名患者肿瘤明显缩小，39（76%）名患者被认为获得了某种程度上的疾病控制。疾病稳定患者的中位生存时间为 11.7 个月。54 名患者在治疗前 90 天内接受过化疗但肿瘤明显进展，在这组患者中，只有 3（6%）名患者达到了部分缓解，其他 25（46%）名患者获得疾病稳定[15]。最常见的西妥昔单抗相关的非血液学毒性是皮疹，发生于 70% 的患者中。最常见的Ⅲ级或Ⅳ级顺铂毒性是骨髓抑制和肾毒性。最常见的血液学毒性是贫血，发生于 92% 的患者中[15]。

鉴于无法切除的头颈部肿瘤患者的总体生存率很低，在 2014 年东部肿瘤协作组公布了一项Ⅱ期临床试验，在不可切除的局部进展性头颈部肿瘤中进行西妥昔单抗联合顺铂和放疗[16]。在 60 名符合条件的患者中，最终有 44 名患者接受了西妥昔单抗首剂负荷治疗，随后给予放疗加 3 个周期的顺铂联合每周西妥昔单抗治疗，随后给予西妥昔单抗的维持治疗。约 39% 的患者接受了至少 6 个月的维持治疗，14% 患者接受了至少 1 年的维持治疗。在 60 例可分析的患者中，39（65%）名患者存活 2 年以上，2 年的无进展生存率为 47%[16]。

在结肠癌（colorectal cancer，CRC）文献中，西妥昔单抗单药用于化疗难治性 CRC 的Ⅱ期临床试验显示，表达 EGFR 的肿瘤可以获得良好的临床缓解[17]。一项卡培他滨与奥沙利铂（cepecitabine and oxaliplatin，CAPOX）联合西妥昔单抗治疗以卡铂为主的化疗后出现进展的转移性结肠癌的联合试验显示，联合应用比单用西妥昔单抗具有更高的肿瘤总缓解率和更长的疾病无进展生存期[18]。

在所有类型的肿瘤中，痤疮样皮疹是西妥昔单抗最常见的毒性反应。这可能是预测总生存率的一个临床指标，并在Ⅲ期研究中得到了更好的解释[19]。

总的来说，只有 33% 的Ⅱ期临床试验药物能够进入到Ⅲ期临床试验[14]。

（四）Ⅲ期临床试验

Ⅲ期临床试验纳入一大批接受某种特定疾病治疗的受试者。通常情况下会招募数百名至数千名的患者参与试验。Ⅲ期临床试验的目的是将新治疗方法与目前标准治疗方法相比较，探讨两者在治疗有效性和不良反应方面的差异。最理想的研究方式是随机双盲试验。

2010 年发表了一项随机Ⅲ期临床试验的 5 年研究结果，该试验研究局部进展性 HNSCC 患者单纯放疗或放疗联合西妥昔单抗之间的差异[7]。最开始有 424 名患者符合入选标准，213 名患者随机分配到放疗组，211 名患者随机分配到放疗联合西妥昔单抗组。放疗有三种不同的方案，每种方案总剂量为 70～72Gy。放疗联合西妥昔单抗组在首剂负荷 400mg/m² 后，患者在放疗期间接受了以 250mg/m² 的持续 7 周的西妥昔单抗维持治疗。结果显示，单纯放疗组的中位生存时间为 29 个月，而联合西妥昔单抗组中位生存时间为 49 个月，5 年总生存率分别为 36.4% 和 45.6%（P=0.018）[7]。西妥昔单抗治疗组中，174 名患者出现痤疮样皮疹，127 名患者皮疹严重，其余 81 名患者出现轻微皮疹或没有皮疹。这项研究推断，痤疮样皮疹可能是一种有助于患者获得最佳效果的免疫反应生物学标志物[19]。皮疹严重的患者的总生存期是轻度皮疹患者的 2.5 倍以上[7]。

其他转移性结肠癌和非小细胞肺癌的Ⅲ期临床试验也涉及西妥昔单抗与既有治疗方案的比较。欧洲癌症与营养前瞻性调查（European Prospective Investigation into Cancer and Nutrition，EPIC）试验对比了西妥昔单抗联合伊立替康与伊立替康单药治疗氟尿嘧啶和奥沙利铂一线治疗失败的转移性结直肠癌患者的效果。西妥昔单抗联合伊立替康组的总缓解率和无进展生存期显著延长，尽管最终的总生存期是相似的[20]。最后 FIT 延长试验研究了西妥昔单抗联合化疗与单纯化疗相比治疗晚期非小细胞肺癌的疗效。西妥昔单抗联合治疗组的总生存期和总缓解率比单药化疗组明显提高[21]。

这些所有的Ⅲ期临床试验的共同主题之一是，西妥昔单抗治疗后皮疹的出现与患者生存时间和肿瘤缓解率正相关。研究还指出皮疹的严重程度是患者生存的独立预后指标。

总计 25%～30% 的Ⅲ期试验药物获得了监管部门的批准[14]。

（五）Ⅳ期临床试验

在获得 FDA 批准后，药物开始进行Ⅳ期临床试验。本阶段研究的目标是继续研究接受药物治疗的患者的潜在长期不良反应。这种试验通常是长期、大规模的观察，数千名患者被纳入研究。对目前已注册的临床试验的回顾显示，目前在头颈部肿瘤患者中只有一项正在进行的西妥昔单抗Ⅳ期临床试验[22]。此外，当一种药物在某种疾病中获得了初步监管批准后，通常会进行其他的Ⅱ期或Ⅲ期临床试验，以拓宽该药的适应证。例如，包括 HNSCC 在内的许多肿瘤中，大多数新疗法首先是针对疾病复发或转移的患者，随后的试验则评估其在一线治疗中的使用效果[23]。

（六）头颈部肿瘤中正在进行的西妥昔单抗相关临床试验

根据 Forastiere 在 2001 年的描述，临床Ⅲ／Ⅳ期的患者或选择性的临床Ⅱ期 HNSCC 患者，目前的标准治疗是术后进行 RT[24]。一些研究已经探究了 RT 同步顺铂在切缘阳性和（或）包膜外侵犯患者中所起的作用。2004 年 Cooper 发起的研究显示，与单纯术后放疗（postoperative radiation therapy，PORT）相比，联合化疗的治疗方案可以使局部控制率（locoregional survival，LRC）和无病生存期（disease-free survival，DFS）显著提高，但总生存期没有改变[25]。此外，大剂量顺铂的使用与严重的毒性反应相关，包括吞咽困难、神经病变和听力损失。因此，多个系列的研究数据显示，尽管进行了辅助放疗，但仍有 15%～35% 的患者无法获得局部控制[26]。

RTOG 0920 是一项正在进行的前瞻性随机Ⅲ期临床试验，由凯斯西储大学的 Machtay 领导的放射治疗肿瘤组发起。这项研究的目的是探讨单纯辅助 RT 和辅助 RT 联合西妥昔单抗在局部晚期头颈部肿瘤中发挥的作用。研究假设 RT 联合西妥昔单抗治疗的患者将拥有更优的 DFS 和 LRC。研究拟招募 700 名患者，口腔、喉和 P16 阳性／阴性的口咽癌患者都有机会被纳入研究。根据随机分组前获得的样本中 EGFR 表达的程度对患者进行初步的分层。一旦被纳入研究，患者随后被随机分到两组中的一组中。第一组是单纯术后 RT，每次 2Gy，共 60Gy；第二组患者在接受每次 2Gy 放疗的基础上同时给予西妥昔单抗治疗，放疗总计 60Gy，西妥昔单抗首剂 400mg/m²，随后放疗期间每周以 250mg/m² 的剂量维持治疗，放疗后继续给予 4 周 250mg/m² 的西妥昔单抗[26]。这项研究的结果将会提供有价值的信息，希望西妥昔单抗会比顺铂毒性小，并且会比单纯 RT 或 RT 联合顺铂更能提高患者总 DFS、LRC 和总生存期[27]。

三、创新试验设计

如前所述，临床试验的过程非常昂贵且耗时。进行一项研究需要大量的患者和大量的基础和财政支持。随着我们对特定肿瘤生物学和基因靶点有了更好的了解，我们需要简化药物开发的过程。因此，人们开发出了新的方法学策略，如篮子试验和伞式研究。

（一）篮子试验

这种类型的研究招募具有共同分子特征的多种肿瘤患者（图 28-3）。这种研究可以让研究者分别评估患者的治疗效果，因为一组中可以有多种类型的肿瘤，并评估药物对一组中所有患者的影响。如果一组治疗效果良好，将立即评估其他分组是否能从新疗法中获益。如果另一组没有显示出有效，这一组可能会被终止，但其他组可以继续招募[28]。篮子试验主要有三种类型，即一种药物，多种肿瘤；一种药物，一个分子靶点，多种肿瘤；一种药物，多个分子靶点，多种肿瘤。图 28-3A 是篮子试验研究设计的示意图。

2015 年发表在《新英格兰医学杂志》上的一项篮子试验研究了 BRAF V600 阳性突变的非黑色素瘤的特定癌症群体[29]。共有 122 名患者参与了这项研究，其中包括结直肠癌、非小细胞癌、朗格汉斯细胞组织细胞增生症、原发性脑肿瘤、胆管癌、甲状腺未分化癌和多发性骨髓瘤。研究药物是维罗非尼，它是一种口服选择性 BRAF V600 激酶抑制药，能够延长 BRAF V600 突变阳性的转移性黑色素瘤患者的生存期。结直肠组给予维罗非尼联合西妥昔单抗治疗。结果表明，维罗非尼能够提高部分但不是所有 BRAF V600 突变的肿瘤患者的肿瘤缓解率和无进展生存期，主要在非小细胞肺癌、Erdheim-Chester 病和朗格汉斯细胞组织细胞增生症中起效。这项研究允许同时研究具有相同突变的多种不同癌种，并且显示出尽管存在相同的基因突变，每种肿瘤对维罗非尼都呈现出不同的反应。

（二）伞式研究

篮子试验是在具有相同分子靶点的多个癌种中测试某一种药物，而伞式研究则是在获得知情同意后进行集中的分子检测，测试不同药物对不同突变的同一种肿瘤的影响，即：一种疾病，多种分子亚型，多种疗法[28]。图 28-3B 描绘了伞式研究的设计。

伞式试验的一个例子是国家肺基质试验，该试验探究了多种不同的药物针对特定突变靶点的治疗。20 个分子分组随机分成 6 个不同的治疗组，研究的主要终点是缓解率和无进展生存期。这项试验目前正在英国的 18 个中心进行。研究的优势之一是这项试验允许通过大量的修改纳入新的治疗方案。如果审查小组确信临床前期数据支持生物标记物和靶向药物的临床联合，则可以将一种新的治疗方法加到现有的伞状试验中，而不是让每一种新的治疗方法从零开始。这将大大缩短从理论到临床研究的时间[30]。

四、免疫治疗：头颈部肿瘤的新时代

尽管靶向治疗在某些癌症中取得了成功，但是最近来自头颈部肿瘤高通量外显子测序的数据已经强调了 HNSCC 具有极端异质性[31-33]。除了 p53 失活以外，20%～25% 的 HNSCC 无其他基因变化，且大多数基因改变仅发生于少数病例中。因此，不太有可能有任何单一的靶向治疗药物能够直接抑制 HNSCC 的生长。个体化的癌症基因组学和个体化的药物可能是解决这种异质性的一种方法，另一种方法可能是利用免疫系统的内源性抗肿瘤特性治疗 HNSCC。

众所周知，免疫缺陷和免疫抑制大大增加了癌症发展的风险[34-36]，并且有学者猜测免疫监视可以预防癌症的发展[37]。虽然免疫监测的概念已有 50 多年的历史[38]，但直到最近免疫调节治疗才进入癌症治疗的主流。免疫浸润长期以来被认

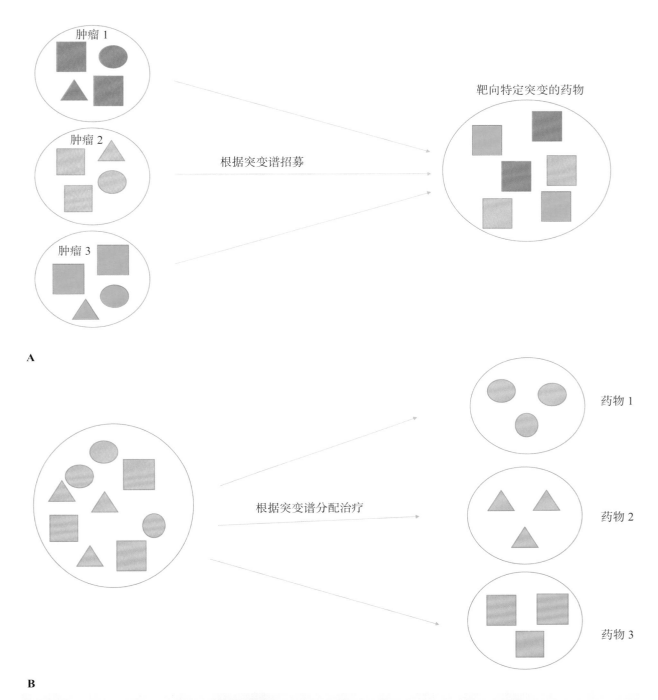

▲ 图 28-3 **A.** 篮子试验设计。在这项实验中，多种不同种癌症（用不同的颜色表示）具有多种突变（用不同的形状表示）。突变谱用来识别含有目标突变的肿瘤，具有该突变的肿瘤被纳入研究并用研究药物治疗；**B.** 伞式研究设计。在这项实验中，单癌种（如 **HNSCC**）具有多种突变表型（用不同的形状表示）。对每个受试者进行突变分析，并根据患者肿瘤的突变谱分配到不同的治疗组

为是许多恶性肿瘤包括头颈部肿瘤的共同特征。这些免疫细胞一般被认为会对突变的肿瘤细胞产生的"外来"抗原产生免疫反应，然而躲避这种免疫反应对肿瘤的生长和发展是十分重要的。这种免疫反应的核心是 T 细胞的活化，主要是细胞毒性 T 细胞[39]。细胞毒性 T 细胞主要由两种信号激活，即抗原提呈细胞上与主要组织相容性复合体（MHC）相关的抗原识别，以及 T 细胞和抗原提呈细胞之间通过 T 细胞受体相互作用的共刺激信号。这种共刺激信号受到多个调控这一过程的"检查点"的控制，且肿瘤细胞可能利用它们来降低机体的免疫反应（图 28-4）。针对这些信号的新疗法已经在黑色素瘤的治疗中显示出显著的效果，并在 HNSCC 的治疗中显示出了希望。

（一）恶性黑色素瘤的免疫治疗

尽管对黑色素瘤免疫治疗的全面回顾不在本章节的讨论范围内，但对这一主题的简要概述是有必要的，因为许多黑色素瘤的先进疗法正应用于 HNSCC。黑色素瘤长期被认为与免疫系统有着复杂的相互作用。20 年前，干扰素 -α-2b（interferon-α-2b，IFN-α-2b）被认为是黑色素瘤治疗中的重要辅助手段[40]，IFN-α-2b 被证实可以提高患者 DFS 和总生存期。其他研究证实 IFN-α-2b 可以提高 DFS，但不一定延长总生存[41]。此外，这种治疗具有明显的毒性和相对一般的获益。因此，由于缺乏可行的替代方法，IFN-α-2b 仍在被继续使用，但有一定的局限性。

直到最近，高剂量白介素 2（interleukin 2，IL-2）才被 FDA 批准成为治疗晚期黑色素瘤的另一方法。这种治疗有 16%～23% 的缓解率，5%～10% 的患者可以获得持续多年的疗效[42]。然而，这种疗法毒性很大，可导致严重的毛细血管渗漏综合征并伴有低血压或休克，肾衰竭，需要大量的液体复苏，并需要住在重症监护室中。这种高毒性和低缓解率使其只能应用于少数的几个特定中心。获得性 T 细胞传输，包括肿瘤浸

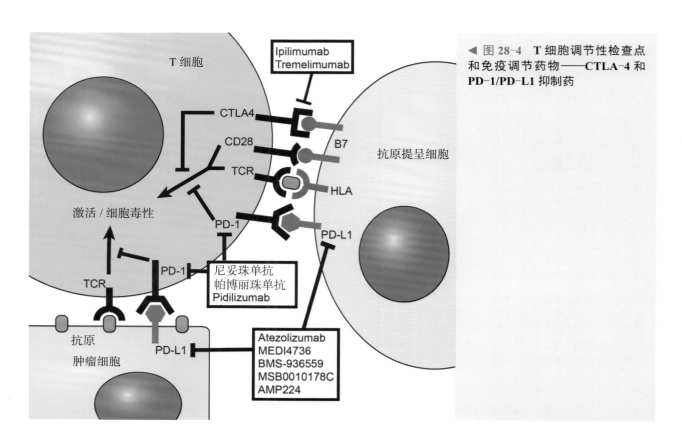

◀ 图 28-4　T 细胞调节性检查点和免疫调节药物——CTLA-4 和 PD-1/PD-L1 抑制药

润细胞的收集与扩增，并通过化疗使淋巴结细胞耗竭后使用IL-2，这种方法也具有一定的效果，在40%的患者中观察到了疾病缓解，但是这种治疗仍然是实验性的、耗资昂贵并且非常耗时[43]。

在过去的十几年里，人们对T细胞调节的认识不断加深，了解到免疫激活检查点的存在对T细胞的激活至关重要[44]。两种免疫检查点作为治疗靶点最近得到了广泛的关注：CTL抗原4（CTL antigen 4，CTLA4）和程序性死亡受体1（programmed death 1，PD-1）（图28-4）。CTLA4在T细胞上表达，与抗原提呈细胞上的共刺激分子B7-1和B7-2相互作用[45]。鉴于其在调节免疫反应中发挥的强大作用，已经开发出针对该分子的单克隆抗体。第一个获得FDA批准的CTLA4单抗是Ipilimumab，该药于2011年3月获得批准。多种Ⅲ期临床试验显示出Ipilimumab单药或与其他药物联用都可以获得一致的生存优势。例如，一项针对既往系统性治疗后转移性黑色素瘤的大型随机Ⅲ期临床试验显示，Ipilimumab单药使总生存期增加至10.1个月（95%CI 8.3～13.8），Ipilimumab联合糖蛋白100（glycoprotein 100，gp100）疫苗使总生存期增加至10个月（95% CI 8.5～11.5），而单独使用gp100疫苗的生存期是6.4个月（95% CI 5.5～8.7）[46]。许多临床试验已经进行或正在进行Ipilimumab联合其他药物治疗复发转移性黑色素瘤的研究，如粒细胞-巨噬细胞集落刺激因子（granulocyte macrophage colony-stimulating factor，GM-CSF）、贝伐单抗和其他药物。

此外，Ipilimumab在辅助治疗中也发挥了作用。在一项随机、安慰剂对照、双盲的Ⅲ期试验中，Ipilimumab可以将临床Ⅲ期黑色素瘤术后患者的无复发生存期提高至26.1个月（95% CI 19.3～39.3），而安慰剂组为17.1个月（95% CI 13.4～21.6）[47]。基于这些发现，Ipilimumab获得了另一项FDA的批准，可用于Ⅲ期黑色素瘤患者的辅助治疗。然而，这种药物确实具有

潜在的严重毒性，主要与过度的免疫激活有关。Ipilimumab可引起严重的（Ⅲ～Ⅳ级）胃肠道、肝脏和内分泌自身免疫并发症，15%～20%的患者发展为重症结肠炎，不良反应可使高达50%的患者不能接受治疗[47]。

黑色素瘤中另一个主要免疫检查点是PD-1（表达在T细胞上）和PD-L1（表达在巨噬细胞和肿瘤细胞上），现已开发出针对这两个分子的单克隆抗体。帕博丽珠单抗和尼妥珠单抗是PD-1的抑制药，2014年底FDA批准其用于治疗Ipilimumab治疗失败的转移性/不可切除性黑色素瘤。尽管有研究证实了这些药物的疗效，但也许最令人印象深刻的是一项大型、随机、对照、Ⅲ期临床试验，该试验研究了两种不同剂量方案的帕博丽珠单抗和Ipilimumab的治疗效果[48]。这项研究显示，无论帕博丽珠单抗给予的剂量如何，使用帕博丽珠单抗的6个月无进展生存率为47%，而Ipilimumab为26.5%，一年的生存期和总缓解率也有所提高。此外，帕博丽珠单抗的安全性较Ipilimumab有所改善，帕博丽珠单抗组的Ⅲ～Ⅴ级的不良反应发生率为10%～13%，而Ipilimumab组为20%。基于这些数据和其他证明帕博丽珠单抗优于Ipilimumab的研究，帕博丽珠单抗的适应证扩大到不可切除的黑色素瘤的一线治疗。数据显示联合应用尼妥珠单抗和Ipilimumab可以使患者的无进展生存期延长至11.5个月，而尼妥珠单抗单药和Ipilimumab单药分别为6.9个月和2.9个月，基于此项研究，Ipilimumab和尼妥珠单抗的联合应用也被批准用于治疗转移性/不可切除的*BRAF*野生型黑色素瘤[49]。目前Ⅲ期临床试验正在评估这些药物在辅助治疗中的有效性。一些针对PD-1和PD-L1的其他药物也处于治疗黑色素瘤的不同发展阶段。

（二）头颈部肿瘤的免疫治疗

由于抗PD-1药物在黑色素瘤中的成功，为了扩展新适应证，人们发起了一系列临床试验，

这可能会使这些药物在多种其他类型的肿瘤中得到更广泛的应用。转移性非小细胞肺癌和肾细胞癌目前已被批准成为尼妥珠单抗的适应证，帕博丽珠单抗已批准用于转移性非小细胞肺癌。头颈部肿瘤的未来也不会太远了。

迄今为止，应用 CTLA4 和 PD-1 抗体的研究数据很少。目前一项 Ⅰb 期试验（KEYNOTE-012）报道了帕博丽珠单抗治疗 PD-L1 表达的复发转移性头颈部肿瘤的安全性和有效性[50]。这项研究显示疾病总缓解率为 20%，缓解持续时间为 8～41 周。多个大型临床 Ⅲ 期试验已接近完成，初步的结果已经以摘要的形式报道出来。最重要的是 2016 年 4 月报告的 Checkmate-141 的第一个结果，这是一项针对铂类治疗失败的复发转移性 HNSCC 的随机开放标签的 Ⅲ 期临床试验，给予患者尼妥珠单抗或研究者选择的治疗（甲氨蝶呤、多西他赛或西妥昔单抗）[51]。尼妥珠单抗治疗组的患者的中位总生存期为 7.5 个月，而研究者选择组为 5.1 个月；尼妥珠单抗组的 1 年生存率为 36%，而研究者选择组的 1 年生存率为 16.6%。大约在同一时间，报道了 KEYNOTE-012 扩展研究的结果，该结果详细展示了帕博丽珠单抗治疗复发转移性 HNSCC 的长期随访数据[52]。结果显示，无论人乳头瘤病毒（human papillomavirus，HPV）的状态如何，都会有 25% 的持续缓解的缓解率。另一项针对复发转移性 HNSCC 的帕博丽珠单抗与研究者选择的随机 Ⅲ 期试验（KEYNOTE-040）已经招募完成，但结果尚未报告。基于这些研究，人们普遍预计 FDA 将很快批准这些 PD-1 抑制药用于复发转移性头颈部肿瘤。

为获得 HNSCC 的其他 PD-1 抑制药适应证，目前正在进行广泛的研究。目前帕博丽珠单抗是治疗复发转移性疾病的一线研究药物（KEYNOTE-48），一些临床试验正在进行以确定其在术后根治性化疗或新辅助 / 辅助治疗中的应用价值。同样地，尼妥珠单抗也在向一线治疗迈进。一项大型随机 Ⅲ 期临床试验（RTOG 3504）正在进行中，它是一项针对未治疗过的局部进展性 HNSCC 进行铂类为基础的化放疗 +/- 尼妥珠单抗的研究。虽然这些试验需要几年才能完成，但抗 PD-1 治疗相当有可能成为 HNSCC 的常规治疗方法。

尽管这些 PD-1 抑制药可能成为治疗头颈部肿瘤的潜在新方法，但事实是在目前的实验中，只有一部分患者在使用这些药物后显著获益。因此，个体化的免疫治疗联合个体化的抗肿瘤药物可能是成功治疗大多数头颈部肿瘤的关键。例如，目前的 Ⅱ 期试验（HAWK、CONDOR 和 EAGLE）应用 PD-L1 抑制药 Duralumab（MEDI4736，AstraZenica），研究根据肿瘤 PD-L1 表达情况对患者进行分层，指导患者使用 Durvalumab 和（或）Tremelimumab（CTLA4 抑制药）。在多种肿瘤中，肿瘤似乎具有炎症表型和非炎症表型，两者以免疫细胞浸润到肿瘤组织中的数量和构成相区别[53-54]。虽然在炎症表型中靶向 PD-1 和 CTLA4 似乎是一种潜在的成功方法，但对非炎症表型的处理则更为困难。简短地说，免疫系统首先必须进入到肿瘤中才能够被激活，随后对肿瘤细胞进行有效的攻击。肿瘤疫苗可能是实现这一目标的手段之一。启动免疫系统对突变的 p53 蛋白的免疫反应是一种潜在的治疗策略，HNSCC 中经常会出现突变的 p53 蛋白。一项小型 Ⅰb 期试验会向患者体内注射被 p53 蛋白肽段激活的树突状细胞[55]，2 年的 DFS 为 88% 且大多数患者出现 p53 特异性 T 细胞数量增多。另外，HPV 蛋白可能是癌症疫苗治疗的潜在靶点。尽管在头颈部肿瘤中只开展了小型可行性研究[56]，但在宫颈癌中使用 E6 和 E7 疫苗的大型研究展示出了富有前景的结果[57]。几项类似的疫苗研究目前正在以各种方式进行，包括进展性疾病和限期术前研究。

总之，HNSCC 的免疫治疗正迅速成为研究热点。一些新的药物正在开发中，大量的试验也正在研究不同的免疫调节机制的可行性和适应证。未来几年头颈部肿瘤的治疗有望产生重大变化，免疫治疗可能成为与手术、放疗和传统化疗并列的第四大治疗方式。

五、结论

过去 10 年获得的成就将继续改善头颈部肿瘤和黑色素瘤患者的预后。随着我们对特定肿瘤靶点认识的不断进步，药物开发过程将需要在保证患者安全的同时得到进一步地简化。新的适应性设计方法可能会允许对多个具有特定突变的患者进行更集中的测试。最后，治疗的目标仍然是个体化治疗，应给患者提供最获益的治疗方法同时减少不良反应。随着更具体的靶点被阐明，下一个 10 年将持续看到更多药物被研发出来。

第 29 章 颈部受区血管耗竭的显微血管重建

The Vessel-Depleted Neck: Microvascular Reconstruction

Scott A. Roof Marita S. Teng **著**

王朝阳 金立超 **译**

倪 松 **校**

一、概述

显微血管重建彻底改变了头颈癌的治疗方法，据报道，游离组织移植的成功率超过95%[1]。然而，有几个因素影响重建的成功，包括患者的营养状况、总体健康状况及外科医师的培训、经验、资源和技术[1]。但最关键的因素之一可能是既往的化疗、放疗和（或）手术史，它改变了自然的解剖结构和相关的脉管系统，并经常影响重建的成功。

复发性疾病、第二原发性疾病和伤口延期愈合仍然是一个持续存在的问题，甚至越来越常见。临床中经常会遇到放化疗后甚至经过数次显微血管重建的患者，他们的手术野中没有适合显微吻合的血管[2]。即便血管并未切除，由于放疗引起的纤维化和早期动脉粥样硬化仍可能使其不足以吻合。这种缺乏显微外科常用血管的情况称为"血管耗竭的颈部"（vessel-depleted neck）[1-3]。严格来说，该术语指的是缺乏合乎要求的颈内静脉、颈外静脉及颈外动脉的多个分支（即甲状腺上、舌和面动脉）来进行显微外科手术重建[2]。这种情况目前相当普遍，因此提出了在既往手术野和放疗野之外进行显微血管吻合。显微外科医师应了解应对颈部血管耗竭的技术和血管选择。

临床要点：即便尚未切除血管，由于放疗引起的纤维化和早期动脉粥样硬化仍可能使其不足以进行血管吻合。

二、血管方面的考虑

合适的受体血管选择是决定显微血管重建成功的最重要因素之一（图29-1）。在头颈部，动脉和静脉通常是伴行的，然而，静脉的解剖结构往往变异性更大且可靠性较低[4]。在显微外科手术中，静脉对大小不匹配的耐受性较差，对于有放疗史的颈部，可能会遇到静脉粥样硬化和纤维化的情况[4]。因此，对于血管耗竭的颈部，选择合适的吻合静脉往往最具挑战性。

皮瓣失败最常见的原因是静脉血栓形成。静脉血栓形成的症状和体征不易识别，经常导致诊断延误和皮瓣坏死[5, 6]。在头颈部，颈内外静脉是标准使用的血管。这些血管为吻合提供了足够的直径，从而避免尺寸不匹配，进而降低了血栓的发生率。许多外科医师喜欢使用颈内静脉，因为报道中颈外静脉的血栓形成率明显更高[5]。

临床要点：皮瓣失败最常见的原因是静脉血栓形成。静脉血栓形成的症状和体征不易识别，经常导致诊断延误和皮瓣坏死。

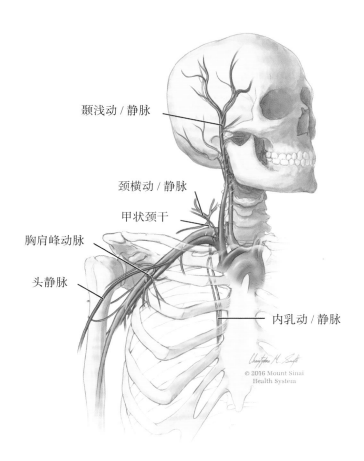

◀ 图 29-1　**血管耗竭的颈部中的可选受体血管**
在颈部血管耗竭的情况下进行显微血管重建是一项挑战，通常需要使用新的血管。几种选择包括颞浅血管、颈横血管、内乳血管、胸肩峰血管、甲状颈血管和头静脉

颞浅动 / 静脉

颈横动 / 静脉

甲状颈干

胸肩峰动脉

头静脉

内乳动 / 静脉

© 2016 Mount Sinai
Health System

但是，在手术切除过程中，经常会影响甚至牺牲颈内和颈外静脉，使它们不再能用于吻合[6, 7]。即使保留了血管，由于放射线诱发的内膜纤维化和粥样硬化，它们可能会因为管径不够大或通畅性不足而难以行血管吻合[6]。研究表明，在颈清扫后或新辅助化放疗后，16% 的患者的颈内或颈外静脉将不适合进行微血管吻合术[8]。此外，即使静脉保留且管径匹配，颈淋巴结清扫术后多达 24% 的患者会发生一过性的颈内静脉血栓形成，这可能会影响皮瓣的存活能力[9, 10]。

> 临床要点：在颈清扫后或新辅助化放疗后，16% 的患者的颈内或颈外静脉不适合进行微血管吻合术。

在仅接受单侧颈部手术或放疗的患者中，对侧颈部血管是可利用的。但是，该技术通常需要

使用静脉移植。由于存在两个吻合口、所需的血管蒂长度及最终沿颈部轴线水平走行的血管形态等不利条件，移植的效果一直较差[6]。事实上，一些回顾性研究表明静脉移植的成功率低至 70%[11]。由于这些原因，静脉蒂和吻合的选择对于显微血管重建的成败至关重要。

三、颈横血管

即便对于没有治疗史的颈部，颈横血管也经常被用于显微血管重建。因此，在处理血管耗竭的颈部时，它们被认为是首选。考虑到它们起源于下颈部，通常不在先前的治疗范围内。

传统解剖教学中将颈横动脉描述为起源于甲状颈干（占患者的 77.5%）。然而，它也可以直接来自锁骨下动脉（20.8%）或内乳动脉（1.7%）[1, 12, 13]。其伴行静脉可以汇入颈外静脉或

锁骨下静脉[1, 12]。从胸锁乳突肌（SCM）锁骨头附着点的外侧面开始，可以沿后外侧方向在颈后三角区寻找这些血管。顺着其走行，颈横动脉经过前斜角肌的上方，肩胛舌骨肌下腹的下方，并在通向斜方肌的过程中穿越或穿过臂丛神经[14]（图 29-2）。在斜方肌，动脉将分为两个主要分支，即上升的浅支和下降的深支[14]。颈横静脉的走行过程存在些许变异，可以走在肩胛舌骨肌的深（75%）或浅（25%）面，进而继续到达斜方肌[14, 15]。

术前，有时可以在 SCM 附着点的外侧锁骨上区触及颈横动脉的搏动[15]。在之前手术过的颈部中，由于颈后三角的脂肪垫 / 淋巴结已经被清扫，这样的定位有时会更容易触及。不过，对于没有治疗史的颈部，可以在术前和清扫期间使用多普勒探头以帮助分离血管。解剖开始于锁骨上方的一个水平小切口，该切口位于锁骨上方 2cm

且平行于锁骨，紧靠 SCM 外侧[12, 15]（图 29-3）。如果颈清扫切口是手术切除的一部分，则应添加辅助的切口，垂直于锁骨中点，以充分暴露[12]。切开切口后，可以辨认出在锁骨之上、SCM 外侧的肩胛舌骨肌下腹。在确定了这三个结构（SCM、肩胛舌骨肌和锁骨）后，使用钝性分离仔细探查该三角空间中的疏松脂肪组织，以分离出动脉和静脉。如果已经在进行颈清扫，则可以将 SCM 侧向拉开，以识别在锁骨上方 SCM 后外侧的血管。一旦找到血管，便向后外侧进行解剖，尽可能长地游离血管，同时仍确保血管具有合适的吻合口径。尽管随着向远侧解剖血管，动脉直径会明显减小，但血管的质量和动脉压通常保持良好[15]。一旦获得到足够长的血管，应注意游离附近可能会导致最终吻合扭结的结缔组织[12, 13, 15]。值得注意的是，在解剖过程中会遇到几个重要的结构，特别是颈外静脉、臂丛神经和左颈的胸导

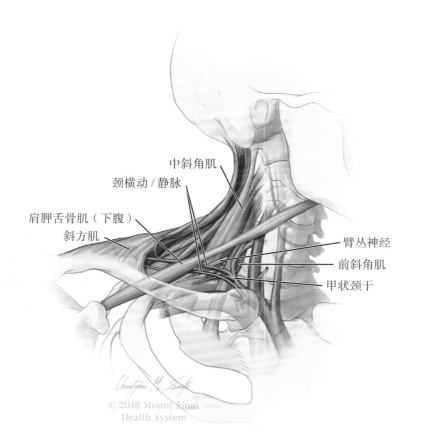

中斜角肌
颈横动 / 静脉
肩胛舌骨肌（下腹）
斜方肌

臂丛神经
前斜角肌
甲状颈干

© 2016 Mount Sinai
Health System

◀ 图 29-2　颈横血管
颈横动脉可以起源于甲状颈干（77%）、锁骨下动脉（20%）或内乳动脉（3%）。可以在术前通过多普勒超声定位血管束

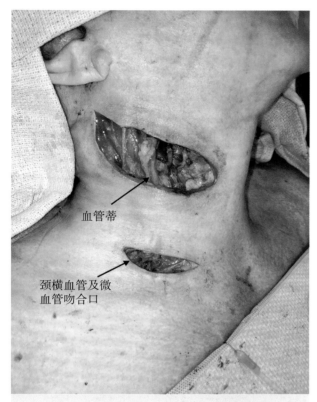

▲ 图 29-3　在锁骨上 1～2cm 和胸锁乳突肌（SCM）外侧做切口暴露右侧颈横血管。为完成最后的吻合，血管通过 SCM 表面的皮下隧道转至颈中部

其中标注：
血管蒂
颈横血管及微血管吻合口

管。必须注意识别和保留这些结构。

> 临床要点：在解剖颈横血管的过程中，可能会遇到颈外静脉、臂丛神经和胸导管。同时也可能会遇到小的皮肤感觉神经，但是它们通常可以在不牺牲神经分支的情况下被拉开。

颈横血管与下颌角之间的距离通常小于 10cm，这对大多数皮瓣的血管蒂来说都在可吻合的范围之内[12]。术中可将血管偏转 90° 并通过皮下隧道进入上颈部[12, 15]，以使血管走向合理。通常，可将血管蒂放在 SCM 的上面使其更容易完成吻合。可以在 SCM 的外侧切一个小口，使血管蒂能稳定摆放。

颈横血管已成为许多显微外科医师的首选血管。获取血管非常简单，通常只需不到 15min 即可找到和解剖。此外，手术一般不会切除甲状颈干，并且血管也位于放疗野外，显著降低了放疗后脉管系统的变化[13]。最后，将血管偏转 90° 后，正好位于颈部的中部，便于吻合。血管偏转后沿颈部的纵轴放置，使颈横血管直达皮瓣蒂，可以减少术后扭转、紧张、牵拉或其他颈部操作的风险[13]。

尽管颈横血管被认为是血管耗竭颈部的首选方案，但并非没有限制。在某些患者中，血管可能天生很细小，或者根本就没有静脉。有时，由于之前广泛的手术可能使血管未能保留。同样，该区域有时并不完全位于放疗范围之外，从而使血管容易发生纤维化，瘢痕形成和放疗后动脉硬化[12]。Yu 的一个病例系列研究了颈横血管在血管耗竭颈部的应用，结果表明 92% 的患者用颈横血管成功地进行了吻合[12]。但是，在 23% 的患者中，必须探查并使用对侧血管进行吻合，而在 8% 的情况下，血管由于之前的手术切除或因太细小（<2mm）而不能行吻合术。最后，颈横血管使用后也使得将来不能再使用同侧下斜方肌或上斜方肌岛状瓣[13]。

> 临床要点：多达 8% 的患者可能没有颈横血管而需要替代的方法。在多达 1/4 的患者中，血管由于过于微小而无法用于血管重建。

四、颞浅血管

过去常认为颞浅血管的管径太小或壁太薄，无法可靠地完成游离组织移植。然而，最近的研究驳斥了这一观点。现在认为颞浅血管对头颈外科医师来说是无价的，尤其是考虑到它们在头皮、面部和口腔修复中所处的有利位置。

颞浅动脉是颈外动脉的末端分支，于腮腺处发出，然后向上行至上面部和头皮。从腮腺中出来后，颞浅血管在耳郭的耳屏和耳轮前约 1～1.5cm 跨过颧弓的后侧[1, 16]。在颧弓上方，动脉分成两个主要分支，包括前额支和后顶支[16]。通常，颞浅动脉解剖结构较为固定，尽管分叉点可以变化：在颧弓上方（60%~88%），在颧弓表面（4%~32%），或少见的在颧弓下方[17]。尽管颧浅动脉在解剖位置相对固定，但颧浅静脉的变异较多，可以分为一个、两个或三个主要分支[18]。考虑到这种变异性，大多数微血管外科医师更愿意采用主干进行游离组织蒂吻合[18]。通常，颧浅动脉和静脉的管径都足以进行吻合，颧弓上方颧浅动脉主干的平均直径为 2.73mm，额支的平均直径为 2.14mm，顶支的平均直径为 1.81mm[16]。同样，静脉在颧弓上的直径保持 2.1~3mm。但是，需要注意在极少数情况下，必须在腮腺水平以下进行解剖才能获得足够的口径[17]。

> 临床要点：虽然颧浅动脉的解剖位置相对固定，但浅静脉可能会分出数个细小的分支，进而使其不适合显微血管重建。术前多普勒可能有助于评估血管的可靠性。

术前，颧浅动脉很容易触诊，或也可在耳前区使用多普勒仪定位[18, 19]。一旦确定了其位置，可于耳郭上缘外侧约 1.5cm 处进行浅的垂直耳前皮肤切口[19]。然后，钝性解剖分离皮下组织向下到达颧浅筋膜，在此可发现相对薄壁的颧浅血管束。然后将血管向下游离至腮腺水平（通常到小叶水平）。在颧弓水平处，颧浅动脉通常会发出名为颧眶动脉的分支（占病例的 77.8%），可将其结扎以增加游离血管的活动度[16, 19]。然后根据吻合所需的管径和血管长度，继续向上进入颞区解剖。有时，在颧弓或以下位置，血管的直径可能不足，需要在腮腺的近端进行部分游离[17]。在这种情况下，必须注意不要损伤面神经的额支。值得注意的是，由于血管薄壁的特点，一些作者建议术中使用显微镜从远端解剖血管，以免造成意外损伤[19]。

根据缺损的位置，颧浅血管可以保持其起始形态以处理头皮和上面部缺损，或者旋转 90° 完成中下面部或口腔的重建[19]（图 29-4）。鉴于血管壁薄的特点，它们更容易发生扭转。如果需要重新调整血管的位置，则需注意建立一个平滑的皮下隧道以进行吻合[19]。大多数缺损只需要中等长度的血管蒂，但头顶头皮的缺损可能需要更长血管蒂。

颧浅血管已反复被证明是可用的，研究亦表明同一患者的面动脉和颧浅动脉具有相似的

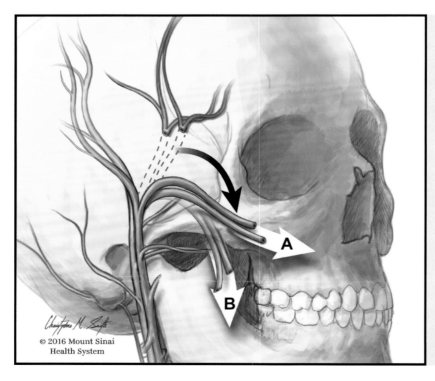

◀ 图 29-4 **颧浅血管**
颧浅血管可以以不同的方向旋转以在头皮、面部或口腔中进行重建。血管既可以保持原始形态修复头皮和上面部缺损，也可以旋转 90° 进行中下面部或口腔的重建。由于血管壁薄的特点，它们更容易发生扭转

© 2016 Mount Sinai
Health System

特征 [17, 18]。故部分学者认为，选择颞浅动脉或面动脉作为受体血管，取决于血管与缺损的距离 [17, 18]。这些作者主张上面部和头皮应使用颞浅血管，下面部应依靠面血管，而面中部应由外科医师决定 [18]。

> **临床要点：** 颞浅血管既可以保持头皮和上面部缺损的原始几何形状，也可以旋转 90° 进行中下面部或口腔重建。然而由于血管壁薄的特点，它更容易发生扭结。

颞浅静脉：静脉逆向回流的选择

头颈中最常见的受体静脉是颈内外静脉及其分支。然而，有时即使这些血管的远端分支可用且管径足够，近端的部分仍可能发生血栓形成或严重的纤维化 [20]。最近的研究证明了逆流式静脉引流的可行性和实用性，其中最明确的是颞浅静脉。颞浅静脉的吻合通常是顺血流方向进行的，从颞浅静脉引流到下颌后静脉。但如果需要，可以将皮瓣的蒂吻合在颞浅静脉的逆行一端。在这种情况下，吻合位于静脉的近端，血液流向远端或毛细血管床 [20, 21]。颞浅静脉逆向回流具有一些明显的优势：其管径更大，使得不匹配的可能性较小，并且考虑到其形态，使其更适合于下面部和颈部皮瓣的吻合 [20]。

这种引流方式在头颈部可行的原因在于，头颈部静脉的交通支非常多，且瓣膜功能不全或缺乏的频率很高 [20]。颈内静脉和颈外静脉具有大静脉互联（如并行交通静脉）和微静脉互联（如滋养血管）。在逆向引流的过程中，这些互联成为容纳静脉血液的通道，并可绕过瓣膜 [20, 22]。此外，在头颈部，瓣膜系统通常不那么发达甚至缺失，使得血液可以双向流动 [22]。

> **临床要点：** 通过颞浅静脉远端逆向引流可行的原因在于，头颈部静脉的交通支非常多，且瓣膜功能不全或缺乏的频率很高。

逆向静脉引流术也已应用于颈内和颈外静脉 [20, 21]。在颈外静脉远端分支的口径不足以吻合的情况下，病例研究表明，依靠其源头进行吻合和逆行引流是可行的。换句话说，可以在颈根部靠近锁骨下静脉连接的部位结扎颈外静脉，通过皮下隧道将其转移至上颈部和面部。尽管血管可能由于之前手术和放疗的作用，不是一个理想的选择，但它可以为血管耗竭的颈部的吻合操作提供"最后"的解决方案 [21]。

五、内乳血管

在颈横血管不可用的情况下，内乳血管是重建颈部缺损的绝佳选择。尽管内乳血管较少用于头颈部重建，但其仍是乳房重建的支柱，这同样证明了它的可行性和可靠性。

内乳动脉起源于锁骨下动脉，内乳静脉汇入头臂静脉。这些血管一起沿着上六肋肋软骨的深面，距胸骨边缘 1～3cm 处行进（图 29-5）[2, 23, 24]。可以在位于或接近第三肋骨水平处获取内乳血管 [2, 23, 24]。之所以这样做，是因为静脉的管径在第三肋骨尾部会明显缩小，并通常会分叉。在左侧第四肋骨远端，有 80% 的患者静脉分叉不到 2mm，而右侧有 40% 的患者分叉 [2, 23]。最重要的是，在第三肋骨处，动脉的平均管径为 2.36mm，静脉平均为 3mm [2, 24]。

> **临床要点：** 在位于或接近第三肋骨水平处获取内乳血管，因为静脉的管径在第三肋骨尾部会明显缩小，并通常会分叉。

考虑到患者过去曾有或将来需要进行心脏血管重建，静脉分叉的特点，以及右侧内乳动脉往往稍大的情况，右侧是获取血管的首选侧 [25]。为了取得最长的血管蒂，切口通常选择在第二肋（或更常见的第三肋）。在肋骨上垂直于胸骨轴的方向进行 3cm 的水平皮肤切口。下方的胸大肌既可以与胸骨分离后向外侧翻起，也可以平行于肌

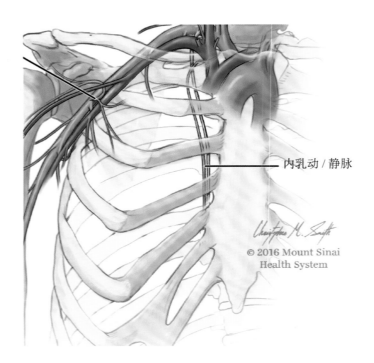

◀ 图 29-5　在位于或接近第三肋骨水平处获取内乳血管

内乳动 / 静脉

© 2016 Mount Sinai
Health System

肉纤维分开以暴露下方的肋骨 / 肋软骨 [25]。软骨膜下切除最内侧大约 2cm 的肋软骨 [25, 26]。接下来，切除一小部分后方的软骨膜，暴露下面的血管束。然后结扎血管并小心地将其从下方的壁层胸膜分离开。解剖期间必须注意避免穿刺壁胸膜造成气胸。接下来可以将血管顺着肋下向其起源的方向（即锁骨下动脉和头臂静脉）游离 3～4cm。在每个肋骨下缘，都须将分支的肋间血管结扎以增加活动度 [26]。在内乳血管游离后，可以将它们"翻转"并移入下颈部 [2, 24]（图 29-6）。如果在开始暴露的时候将胸大肌从胸骨内侧切开了，可以将分离的胸大肌放回由肋骨切除产生的缺损中以消灭无效腔。如果胸大肌裂开了，应放置引流管。

> 临床要点：右侧内乳动脉较左侧稍微大一些，所以首选右侧获取血管。

　　内乳血管非常适合于下颈部缺损的重建，且很容易完成咽喉食管的重建 [2]。在最终吻合时，将血管从原始位置翻转 180°，以在颈部实现合适的走行 [24]。因此，对于游离组织蒂较长且受者

血管相对较长（3～4cm）的患者，应将血管柔和地整理好，以防止术后扭结 [25]。

　　内乳血管有几个优点，包括它们位于放疗野外，在既往颈清扫中不会涉及以及高度一致的解剖结构 [2, 24, 25, 27]。解剖通常需要 20～30min，并且由于经常使用肋软骨移植重建其他头颈缺损，许多头颈外科医师对此解剖满意。鉴于需要更多的解剖，这些血管最适合在以下几种特殊情况下进行重建：血管耗竭的颈部，胸骨切除后需重建咽部缺损及患有急性或慢性涎瘘的患者 [24]。虽然内乳血管的局限性主要是吻合处到缺损的距离长，但它们经常用于血管衰竭的颈部。在出现涎瘘的情况下这些血管是无价的，因为内乳血管位于唾液引流道之外，因此可以更好地避免暴露于唾液中 [24]。

六、胸肩峰和头静脉系统

　　胸肩峰血管和头静脉以前曾用于乳房和食管的重建，最近在血管耗竭的颈部中得到了应用。由于胸肩峰血管靠近头静脉，这些血管可以很容易地从相同的初始切口处一起切开、收集，并从

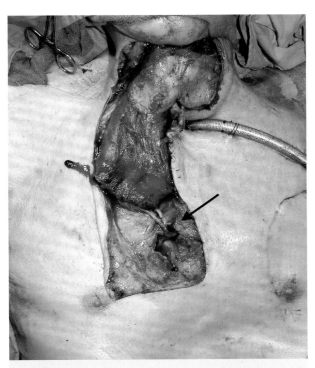

▲ 图 29-6　移除第三肋以暴露内乳血管，获取足够的长度使其可以翻转。箭示内乳血管向上翻转。第三肋已被移除

相同的枢轴点旋转进入颈部[28-30]。尽管使用血管蒂较长的皮瓣有助于更远位置的重建，如口腔或下颌缺损，但是由于血管起源的位置，这些血管最适合用于咽食管和下颈部的重建[29]。在最后的定位中，胸肩峰动脉和头静脉在锁骨上翻转180°，并在锁骨或下颈部水平进行吻合[2]。

（一）胸肩峰动脉

胸肩峰动脉是腋动脉第二部分的分支，起源于胸小肌深面[31]。动脉在穿过锁胸筋膜之前位于胸小肌内侧，而锁胸筋膜是胸小肌外侧缘与锁骨下肌、锁骨之间的筋膜层[30, 31]。胸肩峰动脉一旦穿过筋膜层，就会产生四个主要的命名分支，即胸肌支、三角肌支、锁骨支和肩峰支，每一个分支都有可能用于微血管吻合。根据尸体研究，动脉直径平均约为 2mm（三角肌支 2.4mm，胸肌支 1.9mm，肩峰支 1.4mm，锁骨支 1.2mm），静脉直径平均为 2～3mm[31]。最重要的是，这些分

支动脉在 4～5cm 的长度内保持其管径，为显微血管重建提供了良好的候选。然而不幸的是，同名静脉属支通常随长度增加而管径逐渐变小。因此，头静脉因具有更好的一致性和形态而常用于静脉吻合[30, 31]。

胸肩峰系统及其覆盖的皮肤组织可形成多个带蒂皮瓣，因此在解剖过程中必须小心谨慎，以免在无意中减少了未来挽救治疗的选择。其中胸大肌肌皮瓣以胸肩峰干的胸肌支为基础，三角肌蒂皮瓣以覆盖于胸肩峰血管上皮肤和皮下组织为基础[29]。当附近的带蒂皮瓣已经被取下时，应谨慎使用，因为胸肩峰/头静脉系统可能已经受损。深入了解血管解剖及其既定的或未来的操作对成功的解剖是很重要的[28, 29]。

> 临床要点：一些带蒂皮瓣由胸肩峰系统提供，包括胸大肌肌皮瓣和三角肌蒂瓣，作为将来的挽救性手段，不应被轻易忽视。

类似于获取三角肌皮瓣的切口，可以通过三角胸肌间沟上弧形切口获取这些血管。暴露锁骨的外侧、胸大肌和三角肌。然后通过胸大肌小心地做一个水平切口，分离其锁骨外侧附着处，同时保持胸小肌的完整。然后在胸大肌和胸小肌之间的平面上继续解剖，识别胸肩峰干及其来自腋动脉的起始端。通常，在胸锁关节外侧 6～10cm处，即锁骨中线附近，可见动脉穿过胸锁筋膜。一旦胸肩峰动脉被识别出来，这些分支就可以根据需要进行远端解剖。虽然胸肩峰干有几个分支，但通常只有三角肌支和胸肌支有足够的直径。一般避免使用胸肌支，因为它有可能作为胸大肌旋转皮瓣的一部分用于挽救性治疗。

需要注意的是，在以前的皮瓣中使用过胸肩峰干并不是使用胸肩峰/头静脉系统在血管耗竭的颈部进行吻合的禁忌证[29]。事实上，制作胸大肌皮瓣时将胸大肌翻转到锁骨上方，则胸肌支位于表浅的位置，更容易进行血管吻合[29, 31]。在解剖前，可以触诊胸肌支，或使用多普勒超声定位

胸肩峰干。如果患者以前已使用过胸大肌瓣，只要时间足够，便足以形成新的侧支循环，胸肌支完全可以用于吻合，并不会给之前的胸大肌皮瓣带来风险。有趣的是，胸肩峰系统的独特之处在于可以同时获取两个皮瓣，游离皮瓣以胸肩峰/头静脉系统作为吻合血管，同时还可制取胸肌筋膜皮瓣，这一般应用于颈部的复合修复，可以覆盖颈部的重要结构[29]。

（二）头静脉

自 1992 年首次发现以来，头静脉已成为血管缺损颈部的"救生艇"[32]。在其普及之前，许多外科医师常常依靠静脉移植或对大小不匹配的血管进行吻合，这使得皮瓣失败率更高。而头静脉只需要一个吻合口，能提供足够的长度到达整个头颈部的缺损处，血管管径大，且来自于放疗区域之外，从而降低了血管吻合的风险[7]。

从解剖上看头静脉走行可靠，位置表浅，肉眼可见且便于解剖。头静脉起始于腕部的侧面，向上延伸从前臂的前部至肘窝。在这里，头静脉通过穿支与深静脉系统相连，通过肘正中静脉与贵要静脉相通。然后头静脉上升经肱二头肌和肱桡肌间的肱二头肌桡侧沟到三角胸肌间沟（图 29-7）。在三角胸肌间沟中，静脉从胸小肌表面延伸到内侧（就在锁骨的下方），然后穿过臂筋膜与胸肩峰动脉的三角支一起汇入腋静脉[6, 7]。

> **临床要点**：头静脉在解剖学上走行可靠，血管管径也很好，是非常可靠的供体血管。

如前所述，通过在三角胸肌间沟上一个弧形的切口来获取头静脉，注意要考虑保留一个潜在的三角肌皮瓣皮岛供将来使用。然后显露出锁骨头和胸大肌的外侧附着点。然后可发现静脉在三角肌和胸大肌之间的三角胸肌间沟内走行。定位完毕，可做一直线切口暴露静脉远端，也可通过连续小的切口达到更美观的效果。一旦解剖出足够的长度，结扎静脉远端并转到颈部、面部或头皮。为方便旋转，静脉应解剖至靠近腋静脉或锁骨下静脉处，于穿过胸锁筋膜处停止，此处可

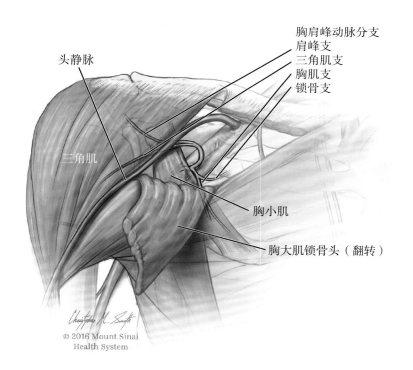

头静脉
三角肌
胸肩峰动脉分支
肩峰支
三角肌支
胸肌支
锁骨支
胸小肌
胸大肌锁骨头（翻转）

© 2016 Mount Sinai Health System

◀ **图 29-7 头静脉**

头静脉通过穿支与深静脉系统相连，通过肘正中静脉与贵要静脉相通。然后头静脉上升经肱二头肌和肱桡肌间的肱二头肌桡侧沟到三角胸肌间沟

作为静脉在锁骨上转位的锚点而进入头部和颈部（图 29-8）。为了防止静脉转位时的扭转和缠绕，建议解剖时在血管周围保留部分脂肪筋膜组织[6, 7]。

头静脉因管径粗大而颇受青睐，此外锁骨下静脉系统属于"高流量、低压力"系统，可为头颈部的大皮瓣或高代谢皮瓣提供足够的静脉引流[6]。头静脉通常在肘前窝处结扎，但根据缺损的位置，也可于手腕处结扎，从而取到头静脉的全长。由于头静脉走行较浅，术后很容易通过多普勒来监测静脉血流，这对于包埋皮瓣极有帮助[6]。

> 临床要点：为了防止静脉转位时的扭转和缠绕，建议解剖时在血管周围保留部分脂肪筋膜组织。

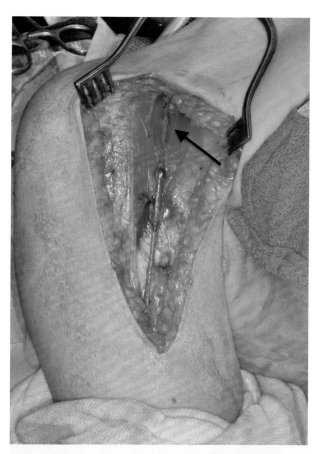

▲ 图 29-8　头静脉位于三角胸肌间沟（箭）。它可以被解剖到肘前窝以获得必要的长度

前臂桡侧皮瓣由于其静脉引流依赖于头静脉，且常用于头颈重建，在解剖学上具有独特的地位。血管缺损颈部的皮瓣的失败主要与静脉血栓形成有关。为了防止前臂桡侧游离皮瓣使用时的并发症，一些显微外科医师利用头静脉的解剖结构，创造了一种改良的前臂桡侧皮瓣，称为"半游离前臂皮瓣"[6]。在这种修复方案中，前臂桡侧皮瓣被提起，动脉在肘前窝处被结扎，而静脉则游离到三角胸肌间沟并保持完整。这种皮瓣只需进行动脉吻合，因此对于静脉耗竭的颈部而言，可能是唯一合适的选择。

七、颈总动脉和颈内动脉

颈总动脉和颈内动脉在以前未被考虑作为头颈部小血管吻合术的选择。传统上，颈动脉系统在吻合期间需要夹闭较长时间，而脑灌注在此期间将仅依赖于通过 Willis 环的侧支循环[33]。即使大多数患者可以耐受颈总动脉或颈内动脉吻合所需的临时夹闭时间，仍有 6% 的风险发生脑缺血和永久性神经功能损伤。如果患者对侧颈总动脉堵塞，则其风险将增加 20%~25%。基于以上原因，以前并不认为颈总动脉和颈内动脉系统在是微血管手术的合理选择。

借鉴血管外科医师在颈动脉内膜剥脱术中使用的方法，颈总动脉和颈内动脉的使用变得更加容易。使用 Pruitt–Inhara（PI）颈动脉分流器直接与颈总动脉或颈内动脉端侧吻合，可使用这些一度被禁止使用的血管。PI 分流器可以在血管吻合期间保持颈动脉血流，这样可避免长时间夹闭颈动脉血流，减少脑缺血的风险（图 29-9）。借助颈动脉 PI 分流器，意大利的显微外科医师们首次成功地将游离皮瓣的血管与颈内动脉相吻合[33]。

就像标准的颈部解剖一样，暴露颈动脉，包括颈总动脉和颈内动脉。然后在插入分流管之前，患者全身肝素化。然后将颈总动脉夹闭约 2min，同时做两个小的动脉切开，将分流管的两端插入——一端插入颈总动脉（流入端），另一

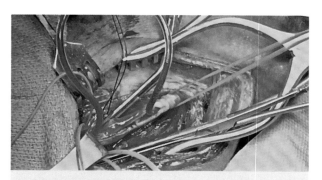

▲ 图 29-9　颈动脉内膜切除术中见，可见颈动脉分流管插入颈总动脉远端和颈内动脉近端。颈动脉分流管可应用于颈总动脉或颈内动脉端侧吻合术中

端插入颈内动脉（流出端）。插入后，打上水囊，松开颈总动脉，通过 PI 分流术即可恢复远端颈内动脉和大脑的血流。当分流器放置好后，将游离皮瓣的血管蒂与颈总动脉或颈内动脉端侧吻合。根据意大利的研究小组所描述的病例，颈总动脉经常受到动脉粥样硬化疾病的影响，因此推荐使用颈内动脉 [33]。

虽然理论上 PI 系统为动脉吻合提供了一个很好的解决方案，但该技术也存在潜在的并发症。动脉粥样硬化影响颈动脉，在内膜斑块处行端侧吻合可导致吻合口处血流紊乱，该部位容易形成血栓 [4]。此外，与常规的血管端端吻合相比，由于颈动脉位置相对固定，这种端侧吻合在术后移动时更容易发生牵拉、断裂和扭转。最后，颈动脉切开处的切口大小对动脉流入的速度有很大的影响，如果动脉切口太大，会迅速导致游离皮瓣血管充血，而这一问题在血管耗竭的颈部更常见 [4]。

八、血管耗竭颈部的影像学

放疗后和手术后的颈部，血管解剖可能是模糊的，使得手术计划更加复杂。因此，头颈外科医师必须结合临床、放射学和术中发现来确定最合适的血管选择。幸运的是，现代技术已经提高了我们术前检测血管功能的能力。

目前，对于术前评估血管解剖的最佳方法尚无定论。传统血管造影或数字减影血管造影（digital subtraction angiography，DSA）（图 29-10A）一直被认为是金标准，但计算机断层扫描血管造影（computed tomography angiography，CTA）（图 29-10B）也已常用。此外，磁共振血管造影（magnetic resonance angiography，MRA）和彩色血管造影是很好的替代选择。DSA 的应用受到其有创性和潜在并发症的限制，这在很大程度上是由于其需要经股动脉置管所致 [34, 35, 36]。在 1.3%～4.5% 的病例中可出现严重的并发症，如血管横断或剥离、斑块脱落或血栓导致神经并发症 [34, 35]。

过去的 5～10 年里，重点转向了术前 CTA。研究表明，CTA 检测血管异常的敏感性和特异性分别是 94% 和 97% [35]，其准确性并不劣于 DSA [34]。CTA 在提供同等术前信息的同时，创伤更小，辐射暴露更少，速度更快，成本更低，也许最重要的是，它比 DSA 提供更多的解剖学细节。除了提供有关血管解剖的信息外，CTA 还提供三维图像绘制选项，使外科医师能够看到血管系统与周围软组织的关系 [34, 35]。CTA 还可以添加或删除骨骼、软组织、动脉、静脉和实体部分，从而提供更好的空间细节 [35]。Chen 等最近的一份报告提出他们在术后放疗后颈部的术前手术计划中使用 CTA 的情况。他们能够有效地将患者的 CTA 发现分为三组：①明显的受体动脉；②存在血管但有狭窄或动脉粥样硬化的证据；③双侧颈部无明显受体血管。在第二组中，一半的患者被确定有足够直径的血管用于微血管吻合，其他所有病例均需带蒂皮瓣重建。根据他们的经验，与术中检查结果相比，CTA 被证明是一种可靠的术前计划方法 [35]。然而，CTA 并不是没有限制的。CTA 容易受到金属产生的伪影的影响，这使得图像难以阅读和解释。此外，CTA 有造影剂负荷，这与 DSA 一样，限制了它在肾损伤患者中的应用。

另外两种在头颈重建中应用比较有限的成像方法是 MRA 和彩色超声。MRA 的优点是没有电离辐射，然而它往往会高估血管狭窄的严重程

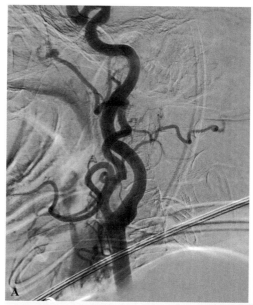 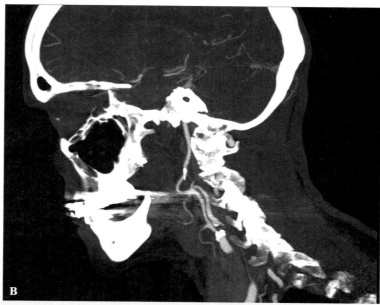

▲ 图 29-10　**A.** 颈外动脉数字减影血管造影。这项技术的实用性受到其有创性和潜在并发症的限制；**B.** 颈外动脉计算机断层血管造影（**CTA**）。**CTA** 还可以添加或删除骨骼、软组织、动脉、静脉和实体部分，从而提供更好的空间细节

度[34]，此外，MRA 的空间分辨率较低，而且无法检测出血管内钙化的情况，也不能在三维重建中合并骨骼和血管的信息。彩色超声便宜、易于获取，可以提供血液流动的动态信息。虽然这种方式广泛应用于颈动脉内膜切除术的术前评估，但不太适合用于颈外动脉分支的评估。此外，评估高度依赖于操作者，而这在术后、放疗后的颈部更加复杂。但通过可视化处理，彩色多普勒超声检测出接近闭塞血管的敏感性为 86%～94%，检测出完全闭塞血管的敏感性则为 100%[35]。

　　二次手术或放疗后的颈部缺损的修复重建是非常困难的，而术前的计划，包括对血管系统现状的了解，对重建的成功至关重要。

九、结论

　　随着生存结局的改善，头颈外科医师会遇到一些患者，他们之前接受过几次治疗，导致颈部没有常用的血管用于显微血管吻合。这种情况并不少见。这些患者给显微外科医师带来了特别的挑战。为了成功地克服这一困难，外科医师必须对各种可供选择的方案有足够的认识和理解。可以选择既往治疗区域以外的血管，包括颈横血管、颞浅血管、内乳血管、胸肩峰头静脉系统，或者直接与颈总动脉或颈内动脉吻合。现代成像技术有助于评估复杂的、以前处理过的、血管耗竭的颈部的血管解剖。修复重建的成功可能最依赖于外科医师对不同方案的理解，以及有能力根据每个患者的解剖情况量身定做手术方案。即使面对血管耗竭的颈部，虽极具挑战，也不应影响游离皮瓣移植的成功率。

第 30 章　挽救性手术：减少伤口并发症
Salvage Surgery: Minimizing Wound Complications

Daniel I. Kwon　Eric M. Genden　**著**

刘骄杨　**译**

王天笑　**校**

一、概述

对于头颈外科医师来说，复发性头颈部恶性肿瘤的治疗仍然面临挑战。在放疗时代，挽救性手术及其相关并发症在过去几十年中不断增加。除治疗复发性肿瘤之外，还要对一些放射后遗症（如骨放射性坏死或喉部失能）进行和肿瘤无关的修复性手术。多个因素决定了在曾行治疗的组织区域进行手术并非最佳选择。已有充分证据显示曾接受照射的组织常发生血管损伤和细胞生化功能改变[1]。此外，营养不良、较差的身体状况和医疗条件等其他不利因素也普遍存在，这些因素及上消化道特殊的解剖结构通常会导致挽救性手术后出现瘘、异常瘢痕、慢性感染及其他伤口并发症。吻合血管的游离组织移植已成为治疗头颈部挽救性手术缺损的标准方法，即使在曾行放射或手术治疗的病例中，也有报道提示在大部分病例中成功率可超过 90%。然而，挽救性手术的愈合和重建效果较差，且伤口并发症较多。对难以愈合的伤口及挽救性手术造成的缺损进行重建对医师和患者来说难度仍然很大，故应全面考虑患者的医学和外科手术危险因素，明确愈合困难的生物学和临床原因，以应对这种不利局面。

> **临床要点**：挽救性手术后的瘘、异常瘢痕、慢性感染和其他伤口并发症的发生率约为 50%。

（一）伤口的生理学及病理生理学

有关伤口愈合的机制已经被充分研究，通常包括止血、炎症、增殖和重塑四个阶段。伤口愈合的过程繁复，涉及不同类型细胞、细胞因子和生长因子之间的相互作用及相互调节[2]。这些过程的中断会导致伤口的畸形愈合和迁延不愈。多种局部和系统性因素造成了伤口的愈合不良（表30-1）。头颈癌的挽救性手术常常涉及这些因素，如可以采用 Karnofsky 评分和 ECOG 评分评估患

表 30-1　妨碍伤口愈合的因素

妨碍伤口愈合的因素	
局部因素	系统因素
血液供应	高龄
氧合	营养不良
微生物 / 感染	化学疗法
异物	放射疗法
坏死组织	免疫抑制状态
张力 / 流动性	应激状态
恶性肿瘤	药物 / 皮质类固醇
	内分泌疾病
	吸烟及酗酒
	肥胖
	其他系统性疾病（结缔组织疾病、代谢紊乱、血管病变等）

者一般状态，这些指标是头颈部手术伤口并发症的独立危险因素 [3, 4]。

对于局部复发或第二原发癌的患者常需进行复发性颈部肿瘤手术，这些患者通常需要进行两次或三次手术联合放化疗治疗才能达到局部控制。曾行手术的区域会产生组织变形和筋膜间隙瘢痕形成（图 30-1）。另外，血管和淋巴管的损坏常导致组织灌注不足、张力增高且易导致愈合不良。过去颈清扫手术与伤口感染、翻修手术和游离皮瓣坏死相关 [5]。另外，大多数头颈部恶性肿瘤常累及上消化道，易引起微生物进入伤口，导致伤口感染、瘘形成或其他并发症的发生。对于外科医师来讲，血管的减少和解剖学标志的破坏可能是最重要的问题，这会给其他手术和重建带来麻烦。曾行手术的部位大大增加了手术难

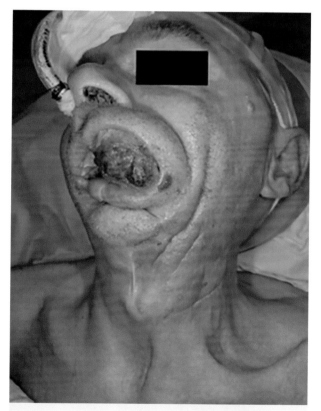

▲ 图 30-1　典型的挽救性手术病例
该例为巨大的复发性肿瘤，有手术指征。图中所示为营养不良的患者，伴有明显的手术瘢痕，以及放疗所致的颈部纤维化和挛缩

度，增加了手术时间及手术并发症，且常常需要更复杂的重建技术 [6, 7]。

> 临床要点：颈部曾行清扫与伤口感染、翻修手术和游离皮瓣坏死的增多相关。

化疗和放疗可导致更广泛的细胞损伤，组织对放化疗的生化反应包括炎症、高凝状态及纤维化。这些变化一开始表现为细胞急性损伤，随后出现异常的炎症反应，从而导致过量的胶原沉积 [8]。血管的变化最能体现这种影响，有文献报道辐射可导致血管壁全层的形态变化。血管内膜增厚、裂开、内皮细胞减少并呈空泡化。相应的内膜和外膜出现纤维化和玻璃样变且平滑肌细胞和成纤维细胞减少。正常的细胞外基质减少并被钙化所取代 [9, 10]。这些变化最初是急性的，但随着胶原异常沉积且难以重塑，该反应逐渐转变为慢性反应。与血管的变化相似，周围的结缔组织和淋巴系统也会受到影响 [11]，导致纤维组织出现慢性缺氧和细胞减少，血管变得稀疏、直径缩小，对血管生成及血管扩张相关介质的反应性降低 [1]。最终导致曾行放疗和化疗的组织对新损伤的反应能力减弱，因此更容易出现伤口并发症。

化疗对局部组织的具体作用尚未明晰。有研究指出化疗与伤口并发症的发生有明确的统计学相关性 [12]。然而，化疗常常与放疗联合使用，因此难以发现其具体影响。作为增敏剂，化疗可能会加重辐射对于细胞的作用，从而影响愈合。另外，化疗可能对患者的全身状况产生深远的负面影响。随着新辅助化疗在头颈癌中的作用，进一步明确化疗对组织的影响显得十分重要 [13]。

（二）挽救性手术中的伤口并发症

行挽救性手术的患者发生伤口并发症的风险增高，如感染、出血、骨放射性坏死、伤口裂开、皮瓣失败和瘘形成（表 30-2）。伤口并发症可分为次要并发症及主要并发症。多数研究对主

表 30-2　伤口愈合并发症

伤口愈合并发症	
次　要	主　要
蜂窝织炎	游离皮瓣坏死
血肿	唾液瘘（需手术）
低流量乳糜漏	高流量乳糜漏
皮肤边缘坏死 / 裂开	
唾液瘘（换药可愈合）	

要伤口并发症的定义包括住院时间的延长、再次手术或危及生命的并发症。伤口并发症相关的死亡最常来源于败血症或颈动脉破裂。有关挽救性头颈部手术的大多数文献见于喉癌。随着器官保留逐渐成为主流观念，以及放化疗成为治疗晚期喉癌的主要选择，相关的挽救性全喉切除术变得越来越普遍。这些接受挽救性喉切除术的患者中大约 60% 出现了严重的伤口并发症，在某些研究中可达到 80%[14, 15]。单就咽部皮肤瘘的发生率来讲，各研究结果差异显著，范围为 3%～75%。而汇总结果显示，挽救性喉切除术中的瘘发生率（约 30%）明显高于原发性喉切除术（约 10%）[16, 17]。此外，研究发现瘘发生率与放射剂量相关，高放射剂量与瘘发生率有明显相关性[15, 16]。最后，放射所致的瘘会导致愈合时间的延长和二次手术率的增高[17]。

> 临床要点：伤口并发症相关的死亡最常来源于败血症或颈动脉破裂，同时发现瘘发生率与放射剂量相关，高放射剂量与高瘘管发生率有明显的相关性。

由于外科医师对于放疗后组织的挽救性手术经验不断累积，挽救性头颈部外科手术中伤口并发症的发生率较前明显减少。在挽救性手术中，带血管的组织重建一直被认为是治疗伤口迁延不愈的主要手段。与过去采用的直接关闭方法相比，局部皮瓣被认为在减少放疗后伤口裂开中起了更大的作用[18, 19]。由于带血管游离组织有多种供体选择并能够重建更加复杂的缺陷，其适应证更广。随着经验的积累和技术的发展，带血管的组织移植已经能够克服大多数挽救性外科手术出现的治疗困境。近期的 Meta 分析发现，在挽救性喉切除术中使用游离皮瓣重建术可使瘘管形成的风险降低 43%。其他 Meta 分析发现，直接缝合后咽部皮肤瘘的总发生为 31%，而采用血管化皮瓣的则为 22%[20, 21]。

> 临床要点：使用游离瓣重建可使挽救性喉切除术中瘘管形成的风险降低 43%。

尽管使用未受到放疗的游离组织瓣具有明显的优势，挽救性手术后伤口愈合不良仍然是一个严峻的问题。虽然放疗会引起组织出现血管变化和血栓前状态，但尚未有研究发现游离皮瓣移植后伤口并发症对于行放疗患者和未行放疗患者两者之间存在差异[22, 23]。尽管统计数据令人鼓舞，但大多数是个体研究，即使是来自于大型研究中心，也仅是对一少部分的患者进行了研究，而且这部分患者在治疗过程上也有差异性。此外，许多探讨游离皮瓣移植预后的研究都将游离皮瓣坏死或吻合口血栓（较为少见）作为其主要结局因素，而其他伤口并发症，如局部坏死、伤口裂开和涎瘘则常无相关报道或记录。但是，通过 Meta 分析进行系统性回顾研究时发现，同未接受放疗的患者相比，曾行放疗的患者游离皮瓣存活率更低、更易出现继发伤口并发症和瘘形成[24]。这些伤口和皮瓣并发症的发生率与喉切除术后瘘的发生率一样，都与放疗的剂量相关[25]。

（三）挽救性手术患者的管理策略

1. 术前计划

需行挽救性手术的头颈癌患者常同时有多个不利于伤口愈合的因素，须采用综合治疗方案以避免并发症和改善预后。术前计划需包含适当的影像学检查、多学科讨论、局部控制和重建计划，这对于选择适当的治疗方案至关重要。手术应在含有经验丰富的医疗团队的大型三级医疗中心进行治疗为宜。术者应在术前制订清晰的计划，并充分掌握各种游离皮瓣的专业知识，同时应考虑到备用的缺损重建方案。患者应受过良好的教育，并对术后病程及可能的其他治疗、再次手术和伤口护理抱有合理的期望。

> 临床要点：术者在术前应制订清晰的计划，并充分掌握游离瓣的相关专业知识，同时应考虑到备用的缺损重建方案。

如前所述，诸多伤口愈合不良的风险因素与头颈癌手术和挽救性手术的预后有关[3, 26]。虽然一部分导致伤口愈合不良的诱因是先天性的，但营养、血糖、吸烟和酗酒等因素可在术前给予修正，例如，可提供术前的戒烟和饮酒指导。已有研究证明与吸烟者相比，不吸烟者手术后的伤口愈合较好，即使是短期围术期戒烟也会降低术后伤口的感染率[27]。术前常规给予营养指导或最大化的营养支持。对于某些患者，术前放置胃管应谨慎。最后需要与其他医护人员进行咨询和沟通以使患者术前身体状况达到最佳。一些重要的术前计划，如控制血糖、管理免疫抑制剂的使用、优化甲状腺素水平、改善肺功能，都能改善术后伤口的愈合。

> 临床要点：吸烟是诱发伤口出现并发症的明确危险因素，即使是短期围术期戒烟也可降低术后感染率。

2. 抗生素的使用

考虑到头颈外科手术通常涉及清洁和污染区域，应予围术期应用抗生素。耐甲氧西林金黄色葡萄球菌（MRSA）常与头颈部手术后感染和瘘管形成有关[28]。研究表明，围术期短期使用抗

生素与长期使用抗生素在初次头颈部手术中预防手术部位感染的效果相同，而长期使用抗生素增加了额外风险[29]。专门针对游离皮瓣重建的研究提示短期使用抗生素比长期使用抗生素更能获益[30, 31]。然而，在挽救性手术中，最佳的预防性抗生素使用疗程尚不明确。最近的一项研究比较了 24h 预防性抗生素与长期抗生素应用的疗效，结果表明短期应用的术后感染发生率较高但没有统计学意义[32]。综上所述，挽救性手术仍含有一定的感染风险，当偏离围术期治疗标准时，抗生素应由临床医师酌情明智地使用。

> 临床要点：围术期短期使用抗生素与长期使用抗生素在初次头颈部手术中预防手术部位感染的效果相同，而长期使用抗生素增加了额外风险。

挽救性手术过程中仍要遵循最佳化的手术基本原则，术中从皮肤切口设计到缝合位置的每项决定都对总体结果至关重要。皮肤切口设计不当或闭合张力过高可能会导致皮肤破裂，并暴露出诸如颈动脉等深层结构。事实证明，MacFee 或围裙式切口的应用相对于以前使用的其他切口方式能够很大程度上避免切口皮肤坏死的问题[33, 34]。应谨慎使用钛板和种植体，可能出现较高的金属外露和感染[35]。若将上述硬物放置于较薄的软组织之下，或者暴露于唾液之中，或在容易形成纤维生物膜环境中，上述风险尤甚。

3. 局部伤口护理

局部伤口愈合的一般原则包括去污染，避免进一步的损伤以及改善局部环境。慢性伤口通常表现为菌落繁殖，且细菌数量与伤口愈合延迟相关[36]。在头颈外科手术中，唾液或黏液污染是一个常见的问题。应尽可能将伤口与污染区分开。若由于伤口裂开或瘘而导致大量唾液污染，可以使用 T 型管或 Malecot 导管引流，或通过手术引流唾液直至伤口愈合。伤口应彻底冲洗以减少细

菌负荷。目前已有多种局部治疗和敷料可减少细菌繁殖，包括 Dakin 次氯酸盐溶液、局部抗生素和银基敷料[37-39]。可通过伤口定性培养以区分炎症和感染。存在局部感染时可全身应用抗生素，但并不能帮助局部伤口的愈合，且不应在没有活动性感染的情况下使用[40]。

目前已有多种较成熟的改善局部组织环境的局部治疗方式。局部治疗包括胶体、藻酸盐及其他泡沫和凝胶，这些方法可保持局部环境潮湿，从而促进伤口愈合并减轻疼痛[41]。封闭性敷料通常用于慢性伤口，同样可防止干燥，但由于头颈部污染率较高应谨慎使用。多种局部生物活性因子尚处研究中，如生物黄酮和生长因子，它们在体外和动物模型中均能上调细胞修复机制[42, 43]。同样，向放疗相关伤口注射间充质干细胞的研究正在多种实验模型中进行并显示出前景可期[44-47]。

传统上，从湿到干的敷料更换常用于坏死组织的清创，目前外科医师仍常使用该方法来促进肉芽组织的形成[48]。负压伤口疗法（NPWT）和酶促局部治疗是去除坏死组织和渗出物的现代方法。研究表明，通过频繁地换药，上述方法可以促进肉芽组织的形成并减少患者不适感。尽管缺乏随机对照数据来证明其优势，与传统伤口护理方式相比[49-51]，NPWT 可以减少住院时间，加快伤口愈合速度并降低相关并发症的发病率。NPWT 的益处已得到充分研究，并且该方法在过去的二十年中已广泛用于身体的其他部位。尽管该方法在头颈部伤口治疗中的应用近期才开展进行，但已被证明同样安全有效[52, 53]。

> **临床要点**：与传统的伤口护理相比，NPWT 的使用已被证实可减少住院时间，加快伤口愈合速度并降低相关并发症的发病率。

4. 高压氧疗

缺氧和灌注不足是挽救性手术中导致伤口愈合不良的主要潜在病因。高压氧（HBO）治疗可增加组织的氧分压，并可促进血管生成，胶原蛋白形成，且具有抗菌特性[54]。HBO 已被应用于多种急、慢性伤口，包括放疗相关的伤口，且有随机对照试验证明其有效性[55-58]。该方法在头颈部放疗患者中最常见的应用之一是骨坏死（ORN），该方法已被证明对于局部治疗失败的部位也可起效[59]。HBO 通常被用作保护伤口护理方法的辅助手段，可以与局部伤口治疗协同使用，从而避免不必要的有创性治疗[60]。最近，该方法与带血管皮瓣联合应用以改善伤口愈合在动物模型中取得了可喜的结果，但尚缺乏临床证据[61]。

5. 外科手术修复

众所周知，挽救性手术的修复，无论是初次手术后的修复还是慢性伤口的后续手术修复，均应使用带血管的组织瓣进行。目前已有多种针对头颈部各种缺陷的带蒂和游离皮瓣技术。尚无随机对照研究佐证挽救性外科手术重建中的皮瓣选择。皮瓣的选择很大程度上取决于具体的手术缺陷、功能和美学目标及大夫的临床经验。

带蒂组织瓣移植由于其可靠性和技术简单性，一直是头颈部重建的主流。在过去的几十年中，胸三角皮瓣和胸大肌皮瓣应用最为广泛，并且其有效性已得到证实[20, 62-64]。其他部位的皮瓣也有应用，如颏下岛状皮瓣和锁骨上皮瓣。然而，带蒂组织瓣对复杂的头颈部缺损的应用有限，且供区可能包括在放疗靶区中。随着微血管游离组织移植技术的日益普及，带蒂皮瓣移植技术仅应在特定情况下使用。

游离组织移植的应用是挽救性外科手术重建的金标准，其应用也在不断完善。即使在多疗程的放疗或受体血管枯竭的情况下也可起到很好的作用[7, 65]。通常，取材组织的选择应适合于手术缺损和重建目标。除此之外，术者还应考虑血管大小、蒂的长度和组织血运。肌肉作为覆盖材料具有丰富的血运、促进无效腔封闭的能力和表达生长因子的特点，可促进伤口愈合[66]。常选择包括大块肌肉的游离皮瓣进行重建，包括腹直肌、前锯肌、背阔肌或股外侧肌。这些部位既可以获得具有皮肤和骨骼的复合瓣，又可以得到游离的肌肉和筋膜（图 30-2 和图 30-3）。

> 临床要点：肌肉作为覆盖材料具有丰富的血运、促进无效腔封闭的能力和表达生长因子的特点，可促进伤口愈合。

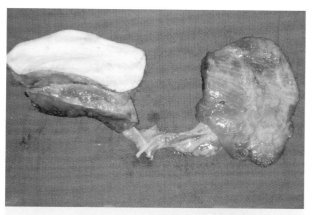

▲ 图 30-2　肩胛骨复合游离皮瓣
肩胛骨游离瓣包含有血管化骨瓣和血管化肌瓣。这是一处修复受损伤口的绝佳供体部位

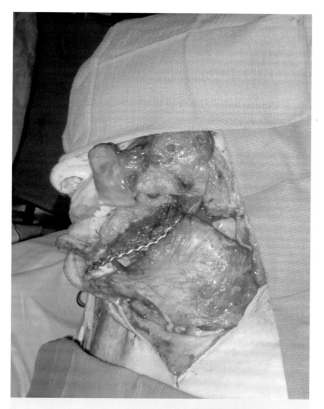

▲ 图 30-3　移植后的肩胛骨复合游离瓣
肌肉瓣可放置在颈部，促进愈合，保护大血管

胃网膜游离皮瓣是修复高风险伤口的理想选择，由于放化疗和挽救性手术的广泛使用，这一技术引起了人们广泛的兴趣。这主要由于网膜中含有丰富的成纤维细胞、干细胞及血运丰富的软组织层。该技术过去主要用于咽部黏膜修复，而在常规根治性颈清扫术时代，大网膜在用于颈动脉保护时的疗效得到了认可[67]（图 30-4）。然而，为减少供区部位的并发症，该技术的使用开始减少。最近的研究证实了其在涉及咽部缺损的挽救性手术中的益处。网膜组织可用于咽部封闭，起到保护性覆盖作用[68, 69]。富含成纤维细胞的网膜可减少唾液渗漏，并能在 3h 内形成纤维粘连[70]。此外，胃黏膜远端的黏液分泌物有助于抵抗口腔干燥，改善吞咽效果。最后，大网膜血管丰富，可以进行皮肤移植以覆盖皮肤缺损（图 30-5）。

综上所述，游离组织移植在挽救性手术后促进伤口愈合和修复的关键在于适当的供区选择和移植方案设计。应特别优先考虑可促进愈合的因素。放疗可能导致游离皮瓣吻合失败，这与放疗时间和剂量相关，应注意加以考虑[24]。

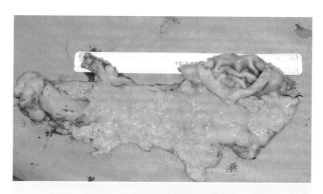

▲ 图 30-4　胃网膜游离皮瓣
胃网膜游离皮瓣使用时可用作片状也可设计为管状。网膜可促进伤口愈合，是修复受损伤口的理想选择

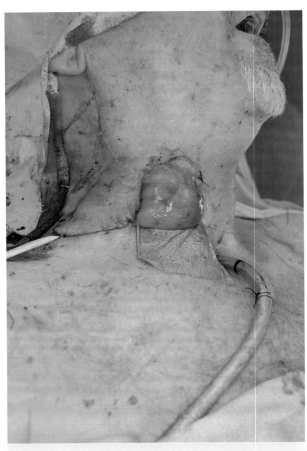

▲ 图 30-5　网膜表面可以使用植皮覆盖

二、结论

由于各种原因，多数头颈癌患者通常需在先行放化疗后才行肿瘤切除手术。挽救性外科手术通常被认为是最后的治疗选择，或者仅用于减少难以控制的复发患者的死亡率。然而由于多种因素造成了与正常伤口愈合机制相悖的状况，挽救性手术与伤口愈合并发症有明显相关性。挽救性手术中的伤口愈合问题涉及多个相互影响因素的不同人群，因而缺乏足够的数据来明确指导具体的治疗计划。但是，伤口愈合的机制、放射后组织的改变及慢性伤口护理的预后均已得到充分的研究。通过综合的方法优化患者和手术计划，可克服伤口愈合的障碍并取得良好的效果。